RECUEIL

DES

OEUVRES POSTHUMES

DE

M. F.-T. BIDAULT DE VILLIERS.

Cet ouvrage se trouve aussi, à Paris,

Chez { BÉCHET, place de l'École de Médecine, n° 4.
{ GABON, rue de l'École de Médecine.

ET A NOYON,

Chez AMOUDRY, libraire.

IMPRIMERIE DE HUZARD-COURCIER,
rue du Jardinet, n° 12.

RECUEIL

DES

OEUVRES POSTHUMES

DE

M. F.-T. BIDAULT DE VILLIERS;

DOCTEUR EN MÉDECINE DE LA FACULTÉ DE PARIS, MEMBRE
DE PLUSIEURS SOCIÉTÉS SAVANTES, ETC.

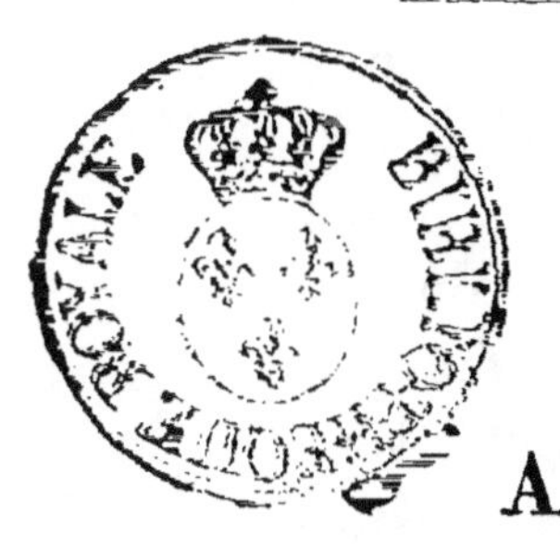

A PARIS,

CHEZ VERET, LIBRAIRE-ÉDITEUR,
RUE DES FRANCS-BOURGEOIS SAINT-MICHEL, N° 3.

1828

NOTICE
SUR LES TRAVAUX

DE

M. F.-T. BIDAULT DE VILLIERS.

Les OEuvres posthumes de M. Bidault de Villiers comprennent des sujets variés, des articles originaux et des traductions, à la tête desquelles nous avons placé :

La traduction de l'ouvrage de Cleghorn sur la topographie médicale et les maladies épidémiques de l'ile Minorque.

Dans la première partie de ce mémoire, Cleghorn réunit en effet toutes les notions qui peuvent donner une idée de la topographie médicale de cette île. Dans la seconde, il rend compte d'abord des observations météorologiques qu'il a faites pendant les années 1744, 5, 6, 7, 8 et 9; et ces observations se trouvent terminées par un tableau synoptique, qui fait connaître le *maximum*, le *minimum* et le *medium* du thermomètre pendant les mêmes années.

Ensuite l'auteur anglais trace l'origine, le cours, la terminaison et la succession des maladies épidémiques, de 1744 à 1749. Il traite, en autant d'articles séparés, des maladies qui ont dominé dans les constitutions épidémiques qu'il a décrites; c'est ainsi qu'il donne successivement une histoire rapide des fièvres tierces observées à Minorque, de quelques maladies éruptives, du choléra-morbus, de la dysenterie, de la pleurésie, et d'autres inflammations communes en hiver et au printemps dans cette même région, et enfin de la petite-vérole.

Un tel ouvrage ne peut manquer d'intéresser les hommes qui cultivent les sciences hygiéniques.

Malgré les soins donnés à l'impression, quelques fautes se rencontrent, principalement dans la première section qui traite de la topographie de l'île Minorque, et en particulier à l'égard des noms scientifiques cités par l'auteur. Un *errata*, qui se trouve à la fin de ce Recueil, signale les corrections nécessaires.

A l'ouvrage de Cleghorn succèdent des Remarques et observations pour servir a l'histoire des phlegmasies gangréneuses, suivies elles-mêmes d'un Recueil de pièces relatives a la pustule maligne.

Quel que soit le jugement qu'on porte sur le fond des choses que renferment ces dernières dissertations, elles étaient dignes de faire partie des OEuvres posthumes de M. Bidault de Villiers ; elles montrent, dans leur auteur, une sagacité et une sévérité de principes toujours estimables, alors même que quelques erreurs se seraient glissées auprès d'elles.

Les Observations adressées a M. Guyton de Morveau, relativement a plusieurs passages de son Traité des moyens de désinfecter l'air, sont remarquables par une érudition grande et variée, genre de mérite qui devient de plus en plus rare parmi nous.

L'Angleterre possédait plusieurs mémoires estimés sur l'hydrocéphale ; M. Bidault de Villiers a voulu les faire connaître à ses compatriotes, et a traduit d'abord *les Remarques sur l'hydrocéphale interne, de Fothergill.* Cette traduction a été publiée avec des notes et additions du traducteur.

La Bibliothèque médicale a donné de ce mémoire une analyse bien faite, qui complète, avec la traduction des Observations sur l'hydrocéphale interne, par Will. Watson, et des Observations pratiques sur les causes et le traitement de l'hydrocéphale, par Th. Percival, qui se trouvent dans notre Recueil, tout ce que M. Bidault de Villiers a fait connaître des travaux des Anglais sur cette maladie. L'analyse dont nous parlons orne le XLIIme volume de la Bibliothèque médicale. « On doit savoir gré à M. Bi-
» dault de Villiers, dit l'auteur de cet article, d'a-
» voir fait passer dans notre langue l'ouvrage du
» docteur Fothergill, et de l'avoir enrichi de notes
» et d'additions intéressantes. »

Ainsi encouragé dans ses travaux de littérature médicale, M. Bidault de Villiers traduisit une partie des Dissertations de George Fordyce, sur la Fièvre.

Ces Dissertations de George Fordyce sont au nombre de cinq : la première traite de la Fièvre simple, la deuxième de la Fièvre tierce régulière. M. Bidault de Villiers n'a pas traduit les trois autres; il nous apprend dans une note (1) que c'était simplement pour son instruction qu'il s'était occupé des deux premières.

Pour être jugées avec équité, ces Dissertations au-

____

(1) *Voyez* la note, page 449.

raient besoin de se trouver en la compagnie de leurs sœurs, et de présenter le système entier de Fordyce sur ce genre de maladie. Dans l'état d'isolement où elles se trouvent, elles sont au-dessous des ouvrages que les médecins français, ceux de Montpellier surtout, avaient déjà produits sur le même sujet. Elles n'existent ici que comme un témoignage historique de l'état de la science en Angleterre, à l'époque où Fordyce écrivait.

Enfin, les OEuvres posthumes de M. Bidault de Villiers sont terminées par les RÉFLEXIONS SUR LA RÉ-CIDIVE DE LA ROUGEOLE.

Déjà il avait publié des *Remarques sur la récidive de cette maladie*. On les trouve dans le Journal de Médecine, Chirurgie, Pharmacie, etc., t. XXVII, année 1813.

Le Recueil périodique de la Société de Médecine de Paris (septembre et octobre 1815), présente des *Recherches* et *Observations* de M. Bidault de Villiers sur une autre maladie éruptive, le *pemphygus*. Ces recherches et le rapport de M. De Lens, sur ce mémoire, offrent un ensemble fort instructif.

D'autres maladies éruptives, telles que le *zona*, la *scarlatine*, avaient été un sujet de recherches pour M. Bidault de Villiers ; mais ces recherches ne présentaient encore rien de véritablement intéressant, lorsque la mort est venue enlever à la science et à la littérature médicale ce laborieux auteur.

On trouve dans les papiers de M. Bidault de Villiers, plusieurs mémoires ou traductions à peine commencés ; les plus remarquables sont :

1º. *Un Mémoire sur le croup*. — Cet infatigable écrivain avait copié une quantité considérable d'observations sur cette maladie, extraites des ouvrages connus, mais auxquelles il n'avait rien ajouté qui lui fût propre.

2º. La traduction de la *Dissertation de Cotugno : de Ischiade nervosa*. — M. Bidault de Villiers s'est arrêté à peu près à la moitié de cette dissertation, trop connue d'ailleurs pour avoir besoin d'être traduite. Il l'avait entreprise, cette traduction, pour faire plaisir à Cotugno, qui désirait singulièrement être traduit en notre langue, que cet habile étranger appelait *la plus belle langue de l'Europe*. (*Voyez* la Notice sur Cotugno, par M. Bidault de Villiers, Journal compl., vol. XVI, pag. 88.)

3º. *Recherches sur la nature et le principe de l'aliénation mentale*, par Alex. Chrichton. — Cet ouvrage original est traduit, dans une petite partie, par M. Bidault de Villiers, qui semble avoir renoncé à cette traduction pour se borner à une analyse détaillée du même ouvrage, analyse qu'il a donnée dans la Bibliothèque médicale, en 1816 et 1817.

Ce même Recueil, la Bibliothèque médicale, renferme un grand nombre d'articles fournis par M. Bidault de Villiers, sur presque toutes les parties de l'art de guérir. Lorsque ce Recueil cessa de paraître, M. Bidault de Villiers continua de donner des articles au Journal comp. du Dict. des Sciences méd., et de faire preuve d'une instruction solide et étendue. Auparavant il en avait inséré plusieurs non moins intéressans dans le Journal de Médecine de MM. Leroux et Corvisart.

Dans ces divers articles, il a fait connaître de préférence les ouvrages qui paraissaient en Angleterre ou aux États-Unis. Ainsi les ouvrages de Rush, Fellower, Hosach, etc., sur la *fièvre jaune*, ont été analysés par lui dans la Bibliothèque médicale, à côté de ceux de MM. Devèze, Gros et Girardin, sur le même sujet, etc.

C'est dans le Journal compl., tom. V, qu'il traite du *lactucarium* du docteur Duncan (*thridace* du docteur François), etc., etc.

C'est encore M. Bidault de Villiers qui fit, le premier, connaître en France l'intéressant Mémoire de M. Astley Cooper, sur la ligature de l'aorte ventrale, en même temps qu'il rendait compte de ses *Essais de Chirurgie* dans la Bibliothèque médicale, t. LXXII, LXXV, LXXVII et LXXVIII.

Le caractère de M. Bidault de Villiers nous paraît avoir été le noble désir d'être utile avant tout ; il semble avoir pris pour sa devise cette belle sentence : *Nisi utile est quod facimus, stulta est gloria.* Tite-Live, lib. 45, cap. xxiii.

Dès ses premiers pas dans la carrière, il se fit remarquer par sa Dissertation inaugurale sur la *Digitale pourprée*.

On pouvait espérer de remplir, à l'aide de ce médicament, des indications importantes qui ne peuvent être satisfaites par les moyens ordinaires de l'art ; M. Bidault de Villiers se mit à la besogne, et son travail est sous tous les rapports l'ouvrage le plus complet qu'on ait publié sur ce médicament ; c'est l'éloge que donne à la Dissertation de M. Bidault de Villiers un homme qui, de sa nature, était loin d'être louangeur (M. Chaumeton), Dict. des Sciences médicales, tom. IX.

La 3me édition de cette Dissertation, corrigée et considérablement augmentée, a été publiée à Paris en 1812.

Plus tard, en 1822, on voit M. Bidault de Villiers rendre un compte fort détaillé d'un autre ouvrage sur le même sujet (Bibliothèque médicale, t. LXXVII), par Will. Hamilton. Il s'applique en quelque sorte à faire ressortir tout le mérite de ce médecin, devenu son émule; et l'on peut juger que l'intérêt de la science touche M. Bidault de Villiers, bien plus que l'intérêt de sa propre gloire.

Quand le rôle de traducteur suffit pour servir la science et l'humanité, M. Bidault de Villiers n'en ambitionne pas d'autres; ainsi il s'empresse de faire connaître à nos médecins les travaux des Heberden, des Chrichton; à nos chirurgiens, les entreprises hardies de M. Cooper, et il enflamme le zèle des uns et des autres.

S'il rencontre, dans la pratique de son art, un fait important, il ne négligera pas d'en informer ses confrères. La guérison du *diabetes mellitus* n'est pas toujours facilement obtenue; mais la racine de *ratahnia* se montre à M. Bidault de Villiers comme propre à déterminer d'excellens résultats dans cette affection ; cet habile praticien les signale aussitôt. (*Voyez* t. LXXIV de la Bibliothèque médicale.)

Une Observation sur la morsure de la vipère, lui donne à penser que l'opinion de Fontana, qui domine aujourd'hui dans la science, tend à produire une funeste sécurité sur les suites de la morsure de ce reptile. M. Bidault de Villiers fait aussitôt des recherches sur ce point, mais il n'a pu laisser que les rudimens imparfaits d'un Mémoire sur cette matière. Cependant, l'importance dont elle est nous a fait placer à la fin de ce volume, sous forme d'appendice, quelques-unes des observations qu'il avait faites ou recueillies à cet égard.

Nous nous faisons un devoir, en terminant cette simple Notice, de publier à la louange de M. Bidault de Villiers, d'après des témoignages respectables, que sa carrière pratique n'a pas été moins pleine que sa carrière littéraire : cet homme laborieux n'épargnait ni son temps ni ses peines pour le soin de ses nombreux malades, et pour aider de ses lumières ses confrères qui les réclamaient.

La perte beaucoup trop prématurée de M. Bidault de Villiers doit être également déplorée par les amis de la science et de l'humanité.

TOPOGRAPHIE

MÉDICALE

DE

L'ILE MINORQUE.

TOPOGRAPHIE MÉDICALE

DE

L'ILE MINORQUE.

A LA SOCIÉTÉ DES CHIRURGIENS DE LA MARINE ROYALE.

Messieurs,

Comme plusieurs d'entre vous doivent savoir combien la meilleure instruction que nous acquérons dans ce climat tempéré nous met peu à même de traiter avec un heureux succès les maladies qui sont communes dans des pays plus chauds, je prends la liberté de vous adresser les pages suivantes.

Elles ne contiennent, il est vrai, qu'un exposé des maladies d'une petite partie assez éloignée des possessions britanniques, mais dans laquelle, outre les gens du pays, et ceux employés à le garder, nombre de sujets de Sa Majesté sont conduits, soit en temps de paix, soit en temps de guerre. Et d'ailleurs, comme les qualités de l'air et le cours des saisons dans l'île Minorque correspondent pour ainsi dire avec l'état de l'air et le cours des saisons de plusieurs autres parties du monde, dans lesquelles nos flottes se rendent souvent, il est probable que les maladies doivent aussi y être semblables.

Si tous ceux qui pratiquent la Médecine dans nos factoreries et colonies éloignées, saisissaient l'occasion favorable que leur fournit leur situation pour faire des observations convenables sur les maladies, et pour les communiquer ensuite au public, nous aurions bientôt une histoire plus ample et plus exacte des maladies, que celle que nous possédons à présent ; et les praticiens qui nous succéderont seraient à même d'éviter les dangers dans lesquels plusieurs sont tombés, et de conduire ceux qui sont confiés à leurs soins, pendant les dérangemens auxquels ils sont exposés, avec honneur et satisfaction, quant à ce qui les concerne, et avec quelques avantages pour leur pays. C'est donc avec beaucoup de plaisir que je vois cette attention particulièrement recommandée dans le plan relatif à la publication des observations médicales que vous avez dernièrement adopté, et qu'il est à désirer qui soit suivi avec la rigueur que mérite une institution aussi utile.

Pour ma part, je dois avouer que je n'ai pas été long-temps à Minorque sans avoir de grands motifs de souhaiter que quelques-uns des praticiens qui y ont séjourné avant moi, et qui doivent avoir vu combien les maladies qui prédominent dans cette île diffèrent de celles qui règnent en Angleterre, aient pris la peine de transmettre à leurs successeurs quelques notions et quelques observations à l'aide desquelles les suites funestes qui arrivent souvent dans ces maladies eussent pu être prévues à temps, ou heureusement prévenues.

Étant donc pleinement convaincu que des remarques de cette nature pourraient être utiles à ceux qui pratiqueront la Médecine après moi dans cette île, je me déterminai à observer et à recueillir avec le plus grand soin et sans partialité tout ce qui me paraissait mener à une connaissance complète de ces maladies et de leur curation, m'imaginant qu'immédiatement après les soins donnés aux malades, ce travail serait le service le plus essentiel qu'un individu, à ma place, pourrait rendre au public.

Dans cette vue, je commençai, en 1743, à tenir un journal de la température, à remarquer le cours des saisons, à décrire les maladies qui en étaient le résultat, et cela presque toujours au lit du malade. Je continuai ce journal non sans peine et sans assiduité, étant livré à une pratique très étendue, tant chez les Anglais que chez les naturels du pays, jusqu'à l'année 1749, époque à laquelle le départ du régiment dans lequel j'ai l'honneur de servir m'obligea de quitter l'île, et me laissa le loisir de revoir mes observations et de recueillir, dans un grand nombre de cas particuliers, les remarques générales qui me paraissent dignes d'être communiquées au public.

Vous voudrez bien observer, Messieurs, que, parmi les maladies épidémiques de Minorque, les fièvres tierces tiennent le premier rang. La diversité de leurs types, la violence de leurs symptômes, leurs intermissions trompeuses, leur terminaison subite et trop souvent pernicieuse, obligeaient nécessairement d'en donner une description claire et précise; d'autant mieux qu'elles paraissent rarement sous cette forme dans le nord de l'Europe, quoiqu'en Grèce, en Italie et dans les pays adjacens, il soit évident, d'après les ouvrages qui nous viennent des anciens (1) et les écrits les plus judicieux et les plus modernes (2), qu'elles ont toujours été et qu'elles sont encore très fréquentes, et qu'il y a une constance et une uniformité surprenantes dans leurs symptômes, quoiqu'aux yeux de celui qui n'a jamais eu l'occasion favorable de les observer sous toutes les formes, ou qui n'en a pas eu de description complète, elles aient l'apparence d'être très confuses et très irrégulières.

Il est plus que probable, d'après les rapports de plusieurs médecins et de plusieurs voyageurs (3), que les fièvres tierces épidémiques ne sont pas uniquement bornées aux côtes et aux îles de la Méditerranée, mais qu'elles sont aussi très fréquentes et très meurtrières dans beaucoup d'autres parties du globe, et qu'on pourrait peut-être les regarder comme les maladies qui règnent annuellement en automne dans la plupart des pays chauds du monde.

---

(1) Hippocrat. Aphor. s. III, n° 21, et De morb. vulg., lib. VIII. Asclepiad. apud. Cœl. Aurel. De morb. acut. lib. II, cap. x. Galen, De morb. temp. sub finem.

(2) River. lib. XVII, s. 3, cap. 1. Lancis. Epid. Torti, Therapeut. special. Bianchi, Histor. Hepat., p. 3, etc.

(3) Spigel. de Semi-tertianâ, lib. II, cap. 1. Tennen, on the Diseases of Virginia, p. 12. Warren, on the Fever of Barbados, p.

Il est vrai qu'on peut presque toujours guérir promptement une fièvre tierce, une fois qu'elle est connue, attendu que nous avons entre les mains un remède sûr et efficace, qui est l'écorce du Pérou ; mais dans les climats chauds, les progrès de cette maladie sont si rapides, qu'il est nécessaire que nous la connaissions dès son principe, afin de ne perdre aucune occasion de donner ce remède en suffisante quantité pour éloigner les dangers auxquels les malades sont exposés de bonne heure, sans ce secours. Et cependant, d'après la variabilité qu'elle présente, et parce qu'elle simule souvent d'autres maladies aiguës, il est, dans bien des cas, difficile aux médecins les plus expérimentés de la reconnaître, et à plus forte raison à ceux qui n'ont vu que rarement ou même jamais de pareilles maladies, qui ne se rencontrent que de temps à autre en Angleterre.

Ces considérations me portent à croire que la description des fièvres tierces, contenue dans l'ouvrage suivant, ne sera point désagréable, ni sans utilité pour plusieurs membres de votre Société, et surtout pour ceux qui, étant attachés au service de Sa Majesté, sont souvent obligés de prendre soin de ses sujets dans des climats exposés à ce genre de maladies et en même temps sont empêchés, par leur passage rapide d'un lieu à un autre, d'acquérir d'après leur propre observation une connaissance suffisante des épidémies diverses qui y règnent.

Je vous adresse donc, Messieurs, ces remarques avec l'estime la plus parfaite et le plus profond respect, espérant que les motifs qui m'ont déterminé à vous les offrir ainsi qu'au public, feront suffisamment mon apologie devant vous et devant lui, eu égard aux imperfections qui peuvent s'y trouver, soit sous le repport du style, soit sous le rapport de la méthode.

J'ai l'honneur d'être

Votre très humble serviteur.

G. CLEGHORN.

Londres le 1er mai 1751.

INTRODUCTION.

Lᴏʀsǫᴜᴇ je me déterminai à écrire sur les fièvres qui ont régné épidémiquement depuis quelques années à Minorque, je crus qu'il ne serait pas hors de propos de donner d'abord une description succincte de la nature du climat, des qualités du sol et des productions de cette île, des usages de ses habitans, de leur nourriture et de leur manière de vivre, et de faire mention de plusieurs autres maladies auxquelles ils sont particulièrement sujets.

L'Introduction suivante a été composée dans cette intention, et le lecteur s'apercevra facilement, au style dont elle est écrite, qu'elle l'a été pendant mon séjour dans cette île.

L'air y est beaucoup plus pur et plus serein qu'en Angleterre; rarement il est obscurci par des brouillards épais : cependant les vallées basses ne sont pas exemptes de brumes et de vapeurs malsaines. Dans la saison des vents, les éclats des vagues se répandent sur toute l'île, comme le prouvent les gouttes de rosée salée qu'on trouve sur les feuilles des végétaux qui croissent dans presque toutes ses parties intérieures. De là vient que les ustensiles d'airain ou de fer sont extrêmement sujets à la rouille, malgré tous les efforts qu'on fait pour les en préserver, et que les meubles, si on ne les expose souvent au feu et au soleil, moisissent facilement et sont détruits par l'humidité.

Les étés sont secs, beaux, calmes et excessivement chauds; les automnes sont humides, chauds et variables, c'est-à-dire tantôt parfaitement beaux, tantôt nuageux et orageux : ces deux saisons ne diffèrent pas beaucoup d'une année à une autre. Pendant l'hiver, les tempêtes ne sont ni communes ni de longue durée (quoiqu'elles soient quelquefois très violentes),

et lorsqu'elles cessent , l'air reprend aussitôt sa sérénité ordinaire. Le printemps est toujours variable , et a beaucoup plus
de ressemblance avec l'hiver qu'avec l'été.

Les changemens de température ne sont ni aussi subits ni aussi
considérables dans ce climat que dans beaucoup d'autres. Dans
l'espace d'une année , le thermomètre de Fahreinheit monte
rarement beaucoup au-dessus du 80ᵉ degré, et ne descend
guère au-dessous du 48ᵉ, quoiqu'on l'ait vu dans les temps
extraordinaires s'élever jusqu'au 87ᵉ et baisser jusqu'au 41ᵉ;
cependant il ne va pas ordinairement à ces deux extrêmes, ou
il n'y reste pas long-temps. En été, il y a à peine 4 ou 5° de
différence, entre la chaleur de l'air à midi et pendant la nuit ;
en hiver, cette différence est encore moins considérable.

Ce que je viens de dire doit être entendu de cet instrument
placé dans la maison, et de manière qu'il ne soit affecté ni par
les rayons du soleil ni par la chaleur du feu ; car lorsqu'il est
exposé au soleil en été, il monte à 12, 14 ou 16° de plus que
dans la chambre ; et, dans les autres saisons, la différence
entre la chaleur de l'air à l'ombre et aux rayons directs du
soleil, est souvent beaucoup plus grande. Cependant, à l'époque
des jours caniculaires même, la température de l'atmosphère,
au moins dans les lieux découverts où l'air circule librement,
surpasse rarement celle du sang chez l'homme bien portant.

Les vents sont extrêmement impétueux autour de l'équinoxe de printemps et d'automne, et quelquefois pendant l'hiver. Dans les autres saisons, ils sont ordinairement modérés ;
et, suivant les observations des marins, ils soufflent rarement
dans la même direction près des îles voisines du golfe de Lyon
qu'en pleine mer.

Pendant l'été, les matins et les soirs, il règne communément
un calme parfait ; mais le milieu de la journée est tempéré par
les brises (1) rafraîchissantes qui viennent de l'est, et qui,

____

(1) Dans toutes les contrées maritimes entre les tropiques, de quelque
étendues qu'elles soient, le vent souffle chaque jour de la mer pendant un certain nombre d'heures, et chaque jour aussi, pendant un certain nombre

suivant le cours du soleil, augmentent par degrés jusqu'à deux ou trois heures de l'après-midi, et s'apaisent d'une manière insensible à mesure que la nuit approche. Ces brises rendent l'ardeur du soleil moins dangereuse et moins nuisible ; mais lorsqu'elles manquent pendant un jour, les naturels du pays deviennent languissans et inactifs, à cause de la chaleur étouffante de cette saison.

Les vents du nord sont en général froids, secs et sains ; ils chassent les brouillards et nettoient le ciel, tandis que ceux du midi rendent l'air chaud, humide et malsain. Il est évident que la violence du vent du nord est supérieure à celle de tous les autres, puisque les troncs des arbres sont courbés du côté du sud, et que leurs branches sont nues et endommagées du côté du nord. Celui qui mérite d'occuper le second rang, quant à la force, est le nord-ouest. Ces deux vents sont fréquens vers la fin de l'hiver et au printemps ; et comme ils sont secs et froids, ils dessèchent les feuilles des végétaux, détruisent leurs jeunes pousses, et sont excessivement nuisibles aux vignobles et au jeune blé. Les vents perçans qui soufflent dans la même saison du côté du nord-est étant plus humides et plus souvent accompagnés de pluie, causent moins de dommage. Le sud et le sud-est sont à beaucoup près les plus malsains : dans quelque saison que ce soit, lorsqu'ils soufflent, l'air est nuageux et affecte la respiration ; mais en été surtout, ils sont brûlans et suffoquans. Ils causent alors un abattement extrême et général ; et en exposant le thermomètre aux rayons du soleil, le mercure monte souvent au-dessus du 100e degré. L'ouest est ordinairement plus sec que le sud ; l'est est froid et impétueux au printemps, et brûlant en été.

La température de ce climat est généralement belle et sèche.

---

d'heures, il souffle de la mer vers la terre. On appelle ces vents *brise de terre* et *brise de mer*. La brise de mer règne généralement depuis dix heures du matin jusqu'à six heures du soir ; à sept heures, la brise de terre commence et continue jusqu'à huit heures du matin. Pendant l'été, la brise de mer est très sensible sur toutes les côtes de la Méditerranée.

Quand il pleut, les pluies sont abondantes, quoique de courte durée, et elles tombent presque toujours la nuit.

En été, le ciel est serein et du plus bel azur, sans pluie ou nuages ; mais il tombe régulièrement après le coucher du soleil des rosées modérées.

A mesure que l'automne approche, le temps devient moins beau ; les tourbillons de vent et le tonnerre sont fréquens. Pendant les nuits, les éclairs et les météores qu'on nomme étoiles tombantes sont très communs.

Dans cette saison, on voit souvent des trombes dans le voisinage de l'île, et quelquefois elles se brisent sur le rivage. Lucrèce les a décrites avec élégance (1) ; et les différentes formes sous lesquelles elles se montrent ont été bien représentées par le docteur Stuart, dans les *Transactions philosophiques*, v. IV, part. 2, planche 1re.

Vers l'équinoxe d'automne, il s'opère un changement subit dans la température : les cieux sont obscurcis par des nuages épais, et la pluie tombe en si grande quantité, que les torrens qu'elle produit se précipitant des montagnes, enlèvent les arbres par la racine, entraînent les troupeaux, brisent les haies, et causent beaucoup de dommage aux jardins et aux vignobles. Mais alors ces pluies, qui reviennent tous les ans, sont beaucoup plus violentes que durables ; elles tombent toujours en ondées abondantes et subites, avec des intervalles de beau temps. Comme elles arrivent après un été long et brûlant, elles sont très agréables et bienfaisantes ; elles modèrent la chaleur excessive de l'air, mettent un terme aux maladies épidémiques, et en ramollissant la terre brûlée par le soleil, la rendent susceptible d'être cultivée. Elles sont ordinairement

---

(1) Nam fit ut interdum tanquam demissa columna,
   In mare de cœlo descendat ; quam freta circum
   Fervescunt, graviter spirantibus incita flabris,
   Et quæcunque in eo, tum sunt deprensa tumulto
   Navigia, in summum veniunt vexata periclum.

         De rer. nat. l. VI.

accompagnées de tonnerre, d'éclairs et de rafales venant en grande partie du nord. On voit rarement de pareils orages dans les pays froids, mais ils sont assez fréquens dans les climats chaux, et les descriptions qu'en a données Virgile sont aussi justes que poétiques.

> Sæpè etiam, immensum cœlo venit agmen aquarum,
> Et fœdam glomerant tempestatem imbribus atris
> Collectæ ex alto nubes; ruit arduus æther,
> Et pluviâ ingentis sata lœta boumque labores
> Diluit; implentur fossæ, et cava flumina crescunt
> Cum sonitu, fervetque fretis spirantibus æquor,
> Ipse Pater, mediâ nimborum in nocte, corusca,
> Fulmina molitur dextrâ; quo maxima motu
> Terra tremit : fugere feræ, et mortalia corda
> Per gentes humiles stravit pavor; ille flagranti
> Aut Atho, aut Rhodopen, aut alta ceraunia telo
> Dejicit : ingeminant austri, et densissimus imber,
> Nunc nemora ingenti vento, nunc littora plangunt.
>
> *Georg. l. I, ver.* 322.

> Effusis imbribus atris
> Tempestas sine morâ furit, tonitruque tresmiscunt
> Ardua terrarum, et campi : ruit æthere toto
> Turbidus imber aquâ, densisque nigerrimus austris.
>
> *Enei. l.* V, *ver.* 693.

Les pluies qui tombent en hiver et au printemps sont souvent mêlées de grêle et de neige; mais, la plupart du temps, la neige fond sur-le-champ, et la glace est une chose rare dans ce pays.

Ce n'est point mon dessein de donner une description géographique de cette île, de sa situation, de ses villes, de ses ports et autres particularités qu'on peut trouver aisément ailleurs; j'observerai seulement qu'en général elle est ce que les navigateurs appellent une terre basse, à l'exception de quelques montagnes qui sont vers son milieu, et dont la plus considérable, nommée *Toro* par les habitans, se découvre en mer, par un temps clair, de 12 ou 14 lieues.

Sa surface est inégale et raboteuse, divisée en beaucoup

d'endroits par des vallées étroites d'une profondeur considérable, appelées *barrancos* par les naturels du pays. Elles commencent vers le centre de l'île, et après plusieurs détours, elles
vont se terminer à la mer. Le côté du sud-ouest est plus plat
et plus uni que celui du nord-est, où les montagnes sont élevées et entrecoupées de vallées basses et marécageuses, dont
le sol est moins fertile, et malsain dans toute son étendue pour
les hommes et les animaux. Auprès des villes et des villages,
les champs sont bien cultivés et fermés de murs en pierres ;
mais tout le reste est en grande partie rocailleux, ou couvert
de bois et de buissons épais. Il y a quelques réservoirs d'eau
stagnante, et très peu de ruisseaux. On ne peut, d'après cela,
expliquer facilement la méprise du cardinal de Retz, qui dit
dans ses Mémoires qu'un grand nombre de courans se jettent
dans le port de Mahon, à moins qu'on ne suppose qu'il n'a vu
ce pays que dans la saison des pluies.

Le sol en est léger, maigre et très pierreux, mêlé d'une
assez bonne quantité de sel marin et d'un peu de nitre calcaire
(nitrate de chaux). En beaucoup d'endroits, il y a si peu de
terre, que toute l'île paraît n'être qu'un grand rocher, couvert
çà et là de terre végétale et de pierres d'un grand nombre d'espèces. Nonobstant cette disposition, il est extrêmement favorable aux vignes, et produit plus d'orge et de blé qu'on ne
l'imaginerait au premier aspect ; et même, si l'on en croit les
paysans, il fournirait toujours assez de blé et de vin pour la
consommation des naturels du pays, si la violence des vents
et la sécheresse excessive de l'air dans les différentes saisons
n'endommageaient souvent les récoltes.

On laisse ordinairement reposer les champs pendant deux
années, et on les ensemence la troisième. Vers la fin de l'hiver,
ou au commencement du printemps, on les rompt, et, l'automne suivant, aussitôt que les pluies commencent à tomber,
on les laboure de nouveau et on les prépare à recevoir les
semis. La culture n'est ni pénible ni dispendieuse ; car la
charrue est si légère, que le laboureur peut la transporter d'un
lieu à un autre sur ses épaules, et qu'il suffit, pour la mener

dans un terrain aussi léger, d'une génisse ou d'un âne, ainsi quelquefois d'un cochon. Plus tard la récolte se fait, plus elle est abondante. L'orge se moissonne ordinairement autour du 20 mai, n. s., et le blé dans le mois de juin; de sorte que toute la récolte est communément enlevée le jour de la Saint-Jean. On ne bat point le grain avec des fléaux, comme en Angleterre, mais on le fait battre sur une place unie dans le roc, par des bœufs ou des ânes, suivant l'usage des nations de l'Orient.

En plantant les vignes, c'est la coutume de mettre une grosse pierre sur chaque cep, pour les préserver, comme observe Virgile, de la chaleur excessive du soleil, qui, sans cette précaution, dans un terrain aussi léger, les priverait de toute humidité, et en même temps pour empêcher la terre d'être délayée par les pluies immodérées.

> Hoc, effusos munimen ad imbres :
> Hoc, ubi hiulca siti findit æstifer arva.

Septembre est la saison de la vendange. Après que les raisins sont foulés, et avant que de les presser, on les saupoudre avec une espèce d'albâtre pulvérisé (1), afin de donner au vin une plus belle couleur rouge. Ces vins, lorsqu'on les fait avec soin, et qu'ils viennent de vignes anciennes, méritent encore les éloges que leur a donnés autrefois Pline, lib. XXIV, c. 6 : *Vina Balearica conferuntur Italiæ primis.* Ils ont une propriété qu'on trouve rarement dans cette qualité ; ils tiennent le ventre libre, ce qui les rend moins échauffans, et par conséquent moins nuisibles. Mais, depuis le commencement de la guerre, le port de Mahon étant devenu le rendez-vous des vaisseaux de différentes nations, les propriétaires ont plutôt considéré la quantité que la qualité ; c'est pourquoi ils deviennent en grande partie aigres dans les premiers jours de l'été, et c'est

---

(1) Les gens du pays le nomment *Parell*, et on le tire de fosses semblables à celles d'où l'on retire le plâtre de Paris.

probablement la raison pour laquelle les dyssenteries, depuis quelques années, ont été plus fréquentes et plus meurtrières qu'à l'ordinaire.

Les naturels du pays pendent aux planchers de leurs chambres des grappes de raisin mûres (1), afin de les dessécher pour les conserver l'hiver. Le moût de vin (2) qu'ils font bouillir avec différens fruits et racines, pour les conserver, fait, entre autres usages, une partie considérable de leurs mets, les jours de fêtes.

En quelques endroits, il y a des champs de chanvre (3), de lin (4) et de tabac (5) ; ils sèment aussi des fèves (6), ... (7), des pois chiches (8), deux espèces de haricots (9) et des lentilles (10), ces légumes faisant une grande partie de leur nourriture dans les temps que la viande est prohibée par leur religion. Ils ont aussi des pois (11) en petite quantité dans les vignobles et les jardins ; mais communément on les conserve pour la table des riches.

Dans les terrains humides et marécageux, ils plantent beaucoup de cannes ou roseaux (12), dont ils se servent au lieu de lattes pour soutenir les tuiles des toits de leurs bâtimens. Ils ont aussi dans quelques endroits du maïs (13), des larmes de

---

(1) Uvæ pensiles, *Panjois.*

(2) *Supavini, Arrop;* les Espagnols appellent ainsi le vin cuit ou sirop qu'ils font avec le moût de raisin.

(3) Cannabis, *Canem.*

(4) Linum, *Lli.*

(5) Nicotianna, *Tabach.*

(6) Faba, *Favas.*

(7) Lathyrus, *Guixes.*

(8) Cicer, *Ciarous, Garravansos.*

(9) Phaseolus. Le gros haricot blanc commun est appelé *Mongeta;* celui de la petite espèce qui a une tache noire au milieu, *Fesos* ou *Guixon.*

(10) Lens, *Elentios.*

(11) Pisum, *Posols.*

(12) Arundo donax, *Canya.*

(13) Mayz, *Blad de las Indias.*

(9)

Job (1) et des cannes d'Inde ou balisiers (2). Les semences dures et pierreuses de ces deux dernières plantes leur servent, lorsqu'elles sont percées et enfilées, de grains pour leurs chapelets.

Leurs jardins sont plutôt faits pour l'utilité que pour l'agrément, et donnent en grande abondance la plupart des espèces d'herbes potagères, de racines et de salades; et le marché de Mahon n'a pas été moins utile à la flotte anglaise pour rétablir la santé des matelots, que le port pour radouber et mettre en sûreté ses vaisseaux. Il y a dans toutes les saisons des choux cabus, des choux verts, des laitues, des épinards, de l'endive, des blettes, du persil, du cresson, des poireaux, des ognons, de l'ail, du céleri, des radis, des raiforts sauvages, de la sauge, de la menthe, de la marjolaine, de l'origan, du thym, etc. Il y a en outre, pendant l'hiver, des carottes, des panais, des navets, des artichauts, des asperges, des choufleurs; en été, des tomates ou pommes d'amour, des melongènes ou aubergines, des poires de Guinée, diverses espèces de concombres, des courges, des melons musqués, des melons d'eau en grande abondance et de bonne qualité. Mais comme ce climat est très sujet aux grandes sécheresses, chaque jardin est muni d'un puits profond, par le moyen duquel, à l'aide d'une roue persane (3), le jardinier remplit son réservoir, et transmet l'eau par des canaux en pierre aux différentes planches qui ont besoin d'être arrosées.

Outre les fruits communs en Angleterre, tels que les cerises, les pommes, les poires, les abricots, les prunes, les pêches, les nèfles, les mûres, les coins et les noix, il y en a plusieurs autres dans cette île qui ne viennent que rarement ou jamais à maturité dans les pays froids, même avec le secours d'une couche chaude; tels que les grenades grosses et succulentes, qui sont très abondantes dans les jardins, les limons, les ci-

---

(1) Lacrhyma Job, *Lagrinias de vin*.
(2) Cannacorus, *Mariettas*.
(3) Voyez une figure de cette machine dans les voyages de Saint-Havo.

trons et les oranges, qui, depuis quelques années, y sont très communes; les amandes, qui y réussissent parfaitement bien, et les figues d'Inde ou morisques, qui font la principale nourriture de toutes les familles pendant le mois de septembre : les tiges épineuses qui les portent viennent naturellement parmi les rochers, et sont souvent employées pour les haies des jardins. A ces fruits que nous venons de nommer, on peut en ajouter d'autres moins estimés, tels que les jujubes, les vraies sorbes, les azéroles, les alizes.

En faisant l'énumération des arbres qui ornent leurs jardins, je ne dois point omettre le cyprès, le laurier, le peuplier, l'acacia, l'azéderach ou lilas des Indes, et une belle espèce d'apocyn; je ne dois pas oublier non plus le figuier, qui, non-seulement produit une grande quantité de fruits excellens (certaines espèces rapportent deux fois l'année), mais encore qui donne une ombre agréable sous laquelle les paysans se régalent ordinairement. Le palmier ne doit pas être non plus passé sous silence ; car, quoique les dattes ne viennent jamais à maturité dans cette contrée, les feuilles du milieu de cet arbre, lorsqu'elles sont blanches, servent d'ornement pour les processions du dimanche de pâques, et celles qui ne le sont point, les enfans les emploient, dans la semaine de la passion, à frapper la terre, ce que les habitans du pays appellent superstitieusement battre Judas. A cette époque, le peuple a la tête si fort exaltée par les sermons des prêtres peu instruits, qu'il serait dangereux pour les Juifs de se montrer dans les rues.

Les végétaux dont j'ai fait mention jusqu'ici sont le produit de la culture ; je vais maintenant parler de ceux qui sont indigènes, et qui croissent naturellement dans cette île. Comme il y en a un très grand nombre, je ne prétends pas traiter ce sujet aussi complètement qu'il le mériterait. (Cette tâche serait d'ailleurs au-dessus de mes forces ; car, quoique la Botanique m'ait quelquefois servi d'amusement, jamais elle n'a été l'objet constant de mes études.) Tout ce que je me propose de faire, c'est d'indiquer brièvement ceux qui sont les plus remarquables.

Je vais commencer par ceux qui servent aux naturels du pays de salades et d'herbes potagères, savoir : la chicorée, l'asperge sauvage, le mouron, le plantain corne-de-cerf, le salsifis, le fenouil, l'épervière, le pourpier, le laitron, l'oseille, le cresson d'eau, les câpres et le fenouil marin.

On doit ranger dans la même classe la bourrache, les blettes, la poirée ou bette blanche, l'arroche, la dent-de-lion, le pavot écumeux, que le luxe du siècle présent ne permet de placer que rarement ou même jamais sur les tables, mais qui, dans les temps de disette, ont servi plus d'une fois d'aliment, et particulièrement en 1685, lorsqu'un essaim de sauterelles eut détruit la moisson.

Il y a une si grande variété de plantes médicinales, que je craindrais d'être ennuyeux si j'en donnais seulement la liste. De ce nombre sont l'absynthe vulgaire, l'absynthe maritime, la branche ursine, le capillaire vrai, l'aigremoine, le coqueret alkekenge, la morgeline (le mouron), le mouron à fleurs rouges, le mouron à fleurs bleues, l'arrête-bœuf vulgaire, l'arrête-bœuf jaune, le mufflier, le grateron, le pied-de-veau tacheté, l'arum-gonet, la scolopendre, l'osmonde, le beccabunga, la bryone noire, la buglose, le buphtalme, la bourse à pasteur, le souci, la petite centaurée à fleurs rouges, la petite centaurée à fleurs jaunes, la germandrée petit-chêne, l'ivette, la grande chélidoine, la ciguë, le ciste à fleurs rouges, le ciste à fleurs blanches, le fenouil marin à fleurs jaunes ou petite passepierre, le pain de pourceau, la cynoglosse, le souchet long, la carotte sauvage, l'estragon, la vipérine, l'hièble, l'immortelle, la prêle queue-de-cheval, la roquette, le réséda commun, le panicaut, le vélat, la férule commune, la fougère, la fumeterre, le chiendent, le tournesol, l'*hémionite* (scolopendre), le millepertuis, l'hypociste, la soude, le concombre sauvage, la patience sauvage, la langue de cerf, l'alleluia, oscille sauvage, la mauve, le marrube blanc, la ballote, le stackis, la mercuriale, le cresson alénois, la nielle, l'orobanche, la pivoine, le pavot coquelicot, le pavot cornu, la pariétaire, le perce-feuille, la pervenche, le lierre, le chèvrefeuille, le liseron, la pimprenelle, le plantain, le plantain aquatique, la renouée, le polypode de chêne, l'herbe aux puces, la quinte-feuille, la petite garance, le brusc, la salliaire, le samole aquatique, la scabieuse, le scandix, peigne de Vénus, la scille maritime, la scrophulaire, la grande joubarbe, la petite joubarbe, la berle ou ache d'eau, la morelle, la staphisaigre, la pomme épineuse, le bouillon-blanc, la verveine, le dompte-venin, le nombril de Vénus, l'ortie vulgaire, l'ortie romaine.

A ces plantes on peut en joindre d'autres qui ont été apportées dans le principe des pays étrangers, mais qui sont maintenant si bien naturalisées, qu'elles viennent sans culture dans plusieurs endroits de cette île : telles sont le phytolacca ou le raisin d'Amérique, la belle de nuit ou jalap à fleurs pourprées, la grenadille, le ricin et l'aloès. Ce dernier paraît avoir été soigneusement cultivé auprès des maisons des fermiers, comme pouvant servir de remède aux accidens auxquels les ouvriers de la campagne sont très exposés. Il était anciennement très estimé pour guérir les plaies récentes, ainsi que nous l'apprend Dioscorides, lib. II, cap. 23 (1).

Il y a en outre un bon nombre de plantes aromatiques qui croissent avec profusion sur le sol de cette île, et qui embaumant l'air de leurs émanations odorantes, contribuent à conserver ainsi qu'à rétablir la santé de ses habitans. Les principales sont la santoline, l'aster à feuilles molles, la calamenthe, la menthe sauvage ou menthastre, la menthe pouliot, les conizes de diverses espèces, l'orvale, le pouliot de montagne, *la germandrée maritime*, le marum vrai, la rue, la lavande pourprée ou stéchade, la germandrée aquatique ou scordium, le millepertuis rampant, *l'asseyron*, le trèfle bitumineux.

L'ail fait une partie si considérable des alimens des Minorquains, qu'il mérite une attention particulière. Il y en a de

---

(1) Aloe nascitur in Arabiâ, Asiâ, et aliis locis maritimis; inutilis quidem succo extrahendo, sed conveniens recentibus vulneribus, si contusa emplastri formâ, ad plicetur.

plusieurs espèces, et en si grande abondance, que le lait des troupeaux et même la viande en prennent souvent le goût. La seule espèce dont se servent les naturels du pays, est l'ail rocambole, plus doux que l'ail des jardins et que le poireau. Celui que mangent ordinairement les soldats et les marins est d'une espèce plus âcre et a la tige triangulaire ; il s'appelle *ail caréré*.

Parmi les chardons, les suivans méritent d'être remarqués : le chardon, *le chardon à foulon*, l'épine jaune, sont tous les deux mangeables. Les fleurs de l'artichaut sauvage servent au lieu de présure, à faire cailler le lait. En mai, les abeilles butinent principalement sur le chardon étoilé à fleurs blanches ou chausse-trappe, qui donne le miel le plus beau ; la carline jaune en fournit d'une espèce plus grossière, environ un mois plus tard.

Les bornes dans lesquelles je me suis proposé de me renfermer, ne me permettent pas de faire l'énumération des différens tithymales dont les arborescens sont les plus beaux, ni des orchis représentant la guêpe ou la mouche à miel, parmi lesquels, ceux qui représentent la mouche et le papillon, orchis papilionacé, méritent la préférence ; ni à plus forte raison de donner la description des différentes espèces de linaires, *de la pylore*, du statum maritime ou béchen rouge, de la pédiculaire, et de l'étonnante variété de renoncules et de géranium qui émaillent les prairies. Cependant je ne puis passer sous silence un petit nombre de plantes à racines bulbeuses et à fleurs liliacées qui font le principal ornement de la campagne, savoir : le lis bâtard, la jacinthe musquée, le glayeul couleur de chair, le narcisse printannier à calice jaune, un narcisse automnal à larges fleurs blanches, le perce-neige, le safran, le colchique tue-chien, l'iris bermudienne et deux espèces d'asphodèle, toutes deux très abondantes dans les meilleures terres, et dont les fleurs fournissent aux abeilles une quantité considérable de très beau miel.

Il y a en outre, dans toutes les parties incultes de l'île, des buissons épais et toujours verts de lentisque, *de faux alaterne, troènes* ou *filaria*, et d'olivier nain, qui poussent en si grande quantité, que la surface des terrains incultes est couverte dans toutes les saisons d'une agréable verdure. Ces buissons sont entre-mêlés d'une immense quantité de myrthe, de ciste labdanifère, et de romarin, qui tous ensemble parfument l'air d'une odeur exquise, et dont les fleurs, surtout celles du romarin, donnent une espèce de miel délicieux au commencement du printemps.

Il y aussi une grande quantité d'arbousiers, de bruyères de différentes sortes, et un carex ou laiche, dont les chèvres et les troupeaux vivent lorsqu'ils sont privés d'une meilleure nour-riture par la rigueur de l'hiver.

Le lottis, l'anagyris ou bois puant, le raisin de mer grim-pant, l'*uvette*, le phlomide frutescent, le prunier sauvage, le palmier latanier, la camelée à trois coques et une autre espèce de thymelée, outre celle qui apporte les *grana cnidia*, croissent aussi en plusieurs endroits de cette île ; mais les ronces, les rosiers sauvages, et quelques autres arbrisseaux épineux, y sont si communs, qu'il est nécessaire que ceux qui veulent passer à travers les buissons épais s'habillent, comme les paysans, en vestes courtes, et portent des guêtres de peau.

Jusqu'ici je n'ai parlé que des végétaux peu élevés, je vais maintenant passer aux arbres, parmi lesquels je dois ranger le myrte, le faux alaterne, le lentisque et l'arbousier, dont j'ai déjà fait mention, parce qu'ils s'élèvent souvent à la hau-teur des arbres, et que s'entremêlant avec les pins, les oliviers sauvages, et les yeuses qui ne perdent jamais leur verdure, ils servent d'abri aux troupeaux pendant les chaleurs excessives ou les grands froids, et que leurs feuilles les nourrissent lorsque l'ardeur du soleil ou les vents d'hiver ont détruit l'herbe de leurs pâturages.

Non-seulement ils servent de nourriture aux bestiaux ; mais dans les temps de disette, les habitans de Minorque ont été plus d'une fois obligés d'avoir recours aux glands (1),

---

(1) Ceux du chêne vert sont mangeables, et c'est sans doute de ceux-là dont il est question.

aux dattes sauvages (1), aux baies de myrte, aux fruits de la ronce et de l'arbousier et autres semblables, qui, si nous en croyons les poètes, étaient (2) l'aliment des premiers hommes.

D'après les qualités du sol et le grand nombre de fruits qu'il produit sans culture, il y a tout lieu de croire que, suivant la remarque de Virgile, l'olivier réussirait bien dans cette île.

> Difficiles primum terræ, collesque maligni
> Tenuis ubi argilla, et dumosis calculus arvis,
> Palladia gaudent sylva vivaces olivæ,
> Indicio est, tractu surgens oleaster eodem
> Plurimus, et strati baccis sylvestribus agri.

Cependant les habitans prennent si peu de soin de l'y propager, qu'ils sont obligés de tirer presque toute l'huile qui leur est nécessaire, de la France, de l'Espagne et de Majorque; et comme ils l'achètent avec de l'argent comptant, c'est un désavantage considérable pour le pays. Je sais qu'on donne ordinairement pour raison, qu'ils ne peuvent avoir des oliviers en abondance et d'une excellente qualité, parce qu'il n'y a que quelques montagnes assez élevées pour les parer des vents du nord; mais plusieurs bons juges en cette matière m'ont assuré positivement qu'il y a beaucoup d'endroits, surtout dans le lieu appelé *Termino de Ferarias,* où cet arbre délicat pourrait être suffisamment abrité, et que l'on doit plutôt attribuer à l'insouciance et à la négligence du peuple le défaut d'un végétal utile, qu'à toute autre cause. On m'a aussi assuré qu'un gouverneur espagnol avait usé de son autorité pour obliger les habitans de Minorque à cultiver l'olivier, et que ses tentatives auraient eu l'effet désiré, si elles avaient été appuyées par ses successeurs. Il serait donc bien à souhaiter que quelques-uns des Anglais qui lui ont succédé suivissent un exemple aussi louable; car, sans leur secours, il est douteux qu'un peuple aussi attaché aux usages de ses ancêtres forme jamais de

---

(1) C'est le fruit du palmier nain à feuilles en éventails.

(2) *Voyez* Lauretius, lib. V; Virgilius, Georg., lib. II; Ovidius, Metam., lib. I.

nouveaux projets de culture , quelque avantageux qu'ils puissent être à la postérité.

Ils retirent des baies du lentisque une huile (Diodore de
Sicile nous apprend qu'ils le faisaient déjà de son temps) qui
sert communément pour les lampes, et quelquefois aux pauvres
gens pour faire frire du poisson : dans ce cas, ils en corrigent
préalablement l'astriction en y trempant un morceau de pain
tendre. Les feuilles du myrte sont très utiles pour tanner les
cuirs, et pour teindre les habillemens en noir, couleur favo-
rite des Espagnols ; ses branches dures et flexibles, lorsqu'elles
sont convenablement entrelacées, font des cordes les plus
durables et les meilleures pour la roue persane , dont j'ai
parlé plus haut.

La sabine à feuilles de cyprès s'élève à une hauteur considérable dans plusieurs endroits voisins des côtes de la mer ; et les
vallées marécageuses fournissent en grande abondance des
osiers et du tamarix , dont les insulaires font des cercles pour
leurs tonneaux. Le caroubier , l'aube-épine et l'alaterne se
trouvent aussi dans les bois, ainsi que quelques espèces de
vilets (1).

Maintenant que j'ai passé en revue le règne végétal , il ne
me serait pas difficile de démontrer que les plantes indigènes
sont bien adaptées à la nature du climat, et sagement disposées pour conserver ou rétablir la santé des habitans ; mais il
serait fastidieux d'entrer dans des détails trop minutieux. J'observerai seulement que la forme et la figure même des arbres,
ne paraissent pas être purement accidentelles : aucun d'eux
ne vient grand ou élevé ; ils ne perdent jamais leurs feuilles,
et ils ont presque tous le tronc si fort courbé par le vent du
nord, que leurs cimes, qui sont larges et buissonneuses, s'é-
tendent presque horizontalement vers le sud et présentent à
l'homme et aux animaux un abri commode contre l'inclémence

---

(1) On prévient le lecteur que les noms latins sont ceux employés par
Tournefort ; ceux qui sont en caractères italiques désignent ceux qui sont
usités par les naturels du pays.

des saisons. Ce qui les rend encore plus propres à remplir ce but, c'est le grand nombre de plantes grimpantes qui s'unissent ordinairement avec eux, particulièrement la clématite et le liseron épineux, qui sont souvent entrelacés avec les longues branches du lentisque et de l'olivier sauvage, de manière à rendre la retraite qu'ils offrent presque impénétrable à la pluie ou au soleil. Si la nature ne les avait pourvus d'abris aussi nécessaires, aucun animal n'aurait, pour ainsi dire, pu vivre sur ces rochers, pendant les étés longs et brûlans, ni supporter les pluies battantes et les vents glacés auxquels ce climat est sujet.

D'après ce qui vient d'être dit, il sera facile de voir que ces bois et ces buissons épais toujours verts que la nature a élevés d'une manière si surprenante sur un rocher, sont non-seulement un grand ornement pour cette île, mais encore d'un avantage infini pour ses habitans, dont ils alimentent les foyers, nourrissent et abritent les troupeaux. Comme le terrain le plus délicat est entraîné par les pluies annuelles, leurs champs seraient bientôt devenus stériles, si les feuilles des végétaux, mêlées aux excrémens des animaux qui vivent dans les bois, ne leur fournissaient constamment de nouvel engrais. Ils sont donc très blâmables d'abattre un si grand nombre de leurs arbres, et d'en arracher si inconsidérément les racines qu'ils le font depuis quelques années pour en profiter dans le moment, puisque le dommage qui doit en résulter sera bientôt ressenti d'une manière sensible, et ne sera pas facilement réparé par leurs descendans.

Le règne minéral est moins varié dans ce lieu que les autres productions de la nature. Le terrain ou sol est de deux espèces: l'une est légère, noirâtre et très fertile; et l'autre, qui est appelée *terra agra* par les naturels du pays, est pesante, rougeâtre et stérile. Il y a une terre à pot dont on fait des tuiles, des briques et une espèce de poterie grossière. La pierre à chaux et le plâtre de Paris y sont très abondans et fournissent aux habitans différentes sortes de cimens pour leurs bâtimens. La pierre dont on se sert ordinairement pour bâtir est une espèce de gravier blanchâtre et tendre, auquel on donne aisément la forme que l'on veut, et qui se cimente promptement avec le plâtre; de sorte qu'on élève des murs, et qu'on cintre des voûtes avec beaucoup de célérité : mais dans bien des endroits, surtout du côté du nord-est, la seule pierre qu'on trouve est en morceaux semblables à de l'ardoise. Dans des souterrains non loin de Ciseletta, il y a une infinité de belles stalactites, dont quelques-unes sont assez dures pour souffrir le poli. Il y a quelques coquilles fossiles, mais on ne trouve aucune espèce de métaux, que je sache, à Minorque, quoiqu'il y ait une bonne quantité de minerai dans une petite île (1) qui en est tout près.

A l'égard des animaux, je ne parlerai que de ceux qui servent de nourriture aux habitans, en commençant par les poissons, qui sont très variés et très abondans. Il y en a plusieurs qu'on prend en tous temps, soit dans les baies, soit dans les ports, soit en pleine mer; d'autres viennent régulièrement en foule dans certaines saisons de l'année. Mais comme beaucoup d'entre eux sont inconnus en Angleterre, ou au moins n'ont pas de noms dans notre langue, je renverrai le lecteur au bas de la page, où il trouvera les noms que leur ont assignés les meil-

---

PISCES LITTORALES, *PEIX LITORAL.*

*1. Polypi, prima species Rondeletii, *Pop juen.*	11. Sargus, Rond., *Sarch.*
2. Polypi, secunda species Rond., *Pop ver.*	12. *Morruda.*
*3. Loligo magna, Rond., *Eleya.*	13. Scarus onias, Rond., *Variada.*
4. Loligo parva, Rond., *Calemar.*	14. Sparus, Rond., *Esperai.*
5. Sepia, Rond., *Sipia.*	15. Aurata, Rond., *Orada.*
6. Urtica, *Ortiga.*	16. Melamerus, Rond., *Oblado.*
7. Anguilla, Salv., *Anguila.*	17. Mormyrus, Rond., *Mabre.*
8. Conger, Rond., *Congre.*	18. Erythrimus, Rond., Rubellio Aldr., *Pagell.*
9. Mutana, omn. 'Aut., *Morina mascle y femelle.*	19. Pagrus, Rond., *Pagre.*
10. Salpa, Rond., *Saupa.*	20. Dentex *sive* Synodon, Aldr., *Dental.*
	21. Coracinus, Rond., *Curbai.*

(1) L'île de Columba.

leurs auteurs qui ont traité cette partie de l'Histoire naturelle, et ceux qu'on leur donne à Minorque.

L'île est abondamment pourvue de gros bétail, de moutons et de chèvres, qui fournissent aux habitans du fromage et de la laine, tant pour leur propre consommation que pour l'exportation. Comme ils se servent ordinairement de lard ou

22. Buglossus *seu* Solea, Rond., *Llenguada*.
23. Passer, Bellonii, *Pedas*.
24. Cantharus, *Cantara*.
25. Lupus, Rond., *Llop*.
26. An Acarnan, Rond.? *Besuc*.
27. Scorpius major, Rond., Gesn., *Caproix Rotje*.
28. Scorpius minor *sive* Scorpana, Rond., Gesn., *Rasclé, Scorpera*.
29. An Anthiæ secunda species, Rond.? an Phycis, Rond., *Mollera, Molle*.
30. Mullus barbatus, Rond., *Moll*.
31. Channa, Rond., *Serra*.
32. Merula, Salv. et Rond., *Méro, Enfos*.
33. Turdus variâ specie, *Tortmusol, Fravasado, Bovos, Pintado, Grivia*.
34. An Cestreus, Rond.,? *Llisa*.
35. An Mugil ceph., Rond,? *Cappla*.
36. Julis, Rond., *Donzella*.

PISCES TESTACEI ET CRUSTACEI, *PEIX DE CLOSCA*.

1. Astacus, Rond., *Grumant*.
2. Locusta, Rond., *sive* Carabus, *Llangosta*.
3. Squilla lata, Rond., *Sigala*.
4. Pagurus, *Cabre*.
5. Cancri varii, *Cranchs peluts, reals, jucus*.
6. Squilla parva, *Gambe*.
7. Echinus variâ specie, *Voga mari*.
+8. Prima magna, *Nacre*.
9. Pholas, *Datil*.
10. Testudo marina, *Tortuga*.
11. Musculus, *Muscle*.
12. Tellinæ, *Cluisas*.
13. Ostreum, *Ostia*.
14. Lepas, Patella, *Pagellida*.
15. Pecten, *Cupina gravada*.
16. Cancellus, *Hermitan*.
17. Cochlea variâ specie, *Cornes* et *Caragols*.
18. Murex, *Corns de fill*.
19. *Pau de cabrit*.

PISCES PELAGII, *PEIX DE ALT AL MAR*.

+1. Phocana, Rond., *Delfi*.
+2. Centrine, Rond., *Peix pore*.
3. Squatina, Rond., *Escat, Escat vexigal*.
*4. Zygæna, Rond., *L'unada*.
5. Catulus maximus, *forte* Canicula saxatilis, Rond., *Gats*.
6. Catulus major vulg., Canicula Arist., Rond., Aldr., *Gatons Pintarolge*.
7. Mestulus lævis primus, Salv., *Musola*.
8. Galeus acanthias, Spinax, Aldr., *Caso*.

d'huile pour préparer leurs alimens, ils ne font que peu de beurre, et cela par un procédé très singulier. Ils font bouillir le petit-lait qu'on exprime du caillé en faisant le fromage, et écument la partie qui s'élève à la surface; lorsqu'ils ont ramassé une quantité convenable de cette substance, ils la battent pendant un temps considérable avec leurs pieds, ou leurs mains, seule méthode de faire le beurre qu'ils connaissent; ensuite en ajoutant de l'eau ils séparent le beurre qui flotte à sa surface, et après l'avoir lavé, ils le font bouillir jusqu'à ce que les particules aqueuses qu'il contient soient évaporées; par ce moyen, il acquiert, quand il est refroidi, le goût et la consistance d'une huile douce, épaisse.

Le bœuf et le mouton, quoique communément assez maigres, sont mangeables pendant toute l'année; mais au printemps, lorsque l'herbe est tendre, ce dernier a une qualité infiniment supérieure. En été, quand les bestiaux vivent de chaume et de feuilles des arbres toujours verts, le bœuf est à son plus haut point de perfection.

Les chèvres sont très grasses en automne, et on les tue

---

9. Xiphias piscis, *Peix de Espasa.*

10. Pastinaca aspera, Bellon., *Resmaguera.*

11. Pastinaca mar. læv., Bellon., *Ferrasa.*

12. Aquila, Bellon. et Salv., *Mila.*

13. Rana piscatrix, *Buldroy.*

*14. Torpeda, *Tremulo.*

15. Raia variâ specie, *Radjada, Caputxi, Clavele, Clavell borell, Cardayre.*

16. Faber *sive* Gallus mar., Rond., *Gall, Peix de San Pedro.*

17. Miluus, Salv., Hirundo, Rond., *Xurigué.*

18. Mugie atal., Rond., Hirundo, Plin., *Vranola.*

19. Cuculus, Aldr., *Gallina, Gallinetta.*

20. Lyra prior, Rond., *Grenau, Peix de San Rafael.*

21. Mullus imberbis, Rond., potius Cuculi spec, *Cabot de la mar.*

22. Gurnardus griseus, *Vriola, Baluerna.*

23. Draco *sive* Arancus, Plinii, *Arana.*

24. An Ophidion, Rond.? An Acu[s] lumbriciformis Willough.? *Drago saltan cono.*

25. Uranos copus, Callyonimus, *Rata.*

26. An Perca marina, Rond.? *Serran imperial.*

27. An Stromateus, Rond.? *Llampuga.*

28. Pompilus, *Pampul.*

depuis le mois de septembre jusqu'en janvier, surtout pour l'usage des gens du commun.

De toutes les espèces de viande, il n'y en a aucune qui soit aussi abondante et aussi parfaite que celle du porc ; il n'y en a point non plus qui soit aussi estimée par les naturels du pays. La saison pendant laquelle on le tue est depuis le mois de septembre jusqu'au carême. Dans tous les temps, on peut se procurer du lard, et on le mange ordinairement frit ou grillé, avec du pain, pour le déjeûner. Les Minorquains mettent du lard dans leur pot-au-feu, et ils préparent avec le cochon plusieurs espèces de boudins, et particulièrement des saucissons (*sobreassados*) qui ne sont guère inférieurs à ceux de Bologne.

Ils ont aussi des lapins en abondance, ainsi que des hérissons et des tortues de terre, que les pauvres mangent quelquefois.

PISCES GREGALES AUTUMNALES.

1. Acus vulgaris, Oppian., *Aguia.*
2. Sardinia, Rond., *Sardina.*
3. Thrissa, Rond., *Alatx.*

PISCES GREGALES HYEMALES.

1. Pellamys, Bellon., Amia, Rond., *Bonitot.*

PISCES GREGALES VERNALES.

1. An Thynni species? *Sirvia, Sirviola.*
2. Sphyræna *sive* Sudis, Aldr., *Espet.*

PISCES GREGALES ÆSTIVI.

1. Scomber, *Veirat, Cavallar.*
2. Trachurus, Aldr., *Saurell.*
3. Manæ duplex species, *Mora* et *Xucla.*
4. Smaris, *Gerretts.*
5. Boops, Rond., primus, *Voga.*
6. Encrasicholus, Aldr., *Anxove, Aledra.*

N. B. Dans le catalogue précédent, on a communément employé les noms donnés aux poissons par Willougby ; l'astérisque dénote les espèces qu'on ne sert que rarement, ou même jamais, sur les tables.

Leurs oiseaux domestiques, assez nombreux, sont les dindes, les oies, les canards, les poules et les poulets.

Dans les champs et dans les bois, outre différentes espèces de chouettes et d'oiseaux de proie que je passe sous silence, parce qu'ils ne font jamais partie des alimens, il y a des pigeons ramiers (1), des perdrix rouges (2), des courls de terre (3), des cailles (4), des merles (5), des merles solitaires (6), des rossignols (7), des chardonnerets (8) et une infinité d'autres petits oiseaux.

On trouve communément dans les étangs et les marais des canards sauvages de différentes espèces (9), des cannes-pénélopes (10), des sarcelles (11), des foulques (12) et des poules d'eau de plusieurs sortes (13). Les martins-pêcheurs ou alcyons (14) sont communs sur le rivage de la mer, et les pigeons de roche ou bisets se reproduisent en foule dans les cavernes et les creux (15) formés par le choc des vagues sur les côtes.

En outre, les martinets (16), les hirondelles domestiques (17), les hirondelles de rivière ou de rivage (18), les tourterelles (19),

---

(1) Palumbus torquatus, Aldr., *Tudons.*
(2) Perdrix rufa, *Perdius.*
(3) Oedicnemus, Bellon., Charadrius, Gesn., *Sabelleni.*
(4) Coturnix, *Gualleras.*
(5) Merula vulgaris, *Torto.*
(6) Passer solitarius, *Melleres.*
(7) Luscinia *seu* Philomela, *Ròssinals.*
(8) Carduelis, *Caderneras.*
(9) Anas fera variâ specie, *Anades rosus de coll blan, soyardes, soteras.*
(10) Penelope.
(11) Querquedula, *Anadons.*
(12) Fulica, *Fotges.*
(13) Gallinula variâ specie, *Pollos de riu, Gallete de riu, Tiletas.*
(14) Ispida, an veterorum Alcyon?
(15) Columba rupeciola, *Coloms.*
(16) Hirundo apus, *Vinjolas.*
(17) Hirundo domestica, *Uranellas.*
(18) Hirundo riparia, *Culs blanchs.*
(19) Turtur, *Tortora.*

les mérops ou guêpiers (1), les hupes (2) et les alouettes (3), arrivent au printemps dans cette île, et la quittent en automne, après avoir fait leurs petits.

Les bécasses (4), les bécassines (5), une petite espèce de pigeons (6), les pluviers verts et gris (7), les mauvis (8), les litornes (9), les mésanges (10), les pinsons (11), les étourneaux (12), les cailles étrangères (13), les râles de genêt (14), viennent habiter le pays vers la fin d'octobre, et y passent l'hiver. Les grues (15), les oies sauvages (16) et les courlis (17), s'y arrêtent quelquefois pour s'y reposer et faire ensuite un plus long voyage ; de temps à autre, on y rencontre des flamans ou pénicoptères (18).

Il est bon d'observer que la chair de ceux de ces oiseaux qui vivent dans les terres a souvent le goût du lentisque ou de l'ail, et que ces oiseaux d'eau sont meilleurs dans les mauvais temps, lorsque les tempêtes les empêchent d'aller à la mer et de se nourrir de poisson.

Comme plusieurs des animaux dont j'ai fait mention précédemment ne se trouvent que sur les tables des gens riches, le

---

(1) Merops *sive* Apiaster, *Abeyrols.*
(2) Upupa, Aldrov., *Puputs.*
(3) Alauda, *Turrolas.*
(4) Sclopax, *Segues.*
(5) Gallinago minor, Aldr., *Begasines.*
(6) An Columba livia, Gesner. ? *Xexels.*
(7) Pluvialis viridis et cinericea, *Xilots et juyes.*
(8) Turdus iliacus, *Torts borrell.*
(9) Turdus pilaris.
(10) Fringillago, *Ulls de bon.*
(11) Fringilla, *Pinsans.*
(12) Sturnus, *Estornells.*
(13) Coturnix, *Gualleras babarescas.*
(14) Ortygometra, an Rallus terrestris ?
(15) Grus , *Gruas.*
(16) Anser ferus, *Ojas salvages.*
(17) Numenius *sive* Arquata.
(18) Phœnicopterus, *Flamencos.*

grand nombre d'escargots ou limaçons (1) dont la nature a pourvu cette île est d'une très grande ressource aux familles pauvres, qui s'en nourrissent et les mangent bouillis, après les avoir gardés à la maison assez long-temps pour leur laisser perdre leur saveur terrestre. Lorsqu'il fait sec, et qu'ils sont encore jeunes, ils se tiennent cachés dans les fentes de la terre ou dans les creux des rochers, et se réunissent ordinairement en gros pelotons semblables à des grappes de raisin, ce qui a été probablement la cause de ce que les Romains leur ont donné le nom de *cochleæ cavaticæ* : mais dans les temps humides, ils quittent ces lieux de retraite pour chercher de la nourriture, et on les trouve souvent sur les tiges des asphodèles, sur les bourgeons des vignes et sur d'autres végétaux ; car ce qu'a dit Pline, *lib*. VIII, *cap*. 39, qu'ils ne sortaient jamais de leurs trous et qu'ils ne mangeaient point d'herbes, est entièrement fabuleux.

Maintenant que j'ai donné quelques notions abrégées sur l'histoire naturelle de Minorque, je vais décrire la constitution et les mœurs de ses habitans, autant qu'il le faudra pour servir d'introduction à l'exposé de leurs maladies.

Les Minorquains sont communément minces, maigres et bien bâtis, forts et actifs, d'une stature moyenne et d'une couleur olivâtre. Leur chevelure est, en général, noire et frisée ; plusieurs ont les cheveux châtains, quelques-uns les ont roux : en un mot, les jeunes gens sont, ou d'un tempérament bilieux, ou d'un tempérament sanguin, tandis que les individus plus avancés en âge deviennent secs, maigres et atrabilaires, pour parler le langage des anciens. Telle est l'impétuosité de leur caractère, que la cause la plus légère les met en colère, et qu'ils sont également incapables d'oublier et de pardonner une injure. De là vient que les querelles éclatent tous les jours pour des bagatelles, même entre les voisins et les parens, et que les disputes de famille se transmettent comme par héritage du père au fils. Aussi, quoique les gens de lois et les

____

(1) *Caragols, Bovas, Mongetas, Caragolinic.*

procureurs soient très nombreux dans ce pays , ils le sont encore trop peu en raison des cliens.

Ils ne vivent pas ordinairement aussi long-temps que les habitans des climats septentrionaux, quoique, sous ce rapport, ils
ne diffèrent peut-être pas beaucoup de leurs plus proches voisins sur le continent. Les filles arrivent promptement à l'âge
mûr , et deviennent vieilles de bonne heure. Les règles paraissent en général avant quatorze ans, et souvent à onze : chez
quelques-unes, elles reviennent deux fois le mois ; chez d'autres toutes les trois semaines, et durent depuis trois jusqu'à
sept jours. Les deux sexes sont , par tempérament, extrêmement portés à l'amour : on les fiance souvent lorsqu'ils sont
encore enfans , et on les marie à quatorze ans. Les femmes ac-
couchent facilement, et au bout d'un petit nombre de jours
retournent assez communément à leurs travaux habituels ; mais,
de peur que leurs familles ne deviennent trop nombreuses pour
leurs revenus, c'est la coutume, parmi celles qui sont pauvres,
de nourrir leurs enfans pendant deux ou trois ans , afin d'éviter
par ce moyen de devenir grosses.

Le pain de fleur de froment de la plus belle qualité , bien
fermenté et bien cuit, fait plus de la moitié de la nourriture
des personnes de toutes conditions. Le riz , les légumes, la cas-
save, le vermicelle , les herbages des champs et des jardins ,
les fruits d'été , les olives sauvages et les gousses de poivre long,
font presque l'autre moitié ; de sorte qu'ils tirent à peine un
cinquième de leurs alimens du règne animal, et encore le poisson
en fait-il la partie la plus considérable. Les vendredis et les autres jours maigres , ils s'abstiennent entièrement de viande, et
pendant le carême ils vivent uniquement de végétaux et de
poisson, à l'exception des dimanches, qu'ils ont la permission
de manger des œufs, du fromage et du lait. La plupart de leurs
mets sont fortement assaisonnés avec du poivre , du gérofle ,
de la cannelle et d'autres aromates ; ils en colorent beaucoup
avec du safran , et dans beaucoup d'autres ils ajoutent du miel
ou du sucre : l'ail, les ognons et les poireaux en font presque
toujours les ingrédiens. Ils mangent une grande quantité

d'huile, et non de la plus douce et de la meilleure qualité. Ils s'en servent, non-seulement pour la salade, mais encore avec le poisson frit ou bouilli, les légumes, les herbages, etc., en guise de beurre. Une tranche de pain, trempée dans l'eau bouillante avec un peu d'huile et de sel, fait le déjeûner ordinaire des paysans, connu sous le nom d'*oleagua*. Leurs repas ordinaires sont d'une grande frugalité et peu variés ; mais les jours de fêtes, et dans les autres occasions solennelles, ils sont prodigues et extravagans au dernier degré pour leurs amusemens. La liste des plats d'un fermier de campagne qui fait des noces est à peine croyable. Les Minorquains semblent avoir emprunté cette coutume et plusieurs autres des Orientaux.

Les gens de toutes les conditions boivent du vin à leurs repas, et quoique l'excès en ce genre ne soit pas commun, cependant le peuple n'est pas sans faire des débauches particulières, la boisson de liqueur d'anis étant beaucoup trop en vogue. En été, la chaleur excessive les oblige à avoir souvent recours à l'eau froide qu'ils boivent à grands coups, et pour laquelle ils sont en général très indifférens ; car les citernes sont rarement propres, et l'eau qui vient des sources et des ruisseaux est la plupart du temps saumâtre et toujours crue ; de sorte qu'elle n'est bonne ni pour laver ni pour cuire les légumes, et qu'elle laisse un sédiment pierreux, adhérent aux parois des cafetières ou des autres vases dans lesquels on en fait bouillir souvent.

Quoique les Minorquains fassent trois ou quatre repas copieux par jour, ils sont généralement constipés, et beaucoup d'entre eux, d'ailleurs bien portans, ne vont pas à la garderobe plus de deux fois par semaine.

Ils sont si adonnés à l'usage du tabac, qu'ils ne vont jamais sans avoir une pipe à la bouche ou dans la poche. En été, presque tout le monde dort une heure ou deux après dîner, et plusieurs personnes conservent cette habitude tout le long de l'année.

Les jours de fêtes pendant lesquelles le travail est prohibé, quoique les jeux et les divertissemens soient permis, prennent environ le quart de leur temps. Ils passent une grande partie de ces jours dans les églises et aux processions, et le soir les plus tranquilles s'amusent dans leurs maisons à faire de la musique ou à jouer aux cartes ; tandis que les jeunes gens donnent des sérénades à leurs maîtresses dans les rues, avec leurs guitares discordantes, et en chantant des chansons d'amour improvisées, et de leur propre composition.

Dans l'intervalle de la moisson à la vendange, il y a un grand nombre de divertissemens publics dans différens lieux de l'île, soit que le peuple ait alors plus de loisir, ou qu'il soit réellement plus joyeux à cause de la sérénité de l'air, comme un de leurs proverbes semble l'indiquer (1) ; c'est ce que je ne puis décider. Aux époques de leurs courses à pied et à cheval (2), les hommes, les femmes et les enfans accourent de toutes parts, et s'exposent au soleil dans le milieu du jour, dansant en plein air sur les rochers brûlans, et accordant leurs castagnettes avec la musique de la guitare. Leur gaieté bruyante ne cesse pas même avec le jour ; aussitôt qu'il fait nuit, on allume quelques branches de pin en manière de torches au milieu de la rue, où la foule s'assemble et continue de danser jusqu'au matin.

Tous les ans, vers le milieu de l'été, ils ont aussi un divertissement dans le port de Mahon, qu'on pourrait nommer assez convenablement une course de bateaux. Il est impossible de voir l'ardeur des bateliers et la sollicitude de leurs amis qui sont sur le rivage, sans se rappeler la description qu'a donnée Virgile d'une semblable joûte pour l'anniversaire des funérailles d'Anchise.

> Viridem AEneas frondenti ex ilice metam
> Constituit signum nautis, pater ; unde reverti

---

(1) *En lo estin tout hou vin*. En été, tout un chacun est dispos.

(2) Le 24 juin, jour de Saint-Jean, et le dimanche suivant ; le 29 du même mois, jour de Saint-Pierre ; le 25 juillet. jour de Saint-Jacques ; le 10 août, jour de Saint-Laurent, et le 24 du même mois, jour de Saint-Barthélemi ; enfin, le 29 août et le 8 septembre, fête de Saint-Gratien.

Scirent, et longos ubi circumflectere cursus.
Considunt transtris, intentaque brachia remis
Intenti expectant signum ; exsultantiaque haurit
Corda pavor pulsans laudúmque arrecta cupido.
Indè ubi clara dedit sonitum tuba, finibus omnes,
Haud mora, prosiluere suis, ferit æthera clamor
Nauticus, adductis spumant freta versa lacertis
Infindunt pariter sulcos , totumque dehiscit
Convulsum remis, rostrisque stridentibus æquor,
Tunc plausu, sonituque virum, strepituque frementum.
Consonat omne nemus, vocemque inclusa volutant
Littora, pulsati colles clamore resultant.

Æn. l. V, *ver.* 130.

A l'époque du carnaval, le peuple, quoique grave et sérieux
en tout autre temps, s'abandonne librement à toutes sortes de
jeux plaisans et d'amusemens, surtout pendant la dernière
semaine, durant laquelle sa joie extravagante et ses divertissemens nocturnes ressemblent davantage aux anciennes baccha-
nales qu'aux réjouissances d'aucune nation moderne civilisée.
La nuit et le jour, les rues sont pleines de gens masqués et
habillés de la manière la plus ridicule, et retentissent presque
continuellement du son bruyant des castagnettes, des flûtes,
des tambours, des violons, des guitares, et de la musique
vocale la plus discordante, rehaussée par les cris, les acclama-
tions et les démonstrations d'une joie excessive.

Après cet excès de gaieté viennent les privations ordonnées
par la religion, lesquelles continuent jusqu'à l'expiration du
carême, époque à laquelle chaque famille tue un mouton ou
un veau, et tâche, pendant la nuit qui met fin à ce temps de
mortification, de se dédommager pour ainsi dire par un repas
copieux de l'abstinence à laquelle elle a été forcée de s'as-
treindre. Cette espèce d'intempérance devient fatale à plusieurs
personnes, et le serait indubitablement à beaucoup d'autres, si
la nature n'en prévenait les mauvais effets par un cholera-
morbus ou autre moyen analogue.

La dernière remarque que je ferai relativement aux usages
de ces insulaires, c'est que leur grande vénération pour l'anti-

quité, et le peu de rapports qu'ils ont eus antérieurement avec les autres nations, les a mis dans le cas de conserver jusqu'à ce jour un grand nombre de coutumes anciennes. Ainsi, par exemple, les disputes poétiques sont très en vogue parmi les paysans. L'un d'eux chante quelques vers (1) impromptu sur un sujet quelconque qui lui plaît, et il s'accompagne avec sa guitare; un autre lui répond aussitôt par un même nombre de vers improvisés, et tâche de le surpasser ou de le ridiculiser. Cette espèce de lutte alternative dure, au grand amusement de leurs compagnons qui les écoutent attentivement, jusqu'à ce que les poëtes rivaux aient épuisé les traits de leur esprit. Tels étaient à proprement parler les *carmina ameobœa* des anciens Grecs, à l'imitation desquels Théocrite et Virgile ont écrit quelques-unes de leurs pastorales. L'usage qu'ont les amans de lancer des oranges à leurs maîtresses, pour leur prouver qu'ils les regardent (2), est encore une imitation des anciens, quoique ce soit un divertissement réservé pour le carnaval. Il en est de même de la coutume de jeter des noix et des amandes aux noces, coutume qui a été indiquée par Virgile (3).

Lorsqu'il meurt quelqu'un, aussitôt après sa mort, les parens et les amis du défunt s'assemblent dans sa maison pour déplorer leur perte et rappeler ses vertus, criant et hurlant avec toutes les angoisses apparentes du désespoir. Or, il paraît d'après l'élégant et pathétique chant funèbre que nous trou-

---

(1) Ces vers sont appelés *Glossos*, et l'on nomme *Glossodors* ceux qui excellent dans ce genre de composition.

(2)   Malo me Galatea petit lasciva puella.

Eclog. iii.

Malo ego te ferio; tu, si me diligis, illud
Suscipe, me imperti et virginitate tuâ,
Hoc fieri, si posse negas, hoc suscipe malum, et
Quam pereat parvo tempore, forma vide.

Epigramme de Platon, paraphrasée par Bentinus.

(3)   Sparge, marite, nuces.

Eclog. 8.

vons dans Lucrèce (1), que c'était l'usage anciennement. Dans
cette île, ainsi que dans les provinces méridionales de France
et en Italie, on n'enferme point les corps morts dans des bières,
mais on les porte au tombeau dans une *litière* ouverte, ce qui
se pratiquait aussi dans quelques occasions chez les anciens
Romains (2), comme nous l'apprennent les auteurs. Un autre
exemple de leur attachement inviolable pour les anciens usages,
c'est la manière dont les femmes portent leur chevelure. Après
l'avoir enveloppée dans des réseaux, elles la rejettent derrière
leur tête et en forment une queue d'une longueur considérable, quoique cette coutume, qui est aussi celle de Majorque,
soit contraire à celles de toutes les nations voisines. Lorsque
leurs cheveux naturels ne sont pas assez grands pour remplir
ce but, elles en ajoutent de postiches afin de suppléer à ce qui
leur manque; car il n'y a rien de plus indécent que d'être dé-
pourvue de queue ou de paraître avec une qui soit trop courte.
Mais afin de ne pas ennuyer par trop de détails, j'ajouterai seulement que les habitans actuels de Minorque ne sont
pas moins adroits à se servir de la fronde que leurs aïeux,
qui, à ce que l'on rapporte, avaient chassé les Romains
de leurs côtes à coups de pierres (3). Les bergers ou ceux qui
gardent les bestiaux ne manquent que rarement ceux qui se
mettent dans le cas de leur déplaire; et, par ce moyen, leurs
troupeaux sont tellement à leurs ordres, que le seul bruit de la
fronde vide suffit pour les intimider, et les conduire dans telles
parties de pâturages qu'il plaît à leur gardien. Cependant,

----

(1)   At jam domus non accipiet te læta neque uxor
       Optima; nec dulces occurent oscula nati
       Præripere, et tacitâ pectus dulcedine tangent,
       Non poteris factis, tibi fortibus esse tuisque
       Præsidio : miser, o miser, aiunt omnia ademit
       Una dies infesta tibi tot præmia vitæ.

                              Lib. VI.

(2) *Voyez* dans Cornelius Nepos, les funérailles de T. Pompon. Atticus,
et les notes de Lipsius sur ce passage.
(3) *Voyez* Florus, Epitom., lib. III.

comme les bestiaux sont souvent estropiés par les châtimens trop sévères qu'on leur inflige en se servant de cet instrument, les fermiers en défendent l'usage à ceux de leurs domestiques qui sont d'un caractère cruel et méchant.

En parlant de leurs troupeaux, je me rappelle deux autres pratiques singulières usitées dans ce pays, savoir : celle de châtrer les animaux en leur écrasant les testicules, qui, comme nous l'apprend Albucasis (*Chirurg.*, *p.* II, *cap.* 69), était en usage chez les Arabes ; et celle de tuer les bœufs en leur fichant un couteau dans la moëlle épinière, immédiatement derrière l'occiput ; méthode qui est tellement préférable à celle de les frapper sur la tête, qu'il est surprenant que les autres nations ne l'adoptent point.

Maintenant que j'ai parcouru tous les objets que je m'étais proposé de remarquer relativement aux naturels du pays, et conformément au plan de cette Introduction, je vais donner un détail circonstancié du régime et de la manière de vivre des soldats anglais dans cette île. Au reste, comme ce serait une tâche désagréable à remplir, j'observerai seulement que l'ivrognerie est un vice général parmi eux, et qui s'est changé en habitude : *Pudet hæc opprobria nobis*, etc.

Quelque différence qu'il y ait entre la nourriture, les boissons, les exercices, les affections de l'âme et l'habitude du corps des Espagnols et des Anglais à Minorque, les saisons ne laissent pas d'influer également sur leur santé, et les maladies épidémiques qui attaquent les uns, n'épargnent que rarement ou même jamais les autres ; et quoiqu'il paraisse surprenant, il est pourtant vrai que les paysans, remarquables par leur tempérance et la régularité de leur vie, et les soldats qui, lorsqu'ils sont ivres, se couchent fréquemment dans la rue, sans vêtemens et sans prendre de nourriture, et restent exposés à toutes les intempéries, ont des maladies presque semblables, tant sous le rapport de la violence que sous celui de la durée : ce qui prouve combien l'influence de l'air est supérieure à celle des autres choses non naturelles, dans la production des dérangemens de l'économie animale.

Les maladies de cette île, que je regarde comme endé-miques à cause de leur fréquence; peuvent être divisées en deux classes, savoir : les épidémiques, ou celles qui affectent un grand nombre d'individus à la fois et dans des saisons particulières ; et les sporadiques, qui sont également communes dans tous les temps de l'année. Je range dans la première classe les échauboulures, la porcelaine, le cholera-morbus, les fièvres tierces, les dyssenteries, les pleurésies, les péripneumonies, les fièvres érysipélateuses, et celles qui sont accompagnées de catarrhes ; dans la seconde, les obstructions des viscères abdominaux, les hémorrhoïdes, les ulcères des jambes, les hernies, les inflammations des yeux, et les douleurs néphrétiques.

A l'égard des épidémiques, il ne sera pas hors de propos d'observer qu'en général les fièvres aiguës sont plus violentes, mais de plus courte durée dans ce pays qu'en Angleterre ; qu'elles se terminent plus souvent d'une manière complète, par une crise manifeste; et que, sous tous les rapports, elles s'accordent mieux avec ce que les anciens ont dit des crises et des périodes dans lesquelles elles arrivent ordinairement.

Les maladies sporadiques les plus communes sont les obstructions, les engorgemens et les gonflemens des viscères glanduleux du bas-ventre; les vents dans les premières voies et les mauvaises digestions. Les causes de ces obstructions paraissent être, en premier lieu, la rareté de la bonne eau ; car, comme l'a observé Hippocrate, *De aere, aquis et locis, sub finem,* dans les endroits où il n'y a pas de rivières, et où les habitans sont obligés de boire de l'eau de puits stagnante et mal aérée, le ventre et la rate doivent nécessairement en souffrir. Aussi il est remarquable que les gonflemens de la rate semblables à ceux décrits par Alex. de Trolles (lib. VIII, cap. 12), et les tuméfactions du foie avec dureté, sont non-seulement particuliers à l'espèce humaine, mais encore communs aux animaux, surtout aux moutons qui vivent dans le nord de l'île, où les eaux sont très saumâtres, quoique les bouchers, auxquels ce fait est bien connu, en attribuent généralement la cause à ce que ces animaux mangent de la menthe sauvage et des plantes de même nature qui abondent dans les pâturages.

En second lieu, les chaleurs intenses et long-temps continuées de l'été, en dissipant les molécules les plus déliées des humeurs animales, rendent nécessairement celles qui restent d'une nature plus grossière et plus chargée de parties terestres. Il se forme par conséquent, dans la masse du sang, une plus grande proportion de cette espèce de matière que les anciens appelaient atrabilaire, dont le dépôt sur les viscères produit les obstructions mentionnées plus haut (1).

Enfin, une autre cause de ces obstructions est la fréquence des maladies aiguës, et plus spécialement des fièvres tierces, qui, par leurs rechutes réitérées et leurs crises imparfaites, affaiblissent le ton des viscères chylopoiétiques, et se terminent à la fin par des tumeurs dures et squirrheuses du foie et de la rate.

Il est probable aussi que la coutume de manger beaucoup de légumes et de végétaux crus, l'abus des liqueurs spiritueuses, le caractère passionné des Minorquains, l'usage immodéré du coït, coopèrent efficacement avec les causes précédentes à la production des mêmes affections.

Mais telle est la bonté de la Providence, que chaque climat paraît fournir les antidotes indigènes nécessaires à la guérison des maladies qui y sont endémiques (2). Aussi trouvons-nous que cette île est abondamment pourvue de petit-lait, de miel et de fruits d'été, de purgatifs doux, de chicoracées et de toute cette classe de plantes et de racines dont les sucs apéritifs et savonneux étaient recommandés par les anciens comme des spécifiques ou des remèdes assurés dans les obstructions des viscères.

Au reste, dans ces maladies, il est généralement reconnu

---

(1) *Voyez* les Aphorismes de Boerhaave, De melancholiâ.

(2) *Voyez* les citations tirées de Ray et Benorovinus, dans la *Théologie physique* de Derham, livre X.

qu'il n'y a rien d'aussi avantageux que le flux hémorrhoïdal, et que, par conséquent, quoique les hémorrhoïdes soient fréquentes et incommodes dans ce climat, cependant elles doivent être considérées plutôt comme un bienfait de la nature et un remède, que comme un malheur et une vraie maladie, surtout à cause qu'elles préviennent les pleurésies et les péripneumonies, selon la doctrine d'Hippocrate, *De humor. et epid.*, lib. VI.

Baglivi nous apprend qu'à Rome, les ulcères des jambes sont presque incurables, et que les plaies de ces parties se cicatrisent difficilement, tandis que celles de la tête se guérissent promptement et sans trouble. Il en est de même dans ce pays; de sorte qu'il y a un proverbe parmi les insulaires qui dit : L'île de Minorque est bonne pour la tête, mais mauvaise pour les jambes : *Minorca es bo de cap y mal de camas.* Peut-être cette mauvaise disposition est-elle due en partie à la redondance des molécules atrabilaires dans le sang, qui descendent naturellement dans les branches inférieures de l'aorte, et entretiennent les couloirs par lesquels elles se sont fait une fois jour, constamment ouverts; en partie à l'obstruction des viscères qui compriment la veine cave et empêchent le retour des fluides qui reviennent des extrémités inférieures. C'est pourquoi Hippocrate (1) et Celse (2) ont attribué les ulcères des jambes avec des cicatrices noires, tels qu'on en voit journellement parmi les soldats et les Espagnols, au gonflement de la rate.

Il est maintenant facile de concevoir pourquoi les hernies sont si communes en ce lieu; car les autres viscères étant tuméfiés au-delà de leur grosseur naturelle, et les intestins logés beaucoup trop à l'étroit, il n'est pas étonnant que, d'après la nature des alimens qui les remplissent fréquemment de vents, ils ne se fassent souvent issue à travers les anneaux des muscles de l'abdomen.

---

(1) De morb. int.
(2) Lib. II, cap. 7.

Dans un pays aussi sec et aussi chaud, toutes les parties du corps sont très sujettes aux inflammations locales ; mais les yeux en sont plus particulièrement affectés, ce qui paraît surtout occasioné par la lumière vive et éclatante du soleil, réfléchie pendant l'été par les rochers et le sable blanc ; et peut-être aussi que les particules salines, la poussière et les petits insectes qui flottent dans l'air et s'y rencontrent souvent en abondance, blessent le tissu délicat de cet organe, et donnent naissance aux ophthalmies, ou les augmentent lorsqu'elles existent.

Tout ce qui dissipe les parties les plus subtiles de nos humeurs et accroît la proportion de matière terreuse et fixe (j'ai déjà eu occasion d'indiquer plusieurs causes de cette nature), est propre à produire du sable et du gravier dans les voies urinaires, quoiqu'il soit probable que les concrétions pierreuses et les douleurs néphrétiques sont principalement dues aux eaux qui, comme je l'ai déjà observé, sont la plupart du temps crues et saumâtres, et laissent déposer une grande quantité de sédiment calcaire après qu'on les a fait bouillir.

Les convulsions de la mâchoire inférieure chez les enfans doivent aussi être rangées parmi les maladies sporadiques de Minorque. Comme elles y sont très fréquentes et funestes, ainsi que dans quelques contrées voisines, je vais en donner la description, d'après Hyacinthe Andreas, Espagnol, qui, vers la fin du siècle dernier, publia un abrégé de Rivière, sous le titre de *Praxis Medica Gotholanorum*, avec très peu d'additions, si l'on en excepte la description de cette maladie, que beaucoup d'autres auteurs ont omise. « In hâc urbe nostrâ » Barchinonensi, afflictantur plurimi infantes adeò feroci con- » vulsione mandibulæ inferioris, ut eâ apprehensi, nullo » possint motu illam movere, et abhinc suctus lactis impe- » ditur omninò. Emergit hoc malum, ex causâ humiditatis » regionis, et potissimum si matres prægnationis tempore, » minùs sobriè vixerint, et usæ fuerint alimentis humidis, et » potibus gelidarum eximiis : et quanquam istas duas inve- » niamus causas, adeò manifestas, existimo tamen potiùs

» hanc cladem insolescere, ex peculiari cœli vel astrorum in-
» fluxu, quàm ex illis duabus : nam in plurimis aliis humidis
» regionibus, lautè bibunt mulieres, et tamen non afflictun-
» tur infantes (ita attestantur medici) morbo isto diro, quem-
» admodum in hâc nostrâ civitate, in quâ tot interfecit mala
» ista convulsio, ac variolæ aut morbilli. Undè si toto orbe
» premantur infantes unico tyranno, nempe variolis, in hâc
» quidem civitate, duplici conflictantur ; scilicet, variolis et
» convulsione mandibularum, quæ à nostris mulierculis et
» obstetricibus vocantur *Barrettas,* in quarum periculum in-
» currunt recentes nati, usque ad nonum suæ nativitatis diem,
» eoque transacto, omne discrimen cessare docuit semper
» experientia. » Il n'est pas nécessaire de rapporter les remèdes conseillés par notre auteur, qui avoue ingénument
que, pendant vingt ans qu'il a pratiqué la Médecine, cette
maladie est si meurtrière, qu'à peine il en a vu échapper six
malades.

Nous pouvons ajouter à tout ce qui précède, les maux suivans, provenant des causes endémiques. Les enfans et les
paysans ont souvent la peau ulcérée par le suc caustique et
laiteux des figuiers et des tithymales, qui sont communs dans
les champs. En buvant des eaux corrompues, on avale quelquefois des sangsues (1) que j'ai vues occasioner des symptômes
extraordinaires, tels que la toux, les nausées, le crachement
de sang, etc., au grand étonnement du malade et du médecin,

---

(1) Ces sangsues sont d'une espèce particulière, et beaucoup plus petites que
les sangsues ordinaires, quoiqu'elles soient susceptibles d'acquérir à peu près
le même volume lorsqu'elles sont gorgées de sang. Leur petitesse fait qu'on
peut les avaler en buvant, sans s'en apercevoir.

Elles s'arrêtent ordinairement dans l'arrière-bouche, derrière le voile du
palais ; mais elles peuvent aussi s'introduire dans les fosses nasales ou même
dans l'estomac.

Les accidens qu'elles occasionent sont d'abord un picotement douloureux
dans la gorge, une toux fréquente suivie de crachats glaireux et sanguinolens,
des envies de vomir ; ensuite des hémorrhagies réitérées, de la gêne dans la déglutition, de la difficulté à respirer, des douleurs dans la poitrine, produites par

qui ignorent la cause de ces affections. Les pastenagues (*paste-niacœ marinœ*, pastenagues ou raies à baïonnette), l'aigle, ou pastenague marine, blessent dangereusement avec les piquans de leurs queues ; et le scorpion de mer, le scorpène et le dragon de mer ou vive (*scorpius, scorpœna, draco*), avec les arêtes de leurs nageoires dorsales. Pour cette raison, la loi oblige les pêcheurs à couper ces piquans avant de porter ces poissons au marché. Dans les temps chauds, la vipère, le scorpion de terre et la petite araignée noire des champs sont réputés venimeux. On dit qu'au printemps les hérissons, *flagrantes œsta veneres*, souillent les eaux dans lesquelles ils ont accès, et occasionent la strangurie et le priapisme à ceux qui en boivent. Dans cette saison, la chair de ces animaux a la même propriété, quoiqu'elle soit saine et sans danger aux autres époques de l'année. Mais comme les accidens de ce genre arrivent rarement, il suffit d'en avoir fait mention.

Dans l'opinion des naturels du pays, il n'y a pas de maladies plus communes dans ce lieu que les sortiléges et les enchantemens.

J'ai jugé utile de faire précéder l'histoire des maladies épidémiques par ces observations particulières. J'espère qu'on voudra bien excuser les erreurs que je puis avoir commises dans cet Essai d'un genre mixte, en considérant que je l'ai écrit dans

---

les quintes de toux qu'elles excitent ; l'amaigrissement ; la perte de l'appétit et du sommeil ; de l'inquiétude, de l'agitation, et la mort même, lorsque les malades ne sont pas secourus.

On a vu plusieurs exemples de cette incommodité parmi les militaires français pendant l'expédition d'Egypte ; mais c'est à tort qu'on a prétendu qu'on *n'avait encore aucune connaissance d'un pareil accident arrivé chez l'homme*, ce que dit ici M. Cleghorn étant la preuve du contraire. Il suffit d'extraire ces petits animaux, ou d'employer des moyens propres à les faire détacher, tels que les gargarismes et les boissons d'eau salée, de vinaigre, ou les fumigations de tabac, pour mettre fin aux souffrances qu'elles occasionent par leur présence. N. E.

un..coin retiré du monde , où je n'ai pu me procurer que très
peu d'aide , soit de la part des hommes , soit de celle des
livres.

Qualemcumque igitur veniâ dignare libellum
Sortis et excusa conditionis meæ.

Ovid.

A Minorque , année 1747.

ESSAI

SUR

LES MALADIES ÉPIDÉMIQUES

DE MINORQUE.

CHAPITRE PREMIER.

Observations météorologiques faites pendant les années 1744, 5, 6, 7, 8 et 9.

JE suis fâché de n'avoir pu, faute de moyens et d'instru-mens convenables, déterminer exactement le poids de l'air, la quantité de pluie tombée et la force des vents; nonobstant ces omissions, je me flatte que le tableau suivant des principales variations de la température, tiré d'un journal tenu régulière-ment et avec très peu d'interruption, ne sera ni tout-à-fait inu-tile ni désagréable; afin de le rendre plus intelligible, je vais le faire précéder de quelques observations propres à l'éclaircir.

1°. En parlant des jours du mois, je me suis servi du vieux style, comme c'est l'usage à Minorque parmi les Anglais, quoi-que les naturels du pays comptent d'après le nouveau. Lors-qu'il m'a paru nécessaire de distinguer la matinée de l'après-midi, je l'ai fait en annexant à chaque jour un A. M. ou un P. M.

2°. Toutes les fois qu'on trouvera un jour pluvieux sans qu'il y ait de points à sa suite, on voudra bien faire attention qu'il ne s'agit que d'une petite pluie ou d'une rosée légère; mais s'il y a deux points placés de cette manière ‥, cela signifie qu'il est tombé à une ou plusieurs reprises de fortes ondées ; s'il y a trois points ⋯ , c'est signe de grande pluie ; quand il y en a quatre, cela indique la chute de pluies extrêmement fortes , ou plutôt que l'eau est tombée en torrens.

3°. Toutes les fois qu'on parle de thermomètre dans cet ouvrage, il s'agit d'un gros thermomètre à mercure, gradué selon l'échelle de Fahreinheit, et placé dans un lieu convenable audedans de la maison ; excepté lorsqu'il est question de la chaleur des rayons du soleil , qui a été mesurée à l'aide d'un petit instrument de la même espèce, attaché à une fenêtre élevée dans une large rue , et à une distance considérable des murs des maisons. Ces deux thermomètres , plongés dans la neige, marquaient 32°, et la chaleur des personnes bien portantes les faisait monter à 96°, 97° ou 98°. La seule différence qu'il y avait entre eux , c'est que, dans le plus petit , le mercure était plus sensible au chaud et au froid , et par conséquent se mouvait un peu plus rapidement, ce qui produisait quelquefois, en été, un degré d'élévation, et, en hiver, un degré d'abaissement de plus que dans le gros.

4°. La hauteur moyenne du thermomètre, pendant chaque mois , est calculée d'après des observations faites sur les trois heures de l'après-midi , époque à laquelle le mercure est ordinairement plus élevé d'un ou de deux degrés en hiver , et de deux ou trois en été , que les matins ou les soirs.

5°. La différence moyenne entre la chaleur de l'air aux rayons directs du soleil et à l'ombre , est en été d'environ 13°. Toutes les fois qu'elle a été sensiblement plus grande , on en a fait mention , ainsi que des différens degrés d'élévation extraordinaire du mercure, lorsque le thermomètre était exposé au soleil dans d'autres temps de l'année.

6°. Le mercure descend rarement ou même jamais au-dessous du 48° degré à Minorque, excepté lorsque les vents piquans du nord règnent ; ce qui fait paraître le froid aussi intense qu'il est en Angleterre quand le thermomètre est de dix degrés plus bas. Pendant la chute des pluies abondantes , particulièrement en

automne, le froid est beaucoup plus sensible qu'on ne l'imaginerait d'après les variations du thermomètre.

Les observations que j'avais à faire étant terminées, je vais
maintenant décrire les changemens de température les plus remarquables de chaque mois, pendant l'espace de temps que
régnèrent les maladies épidémiques qui font le principal objet
de ce Traité.

ANNÉE 1744.

Janvier fut doux et tempéré dans son commencement ; mais
après les pluies qui survinrent vers son milieu, il fut en général froid et nuageux.

Jours pluvieux, le 1, le 6, le 9··, le 10··, le 11, le 14, le 15····,
le 19··, avec grêle ; le 20, avec grêle ; le 24, le 27 et le 30.

Les premiers jours de février furent nuageux, froids, pluvieux et orageux. Depuis le 4 jusqu'au 19, la température fut
modérée et convenable, sans pluies excessives ou froids im-
modérés. Depuis ce jour jusqu'au 26, il fit beau et chaud ; mais
ensuite, et jusqu'à la fin du mois, le temps fut rigoureux et
orageux comme dans le commencement.

Mars fut, pendant la première semaine, tantôt froid, tantôt
chaud ; pendant les trois autres, les vents perçans du nord soufflèrent constamment, et furent accompagnés de pluies fréquentes et quelquefois de grêle.

La température continua d'être plus froide et plus désagréable qu'à l'ordinaire jusque vers le milieu d'avril, époque à
laquelle il tomba beaucoup de pluie. Le reste de ce mois fut
en grande partie beau et tempéré.

La première quinzaine de mai fut aussi belle et douce ; la
dernière partie de ce mois fut sèche et chaude sans pluie.

Juin fut clair, calme, sec et brûlant, comme il l'est ordinairement, ainsi que les deux mois qui le suivent, la température
variant beaucoup moins alors que dans les autres mois.

Jour pluvieux, le 9.

En juillet, les vents du nord furent plus grands et plus fréquens qu'à l'ordinaire, de sorte que, pendant certains jours, le

froid était plus incommode que la chaleur ; je ne me rappelle même pas d'en avoir éprouvé aussi peu dans ce mois, durant mon séjour à Minorque.

Jours pluvieux, le 6 la nuit····, avec tonnerre et éclairs ; le 17 P. M.

Jour le plus froid, le 8 ; 70° ;
jours les plus chauds, 21, 22, 31 ; 80° ; $\Big\}$ chal. moy. 76° $\frac{19}{31}$.

Pendant les premiers jours d'août, les vents du nord continuèrent à souffler ; mais le reste de ce mois fut calme, ou agité par des brises légères venant du sud, ce qui rendit l'air très chaud et brûlant.

Jours pluvieux, le 2 A. M., le 14 *id.*

Jours les plus froids, le 3 et le 4 ; therm. 73° ;
jours les plus chauds, les 27, 28, 29 et 30 ; 80° ; $\Big\}$ ch. m. 77° $\frac{2}{31}$.

En septembre, la température est toujours très inégale ; des intervalles de beau et des tempêtes courtes et violentes se succèdent réciproquement : mais cette année les pluies habituelles ne furent pas aussi souvent accompagnées de vents du nord qu'elles le sont communément.

Jours pluvieux, le 7 A. M.····, avec tonnerre et éclairs, et la nuit····; le 11 la nuit····, le 15 la nuit····, le 18 la nuit····, le 19 la nuit····, le 22 la nuit····, avec éclairs ; le 23 la nuit····, aussi avec éclairs.

Jours les plus froids, le 17 et le 26 ; th. 71° ;
jours les plus chauds, les 1, 2 et 3 ; 76° ; $\Big\}$ chal. m. 73° $\frac{2}{30}$.

Dans la première partie d'octobre, les vents soufflèrent principalement du nord et du nord-ouest, le temps fut variable et inconstant ; mais depuis le 14 jusqu'à la fin du mois, il fut beau, calme et chaud.

Jours pluvieux, le 2 la nuit, le 4 *id.*··, le 5 *id.*··, le 13 A. M. et P. M.·····.

Jour le plus froid, le 14 ; therm. 65° ;
jours les plus chauds, le 1 et le 2 ; 71°, $\Big\}$ chal. moy. 68° $\frac{5}{3}$.

Novembre fut remarquable par le mauvais temps. Pendant toute la journée du 1er, et le 2 avant midi, le vent du nord souffla avec violence et il tomba une pluie abondante ; depuis le 7 jusqu'au 22 la température fut constamment froide, le ciel nuageux et orageux ; il y eut de la grêle, de la pluie et des vents du nord très grands. Après quelques beaux jours, ce mois finit comme il avait commencé.

Jours les plus froids ; therm. 50° ;
jour le plus chaud, le 1er ;   67° ; } chaleur moyen. 56°.

Depuis le 1er décembre jusqu'au 13, l'air fut froid, mais presque toujours serein ; le vent était nord ou nord–est. A cette époque, ayant tourné subitement au nord–est, il produisit une tempête violente qui dura avec une grande force jusqu'au 17, surtout les nuits, et qui était accompagnée de grêle, de pluie et de bluettes de neige. Le 18, le ciel s'éclaircit de nouveau ; mais le 21, le temps redevint froid, orageux et pluvieux : à l'exception d'un beau jour ou de deux, il continua d'être le même jusqu'à la fin du mois.

Jours les plus froids, le 14 et le 15 ; th. 44° ;
jours les plus chauds, le 26 et le 31 ;   57° ; } ch. moy. 51 ½.

ANNÉE 1745.

Cette année commença par des vents du nord forts et perçans, et la rigueur du froid ne diminua pas beaucoup avant la fin de janvier, quoique le temps fût presque toujours calme et serein, et qu'il fît du soleil.

Jours pluvieux, le 6 la nuit··, avec grêle ; le 13 la nuit··, le 15 la nuit··, le 26 la nuit····.

Jour le plus froid, le 6 ;   therm. 43° ;
jours les plus chauds, du 26 au 31 ; 57° ; } chaleur moy. 52°.

La première semaine de février fut agréable et belle ; le reste de ce mois fut en grande partie froid, nuageux et sombre.

Jours pluvieux, le 8 P. M.···, le 11 la nuit···, le 15··, le 21···, le 24 A. M.···, le 25, le 28··.

Jour le plus froid, le 26 ;   therm. 46° ;
Jours les plus chauds, le 7 et le 8 ; 61° ; } chal. moy. 55°.

Si l'on en excepte le premier jour, qui fut venteux, le mois de mars de cette année fut, contre l'ordinaire, chaud, calme, sec et sans orages, les vents soufflèrent en général du sud ou de l'ouest.

Jours pluvieux, le 22 A. M., le 23···.

Jour le plus froid, le 1 ;   th. 51° ;
jours les plus chauds, le 11 et le 12 ; 63° ; } chal. moy. 59°.

Avril fut aussi chaud et tempéré ; mais les vents et les pluies furent un peu plus considérables que dans le mois précédent.

Jours pluvieux, le 3, le 8, le 23···, le 27 et le 28.

Jour le plus froid, le 17 ;   th. 58° ;
jours les plus chauds, le 25 et le 26 ; 75° ; } chal. moy. $61°\frac{24}{34}$.

Le 19, à l'ombre, le thermomètre marquait 62°, au soleil, 80°.

La chaleur de l'air augmenta considérablement en mai, nonobstant quelques pluies hors de saison, et des vents du nord qui eurent lieu vers la fin du mois.

Jours pluvieux, le 1, le 7, le 8··, le 16··, le 23 la nuit···, le 24 P. M.···, le 25.

Jours les plus froids, le 1 et le 2 ; th. 62° ;
jour le plus chaud, le 17 ; 74° ; } chal. moy. $68°\frac{8}{31}$.

Le 4, à l'ombre, 65°, au soleil, 88°.

Le commencement de juin fut aussi dérangé par des pluies et des vents du nord ; le reste de ce mois fut calme, sec et chaud, comme à l'ordinaire.

Jours pluvieux, le 4 A. M.··· et à midi···, le 7 la nuit····.

Jours les plus froids, du 4 au 7 ; th. 69° ;
jour le plus chaud, le 28 ; 82° ; } chal. moy. $73°\frac{1}{2}$.

Le 28, le thermomètre marquait à l'ombre 82°, au soleil, 98°.

Juillet fut un peu moins chaud qu'à l'ordinaire, la chaleur
de l'air étant souvent tempérée par des brises ou des giboulées.

Jours pluvieux, le 16 A. M.····, 17 A. M.····· et P. M····, et la
nuit·····, avec tonnerre; le 27 P. M.··, le 29 la nuit·····, avec
éclairs.

Jours les plus froids, le 21 et le 22 ; th. 75° ; $\Big\}$ chal. moy. $77^{\circ}\frac{12}{31}$.
jours les plus chauds, le 6, le 25 et 26 ; 80° ;

Le 7, à l'ombre, 79°, au soleil, 100° ; le 25, à l'ombre, 80°,
au soleil, 96°.

Août, excepté les trois premiers jours, fut excessivement
chaud et brûlant, jusque vers sa fin où l'air fut rafraîchi par
de fortes brises du nord.

Jours pluvieux, aucun.

Jours les plus froids, le 1, et du 23 au 27 ; th. 74° ; $\Big\}$ ch. moy. $77^{\circ}\frac{25}{31}$.
jour le plus chaud, le 9 ; 82° ;

Le 9, à l'ombre, 82°, au soleil, 95°.

Le commencement de septembre fut très chaud, sans être
toujours serein ; mais depuis le 12, jusqu'à la fin de ce mois,
le temps fut constamment nuageux ou pluvieux ou orageux,
avec de violentes rafales venant du nord.

Jours pluvieux, le 12 la nuit····, le 13 la nuit···, le 14
la nuit, avec tonnerre ; le 16 P. M.····· et la nuit·····, avec tonnerre ; le 17 P. M.·····, le 18 A. M. et la nuit·····, avec tonnerre et
éclairs ; le 19 A. M.····· et la nuit·····, le 20··, le 27····· la nuit,
avec tonnerre et éclairs ; le 28··; le 30 la nuit, avec éclairs.

Il fit beaucoup d'éclairs dans les nuits du 20, du 21 et
du 22.

Jour plus froid, le 19 ; th. 69° ; $\Big\}$ chal. moy. $74^{\circ}\frac{12}{30}$.
jour le plus chaud, le 9 ; 80° ;

Le 24, à l'ombre, 73°, au soleil, 89°.
Le temps, pendant le mois d'octobre, fut beau, agréable et

serein, excepté pendant les jours de pluie et quelques autres encore, les vents étant, en général, modérés et venant du nord.

Jours pluvieux, le 1 A. M., le 3 A. M.····, le 7 la nuit····, avec tonnerre et éclairs; le 8 A. M.····, le 17 la nuit, avec éclairs; le 25, le 26 la nuit···, le 27 A.M.····

Jours les plus froids, le 29 et le 30; th. 61°; $\left.\right\}$chal.moy.65°$\frac{20}{31}$.
jours les plus chauds, le 1 et le 2;   69°; $\left.\right\}$

Presque tout le mois de novembre fut ou nuageux ou humide. Depuis le 1er jusqu'au 24, le vent du sud ou du sud-ouest régna presque continuellement. Ensuite il se tourna au nord et l'air continua d'être froid et humide jusqu'à la fin du mois.

Jours pluvieux, le 2, le 5, le 7 la nuit···, le 10 A. M.··· et P. M.·· et la nuit···, le 11 la nuit··, le 14, le 15 la nuit···, avec grêle; le 21 A. M.··, le 26···, le 27··, le 30··.

Jour le plus froid, le 27; th. 50°; $\left.\right\}$chal. moy. 58°$\frac{6}{30}$.
jour le plus chaud, le 8;   65°; $\left.\right\}$

La première semaine de décembre fut humide et froide et troublée par des vents d'est et de nord. Le reste de ce mois fut un peu plus doux et plus calme, les vents venant, en général, du sud-ouest ou du sud.

Jours pluvieux, le 1···, le 2···, le 5 la nuit···, le 7 P. M.··, le 12··, le 18··, le 20 P. M.·· et la nuit··, le 21··.

Jours les plus froids, le 5, le 6 et le 9; th. 48°; $\left.\right\}$chal.moy.53°$\frac{10}{31}$.
jour le plus chaud, le 27;   60°; $\left.\right\}$

A NNÉE 1746.

La plus grande partie de janvier, le temps fut beau et serein, et l'air agité par des vents d'est froids.

Jours pluvieux, le 6···, le 10··, le 11 A. M.··, le 23, le 31···, avec grêle.

Jours les plus froids, le 7 et le 12; th. 48°; $\left.\right\}$ chal. moy.52°$\frac{23}{31}$.
jour le plus chaud, le 28;   57°; $\left.\right\}$

Pendant le mois de février, la température fut semblable à celle de janvier, quoiqu'un peu plus froide et moins calme.

Jours pluvieux, le 3··, le 6 A. M.····, le 7 A. M.··, le 23 A. M.··, le 28··.

Jours les plus froids, le 2, le 3 et le 15; th. 45°; $\Big\}$ chal. moy. $51°\frac{16}{28}$.
jour le plus chaud, le 20 ; 57°;

Le premier mars, il y eut une tempête remarquable, venant du nord ; le soir, il tomba des bluettes de neige. Le lendemain, il y en avait d'un pied de haut dans la campagne, qui fondit aussitôt après le lever du soleil ; mais la nuit suivante il en tomba davantage, et elle resta pendant trois jours sur la terre, sans qu'elle fondît. Ce phénomène est si extraordinaire dans cette partie du monde, qu'il n'est jamais arrivé qu'une fois ou deux de mémoire d'homme. Depuis le 5, le froid diminua graduellement, et ensuite, jusqu'à la fin du mois, il fut modéré, et nous eûmes beau temps.

Jours pluvieux, le 13, le 14··, le 28 A. M.··, le 30 A. M.··, le 31··.

Jours les plus froids, le 3 et le 4 ; th. 42°; $\Big\}$ chal. moy. $54°\frac{5}{31}$.
jours les plus chauds, le 24, le 27, le 30, le 31; 60°;

En avril, le temps fut excessivement variable et souvent pluvieux ou couvert.

Jours de pluie, le 3 la nuit····, le 4 A. M.····, le 10 P. M.····, le 11···, avec grêle ; le 13····, avec ouragan ; le 14, le 17 la nuit····, le 18 A. M.··, le 23··.

Jour le plus froid, le 30 ; th. 68°; $\Big\}$ chal. moy. $59°\frac{22}{30}$.
jour le plus chaud, le 13; 54°;

Le 3, à l'ombre, le thermomètre marquait 57°, au soleil, 83°; le 29, à l'ombre, 65°, au soleil, 88°.

En mai, le temps fut calme, serein et agréable ; le ciel fut rarement obscurci par des nuages, et il tomba peu de pluie, excepté vers la fin du mois.

Jours pluvieux, le 9, le 21, le 24 A. M.··, le 29, le 30 P. M.····, avec tonnerre et éclairs, et la nuit···· de même.

Jour le plus froid, le 11 ;   th. 64°; ⎱chal.
jours les plus chauds, le 4, le 5, le 18 et le 20 ; 70°; ⎰moy. $68°\frac{3}{41}$.

Juin fut, comme à l'ordinaire, sec, brûlant et beau.
Jour pluvieux, le 15.

Jour le plus froid, le 11 ; th. 69° ; ⎱
jours les plus chauds, le 26 et le 27 ; 79°; ⎰ chal. moy. $73°\frac{12}{30}$.

La chaleur augmenta graduellement depuis la fin de juin jusqu'au 20 de juillet, et fut très incommode et gênante même pour ceux qui ne s'exposaient jamais aux rayons du soleil ; mais durant le reste du mois, elle fut tempérée par des brises journalières.

Jours pluvieux, le 28 A. M., le 29 A. M. et la nuit ····, le 30 A. M. ···· , avec tonnerre et éclairs.

Jours les plus froids, le 8, le 29 et le 30 ; th. 77°; ⎱
jour le plus chaud, le 19 ;   87°; ⎰ ch. m. $80°\frac{25}{31}$.

Le mois d'août fut plus doux que le précédent, la chaleur étant un peu tempérée par les vents du nord.

Jours pluvieux, le 1 A. M., le 19 A. M, le 27 P. M. ····, avec tonnerre et éclairs ; le 21 la nuit ···· , aussi avec tonnerre et éclairs.

Jour le plus froid, le 29 ; th. 70° ; ⎱
jour le plus chaud, le 15 ; 81°; ⎰ chal. moy. $76°\frac{15}{31}$.

Septembre commença par des ouragans et des pluies. Depuis le 4 jusqu'au 14, le temps fut clair et chaud, et depuis ce jour jusqu'à la fin du mois, le ciel fut constamment obscurci par de grandes pluies ou agité par des vents du nord très impétueux ; en général, la température fut beaucoup plus froide qu'elle ne l'est d'ordinaire dans cette saison.

Jours pluvieux, le 2 P. M. ····, avec tonnerre et éclairs ; le 3 A. M. ····, avec tonnerre, éclairs et des grains de grêle d'un pouce de diamètre ; le 15 A. M. ····, le 16 A. M. ·· et la nuit ···· ; le 17 ····, avec tonnerre et éclairs ; le 18 ··, le 19 ··, le 20 à midi··· et la nuit····; le 22 P. M., le 23 la nuit··., le 24·· et la nuit···, le 26 et la nuit····, le 28 à midi·····.

Jours les plus chauds, le 22 et le 26; th. 58°; } ch. m. 67° $\frac{7}{30}$.
jour le plus froid, le 13;   74°; }

La première et la dernière semaine d'octobre furent en grande partie agréables et belles; les deux intermédiaires furent pluvieuses et nuageuses; ce mois tout entier fut extraordinairement froid et troublé par les vents du nord.

Jours pluvieux, le 8 P. M. et la nuit····, le 9 la nuit···, le 10··· et la nuit····, le 14 P. M.··, le 18, le 20 P. M.····, le 21···, avec tonnerre et éclairs; le 22 P. M.···· et la nuit····; le 30 A. M.···, avec grêle.

Jours les plus froids, le 8 et le 9; th. 54°; } chal. moy. 58° $\frac{22}{31}$.
jour le plus chaud, le 1ᵉʳ;   68°; }

Pendant le mois de novembre, le temps fut calme et convenable; les jours sans pluie, il fit beaucoup de soleil.

Jours pluvieux, le 1 la nuit··, le 2··· et la nuit····, le 3 la nuit···, le 4···, le 5··, le 12 la nuit···, le 14··, le 17 A. M.··, le 19 A. M.··, le 26 P. M·····.

Jour le plus froid, le 20;   th. 54°; } chal. moy. 57° $\frac{1}{30}$.
jours les plus chauds, le 28, le 29; 62°; }

En décembre, il n'y eut pas de froids extraordinaires, et il fit très rarement de grands vents; la sérénité du ciel ne fut pas non plus beaucoup troublée par les vents ou par la pluie.

Jours pluvieux, le 14···, le 15··, le 29 la nuit··, le 30··, le 31··· et la nuit·····.

Jours les plus froids, du 11 au 15; th. 54°; } chal. moy. 56°.
jour le plus chaud,   59°; }

ANNÉE 1747.

La température de janvier fut semblable à celle du mois précédent, mais un peu plus humide et plus froide dans le commencement.

Jours pluvieux, le 1 A. M.···, le 2 P. M.··, et la nuit···, le 4 la nuit··, le 12··, et le 14··.

Jour le plus froid, le 5 ;   th. 50° ; } chal. moy. 55° $\frac{4}{31}$.
jours les plus chauds, le 20 et le 28 ; 59° ; }

Pendant la première quinzaine de février, nous eûmes un temps beau et chaud comme en été ; la troisième semaine fut pluvieuse et orageuse, il tomba un peu de grêle et de neige ; la quatrième fut très variable, les pluies faisant souvent disparaître le soleil.

Jours pluvieux, le 16 P. M.···, et la nuit····, le 17 A. M.·· et P. M.··, avec grêle et neige ; le 19 la nuit···, le 21··, le 24 la nuit··, le 25, le 27 et le 28.

Jour le plus froid, le 18 ;   th. 45° ; } chal. moy. 55'$\frac{20}{28}$.
jours les plus chauds, le 5 et le 10 ; 62° ; }

Le 4 , à l'ombre, 61°, au soleil, 78°.

Depuis le commencement de mars jusqu'au 21 , le temps fut froid et souvent humide ; les vents du nord régnèrent presque continuellement, et furent quelquefois très impétueux. Le reste du mois, les vents étant au sud-ouest ou à l'ouest, fut beau et tempéré.

Jours pluvieux, le 1 , le 2···, le 3··· et la nuit···, le 9 P. M., le 14 A. M.··, le 17 la nuit···, le 19 A. M.··, le 20 A. M.···, avec grêle.

Jours les plus froids, le 6, et du 13 au 17 ; th. 50° ; } ch. m. 54° $\frac{17}{31}$.
jour le plus chaud, le 30 ;   63ª ; }

Avril fut beau et sec, mais parfois très venteux, surtout dans sa première partie, pendant laquelle le vent du nord causa beaucoup de dommage aux campagnes et aux vignobles ; vers son milieu et à sa fin, le sud-est prédomina.

Jours pluvieux, le 9 la nuit···, le 10 la nuit···.

Jours les plus froids, le 2 et le 3 ; th. 56° ; } chal. moy. 61° $\frac{22}{30}$.
jours les plus chauds, du 27 au 30 ; 68° ; }

Du 1ᵉʳ au 9 de mai, les pluies, les nuages et les grands vents rendirent le temps souvent mauvais ; mais presque tout le reste du mois fut serein, calme et chaud.

Jours pluvieux, le 1, le 6 P. M.···, le 7 P. M.····, avec tonnerre et éclairs ; le 8 à midi···; le 28 P. M., avec tonnerre et éclairs ; le 29 A. M.···.

Jours les plus froids, le 1, et du 7 au 10 ; th. 67° ; } ch. moy. 71°.
jour le plus chaud, le 31 ;   75° ; }

Le 4, à l'ombre, 70°, au soleil, 88°.

Juin fut chaud et sec, comme de coutume. Le 27, le temps se couvrit tout à coup d'épais nuages venant du nord, et un peu avant le coucher du soleil, les vents produisirent une tempète qui dura toute la nuit.

Jour pluvieux, le 23 A. M.

Jour le plus froid, le 23 ;   th. 71° ; } chal. moy. 76°.
jours les plus chauds, le 26 et le 27 ; 80° ; }

Le 24, le thermomètre à l'ombre marquait 71°, au soleil, 94°.

Pendant le courant de juillet, les vents du sud et de l'est, qui prédominèrent, furent chauds, suffoquans et accompagnés de vapeurs malsaines.

Jours pluvieux, le 6 A. M.···, le 7 A. M.···, le 18 la nuit····, le 26 P M.·····.

Jour le plus froid, le 8 ; th. 73° ; } chal. moy. 79° $\frac{7}{31}$.
jour le plus chaud, le 21 ;   84° ; }

Le 12, à l'ombre, 80°, au soleil, 99° ; le 21, à l'ombre, 84°, au soleil, 100°.

Le commencement d'août fut excessivement chaud, et le reste de ce mois ne fut pas beaucoup plus tempéré, quoiqu'il tombât de la pluie en abondance vers son milieu et à sa fin, les vents soufflant presque toujours de l'est et du sud-est.

Jours pluvieux, le 9 P. M., le 12 la nuit····, avec tonnerre et éclairs ; le 15 la nuit···, et le 16 P. M.·····, avec tonnerre et éclairs ; le 28 la nuit····, le 29 A. M., avec tonnerre et éclairs ; le 30 A. M.···, avec beaucoup d'éclairs pendant la nuit.

Jour le plus froid, le 30 ; th. 74° ; } ch. m. 80° $\frac{4}{31}$.
jours les plus chauds, le 8, le 10, le 11 ; 84° ;

Le 8, à l'ombre, 84°, au soleil, 100° ; le 15, à l'ombre, 79°, au soleil, 98°.

Les petites ondées de pluie qui tombèrent d'abord en septembre augmentèrent plutôt qu'elles ne diminuèrent la chaleur de l'air ; mais les ouragans et les pluies qui eurent lieu vers le milieu de ce mois mirent fin à la chaleur de cette année.

Jours pluvieux, le 8, le 11 A. M., le 13 P. M. et pendant la nuit····, le 14···· et la nuit····, le 18 la nuit···, avec tonnerre et éclairs ; le 19··· et la nuit····, le 20···, le 21 à midi···, avec grêle, le 23 P. M. et la nuit···, le 24 A. M.··· et la nuit····, le 25··, le 28 P. M.··· et la nuit····, avec tonnerre et éclairs ; le 29··· et la nuit····, le 30 A. M.·····.

Jour le plus froid, le 21 ; th. 63° ; } chal. moy. 72° $\frac{22}{30}$.
jour le plus chaud, le 10 ; 81° ;

Le 1er, à l'ombre, 79°, au soleil, 98° ;
le 2 , 80°, 100° ;
le 10 , 81°, 98°.

Si l'on en excepte une ou deux giboulées, et une tempête produite par le vent de nord-est, le 21, le mois d'octobre fut entièrement calme et serein.

Jours pluvieux, le 4 P. M.·· et la nuit··, le 17 P. M.··, le 19 P. M.··, le 21.

Jours les plus froids, le 19, le 25, le 27, le 28 ; th. 62° ; } ch. m. 65° $\frac{11}{31}$.
jours les plus chauds, le 10, le 11, le 12, le 14 ; 70° ;

Le 2 , à l'ombre, 67°, au soleil, 90° ;
le 9 , 69°, 86° ;
le 23 , 64°, 83° ;
le 26 , 63°, 88°.

Novembre ne fut pas moins beau qu'octobre, quoique parfois plus agité par les vents, surtout vers sa fin, époque à laquelle le nord souffla avec impétuosité.

Jours pluvieux, le 26 A. M···, avec grêle.

Jour le plus froid, le 27; th. 51°;
jour le plus chaud, le 2 ;   67° ; } chal. moy. 60° $\frac{2}{30}$.

> Le 16, à l'ombre, 59°, au soleil, 84° ;
> le 22,   62°,   82° ;
> le 27,   51°,   74° ;
> le 28,   54°,   78°,

Du 1er au 6 décembre, le vent de sud-ouest fut très violent, et du 20 au 24 celui de sud-est; les autres jours furent en général beaux, calmes et agréables : tout le mois, si l'on en excepte le dernier jour, que le vent tourna au nord, fut extraordinairement chaud pour la saison.

Jours pluvieux, le 8 A. M.··· et la nuit··, le 9, le 12, le 14··, avec tonnerre et éclairs, et la nuit··; le 17··, le 24 A. M····, le 25 P. M.···, le 28 P. M.···.

Jour le plus froid, le 31;   th. 53°;
jours les plus chauds, le 3 et le 5;   64°; } chal. moy. 58° $\frac{19}{31}$.

> Le 5, à l'ombre, 64°, au soleil, 88° ;
> le 6,   63°,   84°.

ANNÉE 1748.

Le vent piquant du nord, qui avait commencé le dernier jour de décembre, fut accompagné d'un peu de grêle et de neige le 4, et dura jusqu'au 6; il tourna alors au nord-ouest, et quoique la température fût en général belle et sèche, l'air continua d'être froid jusqu'à la chute des pluies, qui eut lieu vers la fin de ce mois.

Jours pluvieux, le 2 A. M.·· et P. M.··, le 5 A. M.···, le 6 la nuit···, le 15 à midi··, le 18 la nuit··, le 22 la nuit···, le 23 et la nuit···, le 25 P. M.··.

Jour le plus froid, le 4 ; th. 43° ; } chal. moy. 51° 15/31.
jour le plus chaud, le 22 ;   57° ;

Le 8 , à l'ombre, 44°, au soleil, 64° ;
le 18,   50°,   68°.

La température continua d'être douce et modérée jusqu'au 17 février, quoique les pluies qui tombèrent dans la seconde semaine de ce mois fussent accompagnées de vents du sud et du sud-est, très grands ; ensuite, jusqu'à la fin du mois, il fit des vents secs et froids du nord et du nord-ouest, qui causèrent beaucoup de dommage aux blés.

Jours pluvieux, le 6 la nuit, le 8, le 9··, le 10 A. M.·· et P. M.···, le 11 A. M.···, le 13 A. M., le 15 la nuit, le 16·· et la nuit··, le 18 P. M., le 25 la nuit···, avec grêle ; le 26 P. M.·· et la nuit··

Jour le plus froid, le 21 ;   th. 48° ; } chal. moy. 55°.
jours les plus chauds, le 6 et le 8 ;   60° ;

Le 1ᵉʳ, à l'ombre, 56°, au soleil, 76° ;
le 19,   52°,   78° ;
le 24,   54°,   80°.

Le commencement de mars ne fut pas très froid, mais venteux. Du 10 au 23, il y eut des tempêtes violentes, des pluies, de la grêle, avec des intervalles de beau ; la fin de mois fut remarquable par la douceur et la sérénité de l'air.

Jours pluvieux, le 17 P. M., avec un peu de grêle ; le 10 A. M., le 11 la nuit··· ; le 12 A. M.·· et P. M.··, avec grêle et neige, et la nuit·· ; le 13 la nuit, le 14 P. M., le 16 P. M. et la nuit···, avec tonnerre, éclairs et neige ; le 17···, le 18··· et la nuit···, le 19 P. M.··· et la nuit···, le 20 P. M., le 21, le 30 P. M.

Jours les plus froids, le 19 et le 21 ;   th. 50° ; } ch. m. 55° 9/31.
jours les plus chauds, le 27, le 29 et le 30 ;   63° ;

Le 14, à l'ombre, 51°, au soleil, 76° ;
le 27,   63°,   82°.

Avril fut froid et orageux depuis le 14 jusqu'au 20 ; ensuite, et jusqu'à sa fin, il fut calme, clair et chaud, excepté le 25, qu'il tomba de la pluie et qu'il fit un vent de nord-ouest assez frais.

Jours pluvieux, le 6 la nuit, le 14 P. M.···, avec tonnerre, le 15 la nuit····, le 16· P. M.···, avec tonnerre et éclairs, et la nuit···, aussi avec tonnerre et éclairs ; le 19, le 24 nuit···, le 25··, le 30.

Jour le plus froid, le 16 ; th. 55° ;
jours les plus chauds, le 24, le 28, 29 et 30 ; 65° ; $\Big\}$ ch. m. $61°\frac{15}{30}$.

Mai fut beau, calme et chaud, excepté le 15 et le 16, que le vent souffla du nord avec violence.

Jours pluvieux, le 20 P. M., le 21 *idem*.

Jour le plus froid, le 16 ; th. 61° ;
jours les plus chauds, les 25, 30 et 31 ; 72° ; $\Big\}$ ch. m. $68°\frac{7}{31}$.

Vers le milieu de juin, les vents frais du nord-est, qui soufflèrent pendant quelques jours, diminuèrent la chaleur de l'air ; mais ils causèrent beaucoup de dommage aux arbres fruitiers.

Jour pluvieux, le 26 à midi····.

Jour le plus froid, le 18 ; th. 71° ;
jours les plus chauds, le 12 et le 13 ; 80° ; $\Big\}$ ch. m. $75°\frac{23}{30}$.

Les premières semaines de juillet furent extrêmement chaudes et brûlantes, surtout depuis le 6 jusqu'au 16, époque à laquelle le thermomètre montait chaque jour au-dessus de 80° ; les dernières semaines ne furent pas beaucoup plus tempérées que les premières, quoique le vent du nord soufflât avec assez de violence le 17 et le 18, et qu'il fût moins fort vers la fin de ce mois.

Jours pluvieux, le 2 A. M., le 16 la nuit, le 17 la nuit, le 18 à midi····, le 31 la nuit···, avec tonnerre et éclairs.

Jour le plus froid, le 18 ; th. 74° ;
jours les plus chauds, les 14, 15 et 16 ; 84° ; $\Big\}$ ch. m. $79°\frac{5}{31}$.

Le 5, à l'ombre, 79°, au soleil, 96° ;
le 7,   81°,   100° ;
le 23,   81°,   98°.

La chaleur excessive de cette saison continua jusqu'au 19 d'août ; alors elle cessa pour quelques jours, les nuages menaçant de donner de la pluie, et étant accompagnés de vents du nord impétueux, surtout la nuit. Le 24, le temps redevint brûlant, et continua d'être tel jusqu'à la fin du mois.

Jours pluvieux, le 3 A. M., le 7 la nuit, le 19 A. M., avec tonnerre et éclairs, et la nuit····.

Jours les plus froids ;   th. 74° ; $\Big\}$ chal. moy. 79° $\frac{4}{31}$.
jour le plus chaud, le 15 ;   85° ;

Le 9, à l'ombre, 77°, au soleil, 95° ;
le 10,   79°,   96° ;
le 14,   84°,   101° ;
le 15,   85°,   100°.

En septembre, quoique le ciel fût souvent couvert, avec apparence de pluie, cependant les ondées de pluie ne furent ni aussi considérables ni aussi fréquentes qu'elles le sont ordinairement à cette époque de l'année ; mais les rosées abondantes qui tombèrent la nuit, et les vents continuels du nord, rendirent l'air tempéré, comme il a coutume de l'être dans ce mois.

Jours pluvieux, le 8 la nuit, le 9 *idem*, avec tonnerre et éclairs ; le 17 la nuit, le 18 *idem*, le 23 à midi···· et la nuit····, le 24 A. M.··.

Jour le plus froid, le 25 ;   th. 66° ; $\Big\}$ chal. moy. 73° $\frac{12}{30}$.
jours les plus chauds, le 7 et le 8 ; 80° ;

Le 22, à l'ombre, 73°, au soleil, 96°.

Les dix premiers jours d'octobre furent en grande partie beaux, calmes et sereins, ainsi que la dernière semaine du même mois : tous les jours intermédiaires furent humides ou venteux, et couverts.

Jours pluvieux, le 1er à midi···, le 9 P. M.··, le 10 P. M. et la nuit····, le 11····, le 12 la nuit···, le 14···, le 15··, le 19, le 20 la nuit····, le 21 la nuit···, le 22, le 23 à midi···, le 27 à midi·····.

Jours les plus froids, le 12 et le 13; th. 58°;   } chal. moy. 65° $\frac{11}{31}$.
jour le plus chaud, le 7 ;   72°; }

Au commencement et à la fin de décembre, l'air fut doux et serein; mais, vers le milieu de ce mois, le temps fut souvent nuageux, et refroidi par des vents du nord sans humidité.

Jours pluvieux, le 8 à midi···, avec tonnerre et éclairs, et la nuit····; le 11 A. M., le 20····, le 22 et le 26····.

Jour le plus froid, le 23 ;   th. 53°; } ch. moy. 58° $\frac{3}{30}$.
jours les plus chauds, le 1, le 2 et le 3 ;   66°; }

En décembre, l'ouest et le sud furent les vents dominans : c'est pourquoi la température ne fut nullement froide; et, quoiqu'il y eût quelques jours de brouillards, néanmoins la plus grande partie du mois fut belle, sèche et très agréable.

Jours pluvieux, le 14 la nuit····, et le 21.

Jours les plus froids, du 9 au 17 ; th. 56°; } chal. moy. 57° $\frac{13}{31}$.
jours les plus chauds, du 27 au 31;   60°; }

ANNÉE 1749.

Le temps fut si doux en janvier, qu'à peine on croyait être en hiver. L'automne précédente ayant été extrordinairement sèche, et les pluies qui tombèrent pendant les trois premiers mois de cette année n'étant ni communes ni abondantes, les blés périrent en beaucoup d'endroits, faute d'eau.

Jours pluvieux, le 4 A. M., le 7 à midi et la nuit···, le 18 P. M., le 19 la nuit, le 20 à midi.

Jours les plus froids, le 6 et le 7 ;   th. 53°; } ch. moy. 55° $\frac{3}{31}$.
jours les plus chauds, les 1, 2, 16 et 17 ;   58°; }

Février fut aussi doux et tempéré ; le thermomètre ne varia que du 54e au 57e degré. Il tomba un peu de pluie les premiers jours ; le 12, il en tomba copieusement ; le 22 et le 23, il y eut encore de petites pluies, et tout le reste de ce mois, l'air fut sec et serein.

Mars fut beau, chaud et sans pluie, tant au commencement qu'à la fin : pendant cette époque, le thermomètre se tint au-dessus du 60e degré. Entre le 9 et le 22, il y eut des pluies d'orage fréquentes, mêlées d'un peu de grêle, qui firent descendre le mercure au 52e degré.

Pendant presque tout le mois d'avril, la température fut douce, belle et agréable.

Jours pluvieux, le 7 A. M ·· et P. M···, le 10 P. M···, et la nuit····.

Jours les plus froids, le 8 et le 9 ; th. 56° ; } chal. moy. 62° $\frac{23}{30}$.
jour le plus chaud, le 30 ;   69° ; }

En mai, des pluies abondantes et subites interrompirent quelquefois la sérénité de l'air, et vers la fin de ce mois, un vent d'ouest impétueux causa beaucoup de dommage aux vignobles. La récolte de cette année fut si pauvre et si médiocre, surtout dans les parties septentrionales de l'île où la sécheresse avait été le plus considérable, qu'à peine on retira autant de blé qu'on en avait semé.

Jours pluvieux, le 3 P. M····, le 11 à midi···, le 12. *idem*····, le 16, le 19, le 25 la nuit···; le 31 la nuit···, avec tonnerre et éclairs.

Jour le plus froid, le 4 ;   th. 64° ; } chal. moy. 68 $\frac{1}{2}$.
jours les plus chauds, le 24 et le 25 ;   73° ; }

Pendant le mois de juin, l'air fut sec et excessivement chaud ; cependant, du 14 au 25, la chaleur fut un peu tempérée par les brises fréquentes qui venaient du nord.

Jour pluvieux, le 15 P. M.

Jour le plus froid, le 1er ; th. 69° ; } chal. moy. 74° $\frac{6}{30}$.
jour le plus chaud, le 30 ;   79° ; }

Le 29, à l'ombre, le thermomètre était à 76° ; au soleil, à 96°.

On avait rarement éprouvé un temps aussi chaud et aussi brûlant que cette année au mois de juillet. Le mercure monta chaque jour au-dessus du 80e degré du thermomètre, et ne descendit jamais au-dessous du 79e, même pendant la nuit, jusqu'à ce qu'il ne fût tombé des pluies qui rafraîchirent l'air vers la fin du mois.

Jours pluvieux, le 25 à midi···, le 26 P. M.·····.

Jours les plus froids, le 26 et le 27 ; th. 77° ; } chal. moy. 82° $\frac{6}{31}$.
jour le plus chaud, le 20 ;   80° ; }

     Le 3, à l'ombre, 82°, au soleil, 102° ;
     le 4,   84°,   100° ;
     le 13,   84°,   104° ;
     le 14,   84°,   104°.

Au commencement d'août, le changement général des troupes de Sa Majesté britannique qui étaient dans cette île, m'obligea de m'embarquer pour l'Irlande, et mit fin à mes observations.

TABLEAU

Du maximum, minimum, medium *du thermomètre, à trois heures de l'après-midi, pendant les années* 1744 *à* 1749.

MOIS.		1744	1745	1746	1747	1748	1749
Janvier.	Max.		57	57	59	57	58
	Min.		43	48	50	43	53
	Med.		52	52 $\frac{23}{31}$	55 $\frac{4}{31}$	51 $\frac{15}{31}$	55 $\frac{3}{31}$
Février.	Max.		61	57	62	60	57
	Min.		46	45	45	48	54
	Med.		55	51 $\frac{16}{28}$	55 $\frac{20}{28}$	55	
Mars.	Max.		63	60	63	63	64
	Min.		51	42	50	50	52
	Med.		59	54 $\frac{5}{31}$	54 $\frac{17}{31}$	55 $\frac{9}{31}$	
Avril.	Max.		65	68	65	65	69
	Min.		58	56	56	55	56
	Med.		61 $\frac{24}{30}$	61 $\frac{22}{30}$	61 $\frac{22}{30}$	61 $\frac{15}{30}$	62 $\frac{23}{30}$
Mai.	Max.		74	70	75	72	73
	Min.		62	64	67	61	64
	Med.		68 $\frac{8}{31}$	68 $\frac{3}{31}$	71	68 $\frac{7}{31}$	68 $\frac{1}{2}$
Juin.	Max.		82	79	80	80	79
	Min.		69	69	71	71	69
	Med.		73 $\frac{1}{2}$	73 $\frac{12}{30}$	76	75 $\frac{28}{30}$	74 $\frac{6}{30}$
Juillet.	Max.	80	80	87	81	84	86
	Min.	70	75	77	73	74	77
	Med.	76 $\frac{19}{31}$	77 $\frac{12}{31}$	80 $\frac{25}{31}$	79 $\frac{7}{31}$	79 $\frac{5}{31}$	82 $\frac{6}{31}$
Août.	Max.	80	82	81	84	85	
	Min.	73	74	70	74	74	
	Med.	77 $\frac{2}{31}$	77 $\frac{15}{31}$	76 $\frac{15}{31}$	80 $\frac{4}{31}$	79 $\frac{4}{31}$	
Septembre.	Max.	76	80	74	81	80	
	Min.	71	69	58	63	66	
	Med.	73 $\frac{2}{30}$	74 $\frac{12}{30}$	67 $\frac{7}{30}$	72 $\frac{22}{30}$	73 $\frac{21}{30}$	
Octobre.	Max.	71	69	68	70	72	
	Min.	65	61	54	62	58	
	Med.	68 $\frac{5}{24}$	65 $\frac{20}{31}$	58 $\frac{21}{31}$	65 $\frac{21}{31}$	65 $\frac{11}{31}$	
Novembre.	Max.	67	65	62	67	66	
	Min.	50	50	54	51	53	
	Med.	56	58 $\frac{6}{30}$	57 $\frac{17}{30}$	60 $\frac{12}{30}$	58 $\frac{3}{30}$	
Décembre.	Max	57	60	59	64	60	
	Min.	44	48	51	53	56	
	Med.	51 $\frac{1}{2}$	53 $\frac{10}{31}$	56	57 $\frac{19}{31}$	59 $\frac{13}{31}$	

CHAPITRE II.

Origine, cours, déclinaison et succession des mala-
dies épidémiques de 1744 à 1749.

ANNÉE 1744.

Au commencement de cette année, il y eut peu de maladies,
à l'exception de quelques pleurésies et de quelques fièvres
tierces; affections qui sont communes à Minorque, et qu'on
rencontre souvent dans toutes les saisons, la première étant la
plus commune de toutes les maladies épidémiques du printemps, et la seconde se présentant constamment parmi celles
de l'automne.

Pendant le temps froid, en mars, beaucoup d'adultes furent
attaqués de catarrhes, et presque tous les enfans furent atteints d'une fièvre vive accompagnée de toux ; et ces maux ne
cessèrent point avant le commencement de l'été.

Comme l'été et l'automne de chaque année ne varient jamais
beaucoup, les mêmes maladies reviennent régulièrement avec
les saisons, et se succèdent dans l'ordre suivant.

Vers la fin de juin, les jeunes enfans, qui souffrent toujours
les premiers de l'excès de la chaleur ou du froid, sont attaqués
de vomissement, de diarrhée et de fièvres périodiques, souvent erratiques et sans aucun type fixe.

Dans le mois suivant, les fièvres tierces de diverses espèces
paraissent chez les personnes de tout âge, et se communiquent
des unes aux autres par la contagion (1); elles continuent

____

(1) Les fièvres tierces peuvent aussi bien être regardées comme contagieuses,
que la rougeole, la petite-vérole, ou toute autre maladie; car quoique dans

d'augmenter chaque jour, jusqu'aux environs de l'équinoxe d'automne, époque à laquelle elles règnent avec la plus grande violence parmi les gens de toutes les conditions et de tous les tempéramens, soit nationaux ou étrangers. Ensuite elles diminuent graduellement, et aussitôt que l'hiver commence, leur principe contagieux étant réduit à l'inaction par le froid, ceux qui ont échappé jusqu'alors sont rarement infectés ; cependant quelques fièvres primitives continuent de régner jusqu'en janvier, et les rechutes sont extrêmement fréquentes dans les derniers mois de l'année.

A l'époque où les fièvres tierces commencent à paraître, le cholera-morbus, les échauboulures (*sudamina*) et la porcelaine (*essera*) deviennent communs et épidémiques, mais moins que les fièvres, et rarement on les aperçoit après le mois de septembre, tandis qu'elles durent jusqu'à l'entrée de l'hiver.

La diarrhée, la dyssenterie et le ténesme règnent aussi épidémiquement en été et en automne ; mais il y a des années où ces maladies sont si rares, qu'à peine peut-on les appeler épidémiques, tandis que dans d'autres temps leur nombre est presque égal à celui des fièvres tierces.

Il paraît qu'il y a une espèce d'alliance assez étroite entre toutes les maladies que je viens de nommer ; car ceux qui ont des échauboulures (*sudamina*) ou de la porcelaine (*essera*) à un haut degré, sont très sujets à prendre la fièvre tierce ; et d'un autre côté ces éruptions cutanées paraissent volontiers dans les paroxysmes de cette fièvre. Le cholera-morbus a quelquefois des accès réguliers comme la fièvre tierce, dont les paroxysmes sont souvent aussi accompagnés de cholera ; quelquefois cette fièvre se change en dyssenterie, ou réciproquement ; et quand l'une de ces maladies est arrêtée, l'autre lui succède souvent. Il n'est pas rare que les fièvres dyssenté-

---

cette saison il y ait certainement un grand nombre d'individus affectés de la même manière, en raison d'une disposition particulière de l'air, cependant ceux qui fréquentent souvent les malades sont plus exposés que les autres à gagner cette maladie.

riques présentent l'aspect des tierces, et que les accès de ces
dernières soient accompagnés de tranchées et d'évacuations par
les selles.

Il est remarquable que les dyssenteries et les fièvres tierces
sont quelquefois, sans qu'il y en ait de cause manifeste, plus
générales et plus violentes dans une partie de l'île, certaines
années, que dans une autre : souvent elles paraissent, pour
ainsi dire, attaquer de préférence des familles particulières
avec une violence extraordinaire, tandis que d'autres qui se
trouvent dans le même lieu, dans les mêmes circonstances, et
qui vivent de la même manière, en sont exemptes. Toutefois
ceux qui habitent dans des vallées basses, ou près des eaux
stagnantes et corrompues, sont ceux qui en sont les plus incom-
modés.

Il me paraît probable que toutes les maladies de l'été et de
l'automne sont le résultat des efforts que fait la nature pour
débarrasser le corps des humeurs nuisibles, soit en les portant
à la peau, soit en les faisant évacuer par le foie et les autres
organes sécrétoires dont les canaux excréteurs s'ouvrent dans
les intestins. Et si nous attribuons, avec les anciens, la cause
des fièvres tierces à la dépravation de la bile, il nous sera peut-
être plus aisé d'expliquer leurs phénomènes les plus communs
que si nous les supposons produites, d'après la théorie des modernes, par une espèce d'humeur visqueuse dans les petites artères : mais ceci n'est qu'une conjecture que je présente en passant, mon principal dessein étant de rapporter des faits sans
bâtir d'hypothèses.

En juillet 1744, il y eut beaucoup de fièvres tierces ; mais
pendant les deux mois suivans elles ne furent ni aussi nombreuses ni d'un aussi mauvais caractère qu'elles ont coutume
de l'être à cette époque de l'année : néanmoins les rechutes furent fréquentes et opiniâtres jusqu'en janvier.

Un peu avant l'équinoxe, les dyssenteries commencèrent à paraître ; et la contagion les ayant propagées, comme les fièvres
tierces, elles augmentèrent bientôt à un tel point, qu'on pouvait douter laquelle des deux maladies était la plus générale.

Cette année , dans l'espace de trois mois, j'eus plus de malades attaqués du flux de sang que je n'en avais eu dans tout le cours de ma vie jusqu'alors ; et comme il ne paraissait pas que ces affections fussent produites ni par les qualités manifestes de l'air, ni par les variations de la température, il est probable que leur fréquence extraordinaire et leur singulière violence étaient principalement dues au vin acide gâté, que l'appât du gain faisait vendre alors dans cette île par ceux dont le devoir aurait été d'empêcher de tels abus. Mais que ce soit ce que ce voudra, il est certain que ces maladies firent un ravage incroyable parmi la basse classe des gens du pays , ainsi que parmi les soldats et les matelots de la flotte de S. M. britannique , qui était dans ce temps-là dans le port. La plupart de ceux qui en furent attaqués moururent vers le solstice d'hiver, ou plus tôt ; les autres demeurèrent maigres , faibles et pâles comme des ombres pendant l'hiver et le printemps, et nous ne pûmes trouver aucun moyen de les empêcher de souffrir intérieurement de ces maladies douloureuses avant les chaleurs de l'été , qui , en augmentant la transpiration , diminuèrent la tendance qu'avaient les humeurs à se porter sur les intestins.

En décembre, il y eut quelques personnes enlevées par les pleurésies ; et plusieurs autres , épuisées par l'âge, l'intempérance ou les indispositions fréquentes, moururent vers la fin de ce mois et le commencement du suivant.

ANNÉE 1745.

Vers les derniers jours de janvier, on aperçut un changement en mieux évident chez les malades. Ceux qui avaient été réduits à la dernière extrémité par les rechutes réitérées des fièvres tierces, recouvrèrent alors leur première santé ; ceux qui étaient très malades de flux de sang , et dont on avait désespéré, commencèrent à donner des signes de guérison ; et, à l'exception de quelques pleurésies, il n'y eut pas de nouvelles maladies pendant le printemps.

Vers la fin de mai et le commencement de juin, les pluies copieuses ayant occasioné un changement subit dans l'air, qui de chaud qu'il était devint froid, quelques individus furent pris de diarrhées, de tranchées et de douleurs de colique; d'autres éprouvèrent des maux de gorge.

Juin était à peine écoulé, que les fièvres tierces et le cholera-morbus commencèrent; ces deux affections augmentant journellement, selon leur manière accoutumée, parvinrent à leur plus haut degré de fréquence en septembre. Depuis ce moment, elles diminuèrent graduellement, et se montrèrent rarement après le solstice d'hiver. On observa qu'elles étaient cette année souvent accompagnées de douleurs fixes au côté, et quelquefois de crachement de sang.

Dans les mois de juillet et d'août, une jaunisse légère, qui cédait bientôt aux purgatifs et aux remèdes savonneux, fut assez commune.

En septembre, les dyssenteries éclatèrent et continuèrent jusqu'à l'hiver; mais elles ne furent ni si nombreuses ni d'aussi mauvais caractère que l'année précédente.

A mesure qu'elles disparaissaient, ainsi que les fièvres tierces, la pleurésie, qui avait été fatale à quelques personnes, devint plus commune, et vers la fin de l'année elle régna avec une violence que je n'avais encore jamais vue, au moins parmi les Anglais.

ANNÉE 1746.

Je passe maintenant à une année remarquable par la gravité de ses maux et sa grande mortalité. La pleurésie dont j'ai parlé plus haut continua à faire beaucoup de ravages jusqu'en avril, époque à laquelle elle commença à diminuer, et disparut entièrement vers le solstice d'été. A la pleurésie se joignirent deux autres maladies non moins funestes, la frénésie et la paraphrénésie, qui furent aussi épidémiques, ainsi qu'une espèce de fièvre érysipélateuse. Quelques personnes eurent des gonflemens considérables aux parotides; d'autres des inflammations à la gorge; mais ces maladies n'attaquèrent que les adultes. Une coqueluche toujours opiniâtre, souvent fatale, devint très commune parmi les enfans dans le mois de mars , et dura jusqu'en été : plusieurs furent subitement suffoqués par une angine sans gonflement apparent ; et pour comble de maux, l'île fut en proie à une petite-vérole du plus mauvais caractère.

La coqueluche n'eut pas plus tôt disparu, qu'une fièvre intermittente périodique, accompagnée de vomissement et de diarrhée lui succéda , et fut, ainsi que la première maladie, funeste à beaucoup d'enfans pendant l'été.

En juillet , les fièvres tierces parurent à la manière accoutumée , et leur violence étant augmentée par la chaleur excessive de la saison , beaucoup de personnes moururent subitement vers le septième jour de ces maladies. La température froide du mois de septembre les empêcha de devenir aussi générales et de durer aussi long-temps qu'à l'ordinaire ; vers la fin d'octobre , elles cédèrent la place aux catarrhes et aux intermittentes quartes.

ANNÉE 1747.

La première partie de cette année , sans être très malsaine , produisit quelques fièvres intermittentes , ainsi que des fièvres inflammatoires et catarrhales. La chaleur extraordinaire du mois de mai fit paraître les maladies de l'été un peu plus tôt que de coutume. Vers la fin de ce mois, le cholera-morbus enleva beaucoup d'enfans , et en juin les fièvres tierces devinrent générales. En outre , sur la fin de ce mois (juin), la diarrhée , la dyssenterie et le ténesme parurent et régnèrent avec violence pendant quelques semaines ; mais, contre notre attente, elles ne durèrent que fort peu de temps ; et, après les premiers jours de septembre, à peine pouvait-on les regarder comme épidémiques.

A mesure que les dyssenteries diminuèrent, le nombre des fièvres tierces se multiplia ; et, comme elles étaient d'un mauvais caractère, il en résulta une grande mortalité, surtout dans les parties méridionales de l'île. Le régiment du général Wynyard , qui était en quartier à Mahon , fut si maltraité par ces fièvres, que, entre juin et novembre, il en mourut quarante-un hommes, et que la plupart de ceux qui survécurent, demeurèrent faibles, décolorés et malportans jusqu'au printemps.

En octobre, quelques personnes se plaignaient de rhumes et de maux de gorge; et la fin de l'année produisit des pleurésies qui, comme cela arrive ordinairement, n'affectèrent pas autant les Anglais que les Espagnols.

ANNÉE 1748.

Les pleurésies furent excessivement meurtrières dans le commencement de l'année, et enlevèrent plusieurs individus au printemps.

En mars, on observa beaucoup d'inflammations érysipélateuses, qui se portèrent sur les extrémités, et se terminaient, en général, par des abcès.

Au commencement d'avril, plusieurs personnes se plaignirent de maux de gorge et de douleurs de rhumatisme; vers le 10 de ce mois, il parut tout à coup une fièvre catarrhale, qui régna si généralement pendant trois semaines, que presque tout le monde qui était dans l'île en fut attaqué. Cette maladie était exactement semblable à celle qui fut épidémique en 1733 (1). Chez la plupart des malades, une sueur copieuse mit fin, au bout de deux ou trois jours, aux symptômes fébriles; mais la toux et l'expectoration continuèrent un peu plus long-temps. Chez un petit nombre de sujets d'un tempérament athlétique, qui ne furent pas soignés à temps, elle se termina d'une manière funeste, par la pleurésie ou la frénésie; chez un ou deux particuliers, les vaisseaux des membranes intestinales se rompirent, et les malades expirèrent, après avoir rendu une quantité incroyable de sang par l'anus.

L'été suivant fut très malsain pour les enfans; il en mourut beaucoup du cholera-morbus et des fièvres d'accès;

_____

(1) Med. Essays, vol, II, art. 2.

d'autres furent attaqués d'éruptions cutanées de différentes sortes.

Les fièvres tierces commencèrent en juillet, cessèrent de régner, comme elles le font tous les ans, vers la fin de novembre. Beaucoup de personnes moururent subitement pendant les jours caniculaires et autour de l'équinoxe.

Dans ces entrefaites, les dyssenteries régnèrent à Citadella, parmi les basses classes des gens du pays, dont le pain était fait avec du blé gâté, tandis qu'elles n'attaquèrent ni les soldats ni les autres personnes de la même ville, qui avaient pour nourriture des provisions de meilleure qualité.

Depuis la fin de novembre jusqu'au milieu de janvier, les pleurésies prédominèrent dans toutes les parties de l'île, et les grands abcès critiques, ainsi que les éruptions cutanées de diverses espèces, furent plus communs que jamais parmi les Espagnols et les Anglais.

ANNÉE 1749.

La partie de cette année pendant laquelle je restai à Minorque fut remarquable par la sécheresse et le petit nombre des maladies : cependant il y eut en mars, de temps en temps, des pleurésies et des fièvres catarrhales ; en avril, quelques angines, avec des aphthes à la bouche et des salivations spontanées, des douleurs d'oreilles et des éruptions à la face. En juin et juillet, on vit quelques-unes des maladies de l'été, mais en si petit nombre, qu'à peine méritèrent-elles le nom d'épidémiques.

CHAPITRE III.

Des fièvres tierces.

APRÈS avoir décrit l'état de la température et la succession des maladies épidémiques, je vais maintenant traiter en particulier de chacune d'elles, en commençant par les fièvres tierces, qui sont, à beaucoup près, les plus communes de toutes.

Ces fièvres ne marchent jamais d'une manière uniforme et avec une violence constante et non interrompue depuis leur commencement jusqu'à leur terminaison, mais tôt ou tard elles ont des intervalles périodiques plus ou moins marqués ; de sorte que le malade est successivement un jour mieux, un autre plus mal. On les appelle *tierces,* parce que chaque période ou révolution particulière de ces maladies, que les Romains exprimaient par le mot latin *circuitus,* se termine dans l'espace d'environ quarante-huit heures, et qu'une nouvelle attaque commence les jours alternatifs, ou chaque troisième jour, en comprenant ceux auxquels les véritables paroxysmes ont lieu avec celui qui est intermémédiaire, conformément à la méthode de compter en usage parmi les médecins.

Les fièvres qui appartiennent à cet ordre prennent des formes si variées et en si grand nombre, que quoiqu'elles soient essentiellement les mêmes, elles paraissent souvent très différentes les unes des autres : c'est au point que quand je réfléchis aux diverses espèces que j'ai vues, je désespère presque de pouvoir en donner une idée passable au lecteur. Cependant, comme il est d'une telle importance de connaître les caractères spécifiques de chacune d'elles, que sans cette connaissance exacte nous ne pouvons ni présager le retour des accès ou intermissions, ni par conséquent administrer les alimens et les remèdes aux heures les plus convenables, je me flatte qu'on ne trouvera pas mauvais que j'insiste un peu sur ce sujet, et que j'essaie de décrire les formes et types particuliers sous lesquels les différentes espèces de fièvres tierces se présentent, attendu que surtout aucun auteur qui me soit tombé entre les mains n'a traité d'une manière assez claire et assez exacte ce chapitre. La plupart des modernes ont passé légèrement sur ces maladies ; et quoique les Grecs et les Arabes en aient traité fort au long, cependant nous ne les trouvons pas décrites dans leurs ouvrages volumineux telles qu'elles sont réellement, mais telles qu'elles seraient si la théorie de Galien, touchant les quatre espèces d'humeurs, était bien fondée; leurs distinctions étant tirées des différens mélanges de la bile et de la pituite, auxquelles ils attribuent la cause des fièvres tierces : et ayant posé en principe que chaque espèce provient d'une humeur particulière, qui doit produire tels et tels effets, ils assignent des symptômes à la fièvre d'après une hypothèse préjugée, qui, dans la réalité, ne l'accompagnent que rarement ou même jamais (1).

C'est pourquoi, afin d'éviter de semblables méprises, je laisserai le lecteur se former des causes de ces fièvres quelle idée il jugera convenable, et je tâcherai de faire voir, aussi distinctement qu'il me sera possible, 1° les différences qui résultent des différens types ou formes de leurs accès; 2° les distinctions occasionées par les symptômes les plus frappans de leurs paroxysmes; 3° je décrirai les diverses apparences des tierces épidémiques dans leur principe, pendant leur accroissement et à leur terminaison, le tout avec autant d'exactitude que leur propre anomalie pourra me le permettre.

Mais en premier lieu il ne sera pas hors de propos d'instruire le lecteur que je me suis servi des dénominations données communément aux diverses fièvres de cette classe, d'une manière un peu différente de plusieurs de ceux qui ont écrit sur ce sujet, quoique je ne l'aie pas fait sans expliquer aussi clairement que je l'ai pu le sens dans lequel je désirais être entendu. Quiconque consultera les écrivains, s'apercevra facilement que quelques-uns d'entre eux ont tellement resserré leurs définitions, qu'on peut douter s'il a jamais existé une maladie à laquelle le nom qu'ils ont adopté fût applicable; tandis que d'autres ont employé les mots dont ils se sont servis dans une signification si vague et si étendue, qu'ils comprennent plusieurs espèces qui devraient être distinguées. Pour bien connaître leur histoire et leur méthode de traitement (2),

____

(1) *Voy*. Simon Simon. Apud Sennert, tom. II, lib. II, cap. 17.
(2) Par exemple, si nous jetons les yeux sur les ouvrages de plusieurs galé-

il sera nécessaire aussi d'informer ceux qui ne sont pas très versés dans la lecture des ouvrages d'Hippocrate, que, par les jours impairs, on entend les 1, 3, 5, 7, etc., et par les jours pairs, les 2, 4, 6, 8, etc.; et que, quelque singulière que paraisse une semblable distinction dans un pays où une différence aussi légère ne peut être observée, cependant il serait presque impossible de donner une idée passable de ces maladies dans ce climat, sans le secours de cette distinction.

On appelle simples, dans cet ouvrage, les fièvres tierces qui n'ont qu'un accès et une intermission, dans chacune de leurs périodes. Lorsque leurs paroxysmes n'excèdent pas douze heures, on les nomme vraies tierces, et tierces fausses quand ils outrepassent ce terme. Dans la tierce simple *vraie*, l'accès commence en général vers le milieu de la journée, et finit le soir même. Dans la tierce *fausse*, il vient beaucoup plus tôt, et dure souvent plus de dix heures.

On appelle doubles tierces, celles qui ont deux accès et deux intermissions dans le temps de chaque période ; mais communément il y a quelque différence entre les deux accès, soit relativement au moment de leur invasion, à leur durée, ou à la nature et à la violence de leurs symptômes concomitans, nonobstant la ressemblance qu'a le troisième paroxysme avec le premier, le quatrième avec le second, le cinquième avec le troisième, et ainsi de suite.

Quelques doubles tierces commencent de la manière suivante : le lundi soir, par exemple, il survient un léger accès qui cesse de bonne heure le lendemain matin ; mais le mardi, vers le milieu de la journée, il en vient un plus fort qui dure jusqu'à la nuit. Alors il y a apyrexie jusqu'au mercredi soir, temps auquel un léger accès commence une nouvelle révolution

---

nistes, nous trouverons qu'il faut pour constituer la fièvre tierce pure ou exquise, et quelques espèces de demi-tierces, un concours de circonstances qui se rencontrent rarement ou même jamais chez le même malade. D'un autre côté, Spigelius, qui a écrit un traité particulier sur l'hémitritée (*de semitertianá*), a si fort étendu l'acception de ce mot, qu'il comprend presque toutes les espèces de fièvres tierces.

fébrile, qui se conduit de la même manière que la précédente ; de sorte que (d'après la manière dont les médecins calculent les jours des maladies en commençant à compter de la première heure de leur invasion), il y a deux paroxysmes les jours impairs, tandis que la plus grande partie des jours pairs est calme et sans trouble.

Mais dans la plupart des doubles tierces, le malade a un accès chaque jour. Le plus fort commence ordinairement à midi les jours impairs, et le moins fort vers le soir, les jours pairs. Quelquefois cependant le plus violent a lieu les jours pairs.

On nomme vraies, les doubles tierces dont les accès n'excèdent pas douze heures ; quand ils se prolongent un peu au-delà, on les appelle fausses, et si leurs accès s'étendent de manière que l'un est à peine fini que l'autre recommence, on leur donne le nom de subintrantes.

Il y a une espèce de fièvre tierce qu'on rencontre quelquefois dans la pratique, et dont chaque révolution présente trois accès différens, et autant d'intervalles non fébriles. Le lundi vers midi, par exemple, le malade a un paroxysme qui se termine vers les cinq ou six heures du même soir. Quelques heures après, un autre accès commence et dure jusqu'au matin suivant. Depuis ce moment, il y a apyrexie jusqu'au mardi soir, époque à laquelle un troisième accès survient et continue la plus grande partie de la nuit. Le mercredi, il y a de nouveau deux paroxysmes comme le lundi, et un le jeudi comme le mardi. Cette fièvre suit ainsi son cours avec un double accès les jours impairs et un simple les jours pairs.

Cette espèce de tierce assez rare est la vraie demi-tierce d'Hoffman et de quelques autres auteurs (1) ; mais je l'appellerai triple tierce, afin de la distinguer d'une autre espèce de fièvre très commune qui se gouverne de la manière suivante.

Le premier accès commence, par exemple, le lundi à midi, et

____

(1) Méd. rat., tome IV, § 1, cap 5.

cesse la nuit qui suit. Le mardi dans l'après-midi, il survient un second accès, qui augmente par degrés jusqu'au mercredi dans la nuit, époque à laquelle il se termine. Le jeudi matin, il y a une autre intermission semblable à celle du mardi matin ; mais le jeudi dans l'après-midi, un autre accès, aussi long que le précédent, recommence ; et, comme il revient régulièrement de deux jours l'un, il ne laisse qu'un court intervalle de dix ou douze heures, pendant les quarante-huit que dure la révolution fébrile. J'appellerai avec Celse (1) et Agathinus (2) cette fièvre demi-tierce ou hémitritée.

Mais les diverses espèces de fièvres tierces, mentionnées jusqu'ici diffèrent entre elles, selon que leurs intervalles périodiques sont plus ou moins calmes et sans trouble. Quand il y a apyrexie complète, ou disparition totale de la fièvre entre les accès, on les appelle intermittentes ; lorsque les apyrexies sont plus imparfaites et obscures, on les nomme rémittentes, et continues quand les paroxysmes et leurs intervalles sont moins sensibles, quoique la violence des symptômes soit un peu abattue de deux jours l'un. Dans les doubles tierces, l'intermission qui suit l'accès le plus fort est la plus longue ; l'accès le moins fort se termine plus souvent par une rémission que par une intermission, et il se prolonge fréquemment, quoique d'une manière peu marquée, jusqu'à l'approche de l'autre : de là vient que la nuit qui précède le paroxysme le plus violent est beaucoup plus agitée que celle qui lui succède, comme l'a observé Hippocrate (3).

Telles sont les différences des fièvres tierces, provenant de leurs types ; mais il y en a quelques-unes dont la révolution périodique dure un peu moins de quarante-huit heures, d'autres dont elle dure un peu plus : on appelle, à cause de cela, les premières fièvres tierces anticipées, et les secondes fièvres tierces retardées. Dans les doubles tierces, le fort accès revient

____

(1) Cels., lib. II, cap. 3.
(2) Apud Galen., De febr. different., lib. II, cap. 2.
(3) De morb. vulg., l. VI, § 11.

chaque fois, au moins dans bien des cas, un peu plus à bonne heure, tandis que le faible revient à la même époque, ou peut-être de plus en plus tard à chaque alternative ; de sorte que les mouvemens de l'un n'ont aucune influence sur ceux de l'autre, ce qui semblerait prouver que chacun de ces accès a une cause indépendante et qui lui est propre.

En voilà assez quant aux types de ces fièvres et à la durée de leur révolution périodique ; je vais passer maintenant aux différences produites par les symptômes qui accompagnent leurs paroxysmes.

Plusieurs auteurs, et particulièrement Hoffman (1), ont soigneusement énuméré les phénomènes des accès de fièvres tierces parfaitement régulières, selon l'ordre dans lequel ils se succèdent ; mais les paroxysmes des fièvres épidémiques qui font le sujet de notre entretien, sont si éloignés d'avoir toujours une seule et même apparence, que deux maladies ne peuvent pas différer davantage l'une de l'autre, qu'ils paraissent souvent le faire. Dans les fièvres tierces simples et doubles, et dans les hémitritées, ils commencent souvent par un léger frisson ; quelquefois sans aucun sentiment de froid, et presque toujours, tandis que le malade se plaint de froid, sa peau est plus chaude que dans l'état naturel. Chez les uns, il y a un degré de chaleur très intense ; chez d'autres, elle est modérée. Chez un petit nombre, ces fièvres se terminent par des évacuations alvines, ou par les urines, plutôt que par les sueurs ; quelquefois elles sont tellement compliquées de douleurs fixes de la tête, de la poitrine, du ventre, du dos ou des lombes, qu'elles simulent avec la plus grande exactitude la frénésie, la pleurésie, l'*hépatite*, le *lumbago* ou le rhumatisme, surtout si les apyrexies sont obscures ou imparfaites. Quelquefois la prédominance d'un ou deux symptômes est si forte, que les autres sont moins sensibles ou même tout-à-fait effacés De là vient que nous rencontrons si souvent des migraines, des cholera-morbus, des dyssenteries et des toux convulsives, qui reviennent régulière-

---

(1) Med. ration., tom. IV, § 1, cap. 2.

ment à des périodes fixes ; et c'est à cause de quelque symptôme prédominant que plusieurs fièvres de cet ordre ont reçu
des noms particuliers qui en sont tirés. Lorsque, par exemple,
le froid qui commence les accès continue plus long-temps qu'à
l'ordinaire, et qu'il est si intense, que la surface du corps est
glacée, tandis qu'une chaleur brûlante se fait ressentir dans les
entrailles, la fièvre a reçu le nom de lipyrie. Quand l'anxiété
et l'abattement de l'esprit, qui ont ordinairement lieu dans le
premier stade du paroxysme, sont poussés au point de dégénérer en une défaillance absolue, on l'appelle fièvre syncopale.
Lorsque la douleur considérable et la chaleur brûlante des entrailles rendent le malade inquiet et incapable de rester plusieurs instans dans la même position, on la nomme assode, et
élode quand la peau est continuellement couverte de sueur, soit
que cette évacuation provienne de l'inflammation des viscères,
ou d'une dissolution générale du sang (1). Car, quoique dans
le cours de ces fièvres malignes, il arrive souvent qu'on ne
puisse distinguer ni les paroxysmes ni leurs intervalles, il est
pourtant évident qu'elles se rapportent à l'espèce des tierces,
puisque, la plupart du temps, dans leur principe, les accès
sont assez distincts ; et aussitôt que la violence des symptômes qui produisait la confusion dans le fort de la maladie
diminue, elles redeviennent plus régulières, et prennent leur
premier type ou un autre analogue (2).

Quiconque a bien compris ce que j'ai dit jusqu'ici sur les
fièvres tierces, verra aisément qu'on ne finirait point si l'on
voulait compter les différentes espèces dans lesquelles on pour-

---

(1) Atque hoc in totum de sudoribus animadvertere oportet, quod nonnulli
quidem ex corporis dissolutione, quidem ex inflammationis vehementia
contingant.

Hippoc., Prænot., lib.

(2) Febris sincopalis minuta subtilis, est febris acuta faciens cadere pulsum et virtutem in paroxysmo uno aut duobus paroxysmis, cum additione
dissolutionis accidente in corpore cum velocitate. — Plures paroxysmi hujus
febris sunt paroxysmi tertianæ.

Avicen., De febr., cap. 53.

rait les diviser, et donner des noms particuliers à chacune
d'elles. Il y a cependant encore une autre circonstance qui rend
ce sujet plus embrouillé. Telle est la disposition qu'ont ces
maladies à varier, qu'elles changent souvent d'aspect, et que
rarement elles conservent la même forme depuis leur commencement jusqu'à leur terminaison. Chaque révolution périodique prend quelquefois un type nouveau, et chaque accès
est accompagné de symptômes différens. Cette disposition me
fit soupçonner d'abord qu'elles étaient confuses, anomales et
tout-à-fait sans ordre ; mais, après m'être familiarisé pendant
quelque temps avec elles, je commençai à découvrir leur régularité ; et plus j'eus occasion de voir des malades, plus je fus
surpris de la constance que la nature affecte dans la production
et la marche de ces fièvres, leurs accès étant parfaitement
semblables chez les Espagnols et les Anglais, et quelquefois
n'étant pas très différens chez celui qui couche sur la terre nue,
privé de secours, et chez ceux qui sont traités d'après les méthodes les plus judicieuses, et qui jouissent de tous les avantages de la fortune. Souvent même, ni l'intempérance des malades ni un traitement mal entendu ne peuvent changer leur
cours déterminé, ni empêcher leur terminaison salutaire : tant
est grande l'erreur de ceux qui s'imaginent que le but de la
nature dans les maladies aiguës peut être contrarié ou troublé
par quelques accidens de peu de conséquence ou par quelques
prescriptions insignifiantes.

La plupart de ces fièvres paraissent d'abord sous l'aspect de
simples ou doubles tierces. L'accès en froid dure rarement
au-delà d'une heure ou deux, et lorsqu'il cesse, il y a communément une évacuation de matières bilieuses, soit par le
vomissement, soit par les selles. Il survient ensuite par tout
le corps une chaleur intense qui élève le mercure dans le thermomètre à 103 ou 104 degrés ; enfin, une sueur copieuse termine le paroxysme. L'apyrexie est assez complète, quoique
presque toujours le malade se plaigne d'avoir la bouche mauvaise, de perte d'appétit, de mal de tête, de douleur de
reins, et au creux de l'estomac, lorsqu'il fait une inspiration

entière. Pendant l'intermission, le pouls est presque naturel; dans les accès, il varie suivant les symptômes qui prédominent. Quand ils sont accompagnés de vives douleurs à la région précordiale, il devient petit et obscur, de manière à indiquer une faiblesse plus considérable que celle qui existe réellement. D'un autre côté, lorsqu'il survient des symptômes d'assoupissement léthargique, il ressemble souvent à celui d'une personne en bonne santé, quoique le malade coure les plus grands risques. L'urine rendue pendant le paroxysme ou l'intermission est toujours claire, écumeuse, d'une couleur rouge foncée et sans sédiment. Le sang tiré de la veine est le plus ordinairement d'un rouge fleuri, semblable à de l'écarlate et sans croûte visqueuse; la sérosité est quelquefois jaunâtre, mais le plus souvent elle est rouge comme de la lavure de chairs, et très abondante; d'autres fois le sérum ne se sépare point du caillot, et ils forment ensemble une masse gélatineuse.

A mesure que la fièvre approche de son plus haut période, le froid et le frisson, par lesquels le paroxysme commence, deviennent moins forts, et même entièrement imperceptibles : dans ce cas, le cholera-morbus, ou une douleur aiguë dans le dos ou les lombes, les remplace souvent ; souvent aussi les frissons sont entremêlés de bouffées de chaleur, et les accès sont alors accompagnés de symptômes plus redoutables, tels que les maux de tête, le délire, les affections soporeuses, les paroxysmes d'apoplexie, le saignement de nez, la toux, la difficulté de respirer, les palpitations de cœur, l'irrégularité du pouls, le malaise et l'anxiété, la cardialgie, le vomissement et la diarrhée, la chaleur, la tension, la douleur et les pulsations des viscères abdominaux, les soubresauts des tendons, et une infinité d'autres souffrances très variées qui ne cessent point entièrement avec la sueur qui termine le paroxysme ; de sorte que l'apyrexie est non-seulement plus courte, mais encore plus incomplète.

Outre cela, il arrive souvent que, pendant la seconde, troisième, quatrième ou cinquième révolution périodique, la fièvre devient double tierce , quoique d'abord elle fût tierce simple ; ou , si elle était double tierce dès son principe , l'accès le plus faible continue sans intermission jusqu'à l'invasion du plus fort , et alors la maladie dont les deux paroxysmes se confondent présente l'aspect d'une demi-tierce , ayant un très long accès, avec un court intervalle toutes les quarante-huit heures. Quelquefois une double tierce dégénère en triple tierce, ayant deux accès au lieu d'un les jours impairs.

On doit aussi observer que , pendant que la fièvre fait des progrès , l'ordre de ses révolutions est souvent dérangé, parce que l'heure de l'invasion des paroxysmes change, et qu'ils viennent subitement sans être précédés par le froid. Les accès anticipés ne sont pas toujours un bon signe, ni ceux qui retardent un mauvais, comme quelques auteurs veulent l'insinuer : au contraire, les premiers dénotent souvent les forces de la nature, et les seconds sa faiblesse.

D'après cette manière de procéder, ces affections protéiformes continuent de changer de type à chaque révolution périodique, et d'avoir des paroxysmes plus longs, plus forts et plus fréquens, jusqu'à ce qu'elles soient arrivées à leur comble; à cette époque, les accès et leurs intervalles sont souvent si confus, qu'on peut à peine les distinguer les uns des autres. Néanmoins, si la mort n'est pas bientôt la suite de cette confusion, elles deviennent ordinairement plus simples et plus régulières, et après un ou plusieurs paroxysmes légers , elles s'en vont d'elles-mêmes.

Celles de ces fièvres qui parviennent à leur comble dans la troisième révolution périodique, se terminent à la quatrième ou cinquième. Celles qui n'y parviennent qu'à la quatrième se terminent à la cinquième ou sixième; enfin, celles qui n'y arrivent que dans la cinquième se terminent à la sixième ou septième. Lorsque les accès les plus violens ont lieu les jours impairs, les crises se font les jours impairs ; quand ils ont lieu les jours pairs, les grands changemens de la maladie arrivent aussi les jours pairs.

Si la fièvre augmente jusqu'à la septième révolution pério-

dique, il est probable qu'elle ne cessera pas avant la neuvième ;
mais il arrive rarement que les fièvres tierces intermittentes ou
rémittentes s'étendent aussi loin. J'en ai cependant vu, chaque
année, un petit nombre de l'ordre des continues, qui commençaient avec une grande bénignité, et qui, augmentant par
degrés insensibles, devenaient tout à coup très violentes dans
la troisième ou quatrième semaine, et bientôt après finissaient par être intermittentes, quoique plusieurs d'entre elles
eussent continué pendant six ou sept semaines sans intermission considérable. Hippocrate a soigneusement décrit (1)
ces espèces de fièvres, et il nous apprend qu'elles sont sujettes
à se terminer par des dyssenteries, des lienteries, le ténesme,
et, dans le fait, nous trouvons que ce n'est que trop ordinaire.

Mais il est beaucoup plus commun de rencontrer des fièvres
tierces qui débutent d'une manière extrêmement violente, qui
sont subintrantes et ont des paroxysmes doubles et très forts ;
de sorte que, pendant plusieurs jours, elles n'offrent que peu
ou point d'intervalles non fébriles. Le trois ou le cinq, une
sueur copieuse amène ordinairement une intermission, et ensuite la maladie prend le type d'une intermittente double
tierce ou d'une hémitritée. J'ai vu souvent ces fièvres se ter-

---

(1) Les autres fièvres étaient entièrement de l'espèce des continues sans
aucune intermission, et leurs paroxysmes étaient en tout semblables aux
demi-tierces, un jour mieux, un autre pire. De toutes les fièvres qui régnaient
alors, celles-là étaient les plus violentes, les plus ennuyeuses et les plus douloureuses ; elles commençaient d'une manière très douce, mais elles allaient
toujours en augmentant, et elles empiraient les jours critiques. Après une
légère diminution, elles redevenaient bientôt plus graves, ayant de forts accès les jours critiques, qui étaient en général pires que les autres jours. Les
frissons, qui étaient généralement irréguliers et variables, l'étaient très peu
et rarement dans ces fièvres, quoiqu'ils le fussent beaucoup dans les autres.
Les sueurs étaient communes, mais l'étaient moins dans ces maladies que
dans tous les autres cas, et loin de soulager le malade, elles produisaient
l'effet contraire. Le ventre était en général dérangé et d'une manièrefâcheuse,
mais les cours de ventre étaient bien plus graves dans ces fièvres, etc.
HIPPOCRATE, De Clifton.

miner spontanément le septième, le neuvième et le onzième jour, et en général elles sont moins à craindre que celles qui commencent avec l'apparence trompeuse de simples ou doubles tierces légères.

Car, quelque bénignes et insignifiantes que paraissent d'abord ces fièvres, nous ne devons jamais en croire les apparences avant qu'elles aient parcouru deux ou trois de leurs périodes. Alors, à la vérité, si les paroxysmes ne sont pas accompagnés de douleurs aiguës dans les viscères, et ne durent pas plus de douze heures ; s'ils finissent par des sueurs chaudes, copieuses, et que leurs intervalles soient passablement libres ; si le malade supporte bien la maladie, et qu'il commence à avoir de l'appétit ; s'il paraît de petites pustules aux côtés de la bouche, ou des gales autour des lèvres (1) ; si l'urine a repris son aspect ordinaire, ou qu'elle soit nuageuse et trouble, ou bien qu'elle laisse déposer un sédiment blanc ou rouge pâle : si tous ces signes, dis-je, se présentent ensemble vers la troisième ou quatrième période, nous pouvons sûrement pronostiquer une prompte guérison.

D'un autre côté, c'est une marque de danger quand, à cette époque de la maladie, les accès sont longs et prolongés, ou accompagnés d'un délire opiniâtre, d'un coma profond, d'une anxiété considérable, d'une douleur de reins ou de l'orifice supérieur de l'estomac ; lorsque le malade a une entière aversion pour les alimens, et qu'il est si faible dans les intervalles des paroxysmes, qu'il a la tête si étonnée, qu'il peut à peine marcher ; lorsque la région épigastrique et les hypocondres sont tuméfiés, durs et douloureux au toucher ; quand la peau se couvre souvent de pustules nombreuses, semblables à des piqûres d'ortie ; quand l'urine reste crue, claire, fortement colorée, ou couverte d'une pellicule de couleur de

---

(1) Il est bon d'observer que ces gales ne doivent être regardées comme d'un bon augure que quand elles viennent vers le déclin de la maladie, et qu'elles sont accompagnées d'autres signes de coction ; car si leur éruption se fait dans son commencement, elles indiquent qu'elle sera dangereuse et longue.

cendres pareille à de la toile d'araignée ; et enfin lorsqu'il survient des évacuations qui sont au-dessus des forces du malade, telles que le vomissement, la diarrhée, le saignement de nez, les sueurs colliquatives ou autres de même nature : car les fièvres qui présentent ces phénomènes se changent quelquefois tout à coup en dyssenteries mortelles ; d'autres fois elles deviennent tierces continues, et durent très long-temps ; mais le plus souvent elles conservent le type de fièvres rémittentes ou intermittentes (1), et devenant de jour en jour plus violentes, elles sont très dangereuses autour de la sixième ou septième période ; et quoique le malade puisse en échapper après une lutte considérable, par le moyen de quelques évacuations critiques, telles que la diarrhée, la sueur, les parotides ou les (bubons) abcès aux aines, cependant sa constitution est ordinairement si altérée, qu'il demeure long-temps exposé à éprouver des paroxysmes de fièvre irrégulière, des sueurs nocturnes, des feux, des obstructions des viscères chylopoïétiques, et toutes sortes d'affections chroniques.

-----

(1) Ici et dans plusieurs autres endroits de cet ouvrage, j'ai tâché d'inculquer que le danger des fièvres tierces doit plutôt être estimé d'après les symptômes des paroxysmes que d'après la longueur et la sérénité des intermissions. F. Torti ayant écrit sur ce sujet avec beaucoup de clarté, j'ajouterai dans cette note à ce que j'ai déjà dit, quelques remarques tirées de sa Thérapeutique spéciale (*Therapeutice specialis ad febres periodicas perniciosas*, etc. 1756, in-4°), excellent ouvrage que je n'ai pu me procurer que depuis peu. Cet auteur nous apprend que les fièvres intermittentes, et principalement les tierces simples ou doubles, deviennent malignes, soit quand elles dégénèrent en fièvres aiguës continues, soit quand elles conservent encore leurs intermissions, mais qu'elles sont accompagnées de l'un ou l'autre des symptômes suivans, qui sont ordinairement funestes au second ou troisième accès, lorsqu'ils ont paru de la même manière redoutable qu'il indique : 1° le vomissement ou la diarrhée semblables au cholera-morbus ou à la dyssenterie ; 2° la diarrhée qui ressemble souvent aux flux hépatiques, et quelquefois à une évacuation d'atrabile ; 3° la cardialgie ; 4° les sueurs froides ; 5° la syncope ; 6° le froid permanent qui n'est suivi ni par la chaleur ni par la sueur ; 7° une disposition léthargique peu différente de l'apoplexie. Il en fait autant d'espèces diverses de fièvres intermittentes malignes, et les nomme d'après les symptômes prédominans dans l'accès : 1° *febris cholerica* seu *dyssenterica* ; 2° seu

Les fièvres dont la violence est plus grande les jours pairs sont fort à craindre ; et si les accès cessent d'avoir lieu le troisième, le cinquième et le septième jour, mais qu'ils continuent le quatrième, le sixième ou huitième jour, nous devons nous tenir sur nos gardes, de peur qu'une tempête soudaine ne succède à cette intermission trompeuse (1).

---

cruenta seu *atrabilaris* ; 3° *cardiscia* ; 4° *diaphoretica* ; 5e *syncopalis* ; 6° *algida* ; 7° *lethargica*. Il décrit avec beaucoup d'exactitude la manière dont chaque espèce donne la mort, et il observe que dans les six premières espèces, le pouls est constamment petit, faible et très déprimé, tandis que dans la septième, il est plutôt plein, fort et lent (comme dans l'apoplexie) que faible et accéléré. Cette dernière espèce, qu'il appelle *léthargique*, est extrêmement commune dans l'île de Minorque ; la *cardialgique* et la *cholérique* y sont aussi assez fréquentes, et les autres s'y rencontrent de temps en temps, à l'exception peut-être de la *subcruenta* que je n'y ai jamais vue. Notre auteur remarque aussi qu'il n'est pas rare que quelques-uns des symptômes ci-dessus mentionnés accompagnent les fièvres continues périodiques, quoique cela arrive bien rarement avec le même degré de violence que dans les fièvres intermittentes. Il observe que les intermittentes quartes ne tuent presque jamais dans l'accès, comme le font les tierces, mais qu'elles sont souvent fatales en passant à l'état de continues. Tout l'ouvrage mérite d'être lu avec soin, et surtout le premier chapitre du troisième livre, dont ces remarques sont tirées, dans la vue d'exciter plutôt que de satisfaire la curiosité du lecteur.

(1) J'ai recommandé cette précaution, parce que j'ai vu un petit nombre de doubles tierces se changer en tierces simples par la cessation des accès les jours impairs, et néanmoins être fatales bientôt après. Je n'ai d'ailleurs trouvé ce cas indiqué par aucun auteur, excepté Hippocrate, qui nous dit dans ses Prénotions de Cos : *Quibus tertio die subsistit accessio et quarto ingravescit malum.* Cependant j'imagine, d'après le passage suivant de Torti, que ce médecin expérimenté doit avoir rencontré des accidens de cette nature. « Suspecta itaque ab exordis erit ne in continuam degeneret, in-
» termittens, quæ cum pauco aut nullo rigore solet invadere, sed potiùs cum
» sensu caloris. Item quæ primo die leviusculam (dummodò tamen vere fe-
» brilem) infert accessionem ; altero vero die (non alterâ periodo) fortiorem,
» et sic progrediendo motum servat graviorem per dies pares, loquendo per
» modum exempli, de tertianâ duplici ab ortu. Quod si eâdem sic ortâ in
» simplicem statim mutetur, etsi hoc laudabile sit, tamen non desinit esse
» suspectum, si primam accessionem validam, debilis, ut suprà, immediatè
» præcessit : potest enim facile ille typus mutari qui ordine inverso potuit
» incipere. »

Therap. special., l. III, cap. 1.

Mais le malade court le plus grand danger, s'il s'échappe quelques gouttes de sang de son nez ; s'il rend par le haut ou par le bas une matière noire comme le marc de café ; si son urine a une couleur noirâtre, et une odeur forte et désagréable ; si toute la peau a une teinte jaune foncée, ou qu'elle soit entiè-rement décolorée, avec des taches livides ou des épanche-mens (1) ; si l'on sent une odeur cadavéreuse en approchant de son lit ; si, dans le temps de l'accès, il demeure froid et trem-blant, sans pouvoir se réchauffer, ou s'il éprouve une chaleur extrême, qu'il soit muet et stupide ; s'il pousse des soupirs ou des gémissemens, ou qu'il ait le hoquet ; s'il reste constam-ment couché sur le dos, ayant l'air pâle, les yeux à demi fermés, la bouche ouverte, le ventre énormément gonflé ; une constipation opiniâtre, ou une évacuation involontaire des ex-crémens. Si ces symptômes redoutables paraissent rarement avant la troisième révolution périodique, on les voit souvent survenir dans les fièvres intermittentes simples ou doubles, pendant le quatrième, cinquième ou sixième accès, lors même qu'on ne pouvait prévoir le moindre danger ; mais à quelque époque de la maladie qu'ils se rencontrent en certain nombre, ils donnent lieu à un fâcheux pronostic : car, quoiqu'ils cessent quelquefois entièrement avec le paroxysme, et qu'ils paraissent laisser le malade en bonne disposition, le plus ordinairement ils reviennent dans l'accès suivant avec le double de violence, et se terminent par la mort subite. C'est par allusion à cet ordre de choses qu'Hippocrate nous dit : « En été règnent les fièvres » intermittentes et le cholera-morbus ; et comme ces fièvres » dégénèrent quelquefois en maladies aiguës d'un mauvais » caractère, nous devons nous tenir sur nos gardes ; les cin-» quième, septième et neuvième jours indiquent le danger, » mais nous devons être attentifs jusqu'au quatorzième (2). » Parce que le cinquième jour, si les symptômes dont nous ve-

---

(1) A Minorque, les Anglais sont plus sujets à la jaunisse dans ces fièvres que les naturels du pays.

(2) De morbis popular., l. VII.

nons de faire mention paraissent indiquer la mort pour le septième, de même le septième l'indique pour le neuvième, et le neuvième pour le onzième, pourvu que les paroxysmes s'exaspèrent les jours impairs; car s'ils sont plus violens les jours pairs, ce sera un de ces jours qui deviendra indicateur aussi bien que critique. C'est par cette raison que Galien (1) a établi, comme règle générale, que ceux qui deviennent sensiblement plus malades le quatrième jour, meurent le sixième; et il aurait pu tout aussi bien dire la même chose du sixième jour relativement au huitième, et du huitième relativement au dixième.

Non-seulement il est possible, dans beaucoup de cas, de prédire le jour, mais même l'heure à laquelle le malade doit expirer; car le temps de l'accès qu'il passe ordinairement avec le plus de difficulté finira probablement par lui être fatal, ainsi que Galien l'a déjà remarqué (2). J'en ai vu quelques-uns expirer dans ce qu'on peut appeler le premier stade du paroxysme, ayant la peau glacée et mouillée d'une sueur froide, le pouls petit et irrégulier, et conservant l'usage des sens jusqu'au dernier moment; mais ceux qui périssent dans le fort de l'accès en chaud, frappés de stupeur, privés de sentiment, ayant la respiration courte et laborieuse, et la peau couverte d'une sueur brûlante comme du feu, sont en bien plus grand nombre.

Il est bon de se rappeler que dans ces fièvres insidieuses et trompeuses, de même que dans toutes les maladies aiguës, les présages touchant la guérison ou la mort ne sont pas toujours certains ou infaillibles. Il arrive souvent que ceux qui pendant le paroxysme sont restés plusieurs heures avec peu ou point de signes de vie reviennent ensuite comme des portes de la mort, et demandent quelque espèce d'alimens peu communs, au grand étonnement des personnes qui les entourent; d'un autre

---

(1) Et enim qui in quarto ad pejorem statum recidunt, plerumque sexto moriuntur.

De dieb. decret, l. I, cap. 4.

(2) De crisib., l. III, cap. 10.

côté, il arrive aussi que l'accès anticipe quelquefois, et tue avant le temps qui était indiqué.

J'ai examiné les cadavres d'environ cent individus morts de ces fièvres, et j'ai constamment trouvé l'une ou l'autre des parties adipeuses du bas-ventre (l'épiploon, le mésentère, le mésocolon, etc.), d'une couleur noire foncée, ou totalement corrompue ; la vésicule du fiel pleine et gonflée, et l'estomac et les intestins regorgeant de matières bilieuses ; la rate tuméfiée, pesant quelquefois quatre ou cinq livres, et si excessivement tendre et corrompue, qu'elle ressemblait plutôt à une masse de sang coagulé, enveloppée dans une membrane, qu'à une partie organique. Il n'y avait rien d'extraordinaire dans la cavité du crâne ni dans la poitrine, à l'exception d'un peu de sérosité jaunâtre, lorsque la peau était teinte de cette couleur.

Cœlius Aurélianus nous a transmis quelques observations relatives aux fièvres tierces malignes, que je vais transcrire au bas de la page pour l'instruction du lecteur (1). Ceux qui connaissent le style de cet auteur, s'apercevront aisément com-

---

(1) Hæc passio (nempe apprehensio sive oppressio) lethargiæ similis est, Hippocrates et Diocles αφωνιαν appellavit, Praxagoras κωματωδην, Antigenes αναυδιαν, Asclepiades catalepsin. — Diocles ait *defectivas febres* (a) tutas et innoxias esse frequentiùs quàm sunt continuæ, quamquam et in his periclitentur, qui in his accessionibus apprehensi conticescunt, vel raptu quodam alterno per membra tentantur, cum suprà dictis : quod sæpè, inquit, est accidens pueris. Item Praxagoras ait esse quasdam febres ex anno duodecimo usque ad annum decimum sextum aut decimum septimum, quæ, quâdem privatâ pernicie, mortis habent effectum. Atque id in servis magis quàm liberis evenire, sed *excesso dierum numero* (b) passiones fiunt, catochæ vehementes, ut etiam voce capiantur ægrotantes: horum aliquos etiam lethargicos fieri. Denique, inquit, quidem liberati, et deinde, *sanitatis creduli* (c), plurimum quicquam sumentes, repente in mortem venerunt. — Item Archigenes ait difficiles esse periodicos typos horum difficiliores esse tertianas, in quibus quotidianæ accesiones fiant, sed alternâ diei interpositione, *suæ similitudini respondeant* (d), quando iu accessione vehemens occurerit oppres-

(a) Intermittentes.
(b) Imparibus diebus.
(c) Sani sibi visi.
(d) Sibi similes sint.

bien les remarques précédentes approchent de celles des anciens médecins grecs et romains. Toutefois elles paraissent en différer dans quelques circonstances ; car, selon eux, les enfans sont plus sujets à ces fièvres que les adultes, tandis que, d'après ce que j'ai observé, elles sont plus communes parmi les adultes et les gens avancés en âge. D'après leur manière de parler, il paraîtrait aussi que les accès qui sont le plus à craindre, sont ceux qui surviennent avec un engourdissement des jointures et des tremblemens ; mais les paroxysmes les plus redoutables que j'aie vus débutent tout à coup par une chaleur brûlante, sans être précédés de froid.

Je me flatte que ce qui vient d'être dit suffira aux jeunes praticiens pour les mettre à même, non-seulement de distinguer les fièvres tierces de toutes les autres fièvres, mais encore pour prévoir les époques de leurs paroxysmes, et celles de leurs intervalles, et pour former des conjectures raisonnables, tou-

---

sio, et appellavit ΡΙΓΟΣ. Difficilis , inquit etiamsi quotidianis diebus accessiones sibi similes fiant , et in accessione ægrotantes suprà dicta patiantur. Dein progrediens paululùm item dixit periodicos typos non esse perniciosos, sed horum esse molestos, quibus accessionis tempore, *pressuræ vehementes* (a) eveniunt, et quodam *nubilo* (b) corpus demergitiæ, quod item rhigos vocavit ; sed hoc , inquit, est accidens magis tertianis, aliquando etiam quotidianis , quæ similibus respondeant accessionibus. — Apud Romam verò inquit Asclepiades frequentare advertimus *has febres* (c), cum corporis atque mentis oppressione, in similitudine lethargiæ, quæ secundo vel tertio in statu accessionis constitutæ, statim recalefacto corpore, vel cessante vehementiâ, in resumptionem et resurrectionem mediocrem revocant ægrotantes. At si *lævi figmento* (d) cessaverint, semel apprehenso ægro nullam resurrectionem dabunt, sed in sudores, et respirationem celerem , in pulsum febricitantem desinunt et occidunt. — Autumni tempore hæc passio magis irruit corporibus atque puerilibus frequenter ætatibus ; item mulieribus humorosis, et vacuis corporibus, et edacibus hominibus. — Præter ea omni febriculæ hæc passio irruere potest sive continuis sive demissionibus inter capedinatis hæmitritaicis etiam febribus, vel quotidianis, vel tertianis, vel quartanis, fie-

(a) Profundus somnus.
(b) Somno turbulento.
(c) Tertianas duplices.
(d) Non reverâ sed specie tantùm.

chant leur issue. Avant de passer à ce qui concerne leur traitement, je remarquerai seulement que nous les voyons paraître
tous les ans sous les diverses formes et avec les différens types
décrits dans le commencement de ce chapitre ; cependant la
vraie tierce simple et double tierce, ainsi que l'hémitritée,
sont à beaucoup près les plus fréquentes. En juillet, lorsqu'elles
commencent à se montrer, leur type est ordinairement simple
et régulier, leurs paroxysmes sont de courte durée, et après
trois, quatre ou cinq révolutions périodiques, elles se passent
d'elles-mêmes ; tant est juste l'observation d'Hippocrate (*Præ-
no. coac*), qui dit que les vraies tierces se terminent en général
dans cinq, sept ou au plus neuf accès, nonobstant ce que
quelques modernes ont allégué en faveur du contraire. A mesure que la saison avance, les fièvres tierces deviennent plus
dangereuses et plus difficiles à guérir, et se changent souvent
en ces espèces de fièvres malignes appelées *symopales, sypirées,
assodes*, etc., surtout si les pluies sont considérables, sans

---

quentiùs tamen quotidianis accessionibus, vel tertianis, ægrotantes istâ
passione afficiuntur, et propterea, diuturnis accessionibus admoniti, tertianis
similitudinem servant, ad typum quotidianum : sed omnium earum febrium
gravius, quoties cum articulorum frigido torpore fuerit *qualitas* (a) : leviùs,
quoties tremore ægrotantes afficiuntur ; item magis et magis leviùs, quoties
sine his quæ suprà diximus, solo fervore febres initium accipiunt. *Ensuite,
après avoir soigneusement énuméré les signes de la maladie, notre auteur passe à sa description dans son dernier stade.* Cum sudore sæpiùs
plurimo atque ferventi et in demissione sinceritati propinquantes rursum admo-
nentur. At si ad pejora passio fuerit devoluta, fervor plurimus corporis in
superficie, magis sentitur respiratio, occulorum conversio, menti quoque fixa
conductio, manuum contractus, et musculorum, qui buccas colligunt, tanquam ridentium, sudor ingens, et quibusdam in vultu et thorace emergentes
discolores vel stantes in rotunditate *maculæ* (b), in similitudinem *scatebra-
rum corporis* (c), quas Græci ιουθες vocant, et magnitudine repentinùs
virium casus, gutturis stridor, quem ronchum vocant, torpor frigidus, albidus
vultus, et in ultimo *effatio* (d), atque vitæ periculum.

Lib. II, cap. 10, De morb. acut.

(a) Mos febris.
(b) Exanthemata.
(c) Sudoris guttularum.
(d) Suffocatio.

être accompagnées de vent, pendant les jours caniculaires. Aux environs de l'équinoxe, il est étonnant combien elles prennent de formes variées. Très souvent elles simulent les fièvres continues, leurs paroxysmes étant longs et avec redoublemens ; mais à mesure que l'hiver approche, leur type devient plus simple, et quoiqu'elles soient ennuyeuses et obstinées dans cette saison froide, cependant elles sont plus régulières et moins dangereuses que dans l'été.

Dans le traitement des fièvres tierces, on doit moins avoir égard aux types qu'aux symptômes qui accompagnent les accès ; car, toutes choses égales d'ailleurs, les tierces simples, doubles, triples, intermittentes et rémittentes, ainsi que la demi-tierce, exigent toutes la même méthode curative.

Aussitôt que le paroxysme commence, le malade doit se mettre au lit, et se couvrir de manière à ne pas être accablé par une chaleur excessive, et de façon cependant que les sueurs critiques ne soient pas supprimées par l'accès trop facile du froid. Si l'on peut le faire convenablement, on placera son lit dans une grande chambre, où il pourra respirer librement un air pur et tempéré. En été, il sera nécessaire d'en exclure les rayons du soleil et de rafraîchir l'air en arrosant souvent le pavé avec de l'eau et du vinaigre et en ouvrant les fenêtres du côté du nord ; pendant l'hiver ou les pluies de l'automne, on corrigera le froid et l'humidité qui règnent alors par le moyen du feu.

Tant que l'accès en froid continue, le malade doit s'abstenir de boire, parce que dans ce moment les veines cave et sous-clavières sont si pleines et si gonflées par la dérivation du sang de la surface du corps à l'intérieur (1), que l'évacuation du canal thorachique est empêchée, et que, par cette raison, les boissons qu'on avale restent dans le tube alimentaire, surchargent les intestins et produisent l'anxiété : c'est pourquoi, si le malade est altéré, il doit tâcher d'étancher sa soif le

____

(1) Sanguis presentem horrorem metuens, ad partes maximè calidas concurrit. Hipp., *lib. de flat.*

mieux qu'il pourra, en rinçant souvent sa bouche et en man-
geant des tranches de limon saupoudrées avec du sucre. En
même temps, s'il survient des nausées ou des envies de vomir,
on doit aider ces efforts salutaires de la nature en faisant boire
largement de l'eau tiède ou du bouillon léger, ce qui entraîne
ordinairement l'évacuation d'une grande quantité de matières
bilieuses, au grand soulagement du malade.

Quand le premier stade du paroxysme est passé, ou, pour
se servir des expressions d'Hippocrate, *quand la chaleur descend aux pieds* (1), on peut alors donner des boissons ; mais
on doit le faire avec modération, et de sorte que le malade ne
boive pas autant qu'il le voudrait bien, sans souffrir cependant qu'il soit tourmenté par la soif. Aussitôt que la sueur paraît, on peut alors lui permettre de boire à volonté.

Les médecins espagnols refusent toute espèce de boisson
à leurs malades, jusqu'à ce que l'accès soit parvenu à son plus
haut période ; alors ils leur en donnent en petite quantité, ne
cessant de les encourager avec les paroles de Celse (2), qui dit
que « la soif cesse avec l'accès, et qu'il est bien plus long lors-
» qu'on boit pendant son cours. » D'un autre côté, les Anglais tombent dans l'excès opposé, en permettant le libre
usage des boissons dans tous les stades du paroxysme. La
première de ces erreurs, surtout dans les fièvres tierces, dont
les accès sont longs, outre qu'elle fait souffrir le malade,
augmente encore la chaleur fébrile, produit la putréfaction
des humeurs, détruit la cohérence des solides, et met la vie
dans le plus grand danger. Par l'erreur contraire, l'estomac
est surchargé, la nature est détournée de travailler à l'expulsion des sueurs critiques, et par conséquent le paroxysme
est prolongé.

---

(1) Per totum morbum istud præcipuè observari debet, ut cum frigidi pedes
fuerint, tum à sorbitione exhibendâ, tum maxime à potu abstineamus. Cùm
verò calor ad pedes descendere, tum dare convenit. Hipp. *De Vict. rat. in
morb. acut.*

(2) Lib. II , cap. 6.

Les boissons convenables dans cette circonstance sont celles qui tempèrent la chaleur, empêchent la putréfaction, dissolvent les particules acrimonieuses du sang, et les font passer à travers les reins ou les pores de la peau. De ce nombre sont l'eau bouillie et édulcorée avec le sucre, et acidulée avec le jus de limons, l'esprit de vitriol (*acide sulfurique*), ou les pommes coupées en tranches, qu'on y laisse infuser quelque temps, l'eau d'orge mêlée avec l'oxymel simple, le lait d'amandes et les autres émulsions, auxquelles on ajoute parfois du nitre.

C'est une grande question parmi les médecins, que de savoir si, pendant l'accès, la boisson qu'on fait prendre doit être froide ou chaude. En général, les Espagnols donnent de l'eau crue telle qu'elle vient de la citerne; et l'expérience prouve que si on ne l'avale pas trop promptement en grande quantité, cette boisson est non-seulement innocente et sans danger dans les fièvres d'été, mais même qu'elle est de beaucoup préférable aux liquides chauds, parce qu'elle étanche plus efficacement la soif et qu'elle fortifie en même temps les vaisseaux relâchés et affaiblis par la chaleur, et qu'elle empêche la tendance qu'a le sang à la dégénération putride : de là vient que chaque fois qu'on en prend il semble que le corps acquiert une vigueur nouvelle, qui le rend capable d'accomplir la coction de la matière fébrile et de l'évacuer par les couloirs convenables (1). Ceux qui refusent à leurs malades un remède si agréable et si puissant, en dépit de la nature, qui paraît l'exiger, et contre l'avis des meilleurs praticiens, sont donc très blâmables (2). Néanmoins, comme on risquerait de produire

---

(1) In hâc curatione observandum est, à spirit. sulph. gutt. xx, cum librâ aquæ frigidæ exhibitis, sudores copiosos fuisse provocatos quod multis experimentiś nobis innotescit, qui plures tertianas febres curatas vidimus, eodem remedio, in summo accessionis æstu, et urgente siti exhibito, undè copiosi sudores provocabantur, à quibus non solum paroxysmus, sed etiam totus morbus solvebatur integrè.

RIVER., *Obs.* 19, *cent.* 1.

(2) *Voy.* Hoffman, tom. IV, §1, cap. 1, et tom. III, §11, cap. 11.

la coagulation du sang par le contact subit d'un froid intense, on doit se garder de donner de l'eau à la glace, ainsi que le font les Italiens et les Siciliens, à moins que le malade n'y ait été habitué pendant qu'il se portait bien ; et même, lorsque les intestins sont enflammés, le plus sûr est de faire boire tiède ou à peu près chaud, ou à un degré de froid très léger.

Pendant les temps des sueurs critiques, on doit changer souvent les chemises et les draps du malade ; car, quand ces linges sont une fois complètement mouillés, ils ne peuvent absorber assez promptement la sueur, et d'ailleurs on court le risque que les exhalaisons morbifiques dont ils sont imprégnés ne soient absorbées par les vaisseaux cutanés, et reportées dans la masse du sang.

Lorsque l'accès est passé, et que le malade a pris un peu de repos après la fatigue qu'il vient d'éprouver, il est inutile, ou même nuisible, de le tenir constamment au lit, comme c'est la coutume des Espagnols ; cependant on doit le faire rester à la maison, ou au moins éviter qu'il s'expose aux rayons du soleil, et lui défendre tout exercice violent, parce qu'il pourrait en résulter des inflammations des intestins, ou le changement de la fièvre intermittente en continue.

On ne doit donner aucune espèce d'alimens pendant les paroxysmes, à moins qu'ils ne soient d'une longueur extraordinaire, et que le malade ne soit lui-même très faible ; mais pendant leurs intervalles, il sera nécessaire, afin de soutenir les forces, de faire prendre toutes les trois ou quatre heures quelques cuillerées d'une nourriture légère et délicate. Les Français et les Espagnols font usage, dans toutes les fièvres, de bouillon léger de mouton ou de poulet ; mais cette pratique est condamnée, à juste titre, par Rivière (1), attendu que la panade et les autres alimens végétaux sont non-seulement plus agréables à la pluralité des malades, mais encore

______

(1) Prax. med., lib. XVII, cap. 4.

plus propres à prévenir la tendance spontanée des humeurs à l'alcalescence. Je ne puis me figurer que les fruits d'été soient contre-indiqués dans cette occasion, quoiqu'ils soient défendus par la plupart des auteurs, qui, à cet égard, ont aveuglément copié Galien. Alexandre de Trolles prescrit le libre usage des raisins et des pêches (1) dans les fièvres tierces, et vante les cures qu'il a faites, au grand étonnement de ses contemporains, en donnant des melons d'eau et faisant largement boire de l'eau froide une heure avant l'accès. Avicenne recommande les grenades et les prunes mûres, mais surtout les melons d'eau (2), et Galien lui-même, quoiqu'il fût prévenu injustement contre les fruits d'été (parce qu'en ayant mangé avec excès dans sa jeunesse, il en avait éprouvé une attaque de sicknes assez forte), permet cependant l'usage de ceux qui ne sont pas difficiles à digérer dans le cas dont il s'agit (3) ; et même, en plusieurs autres endroits de ses ouvrages, il est obligé d'aller contre la façon de penser où il

---

(1) Pomaceus fructus, exquisitis tertianis liberaliter exhibere convenit ; nempe uvam dulcem, persica cocta, et non cocta, peponumque medullam, præsertim autem si etiam ægri siti vexentur. Ego sanè novi me frequenter ægros, ne ampliùs accessione febris infestarentur, impedivisse, cum peponas probe refrigeratos, horâ ante incursum morbi, assumere jussissem, et rursus aquam temperatam copiosam, et quantam potuerint peponi superbibendam præcepissem. Secutos itaque est, non multo post aquam epotam, aliquibus sane sudor; aliis copiosa bilis per alvum. Offendi autem ego pleroque Romæ medicos, qui ne nomen quidem peponum tanquam bilem procreantium proferre audebant. Quum itaque ego, cuidam aliquando, et sitienti vehementer et æstu flagranti defatigatoque injunixssem, ut peponem assumeret, quidam præsens medicus exclamavit : homo, cur ægrum magis vis occidere : annon didicisti quod pepo bilem producat ? Lege Galenum de alimentis, ubi dicat minifeste peponem comestum cholericos efficere. Laboravi igitur ego, non parum, ut iis persuaderem, qui intellectu assequi poterant, Galenum non dicere hic ipsos pepones bilem creare, sed choleram efficere. Proinde tertianâ febre detentis, cum fiduciâ dari debent. — Quomodò enim ea, quæ refrigerant et humectant, bilem creare possint, non video. Lib. XII, cap. 6.

(2) In Oper. venet. de Febr., cap. 38, p. 31.
(3) Ad Glaucum, lib. I, cap. 9.

était que les fruits sont une nourriture malsaine (1), principalement quand il nous dit que « ceux qu'on emploie à
» garder les vignes, et qui vivent pendant deux mois de
» raisins, de figues et de pain, deviennent gras et vigou-
» reux (2). » Cette observation se confirme tous les ans à Minorque ; et il est remarquable que les personnes destinées,
dans cette île, au même emploi, restent ordinairement en
bonne santé, quoique dans cette saison les fièvres tierces y
règnent habituellement avec la plus grande violence.

Avant de terminer ce qui concerne le régime du malade,
j'observerai que quoique dans le commencement de ces fièvres,
ceux qui en sont atteints répugnent ordinairement à tout, excepté aux boissons légères, rafraîchissantes et acidules, cependant au bout de quelques jours le vin leur paraît moins
désagréable ; et vers le déclin de la maladie, l'usage prudent
de cette liqueur tempérée avec de l'eau, ou jointe au petit-lait,
est souvent absolument nécessaire pour soutenir les forces dé-
faillantes, et prévenir la faiblesse, qui est le pire de tous les maux.

A l'égard de la saignée, les auteurs anciens et modernes ont
agité avec chaleur la question de savoir si l'on doit ou ne doit
pas l'employer dans les fièvres tierces. On a beaucoup écrit
pour et contre ; mais cette question me paraît trop générale
pour recevoir une réponse positive. Celse (3) a observé avec
raison que « les remèdes diffèrent suivant la nature du climat ;
» qu'il en faut à Rome d'une espèce différente de ceux qui
» sont nécessaires en Égypte, ou qui conviennent en France » ;
et puisque nous avons occasion de voir journellement une différence remarquable dans les symptômes des fièvres tierces, quoique sous un même climat et pendant la même saison de l'année,
on ne trouvera sûrement pas surprenant qu'un remède quelconque ne soit pas également utile dans tous les cas et dans
tous les temps.

---

(1) De alim. facult., lib. II, cap. 2.
(2) *Ibid.*, cap. 9.
(3) De Med. Præfat.

Pour ma part, toutes les fois que j'ai été appelé assez à bonne heure, j'ai tiré un peu de sang, au commencement de ces fièvres, aux personnes de tout âge, à moins qu'il n'y eût une forte contre-indication. Aux adultes vigoureux j'avais coutume d'en tirer dix ou douze onces; aux autres moins, et proportionnellement à leurs forces et à leurs années. En outre, s'il y avait un violent mal de tête, un délire opiniâtre, et une grande chaleur ou douleur d'entrailles, au bout d'un jour ou deux je répétais la saignée. A l'aide de cette évacuation faite à propos, la violence des paroxysmes diminue un peu; les apyrexies deviennent plus complètes; l'action des émétiques et des purgatifs est plus assurée et plus avantageuse; et les symptômes terribles qui paraissent souvent au plus haut période de la maladie, tels que le délire, l'assoupissement, la difficulté de respirer, l'inflammation des viscères abdominaux, etc., sont ou prévenus ou mitigés.

Mais si, avant qu'on m'eût appelé, la fièvre avait déjà duré quelque temps, et que la masse du sang parût être beaucoup trop fluide, ou disposée à la dissolution putride, ce qui arrive souvent pendant les grandes chaleurs de l'été, vers la quatrième période de la maladie, et ce qu'on connaît facilement par le changement considérable qui s'opère dans les yeux du malade et la perte subite des forces; ou bien si les premiers paroxysmes étaient accompagnés d'évacuations très copieuses, soit par le vomissement, la diarrhée, les sueurs, ou l'hémorrhagie du nez; dans toutes ces circonstances, j'omettais la saignée, ou je ne tirais qu'une très petite quantité de sang, quoique certains symptômes fâcheux parussent exiger une évacuation plus considérable de ce fluide.

Mais quand la saignée est reconnue nécessaire, on demande à quelle époque particulière de la révolution périodique on doit la pratiquer. Les anciens croyaient « qu'ouvrir la veine » dans le fort de la fièvre, c'était égorger le malade (1) »; et

____

(1) Si vehemens febris urget, in ipso impetu ejus, sanguinem mittere hominem jugulare est; expectanda ergo intermissio. CELS., lib. II, cap. 10.

par conséquent ils recommandaient d'attendre l'intermission, ou l'époque à laquelle les symptômes sont, en général, les plus modérés. Mais l'expérience du siècle présent nous a appris que cette opération est sans danger, en quelque temps de la maladie que ce soit, le moment qui précède le frisson et le frisson lui-même étant exceptés, ainsi que l'instant pendant lequel la peau est couverte de sueur critique. Depuis quelques années, encouragé par l'exemple de plusieurs praticiens renommés (1), j'ai communément ouvert la veine dans le commencement de l'accès en chaud, et par ce moyen, les malades ont été sur-le-champ soulagés : la chaleur immodérée du corps (qui produit souvent des effets funestes) a diminué, et les sueurs critiques ont paru plus tôt et en plus grande abondance. Toutefois, lorsque cette période du paroxysme était passée avant qu'on m'eût appelé, j'ai saigné le soir, à son déclin, ou après sa terminaison, afin d'avoir la liberté le lendemain d'employer la rémission ou l'intermission, qui arrivent ordinairement le matin, à évacuer les premières voies.

Car la mauvaise bouche, la répugnance pour les alimens, le vertige, la céphalalgie sus-orbitaire, la douleur des reins, et les autres accessoires constans des fièvres tierces, prouvent évidemment que l'estomac et les intestins sont surchargés d'humeurs nuisibles, et particulièrement de bile corrompue, qui, si l'on ne les évacue promptement, pourraient entraîner, pendant le cours de la maladie, l'apparition de symptômes très menaçans, tels que le vomissement violent, le redoublement ou la continuation des paroxysmes, le délire, l'agitation, la douleur, l'inflammation et la gangrène des viscères abdominaux, enfin la mort subite. C'est pourquoi, non-seulement il est nécessaire de laver l'estomac avec de l'eau douce ou du bouillon léger, dans le commencement des accès, lorsque la disposition au vomissement l'indique, et de tenir constamment le ventre libre à l'aide des clystères, mais encore de vider les

______

(1) Astruc, sur les fièvres, p. 71 ; Gourraigne, De febribus.

premières voies par des moyens plus puissans, au premier intervalle convenable.

C'est un point de controverse de savoir s'il vaut mieux évacuer ces humeurs nuisibles par le vomissement que par les
selles. Au premier aspect, le vomissement paraît préférable,
parce qu'il vide promptement la partie supérieure du canal
alimentaire, qui semble être le principal siége de la matière
morbifique ; mais il faut considérer que tout ce qui irrite beaucoup, et produit des secousses violentes, doit être évité dans
le cas présent. *Cave ne inducas effervescentiam biliosorum*,
est le conseil que nous donne Avicenne, et les Espagnols, non
plus que les Italiens (1), si l'on en croit leurs médecins, ne
peuvent supporter les remèdes violens d'aucune espèce. D'ailleurs les inflammations des viscères du bas-ventre, qui n'accompagnent que trop souvent les fièvres tierces, s'exaspèrent
au-delà de toute expression par la contraction vive du diaphragme et des muscles abdominaux, excitée par de l'émétique ; et si la rate ou le foie sont disposés à se purifier, ce
qui n'est pas rare dans ces fièvres, il est inutile de montrer les
conséquences fâcheuses qui résulteraient des efforts répétés du
vomissement. Par ces raisons, les purgatifs doux, quoique
moins puissans, sont plus sûrs et par conséquent doivent être
préférés dans le plus grand nombre des cas. Ceux que j'ai
trouvés les plus avantageux, sont le séné, la manne, la crème
de tartre, et surtout le sel cathartique amer (*sulfate de ma-
gnésie*) qui ne cause ni tranchées, ni dérangement au corps,
et qui manque rarement de produire l'effet désiré dans peu
d'heures, circonstance d'un grand poids lorsque les intervalles des accès sont courts. Que si l'on emploie les vomitifs, il
faut les donner dans le commencement de la maladie, avant
que les paroxysmes réitérés n'aient entraîné des inflammations
ou beaucoup trop atténué la masse du sang ; ayant soin que le
temps pendant lequel ils agissent ne coïncide point avec l'ac-

(1) Baglivi, lib. I, cap. xv, § 5.

cès, de peur qu'il ne résulte quelque désordre subit du double choc produit par le remède et la maladie.

Lorsque je vis pour la première fois ces fièvres, la violence extraordinaire de leurs symptômes m'engagea à fonder le point principal de leur traitement sur les évacuations, et à avoir recours à de fréquentes saignées, en raison des inflammations des viscères, tâchant en même temps d'évacuer, par le moyen des purgatifs souvent répétés, les humeurs corrompues des intestins; mais lorsque l'expérience m'eut convaincu que l'écorce du Pérou était un remède aussi sûr qu'efficace dans ces circonstances, je connus alors parfaitement que les évacuations copieuses n'étaient pas nécessaires, et qu'elles pouvaient même être nuisibles ; aussi depuis quelques années, si j'ai rarement omis de saigner et de purger une ou deux fois, rarement aussi ai-je répété plus d'une ou deux fois l'emploi de ces remèdes.

Dans les fièvres demi-tierces et rémittentes, qui approchent de la nature des continues, je donne un purgatif de bonne heure le matin du jour auquel les symptômes sont le plus modérés, j'en accélère l'effet par le moyen des lavemens, si le cas y échet, afin que son action soit terminée vers le milieu du jour, temps auquel le malade se trouve ordinairement plus mal. Dans les vraies tierces, simples ou doubles, il y a généralement une intermission chaque matin, pendant laquelle on peut administrer le purgatif; mais celle qui succède à l'accès le plus mauvais est la plus convenable pour cet effet, parce qu'elle est plus complète et qu'elle dure plus long-temps que l'autre.

Un autre motif pour purger dans le commencement des fièvres tierces, c'est qu'elles sont quelquefois compliquées de vers dans les premières voies.

Après avoir opéré les évacuations convenables durant les quatre ou cinq premiers jours de la maladie, si cela est possible, j'examine soigneusement l'état du malade pendant la troisième révolution périodique, et je détermine ensuite la manière dont je dois procéder. Si les paroxysmes de cette révolution ne sont ni plus longs ni accompagnés de symptômes plus menaçans

7

que ceux de la seconde, si le sujet conserve ses forces et supporte facilement son mal, et qu'il se manifeste des signes de coction dans les urines, j'abandonne souvent tout à la nature, qui ordinairement termine la fièvre vers la quatrième ou cinquième révolution, et la plupart du temps en augmentant quelques-unes des évacuations naturelles ; de sorte qu'il survient assez fréquemment des sueurs, des urines épaisses ou nébuleuses, des selles bilieuses, et quelquefois un écoulement spontané de salive, ou une expectoration copieuse de matière pituiteuse.

Mais si le paroxysme du cinquième jour est manifestement le plus long et le plus fort qui soit encore arrivé, s'il est accompagné de symptômes équivoques ou dangereux, si le malade éprouve des vertiges, qu'il soit faible et languissant ; dans ce cas, j'ai de suite recours à l'écorce du Pérou, et le soir même, aussitôt que les sueurs ont amené une rémission , j'en ordonne deux scrupules ou un drachme en poudre, à prendre toutes les deux ou trois heures, ou bien toutes les heures et demie, de façon qu'il y en ait 5 ou 6 gros de pris avant le milieu du jour suivant, en mettant aussi peu d'interruption qu'il est possible au sommeil des malades ; recommandant strictement aux assistans d'exécuter ponctuellement cette ordonnance, de peur que , si cet intervalle venait à échapper, on ne pût ensuite retrouver une occasion favorable de donner ce remède en suffisante quantité , les accès étant sujets, vers cette période , à devenir doubles, et la maladie disposée à se changer en subintrante ou en continue. Cependant il n'est pas toujours en notre pouvoir d'arrêter immédiatement la fièvre par ce moyen : au contraire, nous avons beau faire ce que nous pouvons, souvent elle continue sa marche, et, en dépit de toutes nos tentatives, elle se prolonge avec opiniâtreté jusqu'au septième ou neuvième jour. Mais le grand avantage qu'il y a d'employer de bonne heure le quinquina, c'est qu'il augmente les forces du corps, qu'il empêche ou éloigne les symptômes dangereux, et que dans les fièvres tierces, qui de leur propre mouvement auraient duré jusqu'à la fin de la seconde semaine ou davantage, il détermine une crise bien plus tôt, et avec beaucoup moins de trouble. Enfin, pour me servir des expressions d'un de ces hommes qui ont le plus contribué à l'avancement des connaissances médicales dans ce siècle (1), « il se » conde puissamment les efforts de la nature en ce que les » anciens appelaient la coction et la macération de la matière » morbifique : » et je pourrais ajouter qu'il provoque aussi son expulsion d'une manière sensible ou insensible, par les couloirs les plus convenables : car, loin de supprimer aucune évacuation utile, comme plusieurs auteurs l'ont avancé, on voit tous les jours un dépôt louable dans les urines ; il se manifeste des sueurs chaudes, copieuses, de tout le corps, des évacuations bilieuses abondantes, et quelquefois les hémorrhoïdes et les règles succèdent à son usage, quoiqu'il modère réellement les sueurs nocturnes et colliquatives auxquelles les personnes affaiblies par des fièvres intermittentes longues sont ordinairement sujettes.

Après avoir donné le quinquina de la manière indiquée, le cinquième jour de la maladie, s'il survient un paroxysme le sixième et qu'il se termine le même soir, j'ordonne d'en prendre quelques doses de plus, dans la vue d'empêcher, s'il est possible, ou au moins de mitiger l'accès attendu le sept. Cependant, il arrive quelquefois que celui du sixième jour réunit avec celui du septième sans qu'il y ait de rémission ; de telle sorte que la chaleur, l'agitation, le délire et les autres maux sont si fort augmentés, que l'état du malade paraît plus désespéré qu'auparavant. Mais ces secousses qui succèdent à l'usage du quinquina dans cette période de la fièvre, sont plus dangereuses en apparence qu'en réalité ; et loin d'être alarmé à leur aspect, je fais ordinairement espérer qu'il arrivera une rémission accompagnée d'évacuations copieuses le soir suivant ; assurant en même temps d'une manière positive, que si le malade prend autant de quinquina dans cette intermission

---

(1) Monro, On the use of the Bark in small pox and gangrenes, Med. Essays, vol. V, art. 10.

qu'il en a pris dans la première, ou bien il n'aura pas d'accès, ou il n'en aura que de modérés qui céderont bientôt au même traitement.

A l'aide de cette méthode, quand on est appelé à temps, les fièvres tierces rémittentes et intermittentes les plus redoutables, soit qu'elles paraissent sous l'aspect qui leur est propre ou qu'elles simulent d'autres maladies, peuvent être sûrement et promptement amenées à une terminaison heureuse vers la fin de la première semaine ou le commencement de la seconde.

Mais si, dans le principe, on les a négligées, et que l'on ne soit appelé que vers la troisième ou quatrième période, lorsque l'emploi des liqueurs spiritueuses, des émétiques actifs, ou un exercice violent, ont excité des inflammations des viscères; ou lorsque, faute d'évacuations faites à propos, les premières voies sont surchargées de bile corrompue ou d'autres matières putrides; que les accès sont longs et que la fièvre est subintrante, ou accompagnée de stupeur, de syncopes, de cholera-morbus, de sueurs froides et de faiblesse considérable; ces cas sont vraiment épineux, et cependant, quoique terribles, ils sont très fréquens, et jettent le médecin dans la plus grande perplexité. Tant d'indications et de contre-indications se présentent à la fois, qu'on risque, en voulant obvier à un symptôme, d'en aggraver un autre (1); il n'est pas même facile, dans des circonstances pareilles, de donner des conseils pour gouverner le malade : tout ce que l'on peut faire avec sûreté, c'est de pallier les maux les plus pressans de la manière ci-après indiquée, et en même temps de prendre garde avec la plus grande attention, si, le soir, la nuit et le matin de bonne heure, il y a une rémission, afin de recourir, dans le moment

---

(1) Sæpissimè ad ægrotos vocatus, tantam tamque confusam mirabar symptomatum turbam, ut purgatione, an venæ sectio vel neutra, imprimis foret eligenda discernere anceps et summi ponderis negotium esse. Nec doctorum ut ut gravissimorum consilia poterant in illis casibus suffragari, quin in alterutrâ operatione tentandâ adhuc exstaret ambiguitas.

Guidetti, *de tertian. autumn.* apud. Bianch. *Hist. hip.*, part. III, p. 287.

qu'elle se manifeste, au quinquina, comme au seul remède qui puisse détourner du danger qui menace.

Si le malade paraît assez fort pour supporter la purgation, je divise une once ou six gros de sel cathartique amer et une demi-once de quinquina en quatre parties égales, et j'ordonne d'en faire prendre une toutes les deux heures. L'effet de ce remède est de mitiger l'accès suivant, et de produire assez communément une intermission, pendant laquelle il faut administrer le quinquina sans le purgatif, afin de compléter la cure (1).

Lorsque le malade est si fort affaibli, qu'il court risque de mourir dans la période suivante de fièvre, au lieu d'employer le sel cathartique, je donne le quinquina avec les cordiaux (parmi lesquels le vin est à beaucoup près le meilleur), et je tâche d'en faire prendre six ou sept drachmes dans l'espace de dix ou douze heures, l'expérience m'ayant prouvé que si l'on en administre une plus petite quantité, très souvent les paroxysmes reviennent plus tôt qu'à l'ordinaire, et rendent vaines toutes les tentatives qu'on fait pour conserver la vie (2).

Quand les malades sont hors de danger et qu'ils ont recouvré un degré de force suffisant, la saignée et la purgation, lorsqu'elles sont indiquées, peuvent être employées sans danger, nonobstant l'usage du quinquina ; et tant s'en faut que la liberté du ventre excitée avec modération produise une re-

---

(1) Si tamen vacuatione opus sit, et ab urgente febre, tempus exhibendum catharticum denegetur, past. V. S. cortex peruvianus, cum purgante medicamento idoneo conjunctus, statim exhibeatur.

GEOFFR., *Mat. méd.*, vol. II. pag. 188.

Tuto igitur in perniciosis his febribus, febrifugum quocunque tempore potissimum purgantibus immixtum propinetur.

BIANCH., *Hist. hip.*, part. III, p. 287.

(2) C'est par cette raison que, dans les cas de cette nature, Torti ordonne d'en prendre une demi-once ou six gros à la fois, cette manière d'administrer le quinquina étant beaucoup plus efficace, à ce qu'il assure, que de diviser la même quantité en plusieurs doses. *Voy.* Therap. spec., lib. III, c. p. 3.

chute, que ceux qui ont eu les occasions les plus favorables
d'en faire l'essai (1) ont trouvé au contraire que c'était un des
meilleurs moyens d'empêcher le retour de la fièvre.

Telle est la manière d'administrer le quinquina à laquelle
je suis enfin parvenu, après en avoir essayé un grand nombre
d'autres. Quelquefois, il est vrai, j'ai été obligé, à cause de
l'extrême faiblesse ou de quelque symptôme formidable, d'a-
voir recours à ce remède à la seconde période de la fièvre;
mais jamais, lorsque j'ai pu faire autrement, je ne l'ai donné
avant la troisième, ni je n'ai hésité à le prescrire après la quatrième dans les cas de quelque importance, pourvu toutefois
qu'il y eût un intervalle convenable pour le faire prendre; et
avec son secours, quand les malades n'étaient pas tout-à-fait
épuisés, j'ai eu le plaisir de les voir échapper heureusement
à des fièvres tierces du plus mauvais caractère, telles que la
lypirée, l'assode, la fièvre syncopale, etc. ; ce que Virgile a
dit dans une occasion différente, étant vrai à la lettre dans le
cas dont il s'agit :

> Hi motus, et hæc certamina tanta
> Pulveris exigui jactu compressa quiescunt.
>
> Virgil., *Georg.*, IV.

Plus j'ai éprouvé le quinquina, et plus je me suis convaincu
de son innocence et de son efficacité; c'est au point que je dé-
sirerais sincèrement l'avoir toujours donné avec autant de

---

(1) Qui dictitant febrem per corticem peruvianum delctam, si posteâ exthar-
ticâ propinentur, revocari, hosce toto quidem cœlo hallucinari, assidua nos
docuit experientia, quâ ægros post exhibitum corticem a febre liberos, per
subrogata purgantia tutiùs à relapsu præcaveri recognovimus.
Bianchi, *Hist. hep.*, part. III, p. 223.

Mixtionem rhabarbari cum chinâ ipse ego apud Italos, xx circiter abhinc
annis, primus faustam prosperamque hisce in casibus expertus fui, felicem-
que exitum cum aliis, per epistolas communicavi.
Lancisi, lib. II, epid. 4, cap. 6.

Cortex cum rhabarbaro anno 1710, non eâ felicitate stimulabat alvum, quâ
anno 1708 et 1709, et propterea opus erat illius remedii usum grandioribus
catharticis interrumpere. *Lancisi*, epid. IV, cap. 8.

liberté que je l'ai fait pendant les sept dernières années de mon séjour à Minorque ; mais les préjugés contre ce médicament, que j'avais puisés de bonne heure dans les ouvrages de quelques auteurs très avantageusement connus, me portèrent à en user pendant long-temps avec beaucoup trop de défiance (1).

Je soupçonnai d'abord que les rechutes, qui sont si fréquentes depuis le mois de juillet jusqu'au mois de janvier, étaient en quelque façon dues à l'emploi général de l'écorce du Pérou ; et comme j'observai que le plus grand nombre des fièvres tierces cessaient d'elles-mêmes dans l'espace d'une quinzaine de jours, je crus qu'il serait plus avantageux pour le malade de souffrir quelques paroxysmes, et, lorsqu'il ne se manifestait pas de danger pressant, d'attendre la terminaison spontanée de la fièvre, que de s'exposer à une rechute pour l'avoir trop tôt arrêtée : mais après que j'eus comparé un certain nombre de cas particuliers, qui s'étaient terminés d'eux-mêmes, avec d'autres dans lesquels le quinquina avait été administré, je vis évidemment que ceux-là étaient les plus exposés à la rechute, dont les forces avaient été primitivement le plus affaiblies par la fièvre, soit qu'ils eussent été guéris par l'art ou par la nature ; de sorte que le retard qu'on met à donner le quinquina paraît avoir produit souvent les effets attribués à son usage prématuré.

D'ailleurs, pendant que j'attendais les crises spontanées,

---

(1) Major medentium pars apud nostrates, ut vulgi calumniis, et assiduis ægrorum querimoniis se subducerent, in hac tempestate ad peruvianum corticem confugêre : at parùm prosperè ; nam in perniciosos scopulos ægrotantes suos persæpè deduxêre. Usu febrifugi, per aliquot dies, equidem latebat sub cinere doloso ignis, verum postliminio violenter recrudescebat.

Ramazzini, Const. epid. 1690.

Adverte quæso, mi nepos, et diligenter observa febres intermittentes post epotam chinam nunquàm ad veram et perfectam apyrexiam pertingere, qualis contingit, quando natura sponte per sudorem aut alias vias accessionem discutit, etc.

Ramazzini, De usu et abusu chinæ.

même dans les cas où la bénignité des accès et la longueur des intermissions donnaient l'espoir le plus flatteur d'une terminaison favorable, j'ai quelquefois eu la mortification de voir le malade attaqué tout à coup d'un paroxysme violent et de mauvais caractère, avec stupeur, aphonie et des symptômes apoplectiques, qui, à la vérité, devenaient rarement funestes sur-le-champ, mais qui étaient souvent suivis d'une faiblesse si difficile à surmonter, qu'on ne pouvait donner le quinquina, ou qu'on l'administrait sans succès ; de sorte que la mort arrivait dans la période suivante de la fièvre. Je voulus imputer les deux ou trois premiers accidens de ce genre à quelque irrégularité cachée commise dans l'usage des choses non naturelles ; mais j'ai été convaincu depuis, par beaucoup trop d'exemples, que durant les mois de juillet, d'août et de septembre, il est très commun que ces fièvres insidieuses passent subitement, vers la fin de la seconde semaine, de l'état le plus doux au type le plus formidable, et que par conséquent il est dangereux de les laisser continuer aussi long-temps. C'est la fréquence de ces accidens qui me fit naître l'idée d'écrire sur ce sujet. Je regardai comme un devoir indispensable d'indiquer aux praticiens les moins expérimentés, le danger qui pouvait résulter de semblables omissions, afin de les empêcher de se laisser séduire par la théorie assez plausible de quelques-auteurs, et les assertions positives de certains autres, quoiqu'elles soient présentées d'une manière aussi dogmatique que si elles étaient uniquement le résultat des observations les plus exactes. D'après cela, je tâcherai d'inculquer comme une règle de la plus haute importance, dans le traitement de ces fièvres tierces épidémiques, de ne jamais attendre leur terminaison naturelle passé la fin de la première semaine ou le commencement de la seconde, et de faire prendre le quinquina sans un plus long délai.

En second lieu, avant que je n'eusse appris, en observant la marche de ces fièvres abandonnées à elles-mêmes, qu'il leur est assez ordinaire de changer le type pendant leur accroissement, et d'augmenter en violence jusqu'à la troisième, quatrième ou cinquième période, j'imaginais que l'écorce du Pérou, donnée de bonne heure, produisait non-seulement l'inflammation des viscères, le délire et les autres symptômes graves qui surviennent vers le fort de la maladie, mais encore qu'elle redoublait les paroxysmes, ou même qu'elle les faisait se continuer sans rémissions (1); tandis qu'il est de fait que beaucoup de tierces, qui sont intermittentes pendant la première semaine, ont une propension marquée à se changer d'elles-mêmes en continues dans la seconde, et à se prolonger jusqu'au dix-septième et vingt-unième jour, ou au-delà, avant de présenter de nouveau d'intermission sensible, et que s'il y en a une, quelque obscure qu'elle soit, vers le cinquième ou septième jour, et que l'on puisse donner cinq ou six gros de quinquina, de la manière ci-dessus prescrite, il est probable qu'on obtiendra une rémission plus parfaite le jour suivant, pendant laquelle il faudra réitérer la même quantité de ce re-

---

(1) Chinam chinæ dare impuro corpore, id est in principiis morborum, nullis precedentibus signis coctionis, et corpore non purgato, piaculum est in aere romano; methodus damnabilis ac perniciosa. Dicunt multi dandam esse, ut impetus symptomatum tunc furentium coerceatur ac refroenetur; ut inde æger, symptomatum sopitâ vi, diutius possit morbo resistere. At si tu loco froenandorum symptomatum, pravos humores per chinam chinæ in aliquo viscere figas, ac concludas, et ita internam parias inflammationem, ut frequentissimè observavi, nonne tu culpandus eris? nonne tu reus necis lege aquiliâ puniendus? Febricitantes meos curo per leges coctionis et crisium, et raro cum recidivâ : quam recidivam singulis momentis ab usu chinæ chinæ expectato.

Raglivi, De febr. mot. spect., cap. 13.

Pariter rubris existentibus urinis, et supra modum tinctis, cave cane pejus et angue, ne chinam chinæ præscribas, sive sint acutæ, sive sint intermittentes febres; nam acutæ, factâ internâ inflammatione, statim præcipitabunt in deteriùs; intermittentes verò statim fient continuæ, graves, periculosæ; quare si in aliis morbis, arte quando isti conjunctam habent urinam nimis rubram, patiens, longa, prudensque humorum coctio, semper expectanda; si secus feceris, vel mortem vel longos et incurabiles morbos expectato. Romæ scribimus in aere romano. — Sancte fateor fere centies hujusmodi veritatem expertus sum, Romæ in ægrotantibus et sæpè cum magno animi mœrore, quandò medicos in contrariam ire sententiam observabam.

Bagl., Prax. med., p. 71, etc.

mède ; et en continuant d'agir de cette manière, lorsque l'occasion s'en présentera, la maladie pourra être conduite à sa fin vers le neuf, le onze ou le treize. La crudité et la rougeur des urines ne doivent pas même nous faire hésiter à donner l'écorce du Pérou ; car j'ai vu souvent l'urine, pendant l'usage de ce médicament, devenir plus pâle, nuageuse ou sédimenteuse.

Troisièmement, j'ai cru pendant long-temps qu'on ne pouvait faire prendre le quinquina sans préjudice, lorsque les premières voies étaient remplies d'humeurs viciées et les viscères enflammés ou affectés d'obstructions invétérées (1); mais j'ai maintenant de bonnes raisons pour assurer que, dans ces cas, ce remède est de la plus grande importance : il empêche la mort d'être si subite, et donne du temps pour employer d'autres secours propres à compléter la cure ; car la quantité de matières acrimonienses contenues dans les premières voies étant l'effet de l'altération produite dans la circulation des fluides par la fièvre, plus cette maladie continue, plus il s'accumule d'impuretés, qui, à la fin, amènent un violent cholera-morbus, ou peut-être prennent leur cours par les vaisseaux lactés, et causent des accidens vraiment funeste   qu'on

---

(1) *Voyez* Boerhaav., Aphor. 776.

Nonnulli in his casibus (nempe tritæophyis, hemitritæis et aliis malignis tertianis) solent more solito chinam chinæ præscribere; quo autem cum successu, pluribus in locis hujus operis animadverti nam hoc remedium impuro corpori dare, sæpè in ægroti perniciem vertitur; potissimum in maximo apparatu humorum in mesenterio.

Bagl., Prax. med., p. 58.

Romæ scribo et in aere romano : et ideo garriant quicquid velint chinæ chinæ fautores : aliis forsan in urbibus egregium est remedium, hîc noxium expetior.

Bagl. ibid.

Si chinam dederis (ut fataliter plurimi faciant) ventre adhuc humoribus onusto, tria expectato, aut inflammationem, aut lentam ac diuturnam febrem, aut mortem. Observa benè, et si falsa dixero, me redarguas. Romæ scribo et in aere romano.

Bagl., De feb. mot., cap. 13.

In semitertianâ (inquit Hoffmannus) omittantur pulveres adstringentes nec non cortex chinæ, etc. *Med. rat.*, tom. V. § 1., cap. 5.

aurait pu prévenir, ainsi que le cholera, par l'usage du quinquina, qui, en mettant un terme à la fièvre, détruit la
cause de ces impuretés. et qui, en fortifiant les solides, les
met à même de se débarrasser des humeurs excrémentitielles
par les couloirs convenables.

Les inflammations des viscères abdominaux sont aussi des
effets naturels des fièvres tierces ; car on observe qu'elles
viennent souvent par degrés, et qu'elles augmentent à chaque paroxysme, jusqu'à ce qu'elles se terminent par la gangrène : tandis que l'écorce du Pérou, en arrêtant promptement la fièvre, empêche les progrès ultérieurs de l'inflammation ; de telle sorte que cette affection disparaît ensuite
graduellement d'elle-même, comme j'ai eu occasion de m'en
assurer dans une multitude de cas, où les douleurs aiguës et
fixes, la tension et autres symptômes analogues, rendaient la
nature de cette maladie trop évidente pour en douter.

Lorsque les viscères sont obstrués, on nous dit (1) qu'il faut
laisser aller la fièvre, afin de détruire les obstructions. Il peut
être utile d'en agir ainsi dans beaucoup de cas ; mais on sait
parfaitement que si la matière obstruante est tout à coup dissoute et portée dans la masse du sang, elle peut occasioner
les effets les plus terribles (2) : c'est pourquoi, assez ordinairement, j'ai trouvé qu'il était convenable, chez les personnes
qui avaient le foie et la rate durs et engorgés, d'empêcher la
répétition des paroxysmes longs, violens et accompagnés de
chaleur brûlante, de peur qu'il n'en résultât des suites fâcheuses. Après que les malades avaient recouvré leurs forces,
je tâchais de détruire les tumeurs du ventre, par le moyen des
pilules de gomme savonneuses, par-dessus lesquelles je faisais
boire une infusion de baies de genièvre.

Quand les yeux ont une couleur ictérique, on nous dit
aussi (3) qu'il ne faut point administrer le quinquina, quoi-

---

(1) Van Swieten, in Aphoris. Boerhaav., 767.
(2) Boerhaav., Aph. 1104.
(3) Van Swieten, ubi supra, et Huxham, On fevers.

que, selon moi, il soit en général dangereux de ne point l'employer aussitôt la première apparition de ce symptôme, qui est souvent suivi par une jaunisse de tout le corps, provenant, comme dans les autres fièvres malignes (1), d'une corruption totale ou d'une disposition gangréneuse dans la masse du sang, et qui n'est que trop souvent l'avant-coureur de la mort.

Au total, je suis convaincu que les métastases funestes qu'on a vues succéder à l'emploi du quinquina (2), sont excessivement rares, et doivent plutôt être attribuées à d'autres causes qu'à ce remède. Je ne craindrais pas même d'affirmer qu'il est plus fâcheux de le donner trop tard que trop tôt; la prostration des forces, la mort subite ou les maladies chroniques les plus opiniâtres, étant les suites ordinaires du retard qu'on met à l'administrer ; tandis que le pire de tous les maux qui puisse arriver de l'employer trop tôt, c'est qu'il n'arrête point tout à coup les paroxysmes comme par enchantement, sans quelque évacuation sensible, ainsi que cela lui arrive souvent, lorsqu'on le donne après que la fièvre est parvenue naturellement à son plus haut période, et qu'elle commence à décliner de son propre mouvement.

Maintenant que j'ai tracé la méthode générale du traitement des fièvres tierces, il est inutile que je m'étende beaucoup sur leurs symptômes, puisqu'ils disparaissent communément avec la fièvre elle-même, et qu'ils exigent rarement un traitement séparé : néanmoins, il ne sera pas hors de propos d'en noter quelques-uns de ceux que j'ai trouvés les plus fâcheux.

Il survient souvent, dans le premier stade des paroxysmes, des douleurs aiguës dans le dos, les lombes, avec ou sans frissons ; j'en ai vu de si insupportables, et qui causaient une si grande anxiété, que des personnes d'un jugement très sain et d'une moralité reconnue, avaient été sur le point de se dé-

---

(1) *Voyez* Warren, On the meliguant fever of *Barbadoes*, p. XII.
(2) Med. Essays, vol. IV, art. 2½.

truire pour s'en débarrasser. Avant de savoir que ces douleurs étaient les avant-coureurs des accès de fièvres tierces , j'avais communément recours à la saignée, sans que je m'aperçusse qu'elle fût suivie d'aucun mauvais effet ; mais depuis quelques années elles ne m'ont nullement alarmé , bien certain que j'étais qu'elles cesseraient d'elles-mêmes à mesure que le stade en chaud avancerait.

Le vomissement et les nausées sont ordinairement soulagés par les potions de jus de limon , de sel d'absinthe et d'eau de menthe , après avoir lavé l'estomac deux ou trois fois avec de l'eau douce. Si le vomissement ou le dévoiement continuel empêche le quinquina de rester dans les premières ou secondes voies, il faut joindre à ce remède de petites doses de laudanum ; mais une évacuation bilicuse modérée est communément avantageuse, et par conséquent ne doit pas être arrêtée.

L'agitation et les maux de tête sont inséparables de l'accès en chaud ; il faut encourager le malade à les supporter avec patience , ou l'amuser par quelque prescription innocente jusqu'à ce que les sueurs les dissipent. Quand les maux de tête sont constans et à charge pendant les apyrexies , j'ordonne de baigner souvent les membres dans l'eau chaude, et d'appliquer des cataplasmes de racine de raifort sauvage et de levain à la plante des pieds.

Les hémorrhagies du nez sont souvent d'une utilité marquée pour faire cesser les céphalalgies opiniâtres et les douleurs qui ont leur siége dans les viscères abdominaux, qu'elles soient directes ou indirectes ; la plupart du temps cependant elles ont lieu par la narine du côté souffrant ; c'est pourquoi on ne doit point se hâter de les arrêter, à moins qu'elles ne durent trop long-temps , ou qu'elles n'arrivent dans un moment où la faiblesse est considérable.

Lorsque le ventre est malade et douloureux au toucher, les clystères et les fomentations chaudes procurent un grand soulagement. Quand les douleurs sont extrêmement violentes, on doit avoir recours plusieurs fois à la saignée ; mais, pendant la saison des chaleurs, il ne faut point la prodiguer après la quatrième révolution périodique de la maladie , parce que la faiblesse est ordinairement trop considérable alors pour permettre quelque évacuation de cette nature sans danger.

Si le malade reste dans un état comateux et de stupeur plus long-temps qu'à l'ordinaire, il faut tâcher de le tirer de sa léthargie par le moyen des scarifications, par l'application des ventouses et des vésicatoires au cou et au dos.

Les hoquets fatigans cèdent souvent aux ventouses non scarifiées, appliquées au creux de l'estomac, et à quelques légères doses de laudanum et de teinture de castor.

Si une douleur aiguë et pulsative indique qu'un abcès critique est sur le point de se former à la hanche (ce que j'ai vu arriver cinq ou six fois), il faut l'attirer au dehors en appliquant des ventouses et des cataplasmes sur l'en droit douloureux, et, aussitôt que la fluctuation est sensible, l'ouvrir en faisant une incision profonde ; autrement la matière purulente logée sous le double bord postérieur du *glutæus externus*, au lieu de se porter au dehors, peut s'insinuer entre les muscles de la cuisse, ou même s'introduire dans la cavité pelvienne par le trou à travers lequel passent le muscle pyriforme et le nerf sciatique ; c'est ce qui paraît être arrivé chez un homme qui eut d'abord un abcès à la hanche droite, quelque temps après en eut un autre à la hanche gauche, et mourut de consomption par suite de l'évacuation immodérée qui en résulta.

Les parotides doivent aussi être attirées en suppuration le plus tôt possible ; mais elles ne sont pas très communes à Minorque, et on ne doit pas beaucoup les désirer, car elles sont plus souvent symptomatiques que critiques.

En un mot, comme les fièvres tierces simulent presque toutes les maladies, il y a peu de maux auxquels le corps humain soit sujet, qui ne se présentent quelquefois dans le cours de ces fièvres ; c'est pourquoi on doit chercher à les calmer lorsqu'ils sont insupportables, de la même manière qu'on le fait dans les autres maladies aiguës.

J'ai déjà remarqué que, soit que la fièvre ait été guérie par la nature ou par l'art, on courait les risques de la voir reparaître au bout de quinze jours ou trois semaines. Je n'ai pas encore pu trouver de méthode certaine d'empêcher les rechutes de se succéder, jusqu'à ce que le temps froid, qui arrive ordinairement aux environs de Noël, ait raffermi les solides , et leur ait donné assez de force pour évacuer les humeurs excrémentitielles par les couloirs convenables : c'est pour cette raison que j'ai toujours conseillé à ceux qui en étaient attaqués vers le commencement de l'été, de quitter l'île, si les circonstances pouvaient le leur permettre, et de n'y revenir qu'au printemps suivant. J'ai vu beaucoup d'exemples de personnes qui s'étaient fort bien rétablies par le changement d'air, même dans les deux ou trois premiers jours qu'elles avaient été en mer. Quant à ceux qui étaient obligés de rester dans l'île, le meilleur moyen qu'ils eussent d'échapper aux rechutes, était de prendre matin et soir, pendant quelques semaines, une certaine dose d'écorce du Pérou, et de temps à autre un purgatif doux, s'ils éprouvaient de l'amertume à la bouche, du dégoût, des vertiges, ou des maux d'estomac, qui en sont les avant-coureurs ordinaires.

Que si, nonobstant toutes ces précautions, la fièvre revient, le malade doit être traité comme la première fois, avec cette différence que les rechutes étant accompagnées de moins de chaleur et d'inflammation , la saignée doit être employée avec plus de réserve, ou entièrement omise, et que les émétiques peuvent être donnés avec plus de liberté. Comme d'ailleurs elles ont lieu la plupart du temps dans une saison plus froide, elles n'entraînent pas aussitôt après elles la mort, et par conséquent on peut attendre davantage sans administrer le quinquina, si l'on est disposé à tenter la cure par d'autres méthodes de traitement, quoiqu'il ne faille jamais mettre de retard à employer ce remède quand les accès sont violens ou prolongés. Telle est la manière dont le malade doit se conduire jusqu'au retour de l'année, qui, en changeant l'état de son corps, lui rendra sa santé première.

Quelques personnes ont insinué que l'usage long-temps continué du quinquina pouvait occasioner des affections nerveuses, et la mélancolie ; mais dans une foule de cas où j'ai été obligé de l'employer, je ne me suis jamais aperçu qu'il ait eu aucuns mauvais effets, lorsqu'on le donne de la manière sus-mentionnée. Quant à la production de l'hydropisie dont on l'a accusé, je ne me rappelle pas d'avoir vu un seul exemple, pendant les dix années qui viennent de s'écouler, dans lequel on ait pu lui attribuer la formation de cette maladie.

Il n'est pas rare de voir la diarrhée se manifester au lieu de la rechute. Quelquefois la fièvre n'est pas tierce, mais quarte, ce qui n'empêche pas qu'on ne la coupe promptement par le moyen de l'écorce du Pérou ; car si on l'abandonnait entièrement à la nature, elle durerait probablement jusqu'au printemps suivant, ou peut-être deviendrait-elle double quarte, et ensuite triple quarte, maladie qui, comme Celse (1) l'a observé, est dangereuse.

A l'égard des tierces qui paraissent de temps en temps, à une autre époque de l'année, elles ont un caractère plus chronique que celles de l'été et de l'automne, les frissons étant plus longs, les périodes de chaleurs moins violentes, et les intermissions plus régulières et plus complètes. Ajoutez à cela qu'elles ne sont pas aussi fréquemment accompagnées d'éruptions critiques autour des lèvres, ni d'évacuations bilieuses aussi considérables, soit par le haut, soit par le bas, et que l'urine dépose plus souvent un sédiment briqueté : au reste, il s'en faut bien que ce sédiment soit un signe caractéristique des fièvres intermittentes, puisque je l'ai observé souvent dans les pleurésies et autres maladies inflammatoires, tandis que dans les fièvres tierces et quartes, j'ai la plupart du temps trouvé l'urine claire et sans dépôt, et que dans les tierces ce sédiment m'a paru plus souvent semblable à de la chaux qu'à de la brique réduite en poudre.

Je viens de donner l'histoire de ces fièvres, telle que je l'ai recueillie d'après un nombre presque infini de cas particuliers, relevés avec soin auprès du lit des malades, sans m'en rappor-

______

(1) Lib. III, cap. 15.

ter à ma mémoire, et sans avoir égard à ce que les autres ont dit à ce sujet avant moi, mais uniquement d'après l'inspection réitérée. Les observations relatives au traitement de ces fièvres, qui sont à beaucoup près les plus importantes, ont été confirmées un grand nombre de fois par l'expérience de tous ceux qui ont pratiqué la Médecine avec attention parmi les habitans espagnols ou anglais de Minorque ; de sorte que j'espère que les remarques précédentes ne seront pas tout-à-fait inutiles au public. On sait parfaitement que les fièvres intermittentes contagieuses et les rémittentes de l'ordre des tierces, sont des maladies qui reviennent tous les ans dans plusieurs climats chauds, soit en Europe , soit en Afrique et en Amérique ; souvent même elles sont épidémiques dans les parties septentrionales de l'Europe, après des étés extraordinairement chauds et secs (1). D'après ce que j'ai pu apprendre dans les auteurs à ce sujet, il y a une grande analogie entre ces maladies partout où elles existent ; et quoique en quelques lieux elles exigent des évacuations plus ou moins copieuses que celles que nous avons trouvées avantageuses à Minorque, néanmoins je suis persuadé qu'on peut établir sûrement comme une règle générale dans tous les cas dangereux , de donner le quinquina libéralement et sans hésiter, vers la troisième ou quatrième révolution périodique de la maladie , que les évacuations aient été préliminairement employées ou non. Cette pratique s'accorde d'ailleurs avec les observations des médecins les plus habiles et les plus expérimentés des différentes nations, tels que Morton (2) et Sydenham (3) en Angleterre, Bartholin (4) en Danemarck , Hoffmann (5) en Allemagne , Geoffroy (6) en France, Rodri-

---

(1) Hoff., Med. rat., tom. IV, cap. 4, sect. 1. Short's History of the Weather , anno Domini 1237 , 1540, 1558, 1574, 1652, 1657, 1669. Wintringham , anno 1719 ; et Van Swieten , Comment. in Aph Boerhaav., 1767.

(2) Exercit. de morb. acut.

(3) Epist. respon. I.

(4) Ephemerid. German.

(5) Med. rat., tom. IV , § 1, cap. 1 , obs. 5.

(6) Mater. med., tom. II

guez (1) et plusieurs autres en Espagne, Guidetti et Bianchi (2)
en Piémont, Torti (3) à Modène, Musitanus (4) à Naples, et
Traversarius à Pesazo (5) ; à Rome même (*in aëre Romano*),
où Baglivi a déclamé avec tant de passion contre l'usage du
quinquina, dernièrement Lanusi (6), et avant lui le cardinal
de Lugo (7) et le père Fabri (8), ont eu des preuves incontestables, non-seulement de l'innocence, mais encore de la nécessité de ce puissant remède dans le traitement des fièvres tierces.

CHAPITRE IV.

Des échauboulures, de la porcelaine et du cholera-morbus.

Après avoir décrit les fièvres tierces, qui sont le principal
objet de ce Traité, je vais faire part de mes observations sur
les autres maladies épidémiques, en les circonscrivant dans
des bornes aussi étroites que possible, et en laissant de côté
les circonstances qui ont été indiquées par le plus grand
nombre des auteurs (9).

L'éruption cutanée à laquelle nous donnons, en anglais, le
nom de *rash* ou *prickly heat* (échauboulures), qui était appelée *sudamina* ou *papulæ sudoris* par les Romains, et ιδρωα

---

(1) Palæstr. med., tom. II, disc. 12.
(2) Hist. hepat., pars. III.
(3) Therap. special. sparsim.
(4) Pyretolog., cap. 23.
(5) Apud Lancisi, lib. II, epis. IV, cap. 8.
(6) Epid. sparsim.
(7) Ant. Con. pulv. péruv. Vin.
(8) Id. Ibid.
(9) *Voyez* Sennert., lib. V, part. 1, cap. 26.

par Hippocrate, qui l'a rangée, avec raison, parmi les maladies de l'été (Aph. 21, § III), est si commune dans les pays
chauds, que presque tout le monde en est plus ou moins
affecté pendant la saison des chaleurs, quoique les enfans y
soient beaucoup plus sujets que les adultes. Elle consiste en
petits boutons nombreux, ou plutôt elle est formée de petites
taches rouges, de figure ronde, qui font paraître la peau rugueuse au toucher, et qui se manifestent en différentes parties
du corps, surtout après qu'on a pris de l'exercice ou bu de
l'eau froide.

Cette éruption est communément regardée comme un signe
de santé, et tant qu'elle est récente, il n'en résulte aucun
autre inconvénient qu'une démangeaison fréquente à la peau;
mais si par hasard on la fait rentrer en gagnant du froid, en
se baignant dans la mer, ou en commettant quelque autre
erreur dans l'usage des choses non naturelles, cet accident
n'est que trop souvent dangereux. J'ai constamment remarqué que ceux qui avaient cette éruption en grande quantité
pendant l'été, étaient sujets, durant les changemens de température qui arrivent autour de l'équinoxe d'automne, aux
flux de sang, aux hémorrhagies du nez ou aux fièvres. C'est
pourquoi je leur conseillais ordinairement, aussitôt qu'ils
apercevaient les plus légers signes de rétrocession, tels que le
malaise, la douleur de tête, une chaleur contre nature, de
se faire tirer un peu de sang, et de prendre des purgatifs
doux, des alimens végétaux et des boissons acidules rafraîchissantes. Par ce moyen, les suites fâcheuses dont il est question plus haut ont été, si je ne me trompe grossièrement,
souvent prévenues, nonobstant les préjugés vulgaires contre
les évacuations dans ce cas et en d'autres semblables.

L'éruption appelée *essere* (porcelaine) par les Arabes, qui
l'ont les premiers décrite, quoiqu'elle ne soit pas rare à Minorque, est cependant beaucoup moins commune que la précédente. Elle consiste en tubercules durs et plats, de couleur
pâle et de figures différentes, qui se manifestent principalement lorsqu'on est au lit et qu'on a chaud, tantôt sur une

partie, tantôt sur une autre, qui produisent une démangeaison si insupportable, qu'il est impossible de s'empêcher de se gratter, et qui grossissent en raison du frottement qu'on leur fait éprouver. Ils durent rarement au-delà d'une heure ou deux chaque fois, et disparaissent d'eux-mêmes, la peau reprenant sa couleur naturelle; mais ils reviennent aussi impunément qu'ils s'en sont allés. Les malades éprouvent un malaise plus ou moins considérable au creux de l'estomac pendant le temps de leur disparition. Les Espagnols les appellent *ronchados*, de *roncho*, qui signifie *ortie* dans leur langue. Ils ont exactement la même apparence que les tumeurs produites par la piqûre des orties. A Minorque, on leur donne le nom de *favas*, probablement parce qu'ils ressemblent par la forme et la grosseur aux fèves.

Il est généralement reconnu par les auteurs, et ce n'est pas sans raison, que ceux qui ont cette espèce d'éruption doivent employer la saignée, la purgation et les altérans convenables ; autrement la fièvre peut en être la suite (1).

La porcelaine (*essere*), comme on l'a déjà observé, accompagne souvent les fièvres tierces, et paraît plus ordinairement dans l'accès en chaud. Quelquefois je l'ai vue en si grande quantité, que tout le corps en était défiguré, et présentait en beaucoup d'endroits des couleurs aussi variées que celles de l'arc-en-ciel. Dans quelques cas de cette nature qui, contre mon attente, ont été subitement mortels, la mort paraît avoir été occasionée parce que la matière de ces tubercules brûlans s'était jetée accidentellement sur le cerveau, au lieu de se porter à la peau. Par cette raison, toutes les fois que je les ai vus en grand nombre, j'ai eu soin de pratiquer des évacuations aussi copieuses que les forces et l'âge du malade pouvaient le permettre, et de recourir promptement à l'emploi du quinquina, qui les guérit efficacement ainsi que la fièvre.

Quant au cholera-morbus, il doit être traité selon la mé-

---

(1) *Voyez* Sennert, lib. **V**, part. 1, cap. 26.

thode d'abord indiquée par Hippocrate (1), et ensuite plus amplement décrite par Sydenham (2). J'ajouterai seulement que, s'il survient de la fièvre ou des douleurs fixes dans le ventre ou les côtés, après que cette évacuation est arrêtée, comme cela arrive assez fréquemment, il faut saigner et tenir le ventre libre.

Les médecins espagnols m'ont souvent assuré qu'ils n'avaient rien trouvé de plus avantageux, dans de violens et terribles cholera, que de boire de l'eau froide; et cette pratique a été recommandée par beaucoup d'auteurs anciens (3).

Quand cette affection revient périodiquement, comme la fièvre tierce, il faut la traiter de même que cette fièvre; mais c'est un signe qu'il y a beaucoup plus de danger à courir, si elle accompagne les paroxysmes à la troisième ou quatrième période, que si elle se manifeste dès le principe de la maladie.

CHAPITRE V.

De la dyssenterie.

En parcourant les observations que j'ai recueillies auprès des malades, lorsque les dyssenteries étaient épidémiques à Minorque, je trouve qu'elles commençaient de trois manières différentes.

---

(1) Cholerae-morbo conferunt, siquidem dolor adsit, anodyna; venter autem superior, tum inferior, potionibus humectantibus curandus.

Hipp., De affect.

(2) De morb. acut., § IV, cap. 2.

(3) Sin autem omnia antiqua stercora dejecta fuerint, et biliosi humores transierint, biliosusque, vomitus et distentio adsit, fastidium, anxietas, virium labefactatis, tunc frigidae aquae cyatri duo aut tres propinandi sunt ad ventris astrictionem, ut retrogradus humorum cursus cohibeantur, atque sto-

Premièrement, des humeurs âcres et mal digérées, venant de l'estomac, ou, ce qui était beaucoup plus ordinaire, la sécrétion augmentée de la bile et des autres fluides nécessaires à la chylification, produisaient une simple diarrhée qui dépouillait graduellement les intestins de leur mucosité, déterminait l'érosion de leurs tuniques, et enfin occasionait de violentes tranchées avec des selles sanglantes.

Secondement, chez d'autres sujets, cette affection s'annonçait par des frissonnemens, des frissons et toute la série de symptômes fébriles qui accompagnent ordinairement l'invasion des maladies aiguës; et bientôt après, il survenait des évacuations fréquentes et douloureuses de glaires mêlées de sang.

En troisième lieu, chez d'autres, elle n'était point précédée de fièvre, mais elle commençait par des torsions dans les entrailles, qui, selon les expressions de ceux qui en étaient atteints, formaient des nœuds dans leurs intestins. Beaucoup de malades, au lieu de douleurs de colique vagues et revenant par intervalles, éprouvaient des douleurs aiguës, fixes dans quelque endroit particulier du ventre, qui leur occasionaient des souffrances aussi variées que les lieux où elles avaient leur siége. Quelques-uns avaient des points autour des fausses côtes qui gênaient la liberté de la respiration, comme dans la pleurésie; d'autres ressentaient une douleur qui traversait les hypocondres, et les coupait pour ainsi dire en deux; d'autres enfin ne se plaignaient que de douleur à la région pelvienne, avec une continuelle, mais inutile envie d'aller à la selle, quoique, en général, le ventre soit resserré ou que les malades ne rendent que des glaires sanguinolentes.

Au reste, de quelque manière que les dyssenteries commencent, avec le temps elles deviennent absolument les mêmes : les intestins sont irrités, enflammés et ulcérés; la fièvre inter-

---

machus ardens refrigeretur. Assiduè vero id, quum potam aquam vomuerit, facito. ARÆT. CAPAD. De curat. morb., ac., l. II, cap. 4.

Voyez aussi Cæl. Aurel., De morb. acut., lib. III, cap. 21.

mittente survient presque toujours ; l'excitation continuelle du
canal intestinal diminue les évacuations cutanées, et ordinairement il se porte une plus grande quantité d'humeurs sur les intestins ; le flux dyssentérique augmente, et la matière des déjections devient de plus en plus ichoreuse et fétide ; les forces
diminuent, et la mort ou une convalescence longue et pénible
sont communément la suite de tous ces maux.

A l'ouverture des cadavres des personnes mortes de cette
maladie, j'ai constamment trouvé les gros intestins entièrement mortifiés, ou en partie enflammés et en partie mortifiés,
le rectum étant en général le plus affecté ; dans beaucoup de cas,
j'ai vu des tubercules squirrheux qui rétrécissaient la cavité
du colon en plusieurs endroits ; dans quelques autres, il y avait
de petits abcès dans le tissu cellulaire du péritoine contigu au
colon et au rectum ; quelquefois les intestins grêles paraissaient
parfaitement sains, mais le plus souvent leur partie inférieure
était enflammée et leurs circonvolutions étaient réunies les
unes aux autres par des membranes contre nature, comme les
poumons le sont parfois à la plèvre. Chez deux personnes, l'omen-
tum était presque entièrement gâté (le peu qui en restait étant
tout-à-fait noir), et il y avait une matière purulente aqueuse
dans la cavité de l'abdomen ; chez plusieurs autres, il était enflammé et avait contracté des adhérences avec les intestins et
le péritoine. En général, la vésicule du fiel était pleine de bile
noirâtre, et la rate dans un état de putridité plus ou moins
considérable.

Presque toutes les dyssenteries que j'ai eu occasion d'observer, finissaient, si l'on ne les guérissait promptement dans le
commencement, par devenir très opiniâtres et trop souvent
mortelles, malgré les spécifiques tant vantés pour la guérison
de cette maladie. Par cette raison, toutes les fois qu'elles sont
épidémiques, on doit se hâter d'administrer les remèdes convenables, avant que les forces du malade soient épuisées et que
les intestins aient beaucoup souffert. Quand bien même on en
prend le plus grand soin de très bonne heure, on n'est pas toujours sûr de réussir, et souvent on manque le succès, quoique

parmi le commun des soldats cet évènement paraisse fréquemment dû au peu de moyens qu'ils ont de se tenir proprement, et à ce qu'ils sont obligés, pour se procurer les choses convenables à leur soulagement, de quitter souvent le lit, et de s'exposer au contact de l'air. Il serait donc à désirer que ceux qui ont la direction de nos flottes et de nos armées donnassent des ordres pour que les vaisseaux et les hôpitaux fussent pourvus de tout ce qui est nécessaire à cet égard.

Je n'entreprendrai point la description minutieuse de tous les préceptes utiles à observer pour guérir les dyssenteries, j'indiquerai seulement les méthodes de traitement que l'expérience m'a enseigné être les plus avantageuses.

Lorsque ces maladies débutent comme une simple diarrhée, sans fièvre ou douleurs fixes dans l'abdomen, la première chose à faire est de débarrasser le plus tôt possible les intestins des matières acrimonieuses qu'ils contiennent. Les remèdes les plus efficaces que je connaisse pour remplir ce but, sont la racine d'ipécacuanha, et le verre d'antimoine ciré. J'avais coutume de donner ce dernier de cinq à dix grains le matin de bonne heure. Quant au premier, j'ordonnais d'en mettre dix ou quinze grains en poudre, de les diviser en trois doses, de les prendre avant midi, à une heure et demie ou deux heures d'intervalle l'une de l'autre. L'effet le plus ordinaire de ces deux remèdes est de procurer une évacuation complète par le haut et par le bas pendant la journée, et souvent de faire suer le malade la nuit suivante.

J'ai trouvé aussi que ces mêmes remèdes étaient utiles dans les rechutes opiniâtres de fièvres intermittentes; mais je préfère l'ipécacuanha, parce que son action est plus assurée; l'autre, tantôt ne produit point l'évacuation projetée, tantôt occasione des secousses plus fortes qu'on ne s'y attendait. Je dois avouer néanmoins que plusieurs fois j'ai vu cette préparation antimoniale réussir dans des flux de sang désespérés, après qu'on avait essayé en vain tous les autres secours. Mais je reviens à la méthode curative de cette dernière affection dans son principe.

Je répète d'abord trois ou quatre fois les évacuations sus-mentionnées, de deux jours l'un, et ensuite à de plus grands intervalles, si la maladie continue; en même temps, je tâche d'émousser par des boissons appropriées l'acrimonie qui existe dans les premières voies, et de prévenir l'érosion de leurs mem-branes sensibles. Chaque soir, au moment du coucher, je donne une dose légère d'opium, et cependant suffisante pour calmer la douleur, procurer du repos et exciter la transpiration, sans plonger le malade dans un état continuel de stupeur, ou em-pêcher une évacuation convenable par les selles, comme je l'ai vu faire très inconsidérément à quelques personnes qui em-ployaient trop libéralement les anodins.

Mais quand la dyssenterie commençait de la seconde ou troi-sième manière ci-dessus décrite, ce qui était assez ordinaire en l'année 1747, j'avais principalement recours à la méthode an-tiphlogistique employée de bonne heure, dans la vue d'empê-cher les intestins de s'enflammer et de s'ulcérer davantage. C'est pourquoi lorsque j'étais appelé à temps chez les jeunes gens, je tirais sur-le-champ dix ou douze onces de sang, et je répétais ensuite la saignée une ou deux fois à des intervalles convenables, selon que la violence de la douleur et la force de la fièvre l'indiquait : en même temps j'ordonnais l'usage fréquent des lavemens émolliens et des fomentations, et je faisais prendre en abondance des boissons tièdes, douces et diluentes, m'abstenant de donner l'opium lorsque les souf-frances intolérables du malade étaient de nature à le permettre.

Aussitôt que la fièvre était un peu abattue, et la violence des douleurs adoucie, je tâchais alors de provoquer une évacuation suffisante par les selles; car il est bon d'observer que lorsque l'iléon, le colon ou le rectum sont enflammés en quelques endroits, ils contiennent des matières fécales endurcies, qui, la plupart du temps, sont ou la cause ou l'effet de la maladie ; et l'on ne peut point espérer de guérison complète tant que ces matières nuisibles restent dans les intestins. C'est pourquoi il faut employer d'abord les purgatifs les plus doux, tels que le petit-lait, le bouillon léger, l'huile douce, la solution de manne, la crème de tartre, etc., passant par degrés des plus doux aux plus actifs, jusqu'à ce que l'on ait atteint le but que l'on se propose, en procédant de la manière qui est indiquée dans la colique bilieuse de Sydenham ; maladie qui tient de si près aux dyssenteries dont je traite, qu'elle est toujours commune dans le temps qu'elles sont épidémiques. Dans ces deux cas, lorsque les autres moyens ont été inutiles, six ou sept grains de mercure doux unis à un grain d'opium, donnés le soir après avoir fait prendre un demi-bain, et le jour suivant un apozème purgatif composé avec le séné, la manne, et le sel cathartique, ont souvent eu du succès et fait rendre une prodigieuse quantité de matières dures, arrondies et fétides, au grand soulagement du malade. Il n'est pas facile de concevoir comment ces matières ont pu s'amasser en si grande quantité, ni où elles ont pu se loger pendant si long-temps comme je l'ai vu arriver dans quelques cas, le malade n'ayant rien mangé, depuis deux ou trois semaines, qui fût propre à produire beaucoup d'excrémens, et pendant ce temps ayant pris plusieurs clystères et des purgatifs ordinaires qui avaient entraîné des selles liquides.

Après avoir éloigné, à l'aide de ces méthodes de traitement, l'inflammation des intestins, et délogé les matières irritantes qu'ils contenaient, il faut calmer leur sensibilité par le moyen des anodins, et employer des médicamens propres à suppléer au défaut de mucosité de ces organes.

Avec ces secours, les dyssenteries, lorsqu'elles étaient prises à temps, ont été promptement guéries, aussi bien que le ténesme, qui est une maladie qui en approche beaucoup, et qui n'est pas moins funeste, quoi que Celse ait pu dire en faveur du contraire (1) ; mais si elles étaient négligées dans le principe, ou qu'elles ne cédassent pas bientôt aux remèdes ci-dessus indiqués, pour lors elles devenaient invétérées et difficiles à guérir, le même remède qui procurait du soulagement à l'un étant souvent nuisible à l'autre, comme Hoffmann l'a observé

---

(1) De Med., lib IV, cap. 21.

avec justesse (1). En général, on se trouvait bien d'éviter tout régime propre à produire une grande quantité d'excrémens putrides et irritans ; de faire prendre abondamment des boissons balsamiques et légèrement détersives, ainsi que des lavemens de la même espèce, enfin de suivre avec exactitude les conseils que nous a donnés le grand Boerhaave dans ses Aphorismes, n°s 966 et 976, en observant comme une chose absolument nécessaire, afin de procurer quelques momens de relâche au malade, d'administrer deux fois par jour l'opium, et d'en augmenter graduellement la dose depuis un demi-grain jusqu'à cinq ou six grains, l'usage rendant ce remède moins puissant ; en outre, de s'opposer à l'accumulation des matières acrimonieuses dans les intestins, en donnant une ou deux fois la semaine, ou plus souvent si les forces pouvaient le permettre et que les symptômes l'indiquassent, des lavemens, des purgatifs ou de petites doses d'ipécacuanha.

Si par tous ces moyens on peut conserver la vie au malade durant les premiers froids assez vifs de l'hiver, il court la chance d'aller jusqu'à l'été, qui rétablit ordinairement sa santé première, et pendant lequel on peut le sevrer par degrés de l'opium, de l'usage continué duquel je n'ai jamais vu résulter aucun mauvais effet dans ces cas ; au contraire, je pourrais nommer beaucoup de gens qui ont été obligés de le prendre de cette manière depuis le mois de septembre jusqu'au mois de juin suivant, et qui lui ont été particulièrement redevables de la conservation de leur vie et de la santé parfaite dont ils jouissent à présent.

La grande analogie qu'il y a entre les fièvres tierces et la dyssenterie, m'a souvent engagé à faire usage du quinquina dans cette dernière maladie. Quand la fièvre et les tranchées avaient des exacerbations régulières tous les jours, ou de deux jours l'un, et à des périodes fixes, ce remède les a souvent arrêtées toutes les deux, surtout lorsque l'exacerbation commençait par le frisson et se terminait par les sueurs : d'autres

____

(1) Med. rap., tom. VI, § 11, cap. 7.

fois il dissipait la fièvre, et le flux dyssentérique continuait sans être beaucoup changé. Dans quelques cas, je l'ai donné uniquement dans la vue d'empêcher la mortification des intestins, dans le dernier stade de la maladie; mais, je suis fâché de le dire, rarement j'en ai éprouvé le succès que j'aurais désiré.

CHAPITRE VI.

De la pleurésie et des autres fièvres inflammatoires, communes en hiver et au primtemps.

Les fièvres épidémiques qui règnent annuellement à Minorque peuvent se diviser en deux classes, que nous appellerons, quant à présent et pour les distinguer, fièvres d'été et fièvres d'hiver. Les premières paraissent en juin ou juillet, et cessent aux environs de janvier ou un peu plus tôt; les dernières se montrent rarement avant le mois de novembre, et on n'en aperçoit plus guère après le solstice d'été : de sorte que les unes semblent être produites par la chaleur excessive, les autres par le froid subit que causent souvent les vents du nord. Comme la même espèce de température revient régulièrement chaque été et chaque automne, il en est de même des maladies de ces deux saisons; tandis que celles de l'hiver et du printemps, par rapport au caractère variable de ces deux parties de l'année, ne sont ni aussi uniformes ni aussi régulières, étant quelquefois plus communes pendant un mois que pendant un autre, *et vice versâ.* Les fièvres d'été sont à beaucoup près les plus générales, et font les deux tiers ou même les trois quarts de toutes les maladies annuelles; elles attaquent les habitans de toutes les conditions, soit naturels ou étrangers, sans aucune distinction. Celles d'hiver font moins de ravage parmi les Anglais que parmi les Espagnols, et surtout que parmi les paysans, dont les maisons sont ordinairement bâties sur des terrains élevés , et par conséquent plus propres à les parer des chaleurs de l'été qu'à les garantir du froid perçant de l'hiver ; de sorte que j'ai vu des cantons particuliers de la campagne presque entièrement dépeuplés par elles, tandis que les villes et les villages échappaient à une mortalité remarquable.

Ces deux classes de fièvres, et même presque toutes les autres qui ont lieu dans ce climat, soit primitives ou symptomatiques, peuvent être appelées périodiques, parce qu'elles ont par intervalles des rémissions plus ou moins considérables. Celles de l'été, comme on l'a déjà observé, prennent en général le type de tierces, ayant alternativement un jour bon et un jour mauvais. Celles d'hiver, quoiqu'elles simulent souvent les tierces, surtout dans leur commencement, ont généralement des exacerbations aussi fortes un jour qu'un autre, et qui reviennent vers midi, avec ou sans frissons, et se terminent vers le matin quelquefois par des sueurs douces, d'autres fois sans aucune évacuation sensible.

On peut aussi remarquer que, de même que les fièvres d'été sont en général compliquées de flux, et d'obstructions douloureuses des viscères chylo-poiétiques ; ainsi celles d'hiver le sont de toux, de catarrhes et d'inflammations locales des organes vitaux du cerveau, des poumons et du cœur lui-même : d'où il s'ensuit que ces dernières sont les plus meurtrières en proportion de leur nombre. Malgré cela, cependant, comme les premières sont beaucoup plus constantes et plus communes, si nous calculons une année portant l'autre, nous trouverons que « l'automne est de toutes les saisons celle qui » produit les maladies les plus aiguës et les plus funestes, et » que les paroxysmes des soirs ont quelque ressemblance avec » elle ; car le jour de chaque maladie particulière est à l'année » qui renferme la révolution périodique ou le cercle de toutes » les maladies, ce que le paroxysme du soir est à l'au- » tomne (1). » Et même la conformité qu'il y a entre celles

____

(1) Hippoc., De morb. vulgar., lib. II.

de ces maladies qui sont décrites dans les ouvrages d'Hippocrate , et celles qui se manifestent aujourd'hui dans les climats rapprochés de la latitude de la Grèce , est évidente, pour quiconque examinera avec quelque attention la description précédente.

Je ne me suis permis ces réflexions préliminaires que pour donner l'idée la plus claire possible des fièvres d'hiver. Je vais maintenant les décrire, telles qu'elles ont paru pendant le dernier mois de l'année 1745 et la première partie de 1746, époque à laquelle la destruction peu commune qu'elles firent parmi les Anglais les rendit plus immédiatement l'objet de mon attention. Comme le vulgaire leur donne en général le nom de mal de côté, *mal de castat,* et les médecins celui de pleurésie , à cause qu'elles sont accompagnées de douleurs de côté, pour me conformer à l'usage reçu, je leur ai conservé cette dénomination dans le titre de ce chapitre, quoique, dans la suite, on voie clairement qu'on devrait plutôt les appeler péripneumonies, suivant les observations de Zocchius (1), d'Hoffmann (2) et autres.

Ces pleurésies commençaient ordinairement comme un accès de fièvre intermittente, avec frissonnement et frisson , et des douleurs vagues par tout le corps ; des évacuations bilieuses par le haut et par le bas, qui étaient bientôt suivies par l'accélération de la respiration, une soif immodérée, une chaleur interne, la céphalalgie et d'autres symptômes fébriles. Au bout d'un petit nombre d'heures, la respiration devenait plus difficile et laborieuse ; la plupart des malades étaient attaqués de points de côté qui se dirigeaient en haut vers la clavicule et l'omoplate, et obliquement en bas le long des cartilages des fausses côtes , ou bien qui se portaient du sternum aux vertèbres du dos : de sorte qu'ils ne pouvaient ni tousser ni faire une grande inspiration sans éprouver beaucoup de douleur. Plusieurs se plaignaient surtout d'oppression , et d'avoir un poids sur la

---

(1) Apud Bomut. Sepulchr. anatom. , lib. II, § iv.
(2) Med. ration., tom. IV, § ii, cap. 6.

poitrine, semblable à une meule de moulin ; d'autres éprouvaient un sentiment de pesanteur et un mouvement d'ondula-
tion autour du cœur, qui tantôt semblait accablé d'une chaleur extraordinaire, tantôt d'un froid tel que s'il avait été
plongé dans de l'eau glacée. Chez quelques-uns, ces maux pré-
cédaient la fièvre ; chez les autres, ils ne se manifestaient qu'un
jour après.

Pendant l'accroissement de cette maladie, il n'était pas rare
de voir ces douleurs passer d'un lieu de la poitrine à un autre ;
quelquefois, elles quittaient le thorax pour se porter aux membres, puis tout-à-coup elles revenaient sur les viscères. J'ai
vu des cas où, après avoir quitté un côté, elles ont attaqué
l'autre inopinément, et sont devenues funestes en très peu de
temps. Le côté gauche de la poitrine n'était pas aussi sujet
à être affecté que l'autre : de soixante malades atteints à peu
près dans le même temps, quarante-deux eurent le point dans
le côté droit ; mais, de quelque côté qu'ils fussent affectés, ils se
couchaient plus aisément sur le côté opposé, quoiqu'ils fussent
presque tous obligés de se coucher sur le dos ou de se tenir assis sur leurs lits ayant la tête élevée. Il y en avait beaucoup qui
étaient assoupis et portés au sommeil, mais qui déliraient par
moment ou bien étaient vivement troublés par des songes
bizarres. Quelques-uns riaient en dormant ; d'autres s'éveil-
laient en sursaut et se jetaient à bas de leur lit, imaginant
que le feu était à la maison, que ceux qui étaient auprès d'eux
voulaient les faire tomber dans des précipices, ou leur percer
le sein avec un poignard, les lier avec des cordes ou des chaînes
de fer, et autres choses pareilles.

La chaleur extérieure du corps était, chez plusieurs, très
modérée ; chez quelques-uns, moindre que dans l'état naturel ; mais, en général, elle était si intense qu'elle faisait
monter le thermomètre de Fahrenheit à 102, et souvent dans
l'après-midi à 104 degrés. Le pouls était aussi très variable,
non-seulement chez les différens sujets, mais encore chez le
même à différentes époques de la journée : sous le rapport de
la force, dans le bras du côté affecté, ses battemens étaient

plus obscurs. Je l'ai souvent trouvé semblable à celui d'un homme en santé, ou même plus lent que dans l'état sain (1), lorsque le malade était dans le plus grand danger ; de sorte que l'on ne pouvait point le considérer comme un signe pronostique, ni en tirer d'indications pour le traitement. La couleur et la consistance du sang ne méritaient pas une plus grande confiance : dans beaucoup de cas, je l'ai vu recouvert d'une croûte blanchâtre ou jaune pâle, le sérum étant de la même couleur ; mais le plus fréquemment il était rouge et fleuri ; il changeait souvent d'apparence dans l'espace de quelques heures chez la même personne, celui qu'on tirait le matin ayant une croûte, celui qui était tiré dans l'après-midi n'en ayant point, et réciproquement. Je n'ai jamais pu déterminer positivement quel était l'état du sang propre à indiquer un bon ou un mauvais pronostic. Les signes d'après lesquels on pouvait prononcer le rétablissement du malade avec le plus de certitude, étaient un sommeil profond pris dans une position naturelle, la faculté de faire une inspiration complète, sans gêne, avec une soif et une chaleur intérieure modérées.

Outre que la fièvre diminuait ordinairement un peu chaque matin, il était remarquable que le troisième jour, ou au commencement du quatrième, il y avait souvent une rémission considérable, quelquefois une cessation entière de tout symptôme violent, de sorte qu'on croyait les malades hors de danger ; mais le quatre ou le cinq, le délire se manifestait subitement, ou la respiration devenait plus difficile que jamais, et ces deux symptômes, divisés ou réunis, augmentant à chaque instant, le malade expirait au bout d'un jour ou deux, soit dans la suffocation ou le délire furieux, à moins que,

---

(1) Pulsum in pleuritide minus celerem, aut fortem (febre tamen acutâ in summo vigore nihilominus subsistente) sæpiùs notavi : pulsûs igitur celeritas et magnitudo non semper cum febre inflammatoriâ sociantur. — Qui in pleuræ aut pulmonum inflammationibus, pulsui nimium fidunt, decipiuntur, etc.

O'CONNEL, *de morb. acut.*, pag. 135.

par les secours de la nature ou de l'art, il ne fût assez heureux pour échapper, moyennant quelques-unes des évacuations dont nous parlerons ci-après. Il arrivait quelquefois que cette rémission remarquable tombait entre le quatrième et le septième jour : dans ce cas, l'exacerbation avait lieu le lendemain.

De vingt et un malades que je perdis de cette maladie, quatre moururent le quatrième jour, trois le cinquième, trois le sixième, trois le septième, trois le huitième, deux le onzième, un le quatorzième, et les deux autres, quoique l'on ne pût déterminer positivement le jour de leur mort, moururent, selon toute apparence, le quatre ou le cinq. Telle était la rapidité des progrès de ces pleurésies meurtrières, que, si quelques-uns de ceux qui en étaient atteints passaient le septième jour, ils paraissaient le devoir entièrement à la saignée.

J'ouvris quatorze cadavres de sujets morts de cette maladie : chez tous, les poumons étaient principalement affectés, tandis que, chez plusieurs, la plèvre était parfaitement saine, ou seulement un peu adhérente aux poumons, ce qui est assez commun chez les adultes, comme le savent tous ceux qui sont accoutumés aux dissections. Chez un grand nombre, les organes de la respiration étaient changés en une substance dure semblable au foie, et qui allait au fond de l'eau : chez quelques-uns, le diaphragme était enflammé ; chez d'autres, on tirait des ventricules du cœur et des gros vaisseaux qui y sont adjacens, des polypes durs et volumineux. On trouvait souvent, même chez ceux qui mouraient dès le quatrième jour, des abcès réels ou plutôt à demi formés, avec une sanie ichoreuse et une substance gélatineuse et corrompue, au lieu d'une matière cuite, soit dans les poumons, soit entre les poumons et la plèvre, à l'endroit de leur adhérence, ou entre les lames du médiastin, près du diaphragme. Ces abcès s'étaient quelquefois vidés d'eux-mêmes dans la cavité du thorax, de sorte que les poumons flottaient dans une sérosité purulente; leur membrane externe, ainsi que la plèvre, étaient considérable-

ment épaissies et converties en une croûte blanchâtre (1) sem=
blable à du suif fondu et refroidi , et en partie corrodées et
même détachées. Dans quelques cadavres , le péricarde était
rempli de matière purulente , sa membrane interne et la surface extérieure du cœur étant affectées de la manière ci-dessus
décrite , en parlant de la plèvre et des poumons. Chez deux
sujets dont on examina la tête , les sinus de la dure-mère
étaient gorgés et distendus par le sang ; cette membrane elle-
même était saine , et la pie-mère , ainsi que les plexus cho-
roïdes , étaient enflammés et beaucoup plus épais que dans
l'état naturel.

Chez un individu que j'imaginais être mort d'une pleurésie , les poumons et la plèvre étaient sains ; mais il y avait des
concrétions polypeuses dans le cœur, le diaphragme était enflammé, et l'on trouva un grand abcès dans le lobe droit du
foie, qui s'était vidé de lui-même dans l'abdomen, où il y
avait un amas considérable de matière purulente fétide ; une
partie du colon et les tégumens voisins du foie étaient sphacé-
lés, les intestins enflammés et adhérens les uns aux autres, avec
un commencement de mortification. Cet homme, pendant

---

(1) Je ne sais trop maintenant si cette croûte était produite par le changement d'état de la plèvre et de la tunique externe des poumons, déterminé
par la macération dans un fluide purulent, ou si ce n'était pas plutôt une
substance tout-à-fait contre nature, formée par les fluides déposés sur ces
membranes et rendus compactes par le mouvement des poumons; car j'ai été
informé dernièrement par M. Hunter que chez ceux qui étaient morts d'inflammations internes, il trouvait généralement la surface des cavités et les
viscères recouverts d'une escharre épaisse de couleur de cendre, tirant un peu
sur le jaune, qu'il avait eu occasion d'observer dans tous les différens degrés
de consistance, depuis la mucosité molle et légèrement adhérente, jusqu'à la
lame fibreuse solide, si étroitement unie à ces parties, qu'au premier aspect,
elle en paraissait inséparable ; et que cependant après la macération dans l'eau
il était parvenu à détacher entièrement cette espèce d'escharre de la membrane
naturelle et polie qu'elle recouvrait. Cette observation confirme l'opinion de
Haller, qui croyait que les adhérences membraneuses qu'on rencontre si souvent entre les poumons et la plèvre, sont en général formées par la coagulation de l'humeur séreuse qu'exsudent les vaisseaux exhalants de ces parties.
(*Voyez Prim. Linn. Physiolog.*, n° 262).

les quatre premiers jours de sa maladie, n'éprouva pas de
grandes douleurs ; le cinquième et le sixième jour, elles devinrent plus violentes : après cela, il expectora librement,
ce qui donna l'espoir de le sauver, jusqu'au douze, époque
à laquelle il mourut, contre mon attente, me rappelant
un prognostic d'Hippocrate qui paraissait applicable à son
accident (1).

Parmi les évacuations naturelles qui terminaient ces pleurésies, la plus fréquente était une expectoration copieuse, sans
toux violente. Lorsqu'elle commençait de bonne heure et
qu'elle continuait librement, elle retardait ou diminuait les
symptômes dangereux, si sujets à se montrer vers le quatrième ou le cinquième jour, et la fièvre disparaissait autour
du septième ; mais si elle ne commençait pas avant l'exacerbation du quatrième ou cinquième jour, souvent elle était insuffisante pour sauver le malade. Quand il guérissait, la fièvre
le quittait rarement avant le quatorzième, et continuait souvent beaucoup plus long-temps.

Hippocrate, dans ses Prénotions, décrit la couleur et la consistance de la matière expectorée, qui indiquent, en général,
la mort ou la guérison ; mais, en même temps, il a soin de
nous informer que tous les crachats qui n'enlèvent pas la douleur sont mauvais, et qu'au contraire ceux qui la font cesser,
de quelque espèce qu'ils soient, sont bons. J'ai vu la dernière
partie de cette remarque se vérifier chez quelques sujets,
qui devaient la vie à cette évacuation, quoique la matière
de l'expectoration fût toujours ténue, crue et de mauvaise
odeur.

Une autre évacuation critique qui mérite d'occuper le second
rang, c'était un écoulement abondant d'urine, qui, aussitôt
après avoir été rendue, devenait épaisse et d'un rouge pâle,
laissant déposer un sédiment briqueté, ou laiteuse, comme

---

(1) Quibus autem pleureticis, dolores initio mites sunt, ingravescunt
autem quinto aut sexto facile ad duodecimum usque perveniunt; ac raro illi
servantur. *Prænot. coac.*

9..

mêlée d'un pus louable, et déposant une matière blanchâtre égale et polie. Cette urine terminait seule la maladie chez quelques individus, et chez beaucoup d'autres elle n'était qu'un auxiliaire de l'expectoration.

Les sueurs étaient communes dans ces pleurésies. A la vérité, elles étaient dans le commencement plus souvent symptomatiques que critiques; mais après que l'embarras de la tête et de la poitrine était dissipé par les évacuations susdites, elles manquaient rarement de paraître pour abattre la fièvre et compléter la cure. Quoiqu'elles ne tombassent pas constamment les jours critiques, il est cependant remarquable que celles qui étaient les plus copieuses et qui produisaient les plus grands changemens arrivaient réellement beaucoup plus souvent le 4, le 7, le 9, le 11, le 14, le 17 et le 21, que les autres jours. Cette circonstance, à laquelle je n'ai pas toujours fait attention, se trouve vérifiée par mes notes.

Ces maladies commençaient ordinairement par un vomissement et une diarrhée bilieuse, verte ou jaune, mais il y avait peu de cas où ces deux évacuations pussent être regardées comme critiques; il faut pourtant en excepter un homme qui était attaqué d'une pleurésie sèche, avec urine crue, et qui, étant parvenu au onzième jour avec la plus grande difficulté, fut atteint à cette époque d'un dévoiement de bile porracée qui jugea la maladie, qui ensuite se dissipa graduellement par les sueurs et l'expectoration.

Un autre individu qui avait une pleurésie violente affectant principalement le côté droit, et qui avait été saigné quatre fois, eut une hémorhagie de la narine droite le septième jour, et après avoir perdu quatre ou cinq onces de sang, il éprouva une sueur générale très copieuse qui le mit hors de danger.

Le transport de la matière morbifique de l'intérieur à l'extérieur était une autre voie que choisissait la nature pour se soulager. Chez trois personnes, cette maladie se changea, immédiatement après son invasion, en fièvre érysipélateuse de Sydenham, et fut guérie par la méthode recommandée par cet auteur. En sept ou huit cas, la fièvre et tous les autres maux s'évanouirent le second ou le troisième jour, et furent remplacés par un érysipèle aux extrémités inférieures, qui, chez quelques sujets, descendit rapidement, et eut son issue par les orteils ; qui, chez d'autres, tenant davantage de la nature du phlegmon, se fixa sur une des jambes, et forma un abcès, qui dégénéra en ulcère fistuleux, et devint très difficile à guérir.

En réfléchissant sur ces différens cas, et en considérant que l'érysipèle des viscères s'étendait, d'un lieu à un autre, dans l'intérieur comme sur la peau, j'ai pu expliquer plusieurs phénomènes de ces maladies, qui me paraissaient d'abord un peu extraordinaires, tels que l'inconstance et la mutabilité des douleurs, l'altération fréquente du pouls et de la respiration, due au changement de lieu de la matière morbifique et à sa fixation sur différens organes, comme le cœur, les poumons, le diaphragme ou les membranes qui revêtent la cavité du thorax ; et j'ai imaginé que la rémission insidieuse, si commune le troisième ou quatrième jour, arrivait pendant que la matière morbifique se déplaçait et quittait la poitrine, et qu'après avoir été reportée dans la masse du sang, cette même matière se jetant sur le cerveau, ou revenant de nouveau sur le poumon, occasionait souvent des effets funestes.

La première fois que ces pleurésies régnèrent épidémiquement, leurs progrès rapides et leur mortalité extraordinaire me surprirent beaucoup. J'essayai de les guérir en pratiquant une ou deux saignées par jour lorsque les douleurs étaient violentes, comme j'avais toujours eu l'habitude de le faire dans les fièvres inflammatoires ; mais les rémissions du matin m'engagèrent quelquefois à omettre cette opération ; et la cessation des symptômes, qui arrivait en général vers le troisième jour, me fit imaginer que le danger était passé ; de sorte que vers le quatrième ou cinquième jour, et avant que les malades eussent été saignés plus de deux ou trois fois, l'exacerbation se manisfestait et annulait toutes les tentatives qu'on pouvait faire pour les soulager par la saignée, les vésicatoires ou autrement.

Ces évènemens imprévus m'étonnèrent beaucoup, et me portèrent à examiner de nouveau la marche entière de la maladie, ses symptômes et sa terminaison. J'avais observé que plusieurs individus avaient échappé à la mort par le moyen de l'expectoration et des urines purulentes, presque sans le secours de la saignée ; considérant en outre les périodes de la fièv re, le passage rapide des points d'une partie à une autre, la couleur prédominante du sang et celle des crachats et des autres excrétions, je craignis que ces maladies ne fussent ce que les auteurs appellent *pleurésies bilieuses*, qu'ils disent être exaspérées par les grandes évacuations (1). Duret surtout déclame avec beaucoup de véhémence (2) contre les médecins qui fondent principalement sur la saignée la guérison de ces affections, sans attendre les évacuations naturelles. Tous ces motifs m'engagèrent à employer la lancette avec plus de réserve, et à m'en reposer spécialement sur la prompte application des vésicatoires pour réprimer les symptômes les plus violens. Mais ce traitement fut encore moins heureux que le premier, et je fus bientôt convaincu qu'au lieu d'avoir tiré trop de sang dans le commencement, j'en avais tiré trop peu, m'en étant quelquefois laissé imposer par les intervalles trompeurs de la maladie ; d'autres fois, ayant beaucoup trop compté sur les faibles efforts que fait la nature pour procurer du soulagement au malade par l'expectoration et les urines ; cette dernière évacuation acquérant souvent un caractère de crudité vers le quatrième jour, à mesure que le délire fait des progrès, quoiqu'elle promît d'être de bonne qualité le second ou le troisième, la première étant fréquemment arrêtée vers cette époque de la maladie par la chaleur immo-

---

(1) Ballon., Epid., sparsim. ; Bianchi, Hist., hep., part. III, § 8, etc.; Bagl., Prax., Med., lib. I, cap. IX ; Lancis., Epid., rom., cap. VI.

(2) O homines calamitosos atque funestos reipublicæ! ipsam pleuritidem, quæ suâ sponte nullius operis indigens cum tali sputo quiesceret, ex eventu reddunt mortiferam.

DURET. in *Prænot. coac.*

dérée des poumons, qui en rendait la matière visqueuse, globuleuse et très difficile à expectorer.

Je commençai alors à faire des saignées plus copieuses, et à les réitérer de manière à tirer 30 ou 40 onces de sang dans les trois premiers jours de la maladie ; je tâchais en outre, par le moyen des bains de jambes et des vésicatoires appliqués sur ces parties, le troisième jour, d'empêcher les symptômes funestes de se manifester le quatrième ou cinquième. En même temps, je donnai le nitre libéralement, et le camphre à petites doses, afin de provoquer les sécrétions les plus subites. Cette méthode réussit assez bien en plusieurs cas ; l'expectoration et les urines en furent augmentées, mais lorsqu'elles n'éprouvèrent pas d'augmentation, les secousses qui en résultèrent vers le quatrième, cinquième ou sixième jour m'obligèrent toujours à recourir de nouveau à la saignée et aux vésicatoires, afin d'alléger l'embarras de la tête et de la poitrine ; et quoique la plupart du temps les malades échappassent, cependant ils se rétablissaient difficilement et continuaient de tousser, de cracher et de suer les nuits pendant plusieurs semaines.

Enfin, vers le milieu du mois de mars, époque à laquelle cette maladie régnait avec la plus grande violence, ayant trouvé qu'il était absolument nécessaire de saigner copieusement et sans délai, pour sauver la vie, je commençai à mettre en pratique la méthode curative suivante, qui m'a toujours ou presque toujours réussi, non-seulement chez les jeunes gens robustes, mais même chez ceux d'un âge plus avancé, pourvu que je visse les malades avant le troisième jour.

Lorsque j'étais appelé le matin, par exemple, je faisais coucher sur-le-champ le malade dans une position horizontale, et je le saignais du bras jusqu'à ce que les douleurs diminuassent, ou qu'il commençât à défaillir, ce qui n'arrivait pas ordinairement avant d'avoir tiré 16, 20 ou 24 onces de sang. Si les symptômes continuaient, j'ordonnais d'en tirer à peu près la même quantité de l'autre bras, dans l'après-midi, sans avoir égard aux urines, à l'expectoration, ou à l'aspect que présentait ce fluide. Le matin suivant, quoiqu'il y eût un grand chan-,

gement en mieux, cependant, s'il restait le moindre motif
pour soupçonner encore quelque embarras à la tête ou à la
poitrine, la saignée était réitérée. J'ai trouvé en pesant exactement le sang (1), que pendant les premières vingt-quatre
heures que je donnais mes soins aux malades, on leur en tirait
entre 48 et 54 onces. Cette évacuation subite et copieuse procurait communément la cessation de tous les symptômes violens, et fournissait l'occasion de donner un purgatif antiphlo-
gistique le jour suivant. Mais si les symptômes ne cessaient
point, ou que les douleurs revinssent le lendemain de la purgation, ou qu'il y eût quelque raison de croire, d'après le mal
de tête, le vertige, les tintemens d'oreilles, et l'agitation pendant le sommeil, que le cerveau courût les risques d'être affecté, j'avais sur-le-champ de nouveau recours à la saignée, et
je tirais à différentes reprises environ 12, 18, 24 onces de sang
dans l'espace d'un jour, soit avec la lancette, soit par le moyen
des ventouses, ou avec les deux ensemble, lorsque les circonstances l'exigeaient. Avec ce secours, la tempête qui menaçait
était heureusement détournée, et aussitôt que les secousses
étaient apaisées, je réitérais le purgatif de deux jours l'un,
et par trois fois, à moins qu'il ne se manifestât quelques évacuations critiques dont les bons effets fussent tellement apparens, qu'ils rendissent ce remède inutile.

En procédant de cette manière, j'ai trouvé avec Sydenham,
que les pleurésies du plus mauvais caractère pouvaient être
heureusement guéries dans l'espace d'un petit nombre de jours,
et avec la même certitude que toute autre maladie. Une chose
qui n'était pas moins digne de remarque, c'était la rapidité
avec laquelle les malades recouvraient leur santé habituelle,
et leurs forces ordinaires, nonobstant la grande quantité de
sang qu'ils avaient perdue, tandis que beaucoup de ceux qui
avaient été saignés plus modérément demeuraient dans un état
de langueur et d'infirmités pendant des mois entiers, sans pou-

---

(1). Je me suis servi des poids de l'île de Minorque, dont quatorze onces
équivalent à peu près à seize onces avoir du poids.

voir se délivrer de la toux et des douleurs de poitrine qu'ils éprouvaient.

Jusqu'ici je n'ai parlé que des principaux remèdes qui ont servi de traitement de ces maladies ; mais il ne sera pas hors de propos d'indiquer quelques autres auxiliaires généralement employés de concert avec les différentes méthodes curatives ci-dessus décrites.

En premier lieu, on donnait pour boisson ordinaire, l'eau d'orge légèrement chaude avec l'oxymel ; et dans les premiers jours de la maladie, les remèdes nitreux antiphlogistiques, puis on tenait le ventre libre à l'aide des lavemens.

Les loochs huileux étaient extrêmement utiles pour soulager la toux, et les anodins à petites doses étaient souvent nécessaires tant pour remplir ce but que pour procurer du sommeil, lorsque le fort de la maladie était passé.

Si elle commençait par un vomissement bilieux, il convenait de provoquer cette évacuation en faisant boire copieusement de l'eau chaude, afin de la terminer plus promptement.

Pour soulager les douleurs de poitrine, on appliquait souvent sur cette partie de larges feuilles d'*opimtia* cuites au four et coupées par le milieu. Ces feuilles étant épaisses et succulentes, conservent la chaleur pendant long-temps, et produisent tous les bons effets des fomentations anodines et des cataplasmes émolliens, comme je l'ai fréquemment éprouvé dans les fièvres tierces, les dyssenteries, et les autres maladies avec inflammation des viscères abdominaux, ainsi que dans celle-ci, depuis que les naturels du pays m'ont eu appris les propriétés de ces mêmes feuilles.

Après avoir saigné deux ou trois fois, les vésicatoires appliqués sur la partie affectée étaient souvent avantageux pour dissiper les points de côté opiniâtres ; mais rien ne soulageait aussi sûrement et aussi immédiament que les ventouses scarifiées ; c'est au point que dans beaucoup de cas où je les ai employées, je ne m'en rappelle pas un seul dans lequel elles n'aient emporté le mal, ou au moins elles ne l'aient considérablement diminué : mais mes ventouses étaient bien plus larges et plus profondes que celles employées en Angleterre.

Les frénésies et les angines qui parurent de temps à autre pendant cette constitution épidémique, exigeaient la même méthode de traitement. Quant à la coqueluche qui fut si fatale aux enfans, la principale différence qu'il y avait entre elle et la pleurésie paraissait due à ce que, dans l'une, la matière morbifique se portait sur les vésicules bronchiques, et, dans l'autre, s'arrêtait aux extrémités des artères pulmonaires.

Pendant le même intervalle de temps, il y eut des fièvres catarrhales chez les adultes, accompagnées de toux, de douleurs dans les os, de céphalalgies, et souvent de délire ; quelques-unes se terminaient tout-à-coup, le septième jour, par des sueurs copieuses ; mais en général elles avaient des crises partielles plus tôt, et disparaissaient par degrés. Quand on négligeait de saigner largement dans le principe, elles étaient sujettes à dégénérer en pleurésies : c'était aussi ce qui arrivait à l'égard des fièvres tierces. Au reste, non-seulement les maladies aiguës de cette saison, mais encore les blessures accidentelles et les contusions exigeaient des évacuations plus abondantes qu'à l'ordinaire, tant cette constitution de l'air avait de dispositions à produire l'inflammation.

Je terminerai ce chapitre par un paragraphe ou deux, tirés de quelques lettres écrites à l'occasion des pleurésies dont nous venons de parler, afin de confirmer ce qui a été dit à ce sujet, par le témoignage de mon ami le docteur Font, célèbre médecin de Civitella, qui jouit depuis plus de trente ans, et à juste titre, de la pratique la plus étendue.

Didaco Font, M. D., Georg. Cleghorn, sal. D.

Novus annus funera densa produxit, grassante febre inflammatoriâ, quæ caput et organa respirationis potissimum afficit, modo pluritis, modo peripneumonia, interdum phrenitis, interdum paraphrenitis adpellanda. Hic morbus, ut ut

vehemens, largis et repetitis venæ sectionibus , cum interpo-
sitâ catharsi, in herbâ felicissimè jugulatur. Complures libe-
rale sputum , sine multâ sanguinis jacturâ, periculo eripuit.
Nec desinet, quibus urinæ purulentæ fluxus diù perseverans,
saluti fuit. At, nisi istius modi auxilia maturè accedant , væ
ægris ! Nam postquam morbus per triduum impunè saviit, al-
tasque egit radices, serò plerumque medicina paratur ; et
neque venæ sectiones, neque epispastica, neque cucurbitæ,
neque pectoralia tantopere decantata, impedire valent, quo-
minùs, juxta Hippocratis effatum, « *septimo die vel celeriùs*
» *succumbant, aut mente læsi, aut orthopnœâ suffocati.* »

A te itaque peto, vir experientissime, ut dato otio, his
quæsitis responsum præbeas.

Annon pluritis morbus anniversarius in hâc insulâ, et quibus mensibus ?

An semper febrem continuam, cum celeri pulsu, æri calore, etc. , comitem sibi adsciscat ? An potiùs febri periodicâ,
remittente conjungatur ?

Nonne tutiùs est, morbi resolutionem per venæ sectiones,
quamprimùm tentare , quàm coctionem et crisin naturæ præs-
tolari ?

Ubi resolutio tentanda est, quâ mensurâ , et quibus inter-
vallis , cruorem detrahere conveniat ?

Datum Magone , tertio die maii (s. v.), anno M.DCC.XLVI.

Georg. Cleghorn didacus Font, sal. D.

Anniversarius hâc in parte insulæ morbus est pleuritis ,
hiememque viget, quantum ex usu observavi; et ubi rigida
hiems plus justò prolongatur ad medium aut finem veris ex-
currere solet; immo anno 1730, quamvis solito modo pro-
cederent tempestates, memini hunc morbum, cum aliis inflammationibus internis, magnam stragem fecisse, ægris vel
mente læsis, vel orthopnæâ suffocatis.

Pleuritis non semper febrem acutam continuam habet ad-
junctam cum siti, calore et celeri pulsu : imo potiùs in ipsius

principio, febris est fere semper mitis ; pulsus quoad celeri‑
tatem parum distat à naturali, calorque non est nimius, nec
mordax, et in multis propensionem ad somnum observavi.
Nequaquam verò, licet ita ingrediatur, leniter tractanda est ;
sed eodem modo ac si cum vehementi febre invasisset.

Præterœà, pleuritis sæpè sociatur febre quæ periodicè re‑
mittis, et intenditur, modò quotidie, modò de tertio in ter‑
tium (1); et aliquandò sola febris tertiana intermittens adest,
sicuti observavi in quatuor ægris, quorum unus in initio
septimi paroxysmi è vitâ discessit.

Quoad curationem ; ubi tempestivè vocatus sum, primo sci‑
licet die vel secundi initio, depositâ morâ, sanguinis circiter
quatuor libras, partitis viribus, nichthemeri spatio, si æger
robustus sit, detrahere jubeo ; quâ subitâ et copiosâ evacua‑
tione, morbus quandoque in herbâ resolvitur. Sin verò
persistat, ante diem quartum, totidem ferè sanguinis libras,
partitis viribus, noviter extraho : et similiter prosequor, licet
ante diem quartum, magna et notabilis omnium symptoma‑
tum remissio contingat. Quæ quidem remissio, talis et tanta
esse solet, ut æger et reliqui rem jam in tuto putent ; et ipse
olim ita existimavi, donec infausti eventus aliter docuissent.
Quippè veniente die quarto, aut quinto, supra modum exa‑
cerbantur symptomata, et furente novâ procellâ, æger qui
mox convaliturus sperabatur, orco traditur : quod nullâ aliâ
methodo quam supra præscriptâ præcævere potui ; diluen‑
tibus interim, expectorantibus, clysteribus, cucurbitulis et
epispasticis, pro ratione symptomatum, diligenter adhibitis ;
ut et purgantibus, post septimum diem. En methodus me‑
dendi, quæ meis et ægrorum votis respondit. Ex centum qui
corripiuntur, nonaginta, aut in initio resolutione, aut posteà
manifestâ crisi servantur. Quæ crisis, aut per sudorem, aut
per expectorationem, aut per urinæ profluvium, modo san‑
guinolentæ, modo puriformis, aut per diarrhæam perficitur ;

---

(1) Vide Galen., Avicen. et Mercurial., apud Bianch., p. 3, schol. 25, et
Spigel de Semitertian., cap III.

adjutis vitæ viribus, sanguinis evacuationes, et supra memc-
ratis remediis legitimè exhibitis. Quibus inter initia spretis,
mors, ut plurimum, succedit.

Datum Civitellæ, maii 26 (s. n.), anno M.DCC.XLVI.

CHAPITRE VII.

De la petite-vérole.

La petite-vérole a régné deux fois épidémiquement à Minorque pendant que j'y résidais, savoir, en 1742 et en 1746.
Sans entreprendre une description minutieuse de cette maladie,
je tâcherai de donner un aperçu général de sa nature et de ses
effets durant ces deux années, d'après lequel il sera facile de
voir combien celle d'une année différait de celle de l'autre.

Vers le milieu du mois de mars 1742, elle se manifesta à
Mahon et produisit la consternation parmi les naturels du
pays, qui ne l'avaient point vue depuis 1725, mais qui se sou-
venaient bien du ravage qu'elle leur avait causé. La contagion
se propagea rapidement, et fut bientôt répandue dans les autres
villes et villages, au point qu'avant la fin d'avril, cette maladie
régna dans toutes les parties de l'île. Comme elle atta-
quait presque tous ceux qui n'avaient pas dix-sept ans,
et beaucoup de personnes d'un âge plus avancé, les malades étaient si nombreux en mai et juin, que chaque maison
pouvait être regardée comme un hôpital. Vers la fin de juillet,
elle disparut tout à coup, la plupart de ceux qui en étaient
susceptibles l'ayant eue à cette époque.

Pendant les six ou huit premières semaines, elle fut assez
bénigne et rarement mortelle; mais sa virulence augmenta
avec la chaleur de la saison, de sorte qu'en juin et juillet, il
n'était pas rare qu'on enterrât dix à douze personnes par jour,

tant à Mahon qu'à Civitella. Néanmoins, en proportion du nombre des malades, il n'en mourait pas beaucoup, et la mortalité qui existait avait principalement lieu chez les enfans à la mamelle et parmi le commun des soldats.

Parmi une si grande multitude de malades, on rencontrait quelquefois toutes les différentes espèces de petite-vérole décrites par les auteurs; mais et la discrète et la confluente avaient plus de ressemblance avec celle que Sydenham appelle anomale qu'avec la régulière. Car, quoique la confluente parût ordinairement le second ou le troisième jour, elle allait souvent jusqu'au quatorzième ou dix-septième, avant que la rugosité perceptible au toucher indiquât que les pustules de la face commençaient à mûrir. Souvent sur les jambes et les bras, elles ne séchaient qu'aux environs du trentième. Dans ces diverses espèces de petite-vérole la fièvre secondaire régnait avec beaucoup de violence entre le quatorzième et le vingt-quatrième jour, et presque tous ceux qui périssaient de cette maladie, mouraient l'un ou l'autre des jours intermédiaires.

La constance de la nature à exciter quelqu'une des évacuations ordinaires par laquelle une partie de la matière morbifique était entraînée, contribua à sauver un grand nombre d'individus. Il se manifestait communément avec l'éruption une salivation copieuse qui durait jusqu'à ce que la suppuration fût bien établie, non-seulement chez les adultes, mais encore chez les sujets de tout âge, même chez les enfans à la mamelle, qui probablement n'en souffraient davantage que les autres que parce qu'ils n'avaient pas la raison de cracher naturellement. Vers le septième jour, ou plus tôt, il survenait un gonflement du visage, qui était régulièrement suivi par une tuméfaction des mains et quelquefois des pieds. Mais une chose digne de remarque dans cette épidémie de petite-vérole, c'était l'apparition d'une diarrhée modérée à l'époque où les pustules commençaient à sécher, et qui continuait jusqu'à ce que la peau fût en partie nettoyée de la croûte noire et épaisse qui la couvrait. Par ce moyen, la nature suppléait au défaut de transpiration; les symptômes de la fièvre secondaire étaient modérés, et beaucoup de personnes échappaient heureusement à la mort qui les menaçait, ce qui nous prouve combien il est utile de donner des purgatifs dans cette période de la maladie, en suivant les règles établies à ce sujet par les docteurs Freind et Mead.

En décembre 1745, la petite-vérole fut apportée de Constantinople par un des vaisseaux de sa majesté britannique, et, l'année suivante, elle se propagea d'une manière lente, mais funeste, dans toute l'île. Pendant le printemps de 1746, elle se borna au château Saint-Philippe, sans approcher de Mahon, quoiqu'elle n'en fût éloignée que de deux milles. En été et en automne, elle fut commune en cette ville et dans les lieux circonvoisins ; ensuite elle se dirigea au nord vers Civitella, et disparut au printemps suivant, après avoir enlevé presque tous les enfans qui avaient survécu à la coqueluche et aux fièvres d'été de l'année 1746. Une chose remarquable, c'est que plus cette maladie contagieuse continua de régner dans l'île, plus elle devint bénigne ; de sorte qu'elle fut beaucoup moins meurtrière dans les parties septentrionales que dans celles du sud où elle éclata d'abord.

Comme je demeurais à Mahon pendant qu'elle sévissait au château Saint-Philippe, je vis peu de malades ; mais je fus informé par les médecins qui les soignaient, que les pustules étaient ordinairement confluentes et souvent mêlées de pourpre; que rarement elles s'élevaient ou se remplissaient bien, et qu'elles restaient ou dures comme des tubercules, ou tout-à-fait vides, ou bien qu'elles contenaient une petite quantité de matière ichoreuse avec une tache noire dans leur milieu, et que souvent elles paraissaient se flétrir avant d'être mûres; que la fièvre, au lieu de cesser après l'éruption, augmentait à mesure que la maladie faisait des progrès, et qu'elle était généralement accompagnée de coma, de délire, de difficulté de respirer, de vomissement continuel et d'aversion pour les alimens; que la face ne se tuméfiait que rarement ou même jamais; mais qu'à l'époque où cette tuméfaction aurait dû avoir lieu, il se manifestait une affection de la bouche ou de la gorge qui causait une grande douleur au malade, que la peau se séparait de l'intérieur des lèvres, et que l'haleine devenait très fétide ; que les trois quarts des individus qui en étaient infectés, en dépit de tout ce qu'on pouvait imaginer pour leur conservation, périssaient du sixième au quatorzième jour de la fièvre, et que la plupart de ceux qui survivaient restaient aveugles, phthisiques ou boiteux avec carie des os, ulcères sordides, etc.; de sorte que cette maladie se rapprochait beaucoup plus de la peste qu'aucune de celles qui étaient connues dans l'île.

D'après ces détails, qui ne furent ensuite que trop bien confirmés par ma propre expérience, je conjecturai que la mortalité extraordinaire de cette maladie était due en partie à la matière varioleuse trop abondante dans le sang, et dont la peau ne pouvait recevoir la totalité, en partie à la disposition particulière de l'air, qui, comme nous l'avons vu dans le premier chapitre, rendait à cette époque la tête et la poitrine extrêmement sujettes aux inflammations. En conséquence, j'imaginai que beaucoup de malades mouraient de frénésie ou de péripneumonie, le sixième, le septième ou huitième jour, avant que les pustules eussent le temps de mûrir ; tandis que, chez d'autres, la matière ichoreuse et corrosive de ces mêmes pustules devenues gangréneuses, portée dans le sang, produisait la mort vers la fin de la seconde semaine. Il me parut que la manière la plus probable de détourner ces maux funestes serait de faire de copieuses évacuations les premiers jours de la maladie, et de donner des boissons douces et anti-putrides pour emplir les vaisseaux ; que, par ce moyen, l'éruption serait prévenue ou que les pustules seraient moins nombreuses, ou enfin plutôt disposées à suppurer qu'à se mortifier. Cette méthode de traiter la petite-vérole est autorisée par Baillon (1) et fortement recommandée par Boerhaave (2), qui, probablement, en a pris la première idée dans Rhazès (3) ; et si une

---

(1) Ephémér. et Epip., t. I.
(2) Aphor., 1393.
(3) Si antequam apparere incipiant variolæ, ægrum medicus inveniat, mi-

pratique aussi hardie a jamais besoin d'être justifiée, c'est sans doute dans une espèce de petite-vérole aussi maligne que l'était celle-ci, qui détruisait presque tous les individus abandonnés à la nature, ou traités de la manière qu'on le fait ordinairement. Ces considérations, et les bons effets des saignées et des purgations copieuses dans les pleurésies régnantes, donnaient tout lieu d'attendre quelque succès d'une semblable méthode de traitement; et cette espérance fut confirmée par l'évènement suivant.

Un jeune homme âgé d'environ vingt-six ans, fut pris le mercredi 21 mai, entre sept et huit heures du matin, de froid et de frisson, et éprouva bientôt après les symptômes ordinaires de la fièvre, avec une douleur sous le sein gauche qui lui gênait la respiration. Le jeudi matin, lorsque je le vis pour la première fois, imaginant que sa maladie était une pleurésie, j'ordonnai qu'on le traitât en conséquence. Je lui fis tirer sur-le-champ dix-sept onces de sang; vingt onces dans l'après-midi, et quinze le lendemain matin. On entretint la liberté du ventre par des lavemens, on donna pour boisson l'eau d'orge avec addition d'oxymel et de nitre, et parfois une décoction de tamarins; enfin, on appliqua sur le côté affecté des feuilles d'*opuntia* souvent renouvelées. Le vendredi dans l'après-midi, les douleurs étaient moins violentes, mais le malade se plaignait d'une envie de vomir considérable, et après avoir bu de l'eau chaude, il rejeta une grande quantité de matières bilieuses. Bientôt on aperçut par tout son corps une éruption que je soupçonnai être la petite-vérole confluente, d'après l'aspect qu'elle présentait sur sa figure, et parce qu'elle était accompagnée de ptyalisme. Le Dr Segui, célèbre médecin de Mahon, qui fut consulté à cette occasion, confirma mon opinion. Le vendredi soir, on fit à ce jeune malade une saignée de trente

---

nicatur sanguinis multitudo. — Venter autem si strictus fuerit, infusiones quotidie in potu sumantur, ex hoc enim aut omnino prohibebitur pustularum egressio , aut si quid egressum fuerit, parvum erit.

Vid., Oper., venet. De febr., cap. 18, p. 105.

onces, et il but ensuite abondamment de l'eau tiède, afin de dissiper son vomissement; on lui donna aussi un lavement; sa tête fut rasée, et toute sa peau nettoyée et lavée. Le samedi matin, la fièvre étant modérée et l'éruption épaisse par tout le corps, il prit un purgatif doux qui produisit sept selles, et le soir un grain d'opium. Le dimanche matin, après avoir passé une nuit inquiète et agitée, la salivation ayant cessé, il se plaignit d'avoir si mal à la gorge, qu'à peine pouvait-il avaler, et il dit que son point avait quitté le côté gauche et s'était fixé aux côtes inférieures du côté droit. Ces symptômes nous engagèrent à le saigner une cinquième fois, et à lui tirer onze onces de sang, qui était d'un rouge cramoisi, comme dans toutes les saignées précédentes, et sans croûte inflammatoire. Dans l'après-midi, il cracha considérablement, dormit bien et fut sans douleurs. Comme il avait eu une bonne nuit, le lundi matin on répéta la purgation, qui le fit aller six ou sept fois à la garde-robe, sans arrêter la salivation. Après cela, on laissa de côté toutes évacuations ultérieures, à l'exception des lavemens destinés à entretenir la liberté du ventre. Les pustules, qui étaient petites et nombreuses par tout le corps, commencèrent à se remplir de matière purulente de bonne qualité, et tout se passa selon nos désirs. Le mardi matin, la face se tuméfia, mais elle se dégonfla le jeudi après-midi, les pustules commençant à sécher; le pied droit enfla et devint douloureux, la salivation continuant toujours. Le lundi matin, 2 juin, la dessiccation étant générale, il prit une médecine; le vendredi suivant il en prit une seconde, et bientôt après il recouvra ses forces, et jouit maintenant d'une bonne santé.

Je donnai ensuite des soins à la fille d'un juif, qui était atteinte de cette maladie, et âgée d'environ cinq ans, pour laquelle j'avais été appelé le samedi matin 24 mai, lorsque les pustules commençaient à paraître; elle avait la fièvre depuis le mercredi matin. Je la fis saigner trois fois dans l'espace de vingt-quatre heures, et à chaque fois on lui tira 4 onces de sang. On la tint strictement au régime rafraîchissant; on lui donna souvent des lavemens, et chaque soir un parégorique. Les pustules étaient peu élevées, petites, confluentes et accompagnées d'une salivation considérable. La face se tuméfia le mardi, les mains le jeudi suivant, et les pieds le vendredi. Le dimanche premier de juin, les pustules commencèrent à sécher sur le visage ; le lundi, elle fut purgée, et reprit ensuite ses forces par degrés. Cette enfant et le malade dont j'ai parlé précédemment furent les deux premiers, à Mahon, qui guérirent de la petite-vérole.

Vers la fin de mai et le commencement de juin, trois ou quatre adultes furent atteints de fièvre violente ; et comme ils n'avaient jamais eu la petite-vérole, on soupçonna qu'ils l'avaient gagnée par contagion. Ils furent traités de la même manière que le jeune homme dont j'ai rapporté plus haut l'observation, et en six ou sept jours ils allèrent parfaitement bien, et il ne parut pas d'éruption. Aucun d'eux ne prit ensuite la petite-vérole.

Encouragé par ces succès, je commençai à me flatter que j'avais trouvé une méthode de traitement qui réussirait généralement ; mais l'expérience m'eut bientôt convaincu de mon erreur.

Un jeune homme de vingt ans fut pris le lundi 16 juin, à midi, de symptômes fébriles et de douleurs violentes à l'estomac, aux reins, et au côté gauche. Il perdit 15 onces de sang le mardi matin, 17 onces le même jour dans l'après-midi, 15 le mercredi matin, et toute la journée il eut mal au cœur et envie de vomir, quoiqu'il bût beaucoup d'eau tiède et qu'il rendît de la bile avec cette boisson. Il passa une nuit assez mauvaise, et souffrit considérablement de l'estomac et des reins. Le jeudi matin, il prit un purgatif doux, qui opéra plusieurs fois par le haut, et produisit six ou sept selles. Le vendredi dans la matinée, la petite-vérole commença à paraître sur la figure. L'estomac était un peu soulagé, mais la douleur des reins continuait aussi fort que jamais ; la bouche et la gorge étaient très douloureuses, et l'on m'apprit qu'il avait déliré toute la nuit. On lui tira de nouveau 12 onces de sang rouge et fleuri comme celui qui avait été tiré précédemment. Dans

l'après-midi, la douleur des lombes étant très forte, on appliqua des ventouses, on fit des scarifications sur cette partie, et
l'on donna un lavement qui entraîna beaucoup de matières
dures et fétides. Nonobstant tous ces remèdes, le malade n'é-
prouva aucun soulagement ; le délire, le vomissement et l'a-
gitation augmentèrent, les pustules ne se remplirent point, la
bouche s'ulcéra, et l'haleine acquit une odeur désagréable. Le
dimanche matin, il devint tout-à-fait stupide et insensible ; il se
manifesta des taches noires dans le centre des pustules, et la
mort arriva vers le milieu de la journée. A l'ouverture du
corps, on trouva la vésicule du fiel énormément distendue et
remplie de bile verte, épaisse ; des signes d'inflammation légère
à la tunique villeuse de l'estomac, dans les intestins grêles, et
à la pie-mère, mais du reste rien d'extraordinaire.

Une jeune demoiselle de quinze ou seize ans éprouva
quelque difficulté de respirer et des douleurs de reins, le mardi
24 juin à midi ; elle cacha ses souffrances jusqu'au jeudi,
époque à laquelle elle se plaignit de beaucoup de chaleur, de
soif, de céphalalgie, de mal d'estomac et d'oppression douloureuse dans les deux côtés de la poitrine. On lui tira ce jour-
là 11 onces de sang le matin, 8 onces dans l'après-midi, et 10
le lendemain matin. On lui fit prendre des lavemens, des boissons diluentes, etc. ; son sang ne parut nullement couenneux,
et avant la dernière saignée, on aperçut quelque chose de
semblable à la petite-vérole sur la figure ; mais l'éruption ne
faisait aucun progrès, et le samedi matin tout son corps fut
couvert de pourpre. Elle commença alors l'usage du quinquina
de deux heures en deux heures, et en prit à peu près six ou
sept drachmes. Dans ces entrefaites, elle fut atteinte d'un
délire violent, de vomissemens fréquens et d'une grande
difficulté de respirer. Le lundi matin, il lui survint une
hémorrhagie du nez, qui dura jusqu'à sept heures du soir,
époque à laquelle elle mourut toute couverte de taches
noires.

Bientôt après, un homme robuste, d'un âge moyen, tomba
malade et fut traité de la même manière. Le second et le troi-

sième jours de sa maladie, on lui tira 49 onces de sang. Le troisième jour, l'éruption commença à paraître; le quatrième, il
rendit quelques cuillerées de sang par le nez, et son corps se
couvrit de taches de pourpre. Les pustules ne s'élevèrent nullement; il eut un délire continuel, quoique ensuite il fût encore saigné deux fois, et qu'on lui eût appliqué les vésicatoires.
Il mourut le 11.

Ces évènemens malheureux me firent laisser de côté les évacuations abondantes, et je me contentai, à l'avenir, de tâcher
d'alléger les symptômes de la manière ordinaire, par des saignées modérées, des vésicatoires, des anodins, le quinquina
et les cordiaux, lorsqu'ils étaient indiqués : mais, en dépit de
toutes mes tentatives pour sauver ces malades, il en périt plus
que je n'en guéris, et je ne sache pas qu'aucun autre praticien
ait été plus heureux que moi, avant que le temps ait eu cor-
rigé la malignité de cette maladie. En un mot, cette épidémie
de petite-vérole vérifia assez bien le proverbe anglais, qui dit
« qu'il y a une espèce de variole dans laquelle la nourrice ne
» peut tuer, et une autre que le médecin ne peut guérir. »
Puisque, lorsqu'on gagne cette maladie par la voie naturelle,
c'est un effet du hasard si elle est de la bonne ou de la mauvaise espèce, il est évident qu'on doit infiniment honorer la
mémoire de ceux qui les premiers ont introduit la pratique de
l'inoculation dans le royaume d'Angleterre, où la sûreté et
l'innocence de cette méthode a été confirmée par trente années
d'expérience.

Telles sont les remarques que j'ai à offrir au public, concernant
quelques-unes des maladies les plus meurtrières qui attaquent l'espèce humaine, et dont ma position m'a fourni beaucoup d'occasions favorables d'observer la nature et les effets. J'ai rapporté
les bons et les mauvais succès qui ont été la suite des tentatives
que j'ai faites pour les guérir, avec cette fidélité qui convient
dans des affaires qui intéressent d'aussi près la vie de nos semblables. Si les pages qui précèdent peuvent être de quelque
utilité à nos confrères, en leur indiquant ce qui est avantageux ou nuisible dans des circonstances analogues, non-seule-

ment je croirai mes peines bien payées , mais même je m'esti-
merai heureux que le hasard m'ait mis à portée de contribuer
aussi efficacement au bien-être de la société.

Hoc opus, hoc studium, parvi properemus et ampli,
Si patriæ volumus, si nobis vivere cari.

HORAT.

FIN.

REMARQUES

ET

OBSERVATIONS

POUR SERVIR A L'HISTOIRE

DES PHLEGMASIES GANGRÉNEUSES.

REMARQUES

ET

OBSERVATIONS

POUR SERVIR A L'HISTOIRE

DES PHLEGMASIES GANGRÉNEUSES;

PAR BIDAULT DE VILLIERS, D. M. P., ETC.

L'HISTOIRE des phlegmasies gangréneuses laissant encore plusieurs choses à désirer, j'ai cru devoir mettre à profit les occasions plus ou moins multipliées d'observer ce genre de maladies que m'ont offert les localités, et ne point laisser échapper les réflexions fugitives que ces observations m'ont suggérées. Tout récemment encore un évènement imprévu et qui pouvait avoir des conséquences assez graves m'ayant, fourni un certain nombre d'exemples de ces affections, les remarques qui en ont été le résultat, ont donné lieu au travail suivant que j'adresse à la Société de médecine en le soumettant à ses lumières, et dans le désir qu'il puisse être digne de mériter son approbation.

Première observation de *pustule maligne*. M. Blandin fils, jeune homme âgé de 17 ans, d'une constitution robuste et d'une force rare pour son âge, fils de tanneur et ne travaillant pas de cet état, fut atteint, le 29 juin 1813, d'une petite pustule à la joue droite, près l'angle de la bouche, qui lui causait une démangeaison légère, et à laquelle il fit d'abord peu d'attention. Le 30, étonné de voir sa figure enflée, il se rendit chez moi dès le matin afin de me faire examiner son mal. En touchant la tumeur qui était sans changement de couleur à la peau, j'aperçus à son centre un noyau de la grosseur d'une noisette, qui était dur et mobile, et qui présentait vers son milieu un point noirâtre peu étendu ; m'étant soigneusement informé si ce jeune homme avait touché ou manié quelques peaux d'animaux morts du charbon, ou s'il y en avait eu de déposées dans la tannerie de M. son père, on m'assura que non, et que le père qui travaillait continuellement aurait dû être le premier incommodé s'il y en avait eu. Ne pouvant méconnaître le caractère de la maladie qui était évident, je recommandai à la mère du malade, qui l'accompagnait, d'aller trouver un chirurgien, de faire pratiquer des scarifications autour de la tumeur, et d'y instiller quelques gouttes de muriate d'antimoine liquide, promettant de me rendre le soir chez elle, afin d'observer l'état de la maladie. Lorsque je m'y fus transporté, je trouvai le jeune homme au lit avec de la fièvre, et je fus fort étonné d'apprendre qu'on n'avait pas suivi mes conséils, et qu'on s'était borné à appliquer un cataplasme d'oignons de lis cuits sous la cendre, sur la joue, d'après l'avis du chirurgien, qui prétendait par ce moyen résoudre la tumeur. Depuis le matin le mal avait fait beaucoup de progrès : la joue était très enflée ; la dureté s'était étendue et occupait au moins la largeur d'un écu de trois francs ; la lèvre était tuméfiée ; il y avait une aréole d'un rouge violet, dans le centre de laquelle on apercevait un point noirâtre. J'envoyai de suite chercher le chirurgien pour faire en ma présence des scarifications sur la tumeur qui était dure et coriace, sans élévations à la peau. On toucha ensuite les plaies qui en résultèrent avec du *beurre d'antimoine*, et on les recouvrit d'un plumasseau de charpie enduit d'onguent basilicum, et de compresses trempées dans l'eau de sureau à laquelle on avait ajouté de l'eau - de - vie camphrée. Le lendemain, en levant l'appareil, la dureté ne paraissait pas avoir fait de progrès ; la joue était toujours fort enflée, la fièvre moins violente : on toucha de nouveau les plaies avec le muriate d'antimoine liquide, on y appliqua de la charpie trempée dans l'eau-de-vie camphrée, et l'on pansa comme le jour précédent. Le soir, voyant que le mal avait encore fait quelques progrès, je pris la résolution de faire emporter la partie mortifiée, ce qui fut exécuté de suite. Il y eut une hémorrhagie assez considérable, parce que le chirurgien fit pénétrer la pointe de son instrument jusqu'au vif. On remplit l'évacuation qui en résulta de charpie humectée avec le muriate d'antimoine ; on recouvrit le tout de compresses imbibées d'eau-de-vie camphrée : l'hémorrhagie s'arrêta bientôt, et le lendemain on commença à apercevoir des indices de suppuration ; la face désenfla par degrés, la suppuration s'établit complètement. Le 4 juillet l'escharre se détacha laissant la plaie en bon état, et qui se remplissait de bourgeons charnus ; on pansa avec de la charpie sèche, et le 20 juillet la cicatrice était parfaite, sans aucune difformité.

IIe observation de *pustule maligne*. La nommée Suzanne, âgée d'environ 40 ans, fileuse de laine, très pauvre, malpropre, mal vêtue et mal nourrie, vint me trouver le 7 décembre 1818 pour une tumeur dont elle était atteinte à la partie gauche du menton, au-dessous de la lèvre inférieure ; alarmée sur son état, les personnes qu'elle avait vues lui ayant annoncé qu'elle était atteinte de la pustule maligne.

Ce mal s'était manifesté, le 4 décembre, par un prurit dans la partie affectée (1), et, depuis cette époque, il avait pris un accroissement rapide, l'œil du même côté, l'oreille et jusqu'au cou étant douloureux.

Il n'y avait point de changement de couleur à la peau ; on apercevait un point noir au centre d'une enflure, du volume d'une noix, dure et rénitente, et qui paraissait bornée aux tégumens.

Ayant reconnu de suite la nature de cette affection, je pris un bistouri très étroit, et avec sa pointe que j'insinuai dans la petite cavité capillaire de la pustule, je fis en plusieurs sens de

____

(1) Ce jour-là le temps était humide et froid ; il neigea le soir et dans la nuit ; le lendemain le dégel eut lieu, et le surlendemain la gelée se fit sentir ainsi que le froid d'une manière assez intense.

légères scarifications. Le sang coula de suite. Non content
d'avoir employé ce moyen curatif, je pressai en plusieurs sens
la tumeur avec les deux doigts indicateurs recouverts d'un
linge, j'en fis écouler la sanie grisâtre dont elle était imprégnée.
Elle sortit accompagnée de quelques gouttes de sang, et la tumeur, en la comprimant, céda à l'impression des doigts, puis
revint ensuite sur elle-même. Après cette petite opération, je
fis recouvrir la plaie d'un plumasseau enduit d'onguent basilicum. Dès le lendemain, il y eut un suintement léger ; la douleur
de la joue et du cou cessa ; et la suppuration s'étant bien établie
les jours suivans, la malade se trouva guérie ou à peu près le
12 décembre suivant.

Cette affection était-elle bien réellement une pustule maligne,
et n'était-ce pas une tumeur d'une autre nature?

A coup sûr, ce ne pouvait pas être un furoncle. Elle ne formait pas tête, elle n'était pas rouge et enflammée, enfin la nature grisâtre de la sanie qui en découlait n'était pas celle qui
a lieu dans un phlegmon, qui ne survient jamais sans changement de couleur à la peau. D'ailleurs l'enflure formait un noyau
dans le derme, et paraissait entièrement avoir son siége dans
l'intérieur de la peau. Ensuite, la profession de la malade(1),
son état de misère, tout semble concourir à prouver que cette
espèce de tumeur qui avait été jugée, par les personnes mêmes
étrangères à l'art de guérir, comme une pustule maligne, et
qui en avait tous les caractères, doit être réellement rapportée
à ce genre d'affection gangréneuse.

IIIe observation de *pustule maligne*. Le 20 février 1820,
je m'aperçus qu'il m'était survenu à la main droite, entre le
pouce et le doigt indicateur une pustule miliaire, à laquelle je
ne fis dans ce moment que fort peu d'attention, croyant qu'elle
était due à une piqûre ou à une légère irritation de la peau (2).

---

(1) Il est probable qu'elle avait manié de la laine d'un animal mort du
charbon, et qu'elle s'était ainsi inoculé la maladie.

(2) Je n'avais touché aucun animal malade, ni cuir, ni matières propres à
transmettre la contagion ; il n'y avait pas de mouches, par conséquent ces

Elle me fit d'abord éprouver quelques démangeaisons, et il en sortit par la pression une sérosité légèrement sanguinolente. Peu à peu ce mal presque imperceptible s'étendit, il s'y forma une espèce de noyau ou de dureté, de la grosseur d'une noisette, ayant son siége dans le derme, à la partie supérieure duquel la pustule anthraciforme se trouvait située. J'en fis sortir à plusieurs reprises, en pressant légèrement, de la sérosité pareille à celle dont j'ai parlé; enfin il se forma une petite escharre déprimée aux environs de laquelle il se manifesta de petites phlyctènes que j'ouvrais de temps en temps, ayant soin d'exprimer par le moyen d'un linge le liquide qu'elles contenaient. Alors, le pourtour de cette pustule se tuméfia et prit un aspect érysipélateux; la douleur se fit sentir jusqu'à l'avant-bras et même sous l'aisselle; l'escharre s'élargit un peu, et il sortait toujours de son centre par la pression une sérosité ichoreuse. Cependant, au bout de cinq à six jours, l'inflammation gangréneuse se borna, l'escharre commença à se détacher du côté antérieur, et petit à petit elle se sépara dans toute son étendue. Le 26, elle tomba tout-à-fait, laissant à découvert une plaie de la grandeur du bout du doigt, formant une petite excavation, et ne me causant d'autres douleurs que celle que font ressentir les chairs vives, lorsqu'elles sont exposées au contact de l'air. Je la recouvris d'une mouche de taffetas gommé, et le 2 mars la croûte qui s'était formée à l'aide de cette espèce d'emplâtre, commença à se détacher et fut enlevée par le frottement. Deux ou trois jours après, la cicatrice était complète; elle est restée long-temps rougeâtre et sensible.

Dans ce cas la maladie étant très simple, je n'ai employé aucun remède ni interne ni externe; je me suis borné à exprimer la matière contenue dans la pustule et dans les phlyctènes qui l'environnaient, en comprimant le noyau au centre sur lequel le mal était situé, afin d'empêcher que, par son sé-

---

insectes ne pouvaient être accusés de m'avoir inoculé le virus charbonneux, et je n'avais dans ce moment aucun malade atteint d'anthrax, de pustule maligne ou d'autre affection gangréneuse.

jour, elle ne produisit de l'irritation, et je n'ai pas même eu recours aux plus légères scarifications.

IVe observation de *pustule maligne*. Jean Michaux, manouvrier, âgé de 25 ans, d'un gros appétit, d'une constitution assez robuste, ayant mangé le jeudi, 26 juin 1817, à souper de la dépouille d'un bœuf mort du charbon (1), et ayant apporté, conjointement avec une femme, dans un linge cette même dépouille (2), fut atteint le lendemain, à la main droite, entre le pouce et le doigt indicateur, de deux pustules malignes qui se manifestèrent de la manière suivante.

Il lui survint d'abord au lieu indiqué une petite pustule qui lui causait une grande démangeaison, et dont il cherchait à se soulager en grattant fortement la place qu'elle occupait, et en exprimant la matière qu'elle contenait, dont il enlevait même avec son ongle de petites portions. Il est probable que c'est à l'aide de cette manœuvre qu'il s'inocula la seconde pustule dans le voisinage de la première. Ne se doutant nullement de la nature de son mal, dont il ne soupçonnait pas la gravité, il se livra comme de coutume à son travail ordinaire. Cependant le samedi 27, sa main enfla, et la circonférence des pustules devint dure et coriace. Il crut alors devoir s'adresser à un chirurgien, qui lui conseilla d'immerger sa main dans une décoction de mauves, remède qui n'était point approprié à la nature du mal, et qui, comme l'on pense bien, n'en diminua nullement les progrès. L'enflure devint de plus en plus considérable, se propagea de la main

---

(1) Ce bœuf, qui faisait partie d'un convoi destiné à l'approvisionnement de Paris, étant tombé malade et s'étant trouvé hors d'état de continuer sa route, celui auquel il appartenait le fit vendre à bas prix; et comme la viande en était belle et bien grasse, il y eut un grand nombre de personnes qui en achetèrent et qui en mangèrent, ignorant d'ailleurs la cause de la mort de l'animal, qu'on avait eu grand soin de cacher.

(2) J'observerai que ce particulier n'avait mangé qu'une seule fois de cette dépouille, tandis que la femme qui lui avait fait partager son repas, qui avait aidé à défaire et à distribuer cette viande, en mangea pendant cinq à six jours sans pain, avec ses enfans, sans en éprouver aucun mal.

au bras ; le lieu occupé par la pustule offrit un point noirâtre et grangréneux, et le lundi 30 le malade ayant voulu
travailler malgré son mal, fut obligé d'abandonner son travail. Le chirurgien qu'il avait appelé lui fit alors des scarifications en divers sens sur le lieu affecté, qui furent suivies
d'un écoulement de sang assez considérable, parce qu'elles
pénétrèrent dans certains endroits jusqu'au vif, et il toucha
les plaies qui en résultèrent avec le muriate d'antimoine liquide, recommandant toujours au malade de plonger sa main
plusieurs fois par jour dans la décoction de mauves, et de l'y
tenir immergée pendant quelques instans.

Le jeudi 3 juillet, ce jeune homme se rendit chez moi,
ayant la main très enflée, ainsi que l'avant-bras, dont la
partie externe était rouge et douloureuse (1) ; la douleur de
tout le membre se propageait jusqu'au creux de l'aisselle
et aux glandes subaxillaires, qui étaient tuméfiées. Il y avait
une escharre gangréneuse à l'endroit qu'occupait la première
pustule, de la largeur d'une pièce de trente sous ; tout à
côté il y en avait une autre large comme un centime. Je
les fis toucher l'une et l'autre avec de la charpie imbibée
de muriate d'antimoine liquide, et fomenter la main ainsi
que le bras avec une infusion de fleurs de sureau à laquelle
on avait ajouté une forte proportion d'eau – de – vie camphrée. On recouvrit le mal d'un plumasseau de charpie enduit d'onguent basilicum, et l'on mit sur toute la partie
dorsale de la main une compresse trempée dans de l'eau-
de-vie camphrée pure, puis le malade avala un verre de
vin dans lequel on avait délayé un demi-gros de thériaque.
Dans la nuit il souffrit beaucoup ; l'enflure augmenta encore,
mais paraissait plus molle. Le vendredi 4, en se levant, il eut
une faiblesse ; l'ayant fait admettre ce jour-là même à l'hôpital, je fis toucher de nouveau les escharres avec le caustique et panser comme précédemment, puis à cause de l'état
du pouls, qui était mou et peu régulier, j'ordonnai une dé-

____

(1) Cette rougeur, comme celle de l'érysipèle, disparaissait par la pression.

coction de quinquina, ayant fait prendre une nouvelle dose
de vin avec de la thériaque, en attendant qu'on eût préparé
cette décoction d'écorce du Pérou. Le soir je fis enlever du
centre de la plus grande escharre quelques portions de chair
sphacélée, et toucher le reste avec l'acide muriatique concentré : le malade avait eu dans la journée des vertiges et
les yeux embarrassés. Le 5, quoique le bras fût toujours
fort enflé et rouge à sa partie externe, l'enflure était plus
molle, le mal paraissait bien circonscrit, et l'on commençait à apercevoir de légers indices de suppuration. Le 6, il
avait sué dans la nuit, avait appétit; le pouls était bon et
bien développé : continuation des mêmes remèdes, alimens
légers. Le 7, le bras était en partie désenflé et avait perdu
de sa rougeur; la suppuration commençait à se manifester;
la douleur était bornée aux endroits affectés ; je fis discontinuer la décoction de quinquina. Le 8, la nuit avait été
bonne, le malade avait dormi ; la plaie était bien circon-
crite; il n'y avait plus de rougeur; qu'autour des escharres ;
le pouls était bon et bien régulier, l'appétit excellent. Le 9,
la suppuration était entièrement établie, et le bras presque
totalement désenflé. Le 10, il se détacha des portions d'épiderme autour de la plaie, qui furent excisées. Le 11, les escharres commençaient à céder sur les bords. Le 12, suppuration bien établie, main totalement désenflée. Le 14, la
plus petite escharre était tombée. Le 16, celle qui restait était
vacillante et paraissait vouloir se détacher. Le 18, elle n'était
plus adhérente que par des filamens de tissu cellulaire légers,
qui furent excisés, sans douleur et sans effusion de sang, à
cause de la mauvaise odeur qu'elle répandait. La plaie était
belle et se remplissait de bourgeons charnus; la suppuration
de bonne qualité. On pansa avec de la charpie sèche après
avoir détergé l'ulcère avec de l'eau de roses. Les jours suivans, la plaie fit de nouveaux progrès vers la cicatrisation, qui
fut complète dans les premiers jours du mois d'août.

Il y eut plusieurs autres personnes affectées de cette maladie par la même cause. Le nommé Tabourier, qui aida le

boucher à dépouiller ce bœuf, en fut atteint à un doigt ; mais il réprima dès le principe le mal dont il n'ignorait pas la nature, de sorte qu'il en fut peu incommodé.

La femme Laurent l'eut à la figure. Le chirurgien qui la soigna ayant voulu enlever l'escharre de force avant qu'elle ne détachât d'elle-même, lui causa beaucoup de douleur, et par ce moyen prolongea la durée de la maladie.

La femme Fondard en fut attaquée à la main droite, et assez molestée.

Le petit Boudet, âgé de 4 ans et demi, l'ayant eue à la paupière, à la suite de la petite-vérole, et cette circonstance ayant concouru à faire méconnaître la nature de la maladie, à cause de celle qui l'avait précédée, et dont on la considéra comme une suite, fut opéré par excision lorsque la tumeur avait déjà fait un certain progrès, et mourut peu de jours après l'opération, ayant la tête énorme, le corps froid, etc.

La femme Bouriquant, qui l'eut à l'avant-bras, ayant été prise un peu tard, faillit en mourir. Après sa guérison, il lui resta de la difficulté à mouvoir le membre, et une rétraction des fléchisseurs des doigts.

M. Lardet fils, que la pustule atteignit à l'angle de la mâchoire (1), s'étant obstiné à en méconnaître la nature, fut un des plus molestés, parce que les secours de l'art ne lui furent administrés que lorsque la maladie avait déjà fait des progrès assez considérables. Il eut à la suite de sa pustule maligne une inflammation interne que le chirurgien qui le soignait jugea avoir son siége à la vessie ; il maigrit beaucoup, et plus de deux mois après l'invasion de la première maladie, il était encore pâle et défait, souffrait du ventre, éprouvait des borborygmes et des douleurs de colique qu'il attribuait à des vents. Cette affection morbifique, qui succéda à la pustule, en fut-elle la suite nécessaire, ou bien doit-on la considérer comme lui étant entièrement étran-

____

(1) Ce marchand épicier avait touché et fondu le suif du bœuf malade.

gère ? C'est ce qu'il me paraît assez difficile de décider. Voici à peu près quel en était le caractère : Très fréquemment, soit dans la journée, soit dans la nuit, le malade était tourmenté de spasmes intestinaux, avec des gargouillemens qu'il était facile d'entendre ; en mettant alors la main sur l'abdomen, on sentait les circonvolutions des intestins qui se dessinaient très exactement, et l'on pouvait même les distinguer à travers les parois abdominales (1). Ce dérangement des organes digestifs était accompagné de coliques, de bruissemens après avoir mangé, de constipation, quelquefois même de vomissemens. La face était tirée ; il y avait amaigrissement considérable et un appétit auquel le malade avait peine à résister. Lorsqu'il avait mangé, il était souvent obligé de se jeter sur son lit pour favoriser la digestion. Tous ces symptômes indiquaient assez clairement une affection organique du tube intestinal, telle qu'un rétrécissement, par exemple, d'un point de ce canal. Ce malade étant mort le 19 septembre 1818, après être tombé dans le marasme et l'amaigrissement le plus complet, l'ouverture du cadavre confirma le prognostic que j'avais porté, et présenta un rétrécissement de l'intestin grêle.

Melle Lobrot eut la pustule à l'extrémité du nez ; on lui fit de bonne heure de légères scarifications, et l'on eut recours à l'application du caustique, ce qui empêcha les accidens ultérieurs de se manifester. Au bout de six semaines, la cicatrisation était complète et sans difformité apparente.

---

(1) Il n'y a pas de doute que la pustule maligne et le charbon ne puissent se manifester à l'intérieur. Diemerbroeck a vu l'estomac attaqué de charbon. (*De pest.*, l. IV, hist. 15.) Il y a dans les cabinets de la Faculté de Médecine de Paris, une pièce modelée en cire pour montrer une altération de l'estomac par la pustule maligne. Viricel rapporte dans un discours qu'il a prononcé à l'Hôtel-Dieu de Lyon, lorsqu'il en était chirurgien, le cas d'un malade qu'il avait traité d'une pustule maligne par la cautérisation, et qui néanmoins mourut. A l'ouverture du corps, on trouva une nouvelle pustule maligne dans l'intestin colon, que l'on regarda avec raison comme la cause de la mort.

Mme Dusseit en fut atteinte à la partie dorsale de la main, et l'attaqua dès les commencemens par le caustique, de sorte qu'elle en fut si peu incommodée, qu'elle ne s'alita même pas.

J'ai vu un seul particulier se plaindre de vertiges et de maux de cœur, après avoir mangé pendant cinq à six jours consécutifs de cette viande; mais je n'en ai vu aucun attaqué de diarrhée fétide, d'inflammation de l'estomac, et des autres symptômes indiqués par MM. Enaux et Chaussier. Plusieurs cependant ont été atteints d'envies de vomir, de douleurs de tête, de flux de ventre et même de furoncles. Mme Lobrotz m'a assuré que lorsqu'elle eut appris par la commune renommée que le bœuf en question était mort du charbon, elle s'empressa de jeter la viande qui lui en restait, et que son chien et son chat l'ayant mangée, le premier n'en ressentit aucun mal, mais le second en éprouva des évacuations par haut et par bas, qui le rendirent extrêmement maigre, et dont il fut long-temps à se remettre. Dans ce cas, pourquoi l'un de ces animaux fut-il affecté de préférence à l'autre? La viande était la même, elle était crue; on në peut donc pas, comme dans le cas cité par M. Gilbert (1), attribuer à la cuisson la destruction du principe délétère, et il faut convenir que si l'action de cuire les viandes infectées produisait cet effet, on ne devrait pas mettre l'ingestion au nombre des voies de communication, parce que nous ne mangeons jamais que des viandes cuites.

Tous les individus dont nous venons de faire l'énumération avaient touché et mangé de la viande infectée, les uns plus, les autres moins; et l'on sut, malgré tout le soin que l'on mit à cacher la vérité, que le bœuf dont elle faisait partie était mort de la fièvre charbonneuse, ou du charbon malin, ou que s'il n'était pas mort tout-à-fait, on l'avait achevé peu de temps avant qu'il expirât. Chez plusieurs d'entre eux, la maladie ne se manifesta que douze à quinze

---

(1) Recherches sur la cause des maladies charbonneuses, pag. 28.

11..

jours après le contact ou l'ingestion. Beaucoup de gens mangèrent impunément de cette même viande (1) sans en éprouver aucune incommodité; les personnes qui la découpèrent, la vendirent et la détaillèrent, n'en furent nullement affectées, quoique bien certainement le contact ait été réitéré un plus grand nombre de fois, et sur une surface bien plus étendue chez elles que chez la plupart de ceux qui en furent atteints. Qu'en doit-on conclure? faut-il pour cela nier le caractère contagieux de la maladie? N'est-il pas plus simple et plus naturel d'avouer que, dans ce cas, comme dans beaucoup d'autres qui se présentent journellement à notre observation, le vice contagieux a besoin pour se reproduire de trouver chez les sujets des dispositions propres à favoriser sa reproduction, et dont nous ignorons l'essence. Il me paraît assez probable qu'il en est de même des miasmes reproducteurs des affections morbifiques, *semina morborum*, que des graines des végétaux, des semences des animaux que la nature enfante avec une telle prodigalité, qu'il n'y en a que la moindre partie qui germe et qui prospère. L'exemple de gens qui s'exposent tous les jours impunément à la contagion de certaines maladies, tandis que d'autres ne peuvent le faire avec la même impunité, me semble singulièrement propre à prouver la justesse de cette comparaison.

Dans cette circonstance, la pustule maligne avait une marche moins rapide que dans beaucoup de cas où elle devient funeste au bout de vingt-quatre ou trente-six heures; elle était à peu près trois jours à acquérir assez de gravité

---

(1) Ce n'est point exagérer d'en porter le nombre à trois cents, d'après l'espèce d'empressement que l'on mit à enlever cette viande, dont l'apparence était belle, et dont on ne soupçonnait pas la mauvaise qualité; cependant il n'y eut que douze ou quinze personnes d'infectées. On a voulu argumenter de l'état des chairs, pour prouver que l'animal était sain; mais tous les jours il arrive que des bestiaux morts du charbon malin ont les chairs très belles, à l'exception du lieu où existe la maladie locale, qui est très circonscrit, et qu'il est bien facile d'enlever et de f ire disparaître. J'en ai encore vu dernièrement un exemple frappant.

pour que les malades jugeassent qu'ils étaient attaqués d'une affection sérieuse ; elle n'atteignait guère son plus haut période qu'au bout de six jours, et la suppuration se manifestait rarement avant le neuvième jour, lorsque la maladie avait été convenablement traitée, et qu'on n'étouffait pas le mal dans son principe, car alors on arrêtait tout développement ultérieur. Un médecin du pays, fondé sur ce caractère de lenteur qui n'est point ordinaire, quoique cependant il ne soit pas sans exemple, prétendit que ce ne pouvait être la pustule maligne, mais une espèce d'anthrax ; mais, abstraction faite des symptômes et du caractère spécifique de cette pustule, qui sont faciles à saisir, qu'y a-t-il à gagner à ce changement de dénomination ? rien, puisque le charbon n'est guère moins grave que la pustule, et a été considéré par plusieurs auteurs comme une espèce ou une variété de cette phlegmasie gangréneuse.

M. le baron Boyer, tout en convenant que la pustule maligne peut être communiquée à l'homme par les animaux malades du charbon, prétend que ceux qui ont considéré cette pustule comme une variété de l'anthrax, sont tombés dans l'erreur, et que ces deux affections ne doivent point être confondues, quoiqu'elles présentent des traits de conformité extérieure. Il se fonde sur ce que, dans la pustule maligne, la cause et le mode d'action du virus sont toujours externes, tandis que, dans le charbon, la plupart du temps, l'affection locale est précédée de l'affection générale ; mais rien, je l'avoue, ne me paraît plus propre à prouver l'identité de ces deux maladies que la reproduction de la pustule maligne par le charbon, et tous les jours il arrive que des bestiaux atteints de cette phlegmasie gangréneuse guérissent par un traitement purement local ; on ne manque point non plus d'exemples d'anthrax dont la cause est extérieure, et qui ne sont point précédés d'affection générale.

Dans cette conjoncture, la maladie était-elle due au contact ou à l'ingestion, ou bien à ces deux causes réunies ?

si l'on doit l'attribuer au contact, pourquoi des individus qui n'ont touché qu'une seule fois et légèrement la viande suspecte ont-ils été infectés, tandis que d'autres qui l'ont maniée, qui ont eu les mains et même les bras ensanglantés, n'en ont pas été atteints? Il est facile d'en dire autant des gens qui ont mangé de cette nourriture malsaine; mais ce qui pourrait faire soupçonner que cette cause (1) a concouru à la production de la maladie, c'est qu'elle s'est manifestée chez certains sujets environ quinze jours après la vente de la viande, à une époque par conséquent où il n'en existait plus chez aucun particulier. D'un autre côté, ce qui dépose en faveur du contact, c'est qu'elle n'a guère attaqué que les parties découvertes et les plus exposées à l'action extérieure et locale du virus charbonneux. Quant au moyen de communication par la respiration, que Schwilgué a mis au rang des voies par lesquelles ce virus peut se propager, je doute que l'on puisse citer des faits en sa faveur, et je serais presque tenté de le considérer comme chimérique; il me paraît assez difficile de concilier cette assertion, que Schwilgué n'a fait que répéter avec l'opinion d'un auteur qui prétend que : « Les organes de la digestion et de la res- » piration ont, jusqu'à un certain point, la propriété de dé- » truire ou du moins d'affaiblir les effets des délétères pu- » trides, etc. » Ces deux opinions opposées, quant à ce qui concerne la respiration, me paraissent également dénuées de fondement.

J'aurais bien pu rapporter un plus grand nombre d'histoires de cette pustule maligne, qu'une fraude de la même nature que celle dont je viens de parler, a occasionée dans

---

(1) Buchan rapporte qu'un homme qui se rendait à l'hôpital de Lyon, ayant un charbon (il désigne sous ce nom la pustule maligne), dit qu'il le devait à l'imprudence qu'il avait eue de manger d'une vache morte de cette maladie. Il paraît d'ailleurs constant, d'après le témoignage de P. Kircher, de MM. Paulet, Brasier, Barberet, Bertin, Goheir, etc., que les chairs des animaux atteints de maladies charbonneuses ne peuvent être employées impunément à l'alimentation.

un village voisin de cette ville (Saulieu); et qui a fait quelques victimes ; mais comme toutes ont présenté à peu près le même caractère, en offrant seulement des nuances particulières et purement accidentelles, j'ai préféré offrir quelques remarques qui m'ont été suggérées par mon expérience en cette matière et mes méditations, et que j'abandonne au jugement des praticiens observateurs.

Les phlegmasies cutanées gangréneuses, ainsi que l'a déjà fait observer M. Bayle avant moi (1), offrent bien certainement un genre, ou, si l'on veut, une petite famille naturelle de maladies que, sous le rapport de la pathologie, il est assez difficile de séparer, et que, dans un cadre nosologique, on ne peut cependant réunir sans disparate et sans anomalies (2).

Ce genre paraît devoir être composé de trois espèces distinctes, qui sont l'*anthrax* ou charbon, la *pustule maligne* ou gangréneuse (3), et l'*érysipèle gangréneux*. Voici comment j'arrangerais ces différentes espèces :

---

(1) Un auteur, qui n'avait sans doute pas lu M. Bayle, a dit : Telle est la pustule maligne observée en Bourgogne par le docteur Bayle ; ignorant que ce dernier n'a point observé de pustule maligne en Bourgogne, mais dans le département des Basses-Alpes.

(2) Ces anomalies, qui s'opposent à la coordination des espèces, prouvent ce qu'a dit Sauvages dans les prolégomènes de sa Nosologie méthodique : *Genera et species morborum sunt notiones abstractæ; nec enim dantur in universo tum genera, tum species, sed tantum individua.*

(3) Le nom de *pustule gangréneuse* paraissant convenir infiniment mieux à cette maladie que celui de *pustule maligne* (puce maligne), je suis surpris que les médecins néologistes n'aient point songé à le substituer à cette dernière dénomination, qui indique d'ailleurs assez bien le caractère insidieux de cette affection.

Genre. *Phlegmasies cutanées gangréneuses.*

Espèces.

1re. Anthrax ou charbon.
{ Charbon bénin.
Charbon malin.
Charbon pestilentiel.
Anthracose.
Glossenthrax. }

2me. Pustule maligne.
{ Essentielle ou non contagieuse.
Communiquée par contagion des animaux à l'homme, ou directement.
Jaswa Morewais. }

3me. Erysipèle gangréneux.
{ Par l'intervent. d'un principe délétère.
Avec œdème.
Sans œdème. }

Les caractères spécifiques de ces espèces ayant été décrits par les divers nosologistes, je ne m'occuperai nullement de les retracer, ne voulant pas d'ailleurs m'ériger en maître dans une partie de l'art de guérir dont je ne me dissimule pas les difficultés, et qui exige pour la posséder à fond une expérience consommée, de longues méditations, et des connaissances très étendues, non-seulement en Médecine, mais dans les sciences accessoires. J'ai réuni ces diverses espèces sans égard à leurs rapports et à leur affinité à la Médecine externe ou interne ; car, à le bien prendre, elles me paraissent toutes appartenir à cette dernière, et être du domaine de la Chirurgie.

Ce genre (1) doit être placé dans l'ordre des phlegmasies

____

(1) On pourrait former un autre groupe par la réunion de l'angine gangréneuse, que certains auteurs ont désignée sous le nom de *carbunculus anginosus*, de l'affection gangréneuse de la bouche ou érosion des joues des enfans, de la maladie de même nature qui survient aux parties génitales des filles en bas âge, *necrosis infantilis* de Sauvages, de la *fégarite* observée par les médecins français en Espagne, du millet confluent, de la pourriture d'hôpital ou gangrène nosocomiale, de la gangrène sénile, de celle de Pott, de l'ergotisme.

cutanées et dans la classe des maladies inflammatoires, quoiqu'il n'ait point le caractère qui appartient plus spécialement à cette classe ; que l'inflammation préliminaire ne soit pas bien tranchée, et que la gangrène soit tellement essentielle que jamais il n'arrive ni résolution, ni suppuration de la partie primitivement affectée, mais toujours sa mortification et parfois seulement l'inflammation des parties vivantes qui l'avoisinent.

Les caractères du charbon ou anthrax ont été décrits par Pline et Celse, ainsi que par leurs successeurs. Ceux de la pustule maligne ont été très bien tracés par MM. Enaux et Chaussier, qui ont profité du travail de leurs devanciers (1), et dont on n'a fait que répéter depuis la description dans les livres. C'est à tort, ce me semble, qu'on a voulu établir une variété nouvelle de cette maladie (2), à laquelle on a donné le nom de *déprimée ;* cette dépression étant en général particulière à l'espèce, et la proéminence qu'on a observée quelquefois n'étant qu'accidentelle et produite par le boursoufflement du tissu cellulaire, lorsque l'escharre est peu compacte, ainsi que je l'ai vu moi-même dans plus d'un cas.

La variété non contagieuse observée par M. Bayle (3), et

----

(1) M. Leroux, qui était leur compatriote, leur a reproché d'avoir mis à contribution presque d'un bout à l'autre l'ouvrage de M. Thomassin, qui a partagé le prix de l'Académie de Dijon, en 1780, sur la pustule maligne. *Voyez* un petit ouvrage de ce chirurgien célèbre, intitulé: *Traitement local de la rage et de la morsure de la vipère.* Édimbourg (Dijon), 1785.

(2) M. Schwilgué, dans son *Manuel médical,* a admis, sur la foi d'autrui, plutôt que d'après l'observation, trois variétés de cette affection gangréneuse : 1re variété, proéminente ; 2me variété, déprimée ; 3me variété, non contagieuse.

(3) M. Marjolin, auteur de l'article Charbon du *Dictionnaire de Médecine,* prétend que la pustule gangréneuse observée par M. Bayle dans le département des Basses-Alpes, n'était qu'une variété du charbon. Il en donne pour raison, que cette affection, survenue à la suite de fortes chaleurs, s'était déclarée sans qu'il y eût eu aucun animal affecté de charbon ou de pustule maligne.

qui paraît ne point être le résultat de la communication des animaux à l'homme, étant fondée sur des histoires particulières, mérite quelques considérations ; et si l'on ne doit pas l'admettre avec trop d'empressement, au moins ne faut-il pas la rejeter sans avoir de raisons suffisantes pour le faire. M. le professeur Boyer a révoqué en doute cette variété de la pustule maligne, dépendante d'une cause interne épidémique, et non contagieuse, d'après des considérations assez plausibles d'ailleurs, mais qui cependant ne sont point péremptoires. Bien certainement, selon moi, les observations seules de M. Bayle ne suffisent pas pour l'établir, parce qu'elles sont trop peu nombreuses, et qu'elles laissent encore quelque chose à désirer ; mais c'est au temps et à l'expérience à prouver ce que le raisonnement sans les faits ne peut démontrer complètement.

J'ai eu occasion de remarquer qu'il existe des lieux où la pustule maligne est tellement endémique, qu'il y a très peu d'individus qui échappent à son atteinte dans le cours de leur vie, et qu'elle attaque deux fois dans plus d'un cas les mêmes personnes. Je pourrais citer pour exemple de ce fait un village situé à l'est de cette ville (Saulieu), et placé sur une montagne élevée, de sorte que la cause assignée à cette maladie par MM. Enaux et Chaussier ne peut lui être applicable, à raison de sa position topographique, de son élévation au-dessus du sol, et de son éloignement des eaux (1). Dans ce cas, comment expliquer la transmission de ce mal des animaux à l'homme, surtout parmi ceux qui n'ont aucun rapport avec les bestiaux, et qui cependant n'en sont point exceptés ? On n'a pour ressources que le transport du virus contagieux par le moyen des insectes (2) ; mais combien cette

___

(1) Il est probable qu'en cela il y a quelque rapport de localité avec ceux indiqués par M. Bayle, très froids, a-t-il dit, mais dont il n'a pas indiqué la situation, soit sur une montagne, soit dans une vallée, soit en plaine, et qui, situés dans un pays montueux, sont sans doute placés sur une hauteur.

(2) Quant à l'opinion de MM. Maret, Leroux et Fournier, de Dijon,

ressource doit paraître faible et insuffisante, lorsqu'on voit qu'un grand nombre d'individus, qui ont eu plusieurs parties du corps exposées au contact de la chair et du sang d'un animal qui était bien certainement mort du charbon malin, et qui en ont fait leur nourriture pendant plusieurs jours, n'en ont éprouvé aucune indisposition !

Des auteurs qui ont écrit d'après des vues purement hypothétiques ont prétendu, sans en administrer la preuve, que l'absorption des substances animales et végétales en putréfaction donne souvent lieu au développement de la pustule maligne, de l'érysipèle gangréneux, du charbon et même de l'angine gangréneuse ; que ces maladies sont, pour ainsi dire, endémiques dans certaines contrées, où elles exercent leurs ravages à des époques plus ou moins marquées ; que ces contrées sont celles où la chaleur est réunie à l'humidité, où l'air se renouvelle difficilement, où croupissent des eaux bourbeuses, où on laisse pourrir à l'air des substances animales, où l'on attache peu de prix à la propreté (1) ; que les lieux où l'on fait rouir le chanvre en abondance favorisent le développement des pustules malignes, et qu'il n'est pas douteux qu'elles ne deviennent plus fréquentes et plus dangereuses en Bourgogne à cette époque. Si ces causes assignées à la pustule maligne étaient réelles, il est certain qu'elle devrait être beaucoup plus commune et plus générale qu'elle ne l'est réellement ; et je puis assurer avoir habité des lieux dans cette province où l'on fait rouir annuellement le chanvre en assez grande quan-

---

que la pustule maligne est produite par un insecte, *sui generis*, en vertu d'un ferment putride ou d'un venin déposé sur la peau par cet insecte inconnu, elle me paraît tout-à-fait dénuée de fondement, et seulement tirée de l'analogie. Dans les provinces méridionales de la France, le peuple fait dépendre des blessures des taons certaines pustules malignes ou anthraciformes, que, dans son langage vulgaire, il appelle *un méchant*.

(1) On a répété et l'on répète encore tous les jours le même argument, pour expliquer la production de plusieurs autres maladies dont on ne connaît pas mieux les causes que de celle-ci, et entre autres pour le typhus, la fièvre jaune, la peste d'Orient, etc.

tité, sans que j'aie vu à cette époque se manifester une seule maladie de ce genre. Il suffit d'ailleurs de réfléchir un instant à ces assertions hasardées, pour s'apercevoir qu'elles ne sont point le fruit de l'observation et la conséquence rigoureuse des faits.

Il m'a toujours paru assez probable que la pustule maligne, qui est souvent communiquée des animaux à l'homme par le contact immédiat du virus, ou celui de la chair et du sang, et chez lesquels elle se développe en vertu de causes qui nous sont à peu près inconnues, pourrait bien sous le même ciel et sous l'influence des mêmes causes, qui, selon toute apparence, ne doivent pas être entièrement attribuées à la nourriture, attaquer spontanément l'espèce humaine, et que par conséquent elle n'était pas toujours le résultat de la contagion produite par le contact de la chair, du sang, ou des autres parties des animaux malades, ou par l'application du virus, de quelque source qu'il provienne. Ce qu'il y a de certain, c'est que le *clou,* le *charbon malin,* le *feu,* auxquels les troupeaux sont sujets, sont rarement épidémiques, mais souvent sporadiques et presque toujours endémiques, et qu'il arrive journellement qu'un animal en soit atteint dans une écurie, sans que tous ceux qu'elle renferme en soient infectés (1). Si l'on joint à toutes ces raisons, qui ont déjà quelque poids, les diverses observations recueillies par M. Bayle, et celles que j'ai faites ou qui se sont présentées à moi depuis que j'exerce l'art de guérir, l'opinion que je viens d'émettre, et qui d'ailleurs n'est pas nouvelle, puisque l'on a déjà remarqué que cette maladie survient aussi quelquefois spontanément sans qu'il soit possible d'en assigner la cause productrice, ne paraîtra nullement ridicule, surtout si l'on considère que l'anthrax se manifeste

---

(1) Les affections gangréneuses inoculées des animaux à l'homme, sont toujours très graves ; mais il paraît qu'après avoir reproduit chez l'homme des maladies analogues à leur nature, elles ne s'étendent pas ensuite d'une manière épidémique, quand bien même elles seraient épizootiques, et qu'elles se bornent à l'individu immédiatement affecté, si l'on a soin d'éviter la transmission du virus, qui peut s'opérer par le contact immédiat.

de cette manière et sans le concours de la contagion ; mais elle est encore appuyée sur des faits trop peu nombreux pour faire loi : et si l'on ne veut s'exposer à revenir sur ses pas en Médecine, il est nécessaire, avant de tirer des conséquences générales des faits, quelle qu'en soit la nature, d'en rassembler une masse suffisante, et de l'authenticité desquels il ne soit pas permis de douter.

Certains auteurs ont attribué l'origine de la pustule maligne aux fourrages de mauvaise qualité dont les animaux avaient été nourris ; mais M. Fodéré a vu, dans les recherches qu'il a faites à ce sujet, que cette cause n'est pas la seule ou qu'elle n'est pas suffisante ; que la pustule maligne naissait plus particulièrement dans des circonstances épidémiques, et qu'elle était endémique dans certaines contrées, tandis qu'elle ne se montre pas dans d'autres où il y a néanmoins de mauvais fourrages. En parcourant la chaîne des Alpes-Maritimes en 1801, il m'apprit que, dans les vallées de la Visubie et de la Tinée, on était sujet, de temps immémorial, à un véritable charbon ou anthrax qui attaque toutes les parties du corps, tant de la face que des membres et du tronc. De prime abord, il en attribua la cause, soit aux suites des épizooties précédentes, soit à la stagnation de l'air froid et humide de ces vallées ; ayant ensuite pareillement observé cette maladie le long des chaînes élevées des cols de Pal et de Senestre, il abonda dans le sens des personnes qui en attribuaient la cause à la malpropreté, et surtout à ce que les habitans se servent pendant les nuits des mêmes couvertures qu'ils mettent le jour sur leurs bêtes de somme ; et ce, avec d'autant plus de raison, que ces montures sont elles-mêmes aussi très sujettes au charbon, et que les gens aisés sont ceux qui en sont le moins souvent attaqués, disait-on ; mais cette opinion cessa encore de le satisfaire, quand, parcourant d'autres vallées où il y avait la même malpropreté, il n'y rencontra plus la même maladie.

L'affinité qui existe entre l'anthrax et la pustule maligne n'est pas équivoque ; elle est telle, que des gens de l'art instruits et exercés ont confondu plus d'une fois ces deux maladies et les ont prises l'une pour l'autre, ce qui est sans inconvénient, puisque le traitement est analogue. Quant à celle de l'érysipèle avec les deux espèces précédentes, elle est plus éloignée ; mais si l'on considère que cette phlegmasie cutanée débute souvent par une tache rougeâtre et qui acquiert graduellement de l'étendue à mesure que le mal fait des progrès, ainsi que le prouve l'érysipèle des nouveau-nés, dont l'enflure est d'abord peu considérable, et devient promptement dure et gangréneuse ; que cette enflure dans la pustule maligne est souvent rouge, non précisément dans le voisinage du mal, mais à une certaine distance ; qu'elle disparaît sous le doigt qui la presse ; que l'érysipèle peut se terminer par la gangrène ; qu'il s'y manifeste aussi des phlyctènes ; que le gonflement de la peau a une dureté et une élasticité particulières ; on se convaincra facilement que ces maladies ont un caractère commun et par leurs symptômes et par leur terminaison. Il est arrivé plus d'une fois aux observateurs peu attentifs de prendre la pustule maligne pour un érysipèle. M. Boyer cite un exemple d'une pareille méprise ; j'en ai vu et j'en pourrais citer plusieurs autres qui ont été funestes aux malades. Cette analogie de l'érysipèle avec la pustule maligne, surtout de l'érysipèle miliaire et pustuleux, a été signalée par MM. Enaux et Chaussier, qui ont indiqué les caractères propres à les faire distinguer l'une de l'autre. Ils ont vu le virus carbonculeux étendu sur une grande surface causer un érysipèle gangréneux (1), et ils ont observé que chez les personnes d'un tempérament bilieux et mélancolique, dont la fibre est sèche et ferme, la pustule maligne semble participer davantage de la nature de l'érysipèle.

Il n'y a pas d'apparence que l'érysipèle gangréneux, dont il est spécialement question ici, et qui a souvent une marche

---

(1) Un homme ayant fait l'ouverture d'un bœuf mort du charbon, porta ses mains teintes de sang à son visage naturellement couvert de boutons : bientôt il y survint un érysipèle qui prit un caractère absolument charbonneux ; le frisson et les maux de cœur, la syncope et la mort suivirent de près le contact du sang de cet animal.

rapide, se termine dans tous les cas par la gangrène, à cause
qu'il est compliqué de fièvre adynamique ou ataxique (1); sans
nier la possibilité de ces complications auxquelles on a donné le
nom de fièvres érysipélateuses, malignes et pestilentielles, et
dont on a observé des épidémies meurtrières, cette manière
de voir me paraît trop rétrécie, et manquer de l'exactitude
rigoureuse avec laquelle on doit procéder en Médecine (2). Le
propre de ces fièvres primitives n'est pas de produire toujours
la gangrène et le sphacèle, et ce ne peut être à cause de sa com-
plication avec elles que l'érysipèle des enfans nouveau-nés
affecte plus souvent que les autres espèces d'érysipèles ce mode
de terminaison funeste, puisque l'on a remarqué que cet âge
est plus particulièrement exempt de ces espèces de fièvres.
M. Bayle a d'ailleurs vu, ainsi que moi, des érysipèles gangréneux dans lesquels l'enflure crépitait sous le doigt qui la com-
primait, et dont la suppuration, ainsi que l'apparence du
tissu cellulaire sphacélé, ne différaient presque pas de ce qui a
lieu dans les pustules malignes. Dans ce cas, l'absence des
signes propres à caractériser les fièvres adynamiques ou ataxiques, l'a porté à penser, comme je le pense, que toutes ces maladies gangréneuses sont des espèces du même genre; que la
fièvre, lorsqu'elle existe, est purement symptomatique, et,

---

(1) J'ai eu tout récemment sous les yeux un exemple propre à me prouver
la fausseté de cette assertion trop générale. J'avais à l'hôpital de cette ville
une femme âgée de 80 ans, qui était atteinte d'un érysipèle au bras droit;
l'inflammation érysipélateuse était très intense et tirant sur le violet; la
fièvre devint adynamique; il y eut délire, langue fuligineuse, déjections
involontaires et fétides; des escharres gangréneuses sur la région du sa-
crum; mais il ne se manifesta aucun signe de gangrène, ni de mortification à l'érysipèle du bras, qui était extrêmement douloureux, et parcourut
ses diverses périodes malgré l'âge avancé de la malade, et malgré la fièvre
de mauvais caractère qui survint pendant la durée.

(2) Indépendamment du vice inhérent à cette manière particulière de voir,
il me semble qu'elle tend à induire en erreur les jeunes praticiens, parce
que, lorsqu'ils n'observent pas de signes propres à indiquer la présence de
l'une ou de l'autre de ces fièvres, ils ne soupçonnent point l'issue funeste
de la maladie, et ne prennent aucune mesure énergique pour l'empêcher.

sous ce rapport, diffère essentiellement des fièvres primitives; enfin, qu'elle doit être considérée comme celle qui accompagne les diverses espèces de phlegmasies (1). La médication, lorsque le mal n'a pas fait des progrès très avancés et qui sont au-dessus des ressources de l'art, doit être en partie générale et en partie locale, afin de borner par le moyen des topiques les développemens ultérieurs de la gangrène et de la mortification. Les cataplasmes stimulans et toniques, même les caustiques, conseillés par Celse dans les cas d'érysipèle gangréneux ou suppurant, et les scarifications, doivent y être employés, selon la remarque de Burserius et du docteur Garthshore, qui a fait usage avec succès, dans l'érysipèle gangréneux des nouveau-nés, de compresses trempées dans l'esprit-de-vin camphré. On doit administrer intérieurement les médicamens fortifians, les cordiaux, les antiseptiques, particulièrement le quinquina, le vin, etc.

J'observerai que je préfère ordinairement, dans la pustule maligne, à l'extirpation jusqu'au vif, qui est très douloureuse et n'est pas toujours sans inconvéniens, ainsi qu'aux scarifications recommandées par les auteurs, l'enlèvement en forme de cône, pratiqué dans les parties mortifiées et le plus près qu'il est possible des chairs vivantes, sans toutefois les atteindre, parce que cette méthode a le double avantage de n'être point douloureuse et de favoriser l'action du caustique, de l'étendre également sur la partie affectée, et que l'on peut

---

(1) Mais que deviendront les méthodes de classification qu'on a fastueusement décorées du nom d'analytiques, si, considérant plutôt les affinités et les rapports des maladies sous le point de vue thérapeutique que sous celui de l'enchaînement, de la coordination des genres et des espèces, nous négligeons de resserrer dans un même cadre toutes ces affections ou leurs variétés auxquelles on a donné la même dénomination? Il en résultera nécessairement des disparates choquantes; et l'élégance, la simplicité, l'ensemble du système de nosologie en souffriront. Peu nous importe; car la chose essentielle en Médecine est de ne point confondre et réunir dans un même genre des espèces essentiellement différentes, et dont la curation exige des remèdes et une méthode de traitement entièrement opposés; du moins telle est notre manière de voir et de penser.

l'appliquer avec plus de facilité, et maintenir aisément dans l'excavation qui en résulte un morceau de charpie imbibée de muriate d'antimoine liquide, ou d'acide muriatique concentré; qu'elle a en outre celui de fournir une escharre uniforme et qui se détache plus facilement que celle qui est le résultat de scarifications qui, laissant nécessairement pénétrer inégalement le caustique, doivent offrir diverses aspérités propres à retarder la séparation et la chute de l'escharre, et par conséquent les progrès de la cicatrisation, lorsqu'elle est tombée. Les scarifications doivent être réservées, selon moi, pour les cas où le mal ayant fait des progrès considérables, il serait impossible d'enlever la majeure partie des chairs qui en sont frappées.

On a publié en Angleterre quelques observations peu nombreuses, sur l'utilité de l'eau froide appliquée à l'extérieur, dans l'anthrax; mais ces observations sont bien peu concluantes, puisqu'on a employé en même temps plusieurs autres remèdes, tels que l'opium, le mercure doux, le quinquina, les aromatiques, le musc, la valériane, et même la saignée; remèdes dont le mode d'action ne peut, à coup sûr, être considéré comme identique. Voici une de ces observations :

Observation de charbon recueillie par M. W. Young, chirurgien, et communiquée au docteur Beddoes (1).

Un individu âgé de 40 ans, robuste et bien constitué, sujet à des indispositions accidentelles, produites par diverses affections inflammatoires rhumatiques ou goutteuses, à des douleurs d'estomac et du foie, eut, au milieu du dos, une pustule presque semblable à un petit grain de variole, de couleur foncée, très douloureuse, brûlante et excessivement sensible au toucher, dont la base était enflammée et d'un rouge écarlate obscur, d'un pouce environ de diamètre, dure à plus

____

(1) Cette observation est insérée dans le recueil intitulé : *Contributions to physical and medical Knowledge*, page 282.

de deux pouces de son centre. *Cataplasme de mie de pain et de lait, six grains de mercure doux le soir en se couchant.*

Les deux jours suivans, évacuations bilieuses, douleurs violentes, fièvre. *Application de compresses trempées dans l'eau froide, calomélas et opium.*

Le 4e jour, rougeur plus vive, augmentation de la dureté, nul signe de suppuration ; soulagement produit par les topiques froids. *Deux grains d'opium, julep salin.*

Le 5e, sommeil dû en partie à l'application de l'eau froide ; l'inflammation fait des progrès rapides, acquiert une couleur très intense, a quatre pouces de diamètre, et se couvre de petites vésicules. *Saignée, calomélas, opium, remèdes salins.*

Le 6e, sommeil tranquille, douleur moins aiguë, inflammation bien circonscrite, chaleur et induration très considérables ; aucun signe de tuméfaction, urines rouges. *Opium et topiques froids continués.*

Le 7e, sommeil interrompu, alimens légers, fièvre, suppuration ; la partie enflammée a six pouces de largeur ; sensibilité diminuée, couleur livide vers le centre, chaleur et dureté excessives. *Opium soir et matin, eau froide.*

Le 8e, nuit inquiète, chaleur (1) et soif ; pouls faible : l'inflammation fait des progrès. Le malade ne se trouve soulagé que par le renouvellement fréquent des topiques froids ; gonflement des pieds et des malléoles ; pus de bonne qualité. *Saignée, calomélas, opium.*

Le 9e, l'inflammation locale fait des progrès lents, mais la partie affectée paraît s'élever au-dessus des tégumens et se ramollir vers le centre ; pus de bonne qualité.

---

(1) A cette époque, la chaleur de la partie malade était de 106° Fahren., mais en approchant la main du mal et la tenant à la distance de trois ou quatre pouces, on éprouvait une sensation semblable à celle qu'un morceau de fer chaud aurait occasionée, et l'eau en tombant par gouttes sur la tumeur, acquérait 15° de chaleur.

Le 10ᵉ, diminution de la douleur, écoulement abondant de pus par l'ouverture de la pustule; tuméfaction des jambes et des pieds augmentée.

Le 11ᵉ et le 12ᵉ, l'ouverture naturelle s'élargit; la tumeur est bien circonscrite; elle a la forme d'un cœur la pointe tournée en haut, et dix pouces de diamètre; son élévation est à peu près égale sur toute sa surface; elle est d'une couleur violette, livide vers son centre et entourée d'un cercle rougeâtre; l'appétit est assez bon, le sommeil meilleur, le malade très amaigri; la douleur n'est soulagée que par le froid; augmentation du gonflement œdémateux des jambes.

Le 13ᵉ, on agrandit l'ouverture existante; la plaie saigne abondamment. Discontinuation des topiques froids, auxquels on est bientôt forcé d'avoir recours. *Opium, quinquina, aromatiques, toutes les quatre heures.*

Le 14ᵉ, le 15ᵉ et le 16ᵉ, évacuations copieuses de pus de bonne qualité, abattement des forces, sueurs abondantes; le gonflement des extrémités va toujours en augmentant. Les topiques froids produisent un soulagement marqué.

Le 17ᵉ, la tumeur se ramollit et paraît spongieuse dans toute son étendue; on y fait deux ouvertures latérales qui pénètrent dans le tissu cellulaire affecté. *On quitte les topiques froids pour le cérat saturné.*

Le 18ᵉ, le retour de la douleur oblige d'avoir recours aux topiques froids, qui produisent du soulagement. L'évacuation du pus est copieuse; la tumeur diminue et change de couleur. *Continuation de l'opium et du quinquina.*

Le 19ᵉ et le 20ᵉ, sommeil, appétit, diminution du gonflement œdémateux des extrémités; les escharres commencent à se détacher, les sueurs continuent. *Topiques froids, quinquina avec addition d'acide vitriolique.*

Le 21ᵉ et le 22ᵉ, séparation des escharres, inflammation presque dissipée; discontinuation de l'eau froide. Il se manifeste deux petites pustules près le bord inférieur de la tumeur, qui sont semblables au charbon commençant.

Le 23ᵉ et 24ᵉ, suppuration et incarnation. Le malade se

rétablit rapidement, mais apparition de nouvelles pustules qui s'accroissent le 25e et le 26e, offrant tous les caractères de petits charbons. *On donne la rhubarbe, on discontinue le quinquina et les aromatiques ; on revient, de l'opium, au calomel et aux applications froides sur les tumeurs douloureuses.*

Le 27e et le 28e, les pustules sont moins douloureuses et suppurent successivement ; mais il s'en montre de nouvelles. Les plaies vont bien ; l'appétit et les forces se rétablissent.

Les 29e, 30e et 31e, les petits charbons sont très douloureux et augmentent en nombre. *Topiques froids saturnés, frictions d'huile d'olive sur la peau, souvent réitérées.*

Le 32e et le 33e, apparition de nouvelles pustules et suppuration des premières avec chute des escharres. L'eau froide les soulage, mais d'une manière moins marquée que dans le principe.

Le 34e, une des tumeurs a acquis, dans peu d'heures, cinq pouces d'étendue ; dureté considérable des tégumens, mais moins de chaleur et d'inflammation que dans les premiers charbons. Douleur violente. *Six grains de calomel, compresses trempées dans l'eau froide et fréquemment renouvelées.*

Le 35e, écoulement de sanie avec douleur excessive pendant un moment. Il continue de se développer de petites tumeurs qui suppurent et causent beaucoup de souffrances au malade, qui toutefois se rétablit par degré. Le gonflement des pieds disparaît entièrement. *Opium, calomel, musc et valériane à haute dose, cessation des topiques froids.*

Le 36e et le 37e, le nouveau charbon est réduit à la grandeur primitive ; il continue de se développer de petites tumeurs sur les reins, les hanches et les fesses. L'eau de rose et celle de saturne ne paraissent pas plus efficaces que l'eau froide ; on emploie *le musc, la valériane, le kina et l'opium.* Au bout d'un mois, le malade est assez bien rétabli.

Peut-être que si l'on y regardait de bien près, cette observation devrait être rapportée à l'érysipèle gangréneux plutôt qu'à l'*anthrax gangrenosa, carbo, carbunculus, ignis persi-cus, pruna*. Ce qui semblerait le prouver, c'est la succession des pustules gangréneuses, l'étendue des surfaces affectées d'inflammation, et l'état de santé antérieure du malade, qui était sujet à des affections du foie, et qui éprouva à la suite de cette maladie un défaut de sécrétion de bile, et rendit des selles blanchâtres et cendrées, pendant une quinzaine de jours. Je ne ferai d'ailleurs aucune objection particulière contre le traitement mis en usage, laissant au lecteur à en apprécier le mérite.

J'ai eu occasion de voir dernièrement un homme de la campagne, portant une escharre gangréneuse avec dépression, de la largeur d'une pièce de 5 francs, sur le grand trochanter du côté gauche, et que j'aurais été tenté d'attribuer à un anthrax ou à une pustule maligne, si le malade, auquel je fis diverses questions, ne m'avait avoué que ce mal lui était survenu à la suite d'un grand verre d'esprit-de-vin que lui avaient fait avaler des rouliers qu'il accompagnait, en lui disant que c'était de l'eau-de-vie, et qu'après avoir pris cette boisson, il était resté couché sur ce côté pendant près de vingt-quatre heures, sans remuer et dans un état de sommeil et d'immobilité parfaite ; qu'à son réveil il s'était senti tout le côté droit douloureux, et qu'il avait aperçu une tumeur assez considérable au lieu indiqué, avec fièvre, dont la superficie avait noirci insensiblement, et qui ne commençait à suinter que depuis quelques jours, lorsqu'il vint me la faire voir. J'attribuai à la compression produite par le décubitus sur un terrain dur, et à l'état d'ivresse considérable, cette affection gangréneuse. Le malade était pâle, défait et très amaigri quand il se présenta à moi.

FIN.

RECUEIL

DE PIÈCES RELATIVES

A LA

PUSTULE MALIGNE.

UN MOT

POUR LE SIEUR MOUCHOT.

Le sieur Mouchot a été extrêmement étonné de ce que M. le maire de Saulieu lui a donné un démenti, en certifiant que le sieur Mouchot lui avait *seulement* demandé la permission de *tuer un bœuf fatigué.*

Il a fallu tout le respect qu'il porte à ce magistrat, pour n'avoir point, à l'audience, combattu une pareille assertion.

Les moyens étaient faciles.

Le jour où le bœuf est mort et a été saigné, le sieur Mouchot était à Semur ; c'était jour de foire. Sa présence en cette ville est prouvée par le certificat d'un paiement fait au sieur Champreux, receveur des domaines. Ce certificat, du 3 du présent mois, prouve que ce paiement a été fait par le sieur Mouchot en personne, le 25 juin 1817, et qu'il est enregistré sous les numéros 31 et 32 du registre 17.

S'il était à *Semur,* il n'a donc pu aller le même jour solliciter à *Saulieu* la permission de *tuer un bœuf fatigué.*

Ce n'est que le lendemain qu'il est allé demander, non la facilité de tuer, mais de vendre la chair de l'animal mort.

C'est en suite de la déclaration faite au maire qu'il est allé payer l'octroi, qui n'était dû qu'autant qu'il y aurait vente de l'animal.

M. le maire est nanti des pièces qui prouvent la déclaration et le paiement d'octroi.

La vente s'est donc faite de son aveu, puisqu'il a perçu le droit requis en pareil cas.

Il suffit de ces faits pour juger du mérite du certificat. M. le

maire a-t-il craint de déplaire au parti opposé au sieur Mouchot? a-t-il craint les menaces qu'on lui a faites de le faire
venir faire sa déclaration en plein tribunal?

Son certificat le prouve.

C'est à MM. les juges à discerner la vérité, et à juger si,
dans une cause que la passion, la haine et la cupidité ont
occasionée, le sieur Mouchot peut devenir victime.

La consultation du médecin Thomas, l'un des certificateurs,
peut-elle être de quelque poids? Il avait intérêt à soutenir ce
qu'il avait avancé.

Cette consultation n'a été signifiée qu'à l'entrée de l'audience; il a été impossible de trouver le temps d'y répondre.
Mais est-elle fondée en principes? Nous ne pouvons rien dire
à cet égard; ce que nous pouvons affirmer, c'est qu'elle est
d'un médecin intéressé à justifier son erreur et son certificat.

Semur, le 3 juillet 1818.

Signé MOUCHOT.

Le certificat de M. Champreux est entre les mains du procu-
reur du roi.

MÉMOIRE

POUR *le sieur* Cl. MOUCHOT, *propriétaire à Saulieu;*

CONTRE les sieurs H. BOUDET; M.-F. BOURIQUAND, *jardinier, et* J. MICHELOT, *sa femme;* V. FONDAR; CORDIER *et* A. RENAULT, *sa femme;* J. LOBROT, *aubergiste, au nom et comme exerçant les actions de Cécile* LOBROT, *sa fille mineure;* J. LAURENT, *tisserand, et* A. ROULOT, *sa femme; et* J. MICHAUD, *journalier; tous demeurant à Saulieu.*

LE sieur Mouchot est appelé devant le tribunal civil de Semur pour s'entendre condamner à payer aux demandeurs, selon la distribution qu'ils ont faite entre eux dans leur libelle introductif de l'instance, la somme de 35,000 francs au lieu de 30,000 francs, demandés au procès-verbal de non-conciliation, pour dommages et intérêts résultans de la pustule maligne, qu'ils allèguent leur avoir été communiquée par la viande d'un bœuf que le sieur Mouchot a fait débiter au public le 26 juin.

Ils ont bien senti que, pour tâcher d'indisposer contre le

sieur Mouchot, il était nécessaire de le métamorphoser en homme dominé par la cupidité, et déterminé à sacrifier à son intérêt la santé, la vie même de ses concitoyens (1).

Dans la vue de le rendre odieux, ils ont semé en quatre rôles de minute des inculpations téméraires, calomnieuses, ridicules, des sarcasmes injurieux, des faits inexacts, imaginés à plaisir.

Le sieur Mouchot, dont la réputation est affermie dans l'esprit de tous ceux qui le connaissent, ne s'attachera pas à relever les suppositions des adversaires; elles ne sont pas des moyens.

Son plan de défense sera vrai et simple.

FAITS.

Le bœuf dont il s'agit était le dix-septième d'un troupeau que le sieur Mouchot de Mouny, frère du défendeur, envoyait du Nivernais à un fournisseur de Metz. Harassé de la route, il mourut dans l'écurie du sieur Rose, aubergiste à Saulieu (2); les seize autres repartirent après le repos ordinaire.

Le bœuf mort fut saigné sur-le-champ; il donna beaucoup de beau sang (3): dépouillé, sa chair fut vue aussi belle que s'il ne fût pas mort par accident.

Le sieur Mouchot, qui avait sa propre expérience en pareil cas et celle du boucher, n'hésita pas de croire qu'il n'y avait

---

(1) Que le sieur Mouchot se lave des imputations qu'ils lui attribuent, et alors ses adversaires auront tort. Il ne suffit pas de dire que des inculpations sont calomnieuses, téméraires et ridicules, il faut le démontrer en prouvant la fausseté des faits qui en font la base.

(2) Comment ce bœuf pouvait-il être harassé pour venir du Nivernais dans la Bourgogne, deux provinces voisines?

(3) On peut saigner un bœuf mort; mais lui tirer beaucoup de beau sang, c'est autre chose. La mort arrête la circulation; par conséquent, comment expliquer l'écoulement du sang? Les caractères que présentent les chairs des animaux malades ne peuvent fournir aucun moyen pour nous éclairer sur le danger qu'il y aurait d'en faire usage comme aliment.

aucun danger à le débiter au public (1). Il était dans la bonne foi à cet égard, tellement qu'il se comporta de la même manière qu'il se serait comporté dans la circonstance où ce bœuf bien portant aurait été abattu pour être vendu à la boucherie ; il demanda à M. le maire de Saulieu la permission de le faire débiter, en déclarant l'accident qui venait d'arriver (2).

M. le maire motiva son refus sur ce que les bouchers de la ville pourraient lui savoir mauvais gré de la permission qu'il accorderait (3), parce que leur débit serait moins considérable. M. le maire ne se retrancha pas, comme l'avancent les adversaires, dans les règlemens qui défendent la vente de viande à d'autres que ceux qui ont patente pour cela ; ce magistrat est trop instruit pour tenir rigoureusement à la règle, lorsqu'il s'agit d'un cas fortuit qui autorise une exception ; aussi donna-t-il au sieur Mouchot l'idée de faire débiter ce bœuf dans le Plat-Pays.

Sur-le-champ il fut mis sur une voiture (4) et mené chez la veuve Adenot, dont les bâtimens, situés dans le Plat-Pays de Saulieu, sont les plus voisins de la ville.

La viande était si belle (5) qu'elle fut vendue en peu de temps. L'affluence des acheteurs, disent les adversaires, fut

---

(1) C'est-à-dire le sieur Mouchot qui avait déjà fait pareil tour.

(2) Cela est faux, le sieur Mouchot avait trop d'intérêt à celer cet accident ; il ne l'a même avoué dans le cours de la procédure que lorsqu'il y a été contraint par des témoignages qu'il lui a été impossible de récuser.

(3) M. le maire ne motiva point son refus sur cette raison ; il donna encore moins le conseil au sieur Mouchot de faire débiter son bœuf au Plat-Pays, lui qui avait invité M. le maire de cette commune à prendre un arrêté pour empêcher de débiter de la viande dans cette commune, si voisine de celle de Saulieu, qu'on pourrait les considérer comme n'en faisant qu'une.

(4) On le mit sur un traîneau comme une charogne, tel qu'il était.

(5) Nous avons déjà dit que l'on ne peut point argumenter de l'état des chairs des animaux sains ou malades, pour s'éclairer sur l'innocuité ou le danger qu'il y a d'en faire usage comme aliment.

telle, que l'on entrait et sortait par les fenêtres. Cette hyper-
bole inutile, disons défavorable à leur cause, n'est pas la plus
forte qu'ils aient employée. Ils prétendent que cette viande
leur à communiqué là pustule maligne (1) ; Boudet ne craint
pas d'avancer que son enfant en a reçu la mort. Tous six ont la
malice de supposer que des animaux en sont morts ; qu'un
grand nombre de personnes ont été attaquées et fortement incommodées. Ils citent Tambourier, l'un de ceux qui ont mené
le bœuf chez la veuve Adenot, et le sieur Lardet, dont la santé,
disent-ils, est altérée visiblement pour avoir fondu le suif de
ce bœuf.

C'est dans ces suppositions qu'ils fondent l'espoir d'obtenir
du tribunal 35,000 francs de dommages et intérêts. Il est facile
au sieur Mouchot de faire prononcer son renvoi purement et
simplement.

MOYENS.

Le premier qui se présente, est qu'il n'est pas acquis que les
demandeurs aient acheté de la viande du bœuf dont il s'agit (2),
qu'ils en aient mangé, qu'ils l'aient touchée.

En second lieu, en admettant, pour un moment, qu'ils en
aient acheté, qu'ils en aient mangé, qu'ils l'aient touchée,
il resterait à établir qu'elle leur a communiqué la pustule maligne (3).

S'ils eussent prétendu, dans le principe, avoir été atteints
de cette maladie, et qu'elle leur eût été communiquée par la
viande (4) du bœuf du sieur Mouchot ; s'ils eussent songé à
l'inquiéter à ce sujet, ils n'auraient pas manqué de faire dresser

---

(1) Et ils ont raison.

(2) C'est une chose qu'il leur est facile de prouver.

(3) C'est là l'état de la question, et c'est ce que prouvent assez les faits
et les évènemens qui ont eu lieu.

(4) Pouvaient-ils soupçonner en achetant de la viande qu'elle fût de mauvaise qualité ? S'ils avaient eu cette idée, n'auraient-ils pas renoncé à cette
acquisition ?

des procès-verbaux, partie présente ou duement appelée ; mais, quoi qu'on puisse dire, ce bœuf n'est pas mort d'une maladie contagieuse : cette assertion est justifiée par les rapports des deux artistes vétérinaires de Saulieu.

L'un d'eux dit qu'un bœuf ou tout autre animal mort, ou que l'on tue après un long exercice, a toujours la rate gorgée de sang et beaucoup plus volumineuse que dans l'état ordinaire. Cette observation est appliquée au bœuf dont il s'agit, qui était fatigué du voyage qu'il venait de faire ; et, d'après les documens pris du boucher, la mort de ce bœuf a pour cause unique l'engorgement de la rate.

L'autre artiste est du même avis, et, se prononçant plus précisément, il dit que la maladie n'était ni épizootique ni contagieuse. Ajoutons à cela que le boucher qui l'a écorché, dépouillé, vidé, mis en quartiers, en morceaux, qui l'a vendu en détail ; que les différentes personnes qui l'ont aidé, qui ont manié la viande, qui en ont mangé, n'ont éprouvé ni mal ni malaise ; ce serait une chose miraculeuse. Ajoutons encore à cela que plus de six cents individus (1) qui ont touché le bœuf, qui en ont mangé, n'en ont éprouvé aucune incommodité ; et six demandeurs seraient les seuls malheureux (2).

Ils en imposent lorsqu'ils disent que Tambourier (3) a été attaqué le premier, et que la santé du sieur Lardet est visiblement altérée. Tambourier n'a point été malade, le sieur Mouchot ne l'a point ouï dire (4) ; ce qui doit faire croire qu'il ne l'a pas été, ou au moins qu'il n'a pas eu la prétendue maladie

---

(1) C'est exagérer le nombre au moins de moitié que de le porter à six cents ; chaque particulier n'en aurait donc eu qu'une livre.

(2) Parce qu'ils sont les seuls plaignans, sont-ils les seuls qui aient été atteints ? On sait le contraire.

(3) Ils n'en imposent point : Tambourier a été réellement attaqué, mais on a trouvé le secret de lui imposer silence.

(4) M. Mouchot sait mieux qu'un autre ce qu'il en est. S'il n'a pas inquiété le sieur Mouchot, c'est qu'il a eu des motifs pour cela ; ce dernier a bien senti les inductions qu'on en pourrait tirer contre lui.

communiquée par le bœuf, c'est qu'il n'a pas inquiété le sieur Mouchot.

Le sieur Lardet (1) a eu une maladie d'une tout autre nature. Les adversaires ont eu beau le tourmenter pour qu'il se réunît à eux et se plaignît avec eux, ils ne le connaissaient pas ; il n'était pas disposé à se faire de sa maladie un prétexte pour escroquer des dommages et intérêts auxquels il n'a aucun droit.

Des chiens en sont morts ! L'imposture est révoltante. Quels sont donc ces chiens? à qui appartenaient-ils donc (2)? Les adversaires garderont le silence sur cette interpellation. Si des animaux en étaient morts, combien de personnes auraient été victimes ! Et encore une fois, les six demandeurs sont les seuls qui se plaignent.

Non, la viande du bœuf du sieur Mouchot ne leur a pas communiqué la pustule maligne, puisqu'il n'est pas mort de la pustule maligne, quoi que l'on puisse en dire, puisque la cause de sa mort est l'engorgement de la rate (3), qui n'est pas une maladie maligne et contagieuse.

L'enfant Boudet, âgé de trois ans, est mort de la petite-vérole (4) ; la femme Bouriquaud a dit, avant qu'on eût imaginé et conçu le projet de hasarder une demande en dommages et intérêts, que le bouton qu'elle avait provenait de la morsure

---

(1) M. Lardet a eu la pustule maligne comme les autres ; cette première maladie a été suivie d'une seconde, et il n'est pas encore prouvé qu'elle n'en ait pas été la suite. Le certificat donné par M. Lardet atteste la vérité de ce fait. Si, dans le principe, il avait été retenu par *certaines considérations*, il n'a pu s'empêcher de rendre hommage à la vérité.

(2) Celui du sieur Billiard, qui avait mangé des dépouilles de l'animal, et qui est mort avec tous les symptômes d'une inflammation gangréneuse de l'estomac.

(3) L'engorgement de la rate est un des symptômes du charbon ; c'est même à cet engorgement qu'est dû le nom de *grosse rate* qu'on donne à cette affection.

(4) L'enfant Boudet est mort âgé de quatre ans ; il était convalescent de la petite-vérole lorsqu'il a gagné la pustule maligne dont il a péri.

de son âne, ou de la piqûre d'une mouche (1). La femme Laurent avait aussi un bouton avant la plainte portée à M. le pro-
cureur du roi, et beaucoup de temps avant l'instance. La
femme Chevalier, son amie, lui en a fait l'observation en
forme de reproche. Jean Michaud a eu, dit-on, mal à un doigt ;
il l'apporta de la Roche, son pays, à Saulieu, plusieurs jours
avant l'accident dont il cherche comme ses consorts à tirer
profit (2). Quant à la femme Fondard et à la fille Lobrot, le
sieur Mouchot ignore qu'elles aient eu quelques boutons ; en
tout cas, ils ne leur ont pas été communiqués par le bœuf
qu'elles accusent.

Mais nous supposons que tous les demandeurs en ont été
atteints : ne seraient-ils pas provenus de la dépravation intérieure des humeurs ; ou si c'était la pustule maligne, ne leur
aurait-elle pas été communiquée par un insecte (3) ?

« Toute espèce d'insectes, dit l'auteur de la *Nosographie
philosophique*, ou de la *Méthode de l'Analyse appliquée à
la Médecine*, en suçant le sang d'un animal mort dans un
état charbonneux (4), peut transmettre ainsi le virus à
l'homme, en venant se reposer sur ses mains ou sur son
visage ». Tom. II, pag. 130. (*Pag. 205 de la Ve édit.*) (5).

Après avoir expliqué plusieurs manières dont peut se contracter la pustule maligne, MM. Enoux et Chaussier, dans
leur *Précis sur cette maladie et sur le traitement qui lui convient*, disent aussi : « Il est une autre voie de contagion qui

____

(1) Jamais la morsure d'un âne n'a occasioné de bouton ; elle peut produire une plaie, mais un bouton c'est autre chose. Quant à la piqûre d'une
mouche, on sait quels sont les effets qu'elle produit.

(2) Excuses et moyens d'évasion qui sont trop faciles à détruire.

(3) Ces suppositions sont purement gratuites.

(4) Quels sont les animaux morts dans un état charbonneux qui aient
pu fournir aux insectes le virus dont il s'agit ? y en a-t-il en d'autres que
celui du sieur Mouchot.

(5) Ce passage de la Nosographie n'a pas été pris dans la 5me édition ;
c'est d'ailleurs à l'article des prédispositions qu'il est inséré. Un peu plus bas,
le même auteur ajoute : Le virus charbonneux, dans certaines circonstances,
peut être aussi reçu par les voies de la respiration et de la digestion.

paraît aussi certaine, peut-être aussi fréquente, mais qui sûrement est moins évidente. Feu M. Maret, célèbre chirurgien de cette ville (Dijon), convaincu, d'après une longue expérience, que la pustule maligne dépend toujours d'une cause externe, pensait qu'elle était produite par un insecte particulier né sur le bétail, et dont la piqûre déposait sur la peau le virus septique qui détermine la gangrène et tous les accidens qui caractérisent cette maladie ; plusieurs observations ont confirmé, jusqu'à un certain point, l'opinion de M. Maret ; mais il paraît en même temps que toute espèce d'insecte, en suçant le sang d'un animal mort dans un état charbonneux, pouvait porter et transmettre aux hommes le poison délétère qui cause la pustule maligne (1). »

Il y en a des exemples, et nous pouvons en citer un qui est connu dans le canton de Saulieu, où l'évènement a eu lieu.

Un jeune homme, au sortir de la messe de St.-Didier, fut piqué par un insecte ; le virus était si violent, que malgré tous les secours qu'on lui donna, le malade mourut deux ou trois heures après (2).

Quand il serait vrai que les adversaires ont été atteints de la pustule maligne, on ne pourrait pas raisonnablement soutenir qu'elle leur a été communiquée par la viande du bœuf du sieur Mouchot (3), quand même ils l'auraient touchée, qu'ils en auraient mangé et que ce bœuf aurait péri par l'effet d'une maladie contagieuse, puisqu'il y a plusieurs autres manières de la contracter (4).

On ne peut répéter trop souvent que si le bœuf était mort d'une maladie contagieuse, elle aurait été communiquée à

---

(1) Il faut que le défenseur du sieur Mouchot ait bien peu de ressources pour avoir recours à une hypothèse aussi invraisemblable, et qui n'a aucun fait pour l'étayer, qui, d'ailleurs, n'a jamais été admise par aucun praticien, et n'a été proposée par son auteur que comme une conjecture.

(2) Que prouve cette citation d'une observation aussi incomplète, et sans nom d'auteur ? Rien.

(3) Quelle est donc la voie de communication qu'a employée la maladie ?

(4) Il y a trois manières de contracter la maladie en question : par le

un grand nombre de personnes, et particulièrement au boucher et à sa femme (1).

Les adversaires ne pourraient se prévaloir tout au plus que d'une présomption (2), dans le cas où il serait démontré que le bœuf est mort d'une maladie contagieuse et communicative ; mais cette présomption serait balancée, détruite même, par la présomption que le mal, s'ils en eussent été atteints, leur a été transmis par une autre cause, par la piqûre d'un insecte, ou autrement.

La femme de Simon Dupuis, de Collombières, plat pays de Saulieu, a eu la pustule maligne au mois de mai dernier, avant la mort du bœuf du sieur Mouchot (3). On pourrait établir que cette maladie règne assez souvent en différens pays, quoiqu'il n'y ait pas d'épizootie (4) ; par conséquent, nulle induction à tirer de la mort du bœuf dont il s'agit, d'autant moins qu'elle a pour cause l'engorgement de la rate, qui n'est point une maladie contagieuse.

CONCLUSIONS

A ce que le sieur Mouchot soit renvoyé des demandes formées contre lui avec dépens.

Le Tribunal de Semur a condamné Mouchot à 963^{fr.} de

---

contact médiat ou immédiat, par l'ingestion et par la voie des insectes ; mais de tous ces modes de communication, le dernier est le plus rare et le moins fréquent.

(1) Il est facile de citer des exemples qui prouvent que, dans des cas semblables, il n'y a eu qu'un certain nombre de personnes infectées.

(2) Cette présomption se change en certitude lorsque l'on rapproche les faits, qu'on les compare et qu'on n'en tire que des inductions simples et naturelles.

(3) Que conclure de ce fait qui s'est passé un mois avant le débit du bœuf du sieur Mouchot? Encore une fois, pour prouver quelque chose, il faudrait qu'il fût arrivé en même temps que la mort du bœuf de Mouchot; car, dans le cas contraire, il ne signifie rien.

(4) Comment l'établirait-on? Il ne s'agit pas d'avancer des assertions dénuées de fondement, il faut les appuyer par des preuves.

dommages et intérêts, et aux frais de l'instance. Il a ad-
jugé

<pre>
à Boudet. . . . .   47ᶠʳ·
à la fᵉ Bouriquand.   351
à la fᵉ Laurent.   196
à la fᵉ Fondard.   224
à J. Michaud.   60
à Mˡˡᵉ Lobrot.   84
                                   ─────
            Total. . . .   963ᶠʳ·
</pre>

CONSULTATION MÉDICO-LÉGALE

POUR

LE SIEUR MOUCHOT,

PROPRIÉTAIRE A SAULIEU ;

PAR M. RÉMOND, D. M.

Vu le Mémoire à consulter qui nous a été soumis par le sieur Mouchot, propriétaire à Saulieu, duquel il résulte que

Le 26 juillet 1817 (1), il mourut dans l'écurie du sieur Rose, aubergiste à Saulieu, un bœuf gras, le dix-septième d'une troupe que le sieur Mouchot de Moussy envoyait du Nivernais à un fournisseur de Metz :

Que ce bœuf succomba à l'excès de la chaleur atmosphérique et à la fatigue du voyage (2) ;

Que les autres quittèrent Saulieu après le repos ordinaire, et arrivèrent bien portans à leur destination, où ils vécurent encore plusieurs mois ;

Que le bœuf mort fut saigné sur-le-champ, et que le sang qu'il donna était rouge, vermeil, très beau, et coula en grande quantité (3) ;

---

(1) Il y a erreur de date ; c'est le 25 juin qu'est mort cet animal, et non le 26 juillet.

(2) L'excès de la chaleur atmosphérique n'a pas été considérable en 1817 ; on sait quel en a été le résultat. Quant à la fatigue, un bœuf peut-il être fatigué pour faire deux ou trois jours de marche ?

(3) Comment un homme de l'art peut-il répéter de pareilles assertions ?

(198)

Que la chair, vue par plusieurs personnes, se trouva aussi belle que si l'animal n'était pas mort par accident (1) ;

Qu'elle fut débitée dans la commune du Plat-Pays de Saulieu ; que l'affluence des acheteurs était très grande, et qu'on peut augurer que plus de six cents personnes (2) ont mangé de cette viande ;

Que six individus prétendent qu'en ayant acheté et mangé, elle leur a communiqué la pustule maligne. Ils prétendent aussi qu'un grand nombre de personnes en ont été attaquées, et d'autres formellement incommodées.

On demande s'il est constant, d'après ces faits et d'après la discussion que nous avons entendue à l'audience du tribunal civil de Semur, du samedi 20 juin 1818,

1°. Que ce bœuf soit mort d'une maladie charbonneuse ;

2°. Que ses dépouilles ou sa viande ont pu communiquer la pustule maligne à plusieurs individus ;

3°. S'il est prouvé que ces individus aient été véritablement atteints de cette maladie ?

Les questions proposées sont très importantes à examiner (3) ; elles sont uniquement du ressort du médecin légiste, et ce n'est que d'après des consultations ou des discussions médico-

---

Ignore-t-il que la circulation ayant cessé par la mort, il est impossible que le sang s'écoule en grande quantité ? La respiration étant anéantie, le sang peut-il être rouge, vermeil et très beau ? Les expériences faites sur les animaux vivans attestent le contraire.

(1) Quant à la chair, il est possible qu'elle n'eût point éprouvé d'altération apparente et sensible ; mais qu'en peut-on conclure en faveur du sieur Mouchot ?

(2) En portant le nombre des acheteurs à 300, c'est déjà beaucoup, et pour cela il est nécessaire de supposer que chacun d'eux n'en a eu que deux à trois livres, ce qui porterait le poids du bœuf à 8 ou 900 livres, et l'on sait qu'il faut un bœuf d'un grand poids pour peser cette quantité.

Ces individus prétendent non-seulement en avoir acheté et mangé, mais en avoir touché.

(3) C'est pour se donner du mérite qu'on exagère ainsi l'importance de questions qui, par elles-mêmes, n'ont d'autre importance que celle qu'offre chaque objet de médecine légale.

légales que le tribunal peut prononcer dans le procès intenté au sieur Mouchot. En matière civile , il est peu de cas aussi remarquables (1) que celui-ci, et où il soit plus utile de faire servir les connaissances de la Médecine à l'application de la loi. Il faut, pour éclairer la conscience des juges, leur dérouler quelques-uns des phénomènes de la physique animale (2) : je vais y procéder avec le plus d'ordre et de méthode possible ; je vais émettre mon opinion avec franchise (3), en l'appuyant principalement de celles des auteurs les plus estimés ; en rapprochant, de la manière la plus convenable, les faits sur lesquels j'ai à prononcer, et en me servant, pour les éclairer, de toutes les circonstances accessoires qui les ont entourés.

Première question. Le bœuf que le sieur Mouchot a fait débiter est-il mort d'une maladie charbonneuse?

La réponse est facile. Rien ne constate que ce bœuf ait été atteint du charbon (4), et c'est à constater ce fait que devaient tendre les efforts des adversaires du sieur Mouchot; il est le pivot sur lequel roule toute l'affaire. Aucune des personnes qui ont dépecé cet animal, ou qui l'ont vu auparavant, ne disent qu'il était atteint d'une maladie externe, d'une tumeur charbonneuse : et cependant , il fallait qu'il eût cette maladie à l'extérieur ou à l'intérieur pour pouvoir la communiquer (5).

Le charbon extérieur est une tumeur le plus souvent unique, qui se manifeste surtout aux parties flasques d'un animal, se développe et se gangrène facilement, très rapidement, et le

---

(1) Il n'y a rien de remarquable là-dedans ; il est tout naturel que des citoyens qui ont été lésés demandent des dommages et intérêts , lorsque le ministère public a négligé de poursuivre un délit qui intéressait la vie et la santé des citoyens.

(2) L'auteur veut ici se donner un air d'importance, en prononçant de grands mots et en faisant des phrases.

(3) La suite prouve assez que la franchise n'est pas le défaut de cette Consultation.

(4) Tout, au contraire, concourt à le prouver.

(5) Cette assertion, dont on a senti toute la conséquence , et sur laquelle on revient sans cesse, est fausse. Si l'on n'avait fermé la bouche aux témoins avec la clef d'or , il s'en trouverait plus d'un qui dirait le contraire.

conduit bientôt à la mort. On la voit souvent à la tête, au poitrail, à la cuisse, au-dessus du ventre, sur le fourreau, sur le scrotum, et quelquefois à la jambe, qui devient d'un volume énorme (1). Cette tumeur est de la grosseur d'une tête d'homme, dans un bœuf; quelquefois elle est aplatie et très étendue, ou, si elle n'est pas très proéminente, il y a des infiltrations de la peau, qui ont l'apparence d'œdèmes, qui s'étendent au loin et la soulèvent, qui pénètrent entre les muscles là où le tissu cellulaire est lâche, qui laissent voir, quand on les incise, une masse d'un jaune brun mêlée de stries de sang, d'où il découle une humeur séreuse roussâtre, ou une gelée lymphatique abondante (2).

Comment se pourrait-il qu'une tumeur si volumineuse, ou des désordres externes aussi grands, eussent échappé aux regards des personnes qui ont vu le bœuf, et surtout de celles qui l'on dépecé (3)? Ce mal n'aurait-il pas frappé les yeux les moins habitués à juger ces sortes d'affections? La nouvelle s'en serait aussitôt répandue, et la viande n'aurait pas tenté les consommateurs.

Mais, dira-t-on, la maladie charbonneuse peut attaquer les parties internes (4); et il n'est pas facile de juger son caractère,

---

(1) Si le charbon était toujours aussi volumineux que le dit ici l'auteur, pourquoi le méconnaîtrait-on donc si souvent? Il arrive pourtant journellement, dans les écuries, qu'il meurt des bestiaux de cette maladie, avant que l'on s'en soit aperçu. Je pourrais en citer un exemple récent. Un fermier avait un veau d'un an, sur lequel cette maladie se manifeste ; on emploie, pour la combattre, le traitement usité en pareil cas, et cependant cet animal meurt. Voulant savoir quelle était la cause de la mort, ce particulier écorche lui-même son veau avant de le faire enfouir : au lieu d'un charbon, il en trouva deux, et du reste la viande était belle et appétissante.

(2) L'auteur a bien raison, si les choses se passaient toujours ainsi.

(3) Quant au témoignage des personnes qui ont dépecé le bœuf, on sait pourquoi le mal a échappé à leurs regards. On ne voit que ce l'on veut voir, et lorsqu'on est payé pour ne rien dire, tout ce que l'on a vu reste ignoré.

(4) Quoique la maladie attaque les parties intérieures, son caractère n'en

ses ravages, et la qualité de la viande de l'animal qui en est mort. Cela est vrai; et même le charbon intérieur ou pestilentiel est un mal plus grave que l'extérieur, et qui fait périr plus promptement l'animal; c'est une véritable fièvre maligne et pestilentielle qui attaque la vie à sa source même, et se montre avec des symptômes très graves. « L'animal, dit Rozier (1), paraît d'abord étourdi, égaré; il se lève, baisse la tête, se secoue, se plaint, se tourmente, mugit; les yeux sortent, pour ainsi dire, de l'orbite : il chancelle, tombe, et meurt quelquefois au bout d'une heure ou deux dans des convulsions violentes. »

D'après ces caractères, il est certain que si le bœuf dont il est question était mort d'une maladie charbonneuse, ce serait du charbon pestilentiel; la non-existence des signes du charbon extérieur et la promptitude de la mort le prouveraient assez (2). Mais il n'a pas plus succombé à l'une de ces maladies qu'à l'autre; aucun des symptômes du charbon extérieur n'a été observé, et cependant ils eussent été bien faciles à reconnaître. Mais, selon l'auteur que je viens de citer, on ne voit le charbon intérieur bien caractérisé que par l'ouverture des cadavres (3). « Le sang est noir et charbonné dans les gros vais-

---

est pas plus difficile à reconnaître; elle a alors, comme toutes les autres affections morbifiques, des signes qui sont propres à la faire distinguer. Puisque c'est une véritable fièvre maligne, l'homme de l'art peut-il la méconnaître?

(1) Pourquoi l'auteur s'appuie-t-il ici de l'autorité de Rozier? n'aurait-il pas trouvé parmi les modernes des autorités aussi imposantes? Rozier était un excellent agriculteur, son ouvrage est très estimé; mais il ne faisait point profession de soigner les animaux. Son témoignage, quoique non suspect, ne peut être d'un grand poids, et d'ailleurs, que signifient ces citations? L'examen du cadavre a-t-il été fait par des personnes de l'art probes et désintéressées?

(2) Cette manière de prouver me paraît assez singulière et est loin d'avoir le degré de conviction nécessaire pour établir les faits que l'auteur voudrait insinuer.

(3) Quel était donc l'observateur ici, et par qui l'ouverture du cadavre a-t-elle été faite? Par les parties intéressées à celer la vérité.

sceaux, surtout dans les grosses artères ; les poumons sont abreuvés d'un sang noir et épais, qu'on trouve aussi épanché quelquefois dans la poitrine. Les enveloppes des poumons, du cœur, sont aussi gorgées de sang ; il y a des taches ou tumeurs gangréneuses sur les viscères qui sont infiltrés et en décomposition, ainsi que dans la graisse qui enveloppe les reins. Les cadavres, au moment de la mort, exhalent une odeur putride (1). » On lit dans le *Dictionnaire d'Agriculture* (article Charbon), « que ce qui caractérise essentiellement le charbon pestilentiel, c'est qu'il est épizootique ; qu'il se transmet facilement à un animal sain ; que si un bœuf qui en est atteint communique avec un troupeau de bœufs ou de vaches, aussitôt la contagion gagne, etc. » J'insiste sur ces détails, et principalement sur les désordres intérieurs que je viens d'énumérer ; car les auteurs les donnent comme des signes constans de l'existence du charbon externe ou interne.

Il est impossible (2) de croire que ces effets existaient dans le bœuf qui a été débité par le sieur Mouchot. Un boucher se serait-il exposé à saigner, à écorcher ce bœuf, à le couper en morceaux (3)? Les personnes qui l'ont aidé, effrayées de la couleur noire du sang et des désordres qu'elles auraient aperçus dans toutes les parties frappées de gangrène (4), ainsi que de l'odeur pestilentielle qui s'en serait exhalée, n'auraient pas manqué d'abandonner la viande ou les parties du bœuf qui

---

(1) Tous ces signes, que je ne conteste pas, ont lieu lorsque l'animal meurt à une période avancée de la maladie, mais leur absence ne suffit point pour établir qu'il n'y a pas eu affection charbonneuse. Lorsque l'animal meurt au bout d'une heure ou deux, par exemple, ces lésions ne peuvent avoir lieu, et le virus charbonneux ne laisse, pour ainsi dire, aucune trace de sa présence à l'intérieur.

(2) Où est donc l'impossibilité ?

(3) Est-ce le premier boucher qui se soit exposé à cette opération, dans des cas semblables ? N'y a-t-il jamais eu de viande de cette espèce de mise en vente ? S'il est impossible de le nier, que signifie donc alors cet argument ?

(4) Il est sûr que si la viande avait été corrompue au point que le dit ici l'auteur, non-seulement les personnes destinées à la dépouiller n'au-

auraient paru saines. Un seul coup d'œil, jeté sur les organes
intérieurs si profondément altérés, leur aurait suffi pour faire
repousser cet animal, et le soin de leur propre conservation
leur aurait fait une loi de prendre de grandes précautions (1)
pour enterrer toutes ces dépouilles infectes. Elles n'étaient pas
poussées, ces personnes officieuses, par cette cupidité insa-
tiable, par cette soif de l'or qu'on reproche au sieur Mouchot;
et aucune d'elles, si elles y ont vu du danger, n'aurait voulu
certainement, au péril de la vie, seconder ses prétendues in-
tentions criminelles (2). M. Lardet lui-même aurait-il acheté
le suif (3) de ce bœuf s'il eût remarqué des taches d'une décomposition gangréneuse? Si sa chair eût été livide, gluante,
visqueuse, comme on le dit, n'aurait-elle pas repoussé les appétits les plus voraces et les plus dépravés?

Au lieu de cela, le bœuf a été saigné immédiatement après
sa mort, il a donné un sang rouge, vermeil, très beau, et en
grande quantité (4); sa chair a été trouvée si belle, qu'elle a

---

raient point osé la toucher, mais elles n'auraient trouvé aucun acheteur.
Mais que prouve cette exagération? elle atteste seulement que l'auteur se
bat les flancs pour donner le change à ses lecteurs et auditeurs; elle prouve
qu'il élude toujours la question, au lieu de l'aborder franchement.

(1) Elles l'ont été réellement.

(2) Elles n'avaient d'autre motif, en se livrant à ce travail, d'après les
ordres du sieur Mouchot, que celui d'en recevoir le prix. Lorsqu'on nous
les représente ici comme des personnes officieuses, on nous en impose. On
trouve toujours, quand on veut, des gens officieux de cette espèce, moyennant salaire compétent.

(3) M. Lardet n'a pas été voir la viande pour acheter le suif. Les épi-
ciers ne sont point dans l'usage, lorsqu'ils achètent du suif, d'examiner
l'animal qui l'a produit; et quand M. Lardet aurait vu quelques taches sur
ce suif, aurait-il pu en apprécier la nature? Est-ce un homme de l'art,
connaît-il une tache gangréneuse?

(4) Nous avons déjà réfuté cet argument, que l'on répète jusqu'à satiété;
nous en avons fait sentir l'absurdité. Nous ajouterons que l'on peut saigner
un animal mort de mort violente, d'un coup, d'une chute, immédiatement après la mort, et lui tirer du sang; mais lorsqu'il est mort de maladie, de fatigue même, ou d'échauffement, il est impossible de lui tirer
du *sang rouge, vermeil, très beau et en grande quantité.*

été promptement débitée, et que l'affluence des acheteurs a été très grande. Le boucher, les personnes qui l'ont aidé, qui ont transporté ce bœuf chez la veuve Adenot, n'ont pas craint d'exposer leur vie en le dépeçant, écorchant (1), quoiqu'ils n'eussent aucun intérêt à le faire ; aucun de ceux qui ont vu l'animal n'a observé les symptômes qui, dans le vivant, et les désordres qui, dans le cadavre, annoncent l'existence d'une maladie charbonneuse externe ou interne (2). Les camarades de ce bœuf (3), soumis aux mêmes influences que lui, ont été conservés pendant quatre mois sains et bien portans, malgré la contagion certaine à laquelle ils auraient été exposés (4).

Tous ces faits, toutes ces circonstances qui les accompagnent, rapprochées, réunies, me portent à croire et à conclure que ce bœuf n'était pas atteint d'un charbon ; et l'on en sera convaincu encore mieux si l'on s'arrête aux considérations suivantes.

On n'a remarqué que la lésion d'un seul viscère, de la rate (5), qui était grosse et gorgée de beaucoup de sang ; tous les organes

---

(1) Expose-t-on sa vie lorsque l'on dépèce ou que l'on écorche un animal mort du charbon, et que l'on prend les précautions nécessaires pour se mettre à l'abri de la contagion ? Il est certain que non, et l'exemple que nous avons sous les yeux nous en fournirait, au besoin, la preuve.

(2) Ceux qui ont vu l'animal étaient-ils tous des gens de l'art, pour observer ces désordres, l'ont-ils vu assez long-temps pendant sa vie, pour constater la présence de ces symptômes ? Quant aux désordres qui ont lieu dans le cadavre, on verra tout à l'heure qu'on n'a pu s'empêcher d'accorder qu'il y en a eu.

(3) *Les camarades d'un bœuf !* Singulière expression dans la bouche d'un auteur qui se pique d'exactitude dans les faits et les expressions.

(4) Morte la bête, mort le venin. On voit tous les jours, dans des écuries, des animaux mourir du charbon, sans que pour cela tous *leurs camarades* soient infectés.

(5) Indépendamment de cette lésion de la rate, à laquelle on veut seule attribuer la cause de la mort, on a remarqué sur la fesse et entre les cuisses des taches rouges ; la vésicule du fiel était distendue par un amas de bile ; la rate elle-même était parsemée de taches gangréneuses et très gonflée. Ces symptômes ne sont point équivoques, puisqu'ils ont suffi pour faire penser à des personnes qui n'ont ni instruction ni connaissance dans l'art de gouverner les bestiaux, à des femmes même, que ce bœuf était mort d'une fièvre de mauvais caractère.

essentiels à la vie étaient, dit le boucher, dans leur parfaite intégrité. Cette rate volumineuse et pleine de sang est l'effet de l'excès de la graisse et de la fatigue, et tel est le vice organique que présentent ordinairement les animaux qui succombent à ces causes. C'est un véritable coup de sang de la rate, suite d'un état pléthorique, et sans doute semblable à ceux que l'on observe chez divers animaux et chez l'homme, et qui prennent des noms différens selon les organes qui en sont le siége (1). La fluxion sanguine s'y faisant avec force, le tissu lâche, pulpeux, faible de ce viscère, n'oppose qu'une faible résistance; le sang, qui forme une partie essentielle et constitutrice de cet organe, pénètre abondamment son tissu, y reste, s'y accumlue, le rompt et forme un épanchement ou une tumeur plus ou moins volumineuse (2). C'est ce qui est arrivé chez le bœuf en question. Ce n'est pas ici le lieu d'entrer dans des explications physiologiques plus détaillées de cette altération de la rate. On peut s'en rapporter à la déclaration des vétérinaires qui ont été consultés, et qui sont d'accord que la tuméfaction de cet organe est un effet ordinaire et naturel de la fatigue chez les animaux très gras.

On objectera peut-être que cet état de la rate s'observe aussi chez les animaux morts du charbon. Sans doute, et c'est même ce qui a fait donner à cette maladie le nom de *grosse*

---

(1) Cette explication, que s'efforce de nous donner l'auteur, ne peut être admise. On ne trouve aucune espèce de lésion chez les animaux morts de fatigue; et d'ailleurs nous avons prouvé que celui-ci n'avait pas fait une assez longue route pour succomber à ce genre de mort, et que la chaleur n'était rien moins que supportable; il n'est donc mort ni de fatigue ni l'échauffement.

(2) En accordant que le sang s'est accumulé dans la rate, comme l'auteur le répète ici avec complaisance, qu'en serait-il résulté? Cette cause aurait-elle été assez puissante pour causer la mort? Ne trouve-t-on pas tous les jours chez l'homme et chez les animaux des tumeurs volumineuses de la rate, sans qu'elles produisent cet effet? Ce n'est donc point comme cause de mort qu'il faut envisager ici cette tuméfaction, mais comme symptôme d'une maladie essentiellement mortelle.

rate (1) ; mais cette altération alors n'est pas la seule qu'offrent les viscères ; elle accompagne ou non les autres lésions dont nous avons parlé.

Ainsi, qu'on éloigne donc l'idée que l'engorgement sanguin de la rate, quand il est seul (2), annonce chez un animal, mort accidentellement, l'existence d'une maladie charbonneuse, et qu'il me soit donc permis de conclure que le bœuf débité dans la commune du Plat-Pays de Saulieu n'a pas succombé à une affection de cette nature.

Deuxième question. Les dépouilles de ce bœuf ou sa viande ont-elles pu communiquer la pustule maligne (3)?

Il devrait être inutile de s'occuper de cette seconde question, parce que sa solution est une conséquence forcée de ce que je viens de prouver ; mais, pour confirmer mieux mon opinion, continuons encore quelques instans cette discussion ; les faits et les raisonnemens militeront de nouveau en faveur du sieur Mouchot.

------

(1) L'auteur a bien senti la force de cette objection ; il a vu qu'on ne manquerait pas de tirer parti d'un symptôme qui est tellement caractéristique, qu'on s'en est servi parmi le vulgaire pour désigner la maladie charbonneuse ; c'est pourquoi il s'est efforcé de chercher des moyens d'évasion et d'expliquer la tuméfaction de ce viscère par la stase du sang dans le tissu particulier qui le constitue ; mais il a décrit l'effet et non la cause de ce gonflement. C'est sans doute en donnant une explication physiologique et toute mécanique de ce phénomène à des juges qui ne sont point initiés aux mystères de l'organisation, qu'il a cru, ainsi qu'il a eu soin de nous en avertir, *dérouler quelques-uns des phénomènes de physique animale. Risum teneatis, amici.*

(2) Était-il seul ici, et s'il avait été seul, aurait-il produit la mort ? Qu'il nous soit donc permis, à notre tour, de tirer une conséquence directement contraire à celle de l'auteur.

(3) Nul doute que cette seconde question ne doive être résolue affirmativement ; en voici la raison. Ou le bœuf qui fait le sujet de cette discussion était atteint du charbon, ou de la fièvre charbonneuse, ou bien il a succombé à la fatigue, ou à l'échauffement, comme on cherche à le prouver. Or, dans tous ces cas, il a pu communiquer la pustule maligne. Donc en accordant à l'auteur tout ce qu'il avance relativement à la cause de la mort de cet animal, il en résulterait toujours qu'il a été la cause immédiate de cette maladie.

(207)

Consultons les principaux ouvrages qui doivent nous guider, la *Nosographie philosophique* de M. Pinel (1), et le *Traité* d'Enaux et Chaussier, et nous y verrons que la pustule maligne tient en général à une cause externe ou locale ; qu'elle se communique des animaux vivans ou de leurs dépouilles à l'homme ; que les vachers, les pâtres, les bouchers, les tanneurs, les fermiers, les maréchaux (2), et généralement tous ceux qui soignent le bétail, manient les peaux, etc., sont les plus exposés à la contracter. Toutes les observations montrent toujours ces individus en rapport direct avec l'animal malade, ou avec ses dépouilles *récentes ou imprégnées encore de la chaleur vitale* (3). Je prie le tribunal de remarquer cette circonstance. MM. Enaux et Chaussier disent même que la pustule maligne n'attaque *jamais* que les individus livrés aux

---

(1) La Nosographie philosophique de M. Pinel, et le Précis de MM. Esnaux et Chaussier sont-ils les principaux ouvrages à consulter, sont-ils les seuls ? Le Traité de M. Chambon ; la Dissertation de M. Thomassin, qui a partagé le prix de l'Académie de Dijon en 1780 ; les Considérations de M. Bayle ; la Dissertation de M. Droy-la-Chevrie ; les Recherches sur la cause des maladies charbonneuses, de M. Gilbert ; l'ouvrage de M. Leroux, doivent-ils donc être comptés pour rien , parce que leurs auteurs se sont spéciale-ment et exclusivement occupés de cette maladie?

(2) Les plaignans étaient-ils vachers, pâtres, bouchers, tanneurs, fermiers, maréchaux? S'ils n'étaient point du nombre de ceux qui sont le plus exposés à contracter cette maladie, il a donc bien fallu qu'elle leur ait été communiquée par une cause quelconque, et cette cause est bien certainement la viande débitée par le sieur Mouchot. Si ce n'est point cette cause, il faut en indiquer une autre et le faire d'une manière précise et claire.

(3) Où l'auteur a-t-il pris que les individus qui contractent la pustule maligne doivent *toujours être en rapport direct avec l'animal malade, ou avec ses dépouilles récentes ou imprégnées encore de la chaleur vitale ?* Qu'il lise donc M. Pinel lui-même, qu'il nous a cité, à l'article *pustule maligne, causes prédisposantes et occasionnelles* , et il y verra « qu'un des caractères fondamentaux de cette maladie, est de tenir en général à une cause externe et locale, et de se propager des animaux vivans ou de leurs dépouilles, à l'homme, soit par un contact immédiat, soit par une sorte d'inoculation, soit *enfin par la respiration ou les voies alimentaires.* » On pourrait, ajoute le même auteur, citer des exemples

différens états que je viens de nommer. C'est une remarque faite dès long-temps par les habitans des campagnes ; aussi prennent-ils beaucoup de précautions quand ils soignent les animaux atteints du charbon ; aussi rejettent-ils avec horreur leurs cadavres, les éloignent-ils de leurs habitations, et ont-ils soin de les mettre dans des fosses plus ou moins profondes qu'ils font en terre. C'est bien ce que leur dicte le besoin de veiller à leur conservation.

Dans le cas particulier dont nous nous occupons, les personnes qui ont soigné, écorché, dépouillé, dépecé l'animal, celles qui ont manié la viande, les entrailles encore fumantes et exhalant des miasmes bien plus actifs, un virus septique bien plus pénétrant, celles qui ont tenu le cuir, d'autres sur les mains et le visage desquels le sang avait jailli, n'ont pas eu à se plaindre de ces accidens si redoutables, qu'elles n'ont pas même soupçonnés (1) ; et les adversaires du sieur Mouchot qui n'ont pas été dans les circonstances les plus favorables à

---

nombreux de personnes qui en ont été attaquées, soit pour avoir dépouillé un bœuf, un mouton, ou tout autre animal mort du charbon, soit pour avoir reçu en contact, sur une partie quelconque du corps, de la salive, du sang, et à plus forte raison les parties affectées de la pustule même. *Pages 204 et 205. S'il n'y a que les dépouilles récentes et encore imprégnées de la chaleur vitale* qui puissent communiquer la maladie, pourquoi les habitans de la campagne prennent-ils tant de précautions ? elles deviennent parfaitement inutiles. Pourquoi éloignent-ils ces animaux de leurs habitations, pourquoi les enfouissent-ils dans des fosses profondes ?

(1) Nous avons déjà dit que cet argument, tant de fois répété, cessait d'avoir aucune valeur, lorsqu'on savait qu'un de ceux qui avaient concouru à dépouiller cet animal avait été affecté, et que si les autres avaient échappé à la contagion, ils le devaient aux précautions qu'ils ont prises, au soin de se laver les mains avec de l'eau et du vinaigre. Les *entrailles encore fumantes* ont été enfouies de suite. Il suffit que les adversaires du sieur Mouchot, comme on les appelle, aient *touché ou mangé* la viande en question, ou qu'ils aient été exposés à ses *émanations septiques*, pour avoir contracté la pustule maligne ; il n'y a donc rien d'impossible dans le fait qu'ils articulent, et l'auteur de cette Consultation verbeuse aurait beaucoup mieux fait de citer des observations, que de revenir continuellement sur les mêmes moyens.

la contagion ; dans celles qui seules, suivant Enaux et Chaussier, la favorisaient ; ces adversaires, dis-je, prétendent qu'ils
en ont été victimes. Il est impossible, je le déclare, que cela
soit ainsi ; et, si je ne craignais de rendre cette consultation
trop longue, je citerais un grand nombre de faits en faveur
de cette assertion. J'aurais, pour la fortifier, les observations
et l'opinion de ceux qui ont écrit sur ce sujet (1). Que peut-on
penser de tout ce qu'avancent les plaignans, quand on les
entend pousser l'exagération jusqu'au point de dire que des
chiens sont morts pour avoir mangé de cette viande véné-
meuse (2)? Quoi! des chiens en sont morts, et ce poison actif
n'a eu d'influence que sur six personnes, tandis que plus de six
cents en ont avalé ; il n'a point eu d'influence sur celles qui
ont dépouillé l'animal et qui ont été exposées sans cesse à ses
émanations les plus actives!!! Je lis dans le *Dictionnaire
d'Agriculture* (3) qu'en 1776 des chiens moururent pour avoir
mangé de la chair d'un bœuf atteint du charbon ; mais c'était
du charbon interne ou pestilentiel; mais deux paysans qui
l'avaient tué furent promptement victimes de leur imprudence.

----

(1) Les observations et l'opinion de ceux qui ont écrit sur ce sujet sont
entièrement contraires à la thèse que soutient ici l'auteur ; il suffit de les
consulter, pour s'en convaincre pleinement.

(2) Il n'y a nulle exagération dans ce fait. Le chien du sieur Billiard est
mort avec tous les symptômes d'une inflammation gangréneuse de l'estomac, pour avoir mangé des débris de cet animal. L'exagération est du
côté de celui qui s'écrie avec emphase et répète jusqu'à satiété, que six cents
personnes ont mangé de cette viande suspecte, et qu'il n'y en a eu que six
d'affectées ; exclamation également éloignée de la vérité, ainsi que nous
l'avons déjà fait voir.

(3) Pourquoi l'auteur s'obstine-t-il donc toujours à nous citer son *Dictionnaire d'Agriculture ?* manquons-nous d'ouvrages modernes sous cette
forme, dans lesquels il aurait trouvé la question dont il s'occupe pleinement traitée? N'avons-nous pas le *Dictionnaire des Sciences médicales*,
ceux d'*Histoire naturelle*, des *Sciences naturelles*, etc., etc.? Lorsque
l'on fait tant que de citer, au moins faut-il se montrer au niveau des
connaissances de son siècle.

14

Allons plus loin, admettons que le bœuf soit mort du charbon externe ou interne ; supposons que le boucher et d'autres personnes qui ont manié ses dépouilles aient été atteints de la pustule maligne ou de quelques dépôts charbonneux : reste à savoir quelle maladie cette viande infecte aurait pu occasioner à ceux qui en auraient mangé après lui avoir fait subir les diverses préparations ordinaires (1) ; ouvrons, pour éclairer cette quétions, le Traité de MM. Enaux et Chaussier. « Il paraît, disent ces auteurs, que le vice charbonneux qui émane des animaux peut être transmis dans les organes intérieurs et affecter le système général de la circulation, soit par la voie des alimens ; soit par la respiration ; mais alors il cause des *maladies bien différentes de la pustule maligne.* S'il est porté dans l'estomac, il y agit comme un poison caustique, et cause la gangrène et l'inflammation de ce viscère. *Si le venin a moins d'énergie, s'il est en moindre quantité, étendu ou délayé* de manière à ne pas opprimer sur-le-champ les forces vitales, il excitera des accidens d'un autre genre, mais toujours fort graves, des fièvres malignes, des taches gangréneuses à la peau, des dépôts gangréneux en différentes parties du corps. » Et MM. Enaux et Chaussier citent des exemples de ces effets effrayans.

Qu'a de commun ce tableau avec les maux dont se plaignent les six individus qui poursuivent le sieur Mouchot? Ils ont eu la pustule maligne, mais elle n'a pas pu leur être causée par

---

(1) Tout ce que dit ici l'auteur serait parfait, s'il était constant que les plaignans ont seulement mangé de la viande du bœuf en question, sans la toucher; mais comme il est constant qu'ils ont mangé et touché de cette viande, et que ces deux voies de communication sont admises par les auteurs, ainsi qu'il nous est facile de le prouver, en nous étayant du témoignage même des auteurs cités, qu'en résulte-t-il? que les plaignans n'ont point été affectés intérieurement, et que le mal s'est borné à l'extérieur, parce que, comme le disent MM. Enaux et Chaussier, « La manière la plus ordinaire de contracter la pustule maligne est le contact immédiat du sang, des chairs, des dépouilles d'un animal attaqué ou mort de quelque affection charbonneuse. » Page 174.

l'ingestion de la viande vénimeuse dans l'estomac (1), car les effets de cette ingestion ne se sont pas manifestés.

Au reste, cette opinion, avancée par MM. Enaux et Chaussier, n'est pas encore bien démontrée (2); elle trouve des contradicteurs parmi les chirurgiens les plus célèbres. Un fait, dont le récit n'est pas étranger à cette discussion, semble le prouver. Plusieurs des médecins de Semur l'ont souvent entendu raconter à l'un des plus habiles praticiens de la capitale, à M. Boyer, bien connu par sa véracité et par l'exactitude de ses observations.

En 1790, cinq bouchers s'associèrent pour acheter un fort gros bœuf, qui était mort d'une maladie charbonneuse à Montrouge, près Paris. Ils trompèrent la vigilance de la police, et l'introduisirent furtivement dans la ville, où il fut débité à *la porte dite de Paris*. Ces bouchers furent bientôt victimes de leur cupidité; tous les cinq furent atteints de la pustule maligne, trois en moururent, et les deux autres ne furent arrachés à la mort que par les soins éclairés de M. Boyer. Ce qui nous importe dans cette observation, c'est que ce praticien fut prendre des renseignemens dans le quartier où ce bœuf avait été mangé, et il sut qu'aucun individu n'avait eu de pustule maligne, ni de charbon, ni de fièvre pestilentielle ou maligne (3).

M. Sebillotte, avocat à Semur, racontera à qui voudra

---

(1) C'est encore une question. Buchan, l'auteur de la *Médecine domestique*, rapporte qu'un homme qui se rendit à l'hôpital de Lyon, ayant un charbon (c'est ainsi qu'il désigne la pustule maligne), dit qu'il le devait à l'imprudence qu'il avait eue de manger d'une vache morte de cette maladie.

(2) Si la question n'est pas bien démontrée et qu'elle trouve des contradicteurs, que peut-elle donc prouver en faveur de la thèse que soutient ici l'auteur?

(3) Que signifie ici ce fait, auquel il est facile d'en opposer de contraires? et comment d'ailleurs M. Boyer, qui l'a fourni, a-t-il pu avoir des renseignemens assez exacts pour que l'on en tire une conséquence rigoureuse? Quand on veut citer des faits, il faut en rapporter qui ne laissent rien à désirer et auxquels il n'y ait rien à redire.

l'entendre, et je pense qu'il est digne de foi, qu'en 1779 un jeune homme tua et débita à Grignon un bœuf atteint du charbon. Tout le village acheta de cette viande malsaine, et cependant aucun de ceux qui en mangèrent n'en fut incommodé. L'homme qui avait tué ce bœuf périt au bout de quelques jours de la pustule maligne (1).

Ces observations et d'autres que nous pourrions citer, doivent nous faire conclure, avec des chirurgiens célèbres, qu'il est fort rare que la chair d'animaux morts du charbon produise chez ceux qui en mangent les effets racontés par MM. Enaux et Chaussier (2). A coup sûr, le virus septique qui aurait produit des accidens si graves dans les cas que nous venons de rapporter était donc de la plus grande énergie, et il n'aurait pas manqué d'occasioner diverses maladies, de l'espèce la plus fâcheuse, à ceux chez lesquels il se serait introduit avec les alimens, s'il eût été dans sa nature de produire ces effets.

Sous tous ces rapports, la seconde question est donc résolue négativement.

Troisième question. Est-il prouvé que les plaignans ont été véritablement atteints de la pustule maligne (3)?

Nous voilà arrivé à la partie la plus délicate et la plus difficile de la tâche que nous nous sommes imposée. Des médecins bien dignes de foi attestent que les plaignans ont eu la pustule maligne dans les dix jours qui ont suivi le débit du bœuf qu'on a prétendu être mort du charbon. Loin de moi de vouloir

---

(1) Sans révoquer en doute le témoignage de M. Sebillotte, quoiqu'il ne soit point un homme de l'art, quelle conclusion peut-on tirer d'un fait particulier? Il n'y a point de règle sans exception, a-t-on dit avec raison; et il est bien certain qu'un fait qui peut avoir été mal observé, ne peut lui seul en détruire une masse d'autres, et faire loi.

(2) Quels sont donc ces chirurgiens célèbres? S'il est fort rare qu'elle produise ces effets, il est donc possible qu'elle les produise quelquefois. L'auteur est forcé d'en convenir, parce qu'il ne peut faire autrement.

(3) Cette question me paraît aussi bien prouvée qu'il soit possible de l'être.

révoquer en doute les assertions qu'ils ont avancées. Personne n'est plus que moi convaincu de leur talent, et il en est même parmi eux pour lesquels je professe une haute estime; mais ne dois-je pas, dans l'intérêt du sieur Mouchot, leur présenter quelques réflexions? S'ils étaient ici présens, je m'adresserais à eux, bien persuadé qu'ils ne me supposeraient pas l'intention de vouloir les blesser, et je leur dirais (1) :

Dans des cas de la nature de celui-ci, l'erreur n'est-elle pas tout-à-fait à côté de la vérité (2)? Aucune maladie ne peut-elle être confondue avec la pustule maligne? Ne sommes-nous pas quelquefois disposés à juger d'après des opinions formées d'avance? Est-il bien facile que notre esprit revienne sur une détermination prise prématurément? Et quelquefois, en approchant d'un malade, quel est celui de nous à qui il n'est pas arrivé de croire à l'existence d'une affection pour laquelle la prévention militait dans son esprit contre l'ensemble des symptômes qui en formaient le véritable caractère? et, dans le cas particulier dont il s'agit, par exemple, une pustule, un simple bouton irrité par des frottemens réitérés, n'ont-ils pas pu être pris pour des pustules malignes à leur première période (3) ,

---

(1) Que signifie tout ce verbiage, toutes ces précautions oratoires? ne voit-on pas, dès le premier mot, où en veut venir l'auteur ? S'il est convaincu du talent des médecins qui ont vu et observé la maladie, qui ont donné des soins et des certificats au malade, qui se sont trouvés tous d'accord sur un même point, sans s'être entendus, pourquoi veut-il décider, sans avoir observé la maladie, que ses confrères se sont trompés dans un cas où il est si facile d'éviter l'erreur, lorsqu'on n'a point l'esprit prévenu, et lorsque l'on ne plaide en faveur de personne, mais que l'on rend hommage à la vérité ?

(2) Comment l'erreur se trouve-t-elle à côté de la vérité, dans des cas aussi simples? Quelle maladie peut-on confondre avec la pustule maligne? L'auteur en fait plus bas l'énumération. Comment des médecins qui observent une maladie et ses symptômes peuvent-ils être disposés à juger d'après des opinions formées d'avance? Ces hommes de l'art ont-ils pu soupçonner, en traitant leurs malades, qu'ils auraient un procès avec le sieur Mouchot Que veut dire ici l'auteur? soupçonne-t-il ses confrères de se laisser, comme lui, prémunir contre la vérité ?

(3) N'est-ce pas faire injure à des médecins régulièrement reçus, et qui pratiquent leur art depuis plusieurs années et avec distinction, que de sup-

tant la crainte des progrès d'un mal si redoutable en impose , et être dénaturés par l'opération ou par l'application de caustiques? Alors le médecin , à qui la rumeur publique (1) a signalé une cause générale de cette maladie, comme la vente d'un bœuf mort du charbon , croit avoir traité plusieurs pustules malignes, et l'atteste ; tandis que, s'il eût abandonné à leur cours les maladies pour lesquelles il a été appelé , il aurait bientôt reconnu leur bénignité (2). Je le répète, l'on voit bien que je n'ai pas l'intention de jeter de la défaveur sur les médecins de Saulieu (3); mais il suffit que l'erreur puisse ou ait pu être être commise pour qu'un honnête homme n'en soit pas victime. La piqûre de plusieurs insectes, des clous, des furoncles, des érysipèles phlegmoneux et d'autres maladies, peuvent, à leur début, être prises pour une pustule maligne (4). Énaux et Chaussier assurent que, dans les premiers jours, on pourrait s'y tromper. Cela est si vrai, que le docteur Potot annonce dans son certificat, qu'il prit pour un furoncle suppuré la maladie qu'il a ensuite déclarée être de nature charbonneuse. Sa première idée n'était-elle pas la vraie? Et si l'enfant Boudet a

---

poser qu'ils puissent prendre une pustule , un simple bouton, pour une maladie maligne? Il faudrait supposer que ces médecins ont tous été appelés dès le début de la maladie, ce qui n'arrive jamais, ou presque jamais, en pareil cas. Est-ce aux médecins que la crainte d'un mal si redoutable en impose , eux qui ont des moyens sûrs dans leur art de s'en rendre maîtres?

(1) La rumeur publique a-t-elle précédé ou suivi l'apparition de ces maladies? Je laisse cette question toute simple à décider au lecteur.

(2) Quel est donc le médecin assez débonnaire pour se laisser guider par de semblables considérations? J'en appelle à M. Rémond lui-même, qui se hâte, à ce qu'il paraît, de prononcer sur la nature des maladies qu'il observe, avant d'avoir pu en établir le diagnostic d'après les préceptes de l'art.

(3) Si l'auteur peut réussir à nous persuader qu'il n'a pas l'intention de jeter de la défaveur sur les médecins de Saulieu , il faut que son éloquence soit très persuasive. Qu'appelle-t-il donc défaveur, ridicule même? Il suffit que l'erreur soit possible, pour que ces médecins l'aient commise.

(4) Quel est le médecin tant soit peu instruit et exercé, qui prendra une piqûre d'insecte, un clou, un furoncle, un érysipèle, pour une pustule maligne? Est-ce M. Rémond , qui juge si bien des maladies sans les voir?

succombé, ne pourrait-on pas attribuer sa mort (1) à un dépôt qui se serait formé à la tête, qui aurait été irrité par l'emplâtre de poix dont les parens avaient recouvert la tumeur, et dont le principe de la petite-vérole, dont l'enfant n'était pas encore bien guéri, aurait pu être la cause (2)? Il y a, dans ce certificat du docteur Potot, une chose assez difficile à croire : c'est que cet enfant, âgé de quatre ans, aurait touché (3) et mangé de la *viande crue*, provenant du bœuf du sieur Mouchot. C'est au tribunal à décider jusqu'à quel point cette assertion est véritable.

Le 2me certificat qui se présente est celui d'une dizaine d'individus (4) qui, au mois de mars 1818, attestent que la femme Bouriquaud a eu, en juin 1817, une pustule maligne au bras droit pour avoir touché de la viande du bœuf mort d'une maladie charbonneuse. Je doute que ces individus, qui savent à peine signer leurs noms, soient capables de juger qu'il existait une pustule maligne plutôt qu'une autre maladie; je doute qu'ils sachent ce que c'est qu'une maladie charbonneuse, et qu'ils aient vu, examiné le bœuf, de manière à prononcer qu'il avait succombé à une affection de cette nature. Mais, dans l'examen des certificats, je m'arrête......; et j'admets avec les médecins qui les ont signés que tous ces indivi-

---

(1) Si M. Potot a pu être induit un moment en erreur sur les suites de la maladie, la mort du sujet, tous les symptômes d'une phlegmasie gangréneuse, n'ont-ils pas concouru à lui faire reconnaître la gravité de la maladie ?

(2) Ne pourrait-on pas également attribuer sa mort à toute autre cause, si l'on voulait, comme M. Rémond, faire des suppositions dénuées de fondement ?

(3) Je ne vois pas la difficulté qu'un enfant touche de la viande; rien de plus simple. Qu'il ait mangé de la viande crue comme un animal domestique, c'est autre chose; et bien certainement cette assertion ridicule n'est pas énoncée dans le certificat de M. Potot.

(4) Ces individus, que M. Rémond a tort de confondre avec les médecins de Saulieu, et qui n'ont rien de commun avec ces derniers, nous paraissent d'ailleurs aussi bien fondés à affirmer ce fait d'après la renommée, que M. Rémond, qui n'a rien vu de ce qui s'est passé dans ce cas, est fondé à le nier.

dus ont eu la pustule maligne (1). Je demanderai alors à mes confrères, s'ils pourraient affirmer que la cause de cette maladie ait été le contact de la chair d'un bœuf, que j'ai démontré n'être pas mort du charbon (2); s'ils attesteraient que cet animal, fût-il mort du charbon, a pu donner la pustule maligne à ceux qui ont touché *cette chair refroidie* et à ceux qui en ont mangé? Et, dans cette dernière supposition de la mort causée par le charbon, les pustules malignes ne pourraient-elles pas avoir été de la nature de celles que M. Bayle a signalées dans un ouvrage intitulé *Considérations sur la Nosologie, la Médecine d'observation*, etc..., lesquelles ne venaient pas d'une cause externe ou locale, mais avaient une tout autre origine que la contagion, origine encore inconnue aujourd'hui? Certes, si la pustule maligne peut venir d'une autre source que celle

---

(1) Cette concession dans la bouche de l'auteur paraît lui avoir été extorquée par la force de la vérité.

(2) M. Rémond se trompe grossièrement lorsqu'il se flatte d'avoir démontré que ce bœuf n'est point mort du charbon. Mais puisqu'il adresse des questions à ses confrères, ne pourrait-on pas lui demander en leur nom, puisqu'il ne veut pas absolument que le bœuf du sieur Mouchot soit la cause de la pustule maligne qui fait l'objet du procès, quelle est cette cause? car il faut bien qu'il y en ait une. Y a-t-il eu d'autres animaux atteints du charbon à l'époque du 25 juin, dans la ville de Saulieu? La maladie, enfin, a-t-elle été essentielle ou communiquée? Si elle a été essentielle, pourquoi s'est-elle bornée aux personnes qui ont touché ou mangé de la viande suspecte? Si elle a été communiquée, qu'il indique donc d'autres voies de communication. C'est en vain qu'il invoque l'ouvrage de M. Bayle, car ce médecin savant, dans la maladie qu'il a décrite, a eu bien soin de remarquer que l'affection locale était toujours précédée d'affection générale, tandis que tout le contraire a eu lieu dans le cas qui nous occupe. Il a eu grand soin d'ailleurs de noter qu'aucun des individus qui ont eu la maladie n'avait mangé de viande suspecte. Or, je demande si celle qu'a débitée le sieur Mouchot n'était point de la viande suspecte au dernier point, puisqu'il avoue que son bœuf était mort avant qu'il ait songé à le faire saigner, puisqu'il n'a pu obtenir la permission des autorités de le vendre dans la ville, puisqu'enfin il a été obligé de le donner à vil prix pour s'en défaire. Si la viande avait été de bonne qualité, le sieur Mouchot n'aurait-il donc pu la vendre aux bouchers de la ville? Aurait-il été contraint de la débiter lui-même?

qu'on lui attribue ordinairement, pourquoi ne croirait-on pas que celles qu'ont eues les plaignans étaient de cette espèce? Les médecins n'ont établi aucune distinction dans leurs certificats; et, dans le doute, il n'y aurait pas de raisons pour se prononcer plutôt pour les adversaires du sieur Mouchot, que pour le sieur Mouchot lui-même.

Je termine cette consultation médico-légale que j'aurais bien voulu abréger, et qui, toute longue qu'elle est, exigerait peut-être encore quelques détails.

Je crois avoir prouvé (1), par l'examen des diverses espèces de charbon et des symptômes qui accompagnent leur développement, et par l'ouverture des cadavres, que le bœuf que le sieur Mouchot a fait débiter à Saulieu n'a présenté aucun des signes qui annoncent l'existence d'une maladie charbonneuse ; je l'ai prouvé par des présomptions tirées de l'exposition à la contagion des personnes qui ont dépecé ce bœuf, et qui n'ont éprouvé aucun mal (2), et par l'examen de la seule altération qu'ont présentée les viscères, l'engorgement sanguin de la rate, altération qu'offrent ordinairement les animaux morts par excès d'embonpoint et de fatigue (3).

J'ai ensuite démontré que ses dépouilles ou sa chair n'ont pas pu communiquer la pustule maligne aux personnes qui s'en plaignent, car elles l'auraient bien plus sûrement communiquée à celles qui ont touché ces dépouilles encore vivantes ;

---

(1) L'auteur se trompe ; malgré toutes les peines qu'il s'est données, malgré toutes les subtilités qu'il a employées, malgré tous les efforts qu'il a faits, il n'a pu parvenir à prouver ce fait, et tout concourt à prouver le contraire.

(2) Nous avons assez répété que cet argument, que l'auteur n'a cessé de répéter, devait être rétorqué contre tous, lorsque l'on savait que, malgré les précautions prises, un de ceux qui avaient concouru à cette opération avait été atteint.

(3) Quant à la cause de la mort, qu'il veut tantôt qu'on attribue à la fatigue et à l'excès d'embonpoint, tantôt à l'excès de la chaleur atmosphérique et à la fatigue, nous avons fait voir ce que l'on devait en penser.

et j'ai fait voir que l'ingestion (1) dans l'estomac de cette viande, bien qu'elle fût venimeuse, que cette ingestion produisait des symptômes et des accidens bien différens de ceux qu'ont éprouvés les adversaires du sieur Mouchot ; d'où je conclus que la chair de ce bœuf n'avait pu donner ni pustule maligne de cause externe, ni pustule maligne de cause interne, et j'ai appuyé cette assertion d'observations qu'on ne révoquera pas en doute.

J'ai montré, mais avec toute la réserve et la décence nécessaire (2), qu'il n'était pas bien certain que les plaignans aient eu la pustule maligne, et surtout la pustule maligne communiquée ; et j'ai avancé qu'il suffisait que l'erreur ait pu être commise pour que la balance de la justice dût pencher du côté du sieur Mouchot.

Il ne m'appartient pas de pousser plus loin que je l'ai fait la discussion des certificats qui m'ont été soumis (3) ; et admettant même que les médecins de Saulieu ont véritablement traité des pustules malignes, j'ai fait voir qu'il n'était pas bien certain qu'on pût les attribuer à l'animal qu'a fait débiter le sieur Mouchot, quand même il serait mort du charbon.

Je crois en avoir assez dit, sinon pour porter la conviction

----

(1) Quand même l'auteur aurait réussi à démontrer que l'ingestion des viandes suspectes produit toujours des symptômes et des accidens bien différens de ceux qu'ont éprouvés les adversaires du sieur Mouchot, ce que nous sommes loin de lui accorder, qu'en résulterait-il ? que ce n'est point par cette voie que ces derniers ont été atteints, et que c'est au contact immédiat qu'ils doivent attribuer leur maladie, d'où il faudrait toujours conclure qu'elle leur a été communiquée par cette viande malsaine.

(2) Où est donc la décence et la réserve ? certainement elle n'est pas du côté du sieur Rémond. Ni la thèse qu'il a soutenue, ni la manière dont il l'a soutenue, ne peuvent lui être honorables.

(3) N'a-t-elle pas été poussée assez loin cette discussion, et qu'en est-il résulté ? L'auteur a été obligé de se jeter dans des dénégations, de chercher à infirmer le témoignage de ses confrères, de les présenter comme s'étant laissé prévenir contre la vérité, et comme ayant adopté une opinion qu'ils se croient intéressés à défendre ; mais quelles preuves a-t-il administrées de ces assertions ? Aucune.

dans l'esprit des juges, au moins pour les éclairer suffisamment, afin que, comparant eux-mêmes les faits et les discussions, ils ne puissent pas hésiter à renvoyer le sieur Mouchot
de la plainte formée contre lui (1).

Fait à Semur le 23 juin 1818.

Signé RÉMOND, D. M.

---

(1) Je ne puis m'empêcher d'observer, en finissant, combien il me paraît
indécent qu'un médecin se soit rendu l'apologiste d'un homme qui avoue
lui-même qu'il a fait vendre et débiter la viande d'un animal qui était mort
avant qu'on l'eût saigné. Quel que soit le genre de mort auquel cet animal
ait succombé, est-on excusable de débiter un aliment de cette nature? Et
quel est celui de nous qui voudrait faire sa nourriture du cadavre d'une bête
morte de maladie? Est-ce donc un jeu que la vie et la santé de nos concitoyens? devons-nous jamais les mettre en balance avec la soif de l'or?
et toutes les fois que nous pourrons répandre cet or à pleines mains, sommes-nous sûrs de l'impunité?

OBSERVATIONS

ADRESSÉES

A M. GUYTON DE MORVEAU.

AVERTISSEMENT.

E**n** voulant écrire une simple lettre, j'ai presque fait un volume ; mais j'espère que l'on aura quelque indulgence pour ma longue épître, en faveur de la haute importance des matières dont elle traite. On se tromperait cependant, si l'on allait conclure que j'envisage les réflexions qui y sont contenues, et les faits nombreux qui me les ont suggérées, comme un travail complet, car je ne les considère que comme une ébauche imparfaite, et mon seul but, en les publiant, est d'offrir quelques données tendantes à aplanir les difficultés, désirant engager par mon exemple les personnes de l'art, qui se trouvent dans des occasions favorables, à recueillir des matériaux propres à augmenter la masse de nos connaissances en cette partie, encore assez peu avancée. Aucun travail n'est plus digne du vrai philanthrope, et il en est peu qui présentent une perspective aussi flatteuse à l'homme qui désire vivement d'être utile à ses concitoyens. Il suffit, pour s'en convaincre, de jeter un coup d'œil sur les ravages que les maladies contagieuses ont exercés dans tous les temps et dans tous les lieux, et de porter ses regards sur le grand nombre de victimes qu'elles moissonnent encore journellement dans ce siècle de lumières. On peut, sans crainte d'être taxé d'exagération, assurer que ce fléau dévastateur est une cause de destruction cent fois plus active que la famine et la guerre, quoique les guerres qui ont fait gémir l'Europe depuis plus de vingt ans aient été passablement meurtrières.

Lorsque l'on envisage avec soin tout ce qui concerne la contagion, et la manière dont elle se propage, et que l'on réfléchit sérieusement sur la nature des maladies contagieuses, on a lieu d'être étonné du nombre de faits, en apparence contradictoires, que renferment les auteurs, et des opinions variées qui les divisent. Cependant, quand on observe avec attention et sans prévention ce qui se passe dans ces circonstances, on peut aisément se convaincre que l'on a beaucoup trop déféré à l'esprit de système et d'hypothèse, et que la seule route à suivre dans cette occasion, est celle de l'expérience et de l'observation.

Les médecins sont loin d'être d'accord sur la contagion des maladies. Plusieurs considèrent comme contagieuses des affections que d'autres regardent comme ne pouvant se transmettre par cette voie, et entièrement exemptes de communication : on pourrait citer pour exemple de ce partage d'opinions, la fièvre jaune d'Amérique, et même la peste (1). Cette espèce de dissension entre les gens de l'art tient au peu de progrès qu'a fait jusqu'à ce jour cette

____

(1) L'opinion de la non contagion de la peste a été soutenue par la Faculté de Médecine de Paris, par Stoll de Vienne, par le docteur Samoïlowitz et plusieurs autres médecins célèbres. Le docteur Heberden a révoqué en doute l'importation de cette maladie dans la Grande-Bretagne. MM. Wilson et Asselini, ainsi que plusieurs autres, ont cherché à prouver que la peste n'est point contagieuse dans son pays natal. On sait que le docteur Rush a soutenu tour à tour que la fièvre jaune était et n'était pas contagieuse.

partie de l'hygiène publique. On ne peut se dissimuler cependant que les fièvres *ataxiques* et nerveuses, les fièvres des camps, des prisons, des hôpitaux, ne soient en quelque sorte des maladies artificielles, et dont la mortalité est aggravée par des causes accidentelles ; aussi devrait-on exercer la plus grande surveillance sur les hommes qui sortent des prisons infectées, des hôpitaux, ou d'autres lieux renfermés et devenus des foyers d'infection. Quels soins ne devrait-on pas mettre à pourvoir à leur changement d'habits, à leur faire prendre quelques bains, enfin à s'assurer s'ils ne sont pas eux-mêmes frappés de maladie susceptible de se transmettre et de se propager, comme on n'en voit que trop souvent des exemples ! La plus légère négligence dans ces cas est d'autant plus coupable qu'elle peut devenir funeste à un grand nombre d'individus, et qu'à l'aide de précautions simples on aurait pu arrêter le mal à sa source et empêcher tous ses progrès ultérieurs. On ne peut s'empêcher de convenir que l'institution créée par nos voisins pour la guérison et la préservation des fièvres contagieuses (1) , ne soit très louable et bien digne d'être imitée par les gouvernemens sages et éclairés.

Les observations suivantes étaient écrites depuis long-temps et telles qu'on va les lire, lorsque j'ai eu connaissance des remarques de M. Lefort sur les *nouveaux* procédés de désinfection par les acides nitrique et muriatique, dans le *Journal général de Médecine*, pour le mois de mars 1815. M. Lefort a été à même de se convaincre comme moi de l'inefficacité des fumigations acides pour

---

(1) *Institution for the cure and prevention of contagious fevers, established in London , in the year, 1802.*

détruire les miasmes contagieux, et se préserver de leur atteinte; mais on s'apercevra facilement, je pense, que la marche que nous avons suivie n'est pas tout-à-fait la même.

OBSERVATIONS

ADRESSÉES

A M. GUYTON DE MORVEAU,

RELATIVEMENT A PLUSIEURS PASSAGES DE SON TRAITÉ
DES MOYENS DE DÉSINFECTER L'AIR.

MONSIEUR,

Vous êtes réellement l'inventeur des moyens de désinfecter
l'air par les acides minéraux, puisque, dès l'année 1773, vous
avez fait voir, à l'aide d'une expérience décisive, la propriété
qu'a l'acide muriatique de détruire les miasmes propres à
souiller celui que nous respirons, et à rendre son contact et
son inspiration plus ou moins nuisibles. On peut d'autant
moins vous disputer cette importante découverte, que vous y
avez été conduit par une théorie judicieuse et une connaissance profonde de la Chimie (1).

Comme j'ai eu plusieurs fois occasion de me trouver dans des
circonstances (2) qui m'ont donné lieu d'observer d'assez près

---

(1) Personne ne vous conteste le mérite de l'invention, mais plusieurs gens
de l'art révoquent en doute l'utilité prétendue des fumigations, et j'avoue
que je suis du nombre des incrédules, parce que les faits cités en leur faveur
laissent trop à désirer, ou plutôt que les fumigations acides n'ont point ré-
pondu, dans la pratique, aux grandes espérances qu'on en avait conçues dans
la théorie.

(2) J'ai non-seulement été à portée d'observer chez les autres les effets délétères de la contagion, mais j'en ai éprouvé les atteintes, de sorte que je
puis en quelque sorte m'appliquer ce que disait Virgile du sac de Troie :
Quæque miserrima vidi, etc.

15.

les effets de la contagion, d'étudier les moyens propres à la faire cesser ou à en diminuer la violence, ainsi que le danger qu'on court en s'y exposant par nécessité ou autrement, je vous demanderai la permission de vous faire quelques objections relatives à plusieurs passages de votre *Traité des moyens de désinfecter l'air*, 3ᵉ édition, Paris, 1805; objections que m'ont suggérées la lecture et la méditation de cet ouvrage, ainsi que ma propre expérience en cette matière.

Vous pensez avec Papon (1) que l'usage d'allumer des feux pour détruire la contagion remonte au temps d'Hippocrate, qui crut reconnaître dans l'air vicié par des miasmes pestilentiels le principe de la maladie qui désola l'Attique dans la LXXXVIIᵉ olympiade, 330 avant l'ère chrétienne. On a aussi fait honneur à Acron (2), médecin d'Agrigente, de cette découverte; mais il est presque certain, d'après le témoignage de Plutarque, que cette pratique était antérieure à ces deux médecins, et que c'est à l'exemple de l'Egyptien Jachen qu'Acron fit allumer des feux à la grande peste d'Athènes, si toutefois on a employé ce prétendu moyen de désinfection dans cette circonstance; car Thucydide, qui a décrit avec tant d'exactitude la peste d'Athènes, qu'on regarde sa description comme un véritable modèle en ce genre, n'en a pas dit un mot, non plus que les Athéniens dans le décret de remerciement qu'ils adressèrent à Hippocrate pour les avoir préservés et guéris de la peste que leur avaient communiquée les Barbares. Il est donc fort incertain qu'Hippocrate ait conseillé d'allumer de grands feux dans les rues et devant les maisons,

---

(1) Galien prétend qu'Hippocrate fit allumer des feux et brûler des aromates dans toute la ville d'Athènes pour y purifier l'air; ce qui lui réussit parfaitement et arrêta la peste.

GALEN., *Theriac. ad Pison*, c. XVI, p. 467.

(2) *Acron Agrigentinus magnam sibi gloriam comparavit quod Athenis, tempore pestis, lignes ponè ægrotantes accendi jussit, quamvis jamdiù antea sacerdotibus ægyptiis idem remedium in usu fuerit.*

PLUTARCH., *De Isid. et Osirid.*

et il n'est guère probable non plus qu'en ordonnant ces feux, le père de la Médecine ne comptât que sur l'action désorganisatrice de la chaleur portée à un certain degré d'intensité, quoique ce degré de chaleur soit une condition impossible à remplir lorsque l'espace n'est pas très circonscrit. Ces conjectures se concilieront difficilement avec le génie observateur de ce grand homme, et sont directement opposées aux propres expressions du sénatus-consulte athénien, qui est conçu de la manière suivante : *Hippocrates Cous summam benevolentiam in servandis Græcis ostendit, cum peste à Barbaris in Græciam pervadente, demissis per loca suis discipulis, medelas indicaret, quibus qui uterentur instantem pestem securè effugere possent, quoque modo medicina Græcis tradita, eos laborantes tuto servarent.* On pourrait conclure d'après ce passage, il me semble, que non-seulement Hippocrate n'a point fait allumer de feux dans la peste d'Athènes, mais que ses moyens curatifs et préservatifs étaient puisés dans la Médecine proprement dite, c'est-à-dire dans la Thérapeutique. A la vérité, ce sénatus-consulte est assez généralement regardé comme apocryphe, malgré le témoignage d'Actuarius et celui de Van Helmont, parce qu'il est contradictoire à la narration de Thucydide, qui dit positivement, *Medicos morbo curando neque idoneos fuisse, neque suffecisse,* et parce qu'Hippocrate, qui avait à peine atteint sa trentième année à l'époque de la peste d'Athènes, n'a fait aucune mention de cette maladie dans ses écrits; mais, qu'il soit vrai ou faux, on voit qu'on n'en peut rien conclure en faveur de l'opinion que vous avez adoptée, d'après l'auteur que j'ai cité précédemment.

Quelle a donc pu être l'origine de ces feux, et quels sont les motifs qui ont déterminé à les employer pendant si long-temps comme des moyens propres à détruire les miasmes contagieux répandus dans l'air, et spécialement en temps de peste? les voici. D'après le récit d'Elien, dans Suidas, les prêtres se rassemblaient en temps de peste auprès de l'autel qu'on avait érigé à cette maladie; ils y allumaient du feu qu'ils portaient de l'autel à plusieurs bûchers nouvellement élevés, par la déflagration desquels l'air était purifié et la maladie prévenue : de sorte que, selon toute apparence, cette pratique tirait sa source de la religion, et probablement aussi de l'opinion assez généralement répandue, que le feu purifie tout. Mais je ne m'étendrai pas davantage sur ce moyen de désinfection, que vous regardez, avec plusieurs médecins modernes, comme plus nuisible qu'utile, et qui est presque universellement rejeté aujourd'hui, si ce n'est comme préjudiciable, au moins comme entièrement inutile. J'ai vu moi-même allumer des feux dans les rues et sur les places publiques de la ville de Nice (Nizza) pendant l'épidémie grave et désastreuse qui régnait dans cette ville en l'an VIII, et j'avoue que les résultats qu'ils ont produits ne m'ont paru sensibles ni en bien ni en mal.

En parlant du feu, dont l'action est si marquée sur tous les produits de l'organisation végétale et animale, vous semblez croire que la combustion seule est propre à détruire le virus, mais que la seule élévation de température n'opère pas la désunion de leurs principes. Vous citez à l'appui de cette opinion un des cachots de la ville de Dijon, dans lequel *l'infection* (1) était si atroce, que l'on ne pouvait se présenter à l'entrée sans soupçonner que le dernier cadavre n'en avait pas été tiré, et cependant il fut constaté que l'on y avait brûlé depuis trois bottes de paille. Cet exemple, que vous regardez comme très propre à désabuser ceux qui ont placé leur con-

---

(1) Il faut soigneusement distinguer la mauvaise odeur de l'infection, ainsi que nous le ferons voir dans la suite. Montaigne a dit avec raison :

Toute bonne odeur et sérénité de l'air n'en promet pas la santé, ni toute espaisseur et puanteur l'infection en temps pestilent.

Essais, liv. III, chap. XII.

Les auteurs du Dictionnaire des synonymes français ont remarqué « qu'il y a des vapeurs puantes, telles que celles de la savate brûlée, qui sont salutaires dans certains accidens ; mais que des vapeurs infectes sont toujours nuisibles ou malfaisantes. On dit que la peste infecte une ville, ce n'est pas à dire qu'elle l'empuantisse ; ce n'est pas la mauvaise odeur, c'est un air malsain qu'elle répand. »

fiance dans l'action désinfectante du feu, serait très propre
en effet à prouver que cette action n'est pas fort efficace, et
même qu'elle est peu énergique. Cependant vous avez reconnu et admis que la combustion détruit les virus les plus
fixes, et un savant écrivain, dont, selon toute apparence, vous
ne connaissez pas assez les ouvrages, M. J. Lind, tant dans
son *Essai sur la santé de gens de mer* (1), que dans son
Traité des maladies des Européens dans les climats chauds (2),
et dans son *Mémoire sur les fièvres et la contagion* (3), assure que l'emploi réfléchi des feux et de la fumée est tout
ce que nous avons de plus efficace et de plus approprié pour
la destruction et l'extinction entière des foyers les plus viru-
lens des maladies contagieuses, et le moyen de purifier toute
espèce d'air malsain et infecté. Cette assertion est sans doute
trop générale; mais cependant on ne peut s'empêcher de convenir, en parcourant les ouvrages de Lind, que la méthode
qu'il conseille ne soit digne de quelque confiance et qu'elle
ne mérite un certain degré d'attention. Pringle lui-même,
dans son *Discours sur la conservation des gens de mer* (4),
rapporte plusieurs faits qui confirment ce que Lind a avancé
dans ses Mémoires, sur les bons effets des feux et de la fumée

---

(1) *An Essay on preserving seamen*, 2e édit.

(2) *An Essay on diseases incidental to europeans in hot climates,*
2e édit.

(3) *Papers on fevers and infection.*

(4) Ce discours se trouve à la fin du 2e Voyage de Cook, tome VI. Dans
cet ouvrage, Pringle expose de la manière suivante la méthode du capitaine
Cook: Après avoir mis du bois dans un fourneau à grille, on l'allume et
on le porte successivement dans toutes les parties qui sont au-dessous des
ponts; partout où il y a du feu, l'air le plus proche s'échauffant devient
spécifiquement plus léger, et par sa légèreté il s'élève et passe par les écoutilles dans l'atmosphère. L'espace vide est rempli par l'air froid des environs, et celui-ci s'échauffant à son tour, monte et est remplacé par un autre
air. Ainsi, en tenant le feu quelque temps dans chacun des appartemens
inférieurs, on chasse l'air sale et l'on y en introduit de frais. Ce n'est pas
tout, je crois que les vapeurs acides du bois agissent alors comme anti-scor-
butiques et corrigent l'air corrompu qui reste, etc.

contre la contagion des fièvres ; et le célèbre capitaine Cook attribua souvent la bonne santé dont a joui son équipage, aux précautions qu'il avait prises de purifier fréquemment son bâtiment par le moyen du feu et de la fumée (1) ; et d'ailleurs, on ne manque pas d'exemples authentiques qui attestent l'influence des feux et de la fumé sur les miasmes contagieux. On peut citer entre autres celui-ci : dans l'épidémie de la fameuse suette anglaise (*sudor anglicus*), on observa que les forgerons, les cuisinières, les orfèvres, tous gens accoutumés au feu, et presque continuellement exposés à son action, en furent exempts. A la vérité, Mercurialis a remarqué que les ouvriers qui travaillaient le plus au feu furent attaqués les premiers de la peste qui se manifesta à Venise, et l'on a prétendu que le docteur Rush avait reconnu que les boulangers, les chapeliers et les forgerons étaient plus exposés à gagner les maladies contagieuses que les autres ; mais ce médecin a dit positivement que les ouvriers que leurs travaux exposent à la chaleur du feu ou aux rayons du soleil doivent spécialement chercher à se préserver de la contagion en abandonnant leurs travaux ; conseil plus facile à donner qu'à suivre. D'ailleurs, sans examiner jusqu'à quel point cette assertion est vraie, on peut conclure au moins de ce qui précède que s'il y a des faits contre, il y en a aussi pour l'usage du feu.

On pourrait objecter sans doute que Lind, en recommandant l'emploi réfléchi et bien exécuté des feux et de la fumée, a condamné la pratique moderne d'allumer de grands feux en plein air, et de les distribuer avec profusion dans les rues et autour des murs des villes infectées de la peste ou de maladies contagieuses, fondé sur ce que l'expérience, a-t-il dit, en avait démontré, non-seulement l'inutilité, mais encore le mal qui pouvait en résulter. Il n'a pas cité les circonstances dans lesquelles l'expérience a démontré cette vérité, mais on

---

(1) *Voyez* les Voyages de ce célèbre navigateur, faits en 1772, 1773, 1774 et 1775.

entrevoit qu'il attribue les inconvéniens de l'usage du feu ainsi prodigué à la consomption et à la destruction de ce principe de l'air qui est tout-à-la-fois, d'après ses propres expressions, l'aliment de la vie et du feu, c'est-à-dire à l'oxigène. Or cette crainte de Lind est purement chimérique; car quoique nous ne sachions pas quel est le moyen que la nature emploie pour maintenir l'équilibre entre les différentes parties constituantes de l'air atmosphérique, il est bien certain que cet équilibre n'est jamais interrompu et que la nature a plus de moyens de le réparer que nous n'en avons de le troubler; car l'air analysé dans les différentes parties du monde, dans des villes ou à la campagne, sur la mer et sur le continent, n'a présenté aucune différence sensible dans sa composition, ses proportions exactes d'oxigène et d'azote étant toujours 21 et 79 sur 100. Les observations de MM. Cavendish et Davy, faites en Angleterre; celles de M. Berthollet, en Egypte; celles de M. Macarty, en Espagne; celles du docteur Beddoes, sur l'air de la côte de Guinée; celles de M. Gay-Lussac, sur l'air puisé à 4,000 toises au-dessus de Paris, et comparé avec l'air de la surface de la terre, ayant prouvé qu'il n'y a pas de différence dans l'air atmosphérique, relativement aux proportions de ses élémens, que doit-on penser d'après cela des conseils que donnent tous les jours certains auteurs de faire respirer aux malades un air plus ou moins riche en oxigène?

Que si l'on me demande qu'est-ce que Lind entend par l'emploi réfléchi et bien exécuté des feux et de la fumée, je renverrai à son *Essai sur la santé des gens de mer,* dans lequel il a décrit les méthodes propres à rendre l'air sain dans un vaisseau par ce moyen dans tous les temps de l'année; ou bien je répondrai que ces méthodes consistent, soit à renouveler l'air en entretenant une libre circulation de ce fluide, soit à détruire ou corriger les propriétés de la matière contagieuse adhérente aux substances qui lui servent de foyer. Pour remplir ce but, la manière la plus simple, selon lui, est de se servir de feux de charbon ou de bois (1), auxquels on expose les objets qu'on veut purifier, après les avoir renfermés dans un lieu convenable où la chaleur et la fumée doivent être concentrées pendant un certain temps. Si c'est une maison ou un vaisseau qu'il s'agit de désinfecter, on a soin d'en fermer toutes les ouvertures pendant tout le temps de cette opération. Les bons effets de cette méthode de désinfection, que le célèbre capitaine Cook dit avoir employée avec succès (2), paraissent dépendre de la température, qui doit être presque égale à celle nécessaire pour cuire le pain ; et ce degré de chaleur est propre à détruire les miasmes contagieux dans quelque cas que ce soit, pourvu qu'ils demeurent exposés à son action pendant un espace de temps suffisant.

Comme les effets de la contagion sont tellement désastreux, qu'on ne saurait trop prendre de précautions pour les prévenir ou chercher à en arrêter les pernicieuses influences, il me paraît essentiel d'apprécier à leur juste valeur, et seulement d'après l'expérience (3), toutes les méthodes propres à la faire cesser ou à l'empêcher de naître et de se développer, parce que l'on ne peut avoir trop de moyens de ressources. Or il est avéré, d'après les observations exactes de plusieurs médecins célèbres, anciens et modernes, que, dans les climats chauds, la chaleur et l'humidité de l'air produisent très communément une fièvre maligne rémittente ou intermittente, qui règne ordi-

---

(1) M. Lind préfère le bois ; d'autres aiment mieux le charbon, parce que l'acide carbonique. qui est le résultat de sa combustion dans l'air, contribue selon eux à détruire les miasmes contagieux. Ils se fondent sur ce que, dans les climats méridionaux, les fièvres pestilentielles sont réprimées pendant la vendange, ce qu'ils attribuent au dégagement de l'acide carbonique produit par la fermentation vineuse. Mais sur quels fondemens repose cette conjecture, et quelles sont les preuves qui assurent d'une manière directe sa réalité?

(2) *Voyez* le vol. VI de son second Voyage autour du monde, p. 205.

(3) Ne faut-il pas alors se mettre en garde contre l'enthousiasme, l'amour de la nouveauté et l'influence de la mode, qui est si puissante chez certaines gens, et qui est si nuisible au progrès des lumières et à l'avancement des sciences ?

nairement en automne, et est épidémique entre les tropiques.
Il est également certain que la saison des pluies (1), dans ces
pays-là, est celle des maladies ; que les lieux bas et humides,
marécageux ou couverts de bois, sont les plus malsains ; que
le temps de la nuit est le plus dangereux et le plus propre à
causer des maladies ; tandis que, dans ces mêmes climats, les
lieux secs, élevés (2), bien aérés, sont sains et exempts de
danger (3). Il était donc naturel, en partant de ces observations, qu'on cherchât un moyen propre à assainir l'air de ces
contrées lorsqu'on est obligé de le respirer ; et il semble qu'on
n'en avait pas d'autre ni de meilleur pour diminuer l'humidité
de l'air que les feux et la fumée ; aussi est-il probable que c'est
ce qui a suggéré cette idée : et il est évident que, dans ces cas
surtout, l'efficacité des feux et de la fumée n'est pas douteuse,
et que son usage est peut-être même préférable aux fumigations d'acides minéraux. A la vérité, l'humidité seule n'est
point la cause présumée de ces maladies, et c'est aux miasmes

---

(1) En général, les grandes sécheresses ne sont pas si malsaines que les
pluies considérables ; il meurt moins de monde pendant les premières.

HIPP., *Aphor.* 15, *sut.*

C'est pendant les pluies que paraissent surtout les fièvres de longue traite,
les cours de ventre, les pourritures, les épilepsies, les apoplexies, les esqui-
nancies.

Aphor. 16, *sut.*

(2) Les hauteurs de Germantown et de Darby ont offert pendant plusieurs années un asile sûr à un grand nombre d'habitans de Philadelphie,
contre les maladies épidémiques qui régnaient annuellement dans cette cité.

(3) Le vent connu sous le nom de Harmatan, qui produit une sécheresse
considérable, puisqu'il dessèche les végétaux et l'épiderme, est remarquable
par sa grande salubrité. Lorsqu'il règne, il fait cesser les dyssenteries, les
fièvres intermittentes ; il arrête les épidémies, la contagion de la petite-vérole;
il contribue puissamment à la guérison des ulcères et des éruptions cutanées.
Ce fut un vent de nord des plus furieux qui fit le salut de Marseille; il chassa
en se prolongeant les vapeurs pestilentielles, et le nombre des morts diminua.
Il aurait probablement fait cesser entièrement la peste, si la contagion recélée
dans les meubles et les vêtemens n'eût encore enlevé un certain nombre de
victimes.

qu'elle recèle (1) et dont elle est imprégnée qu'on attribue leur production, notamment aux effluves des marais; mais il paraît que c'est l'humidité qui en est le véhicule, et que, par conséquent, si l'on dessèche l'air, on prévient l'infection; et d'ailleurs, ce dernier moyen n'exclut point l'emploi des fumigations acides.

Quant à la fumée, vous avez reconnu vous-même qu'elle n'était pas sans efficacité pour détruire les miasmes putrides et contagieux, et vous en avez attribué la cause à l'acide qu'elle contient et qui se manifeste bien sensiblement dans les vapeurs fuligineuses du bois, ne fût-ce que par le picotement qu'elles occasionent dans les yeux (2). L'expérience que vous avez faite avec l'acide *pyroligneux* en est d'ailleurs la preuve directe; et la nature de cet acide, son identité avec l'acide acétique, ne laissent aucun doute à cet égard. En outre, M. Lind a rapporté plusieurs faits qui se sont passés sous ses yeux, et qui prouvent évidemment son action anti-contagieuse. En voici quelques-uns qui paraissent assez concluans : sur un vaisseau où plusieurs personnes mouraient avec la fièvre au bout de quarante-huit heures, aucun de ceux qui étaient exposés à la fumée de la cuisine ne contracta l'infection. Un sloop de guerre fut préservé, par l'expansion de la fumée de la cuisine, qui était au

---

(1) Au Bengale, la fièvre putride, connue sous le nom de *puoker fever* est mortelle lorsque les terres, après avoir été inondées par les eaux, sont ensuite desséchées par le soleil. A Constantinople, la peste règne pendant l'été, et s'affaiblit ou se détruit pendant l'hiver. En Égypte, au contraire, elle règne pendant l'hiver, et juin ne manque jamais de la détruire. Cette bizarrerie s'explique par un même principe. L'hiver détruit la peste à Constantinople, parce que le froid y est très rigoureux; l'été l'allume, parce que la chaleur y est humide, à raison des mers, des forêts et des montagnes voisines. En Égypte, l'hiver fomente la peste, parce qu'il est humide et doux : l'été la détruit, parce qu'il est chaud et sec; il agit sur elle comme sur les viandes qu'il ne laisse pas pourrir. La chaleur n'est malfaisante qu'autant qu'elle se joint à l'humidité.

(2) Il y a des espèces de bois dont la fumée est plus piquante et plus âcre que d'autres, et affecte bien plus vivement les organes de la vue, au point de produire même assez promptement la cécité, comme l'a vu Osbeck.

niveau du pont, des maladies dont un vaisseau de soixante ca-
nons qui voyageait avec lui sur la côte de Guinée fut très maltraité ; et l'on ne put en attribuer la cause qu'à la fumée seule,
puisque les deux bâtimens étaient absolument dans les mêmes
circonstances. M. Forster a vu avec le docteur Irving un vaisseau de guerre hollandais qui mouillait dans la rade de Ply-
mouth et dont la cuisine était placée au milieu du faux pont,
un peu en avant du grand mât. Il demanda aux officiers quelle
était la santé de l'équipage sur ce bâtiment, après une longue
campagne, et ils lui répondirent qu'on y jouissait d'une santé
remarquable. La fumée était très grande, et les jours chauds
la chaleur était insupportable à midi entre les ponts. Kœm-
pher, en parlant du poison terrible des flèches de Macassar,
dit qu'il n'y a que la fumée qui ait la force et la vertu de détacher de ces flèches cette impression du poison. Depuis qu'on
brûle du charbon de bois à Halle en Saxe, on prétend que la
vapeur continuelle qu'exhale ce combustible a fait cesser l'in-
salubrité de l'air de ce pays (1). M. Koruger, habile observateur, a écrit une dissertation intéressante sur ce sujet. D'après
ces faits et plusieurs autres de la même nature qu'il serait facile de citer, la fumée (2) ne doit-elle pas être rangée dans le
nombre des moyens de désinfection, et faut-il, avec un histo-
rien de la peste de Marseille (3), qui dit que de grands feux
ayant été allumés pendant trois jours de suite dans cette ville,
l'air se couvrit d'une épaisse fumée qui était noire et qui augmenta la chaleur de la saison et du climat, l'accuser d'avoir
donné plus d'activité à la contagion? Hodges a prétendu aussi

---

(1) On prétend aussi que la ville de Londres n'a pas été infectée par la
peste depuis que ses habitans font usage de charbon de terre pour se chauffer.

(2) L'action de fumer les viandes pour les conserver ne prouve-t-elle pas
la vertu anti-septique de la fumée, ses qualités anti-putrides? N'est-ce pas à
la fumée continuelle, causée par le feu qui est toujours allumé au milieu de
leur hutte ou cabane, que les Lapons doivent d'être exempts de toutes ou
presque toutes les maladies?

(3) Cette assertion a été répétée par le docteur Mead, et par plusieurs autres
auteurs.

qu'il était mort à Londres, de la peste, à cause des grands
bûchers allumés pendant trois jours consécutifs, 4000 hommes
dans une nuit, tandis qu'il n'en mourait pas plus de 400 ordinairement; mais est-ce bien à cette cause qu'on doit rapporter
cet accroissement de mortalité?

Vous avez suffisamment apprécié l'action des fumigations
odorantes, des parfums, des baumes, des résines, des sachets
camphrés (1), des substances aromatiques dissoutes dans l'alcool et mises en contact immédiat avec l'air infecté (2). Malgré la réputation dont toutes ces substances balsamiques et
volatiles ont joui (3), et qui paraît être due à leur essence directement opposée à celle de l'air infect et vicié par des émanations malfaisantes, il est parfaitement démontré aujourd'hui
qu'elles ne font que masquer les mauvaises odeur sans les détruire, et que, sous ce rapport, elles trompent l'organe de
l'odorat et trahissent la confiance que leur accordent leurs
partisans. C'est pourquoi la fumée provenant de la combustion
des bois aromatiques, des plantes odorantes, des résines, des
baumes, ne possède pas une plus grande efficacité que la fumée

---

(1) Si l'on en croit des expériences faites à Torgau par les officiers de santé
prussiens, le camphre mis en évaporation par un appareil chimique convenable a produit de bons effets sur une réunion de malades atteints de
typhus des plus graves; ce moyen semble même avoir obtenu et mérité la
préférence sur les autres espèces de fumigations.

(2) Les Grecs donnaient un nom particulier à ces substances aromatiques et odorantes, avec lesquelles on faisait des feux pour détruire la
contagion.

(3) Voici ce que dit Hérodien relativement à l'emploi de ces prétendu
préservatifs, pendant la maladie pestilentielle qui régna en Italie et surtou
à Rome, sous l'empire de Commode : *Quo circà in ipsâ quoque urbe
de medicorum sententiâ plerique unguentis suavissimis nares atque
aures opplebant, suffituque et odoramentis assiduè utebantur, quæ
meatus sensuum (ut quidem dicunt) odoribus illis occupati neque ad
mittant aura tabificum, et, si maxime admiserint, tamen cum major
quasi vi longè superari. Cæterùm nihilò socius morbus ingravescere,
hominesque passim et pecora inter homines agitantia interire.*

HÉROD., lib. I.

(239)

ordinaire ; et, comme l'a fort bien observé Milman, la fumée
du tabac ne met point en défense contre l'infection épidémique ; les Turcs en sont la preuve : de tous les peuples, c'est
celui qui fume le plus de tabac, et cependant c'est aussi celui
que la peste maltraite davantage. On s'est convaincu à Philadelphie que le tabac, de quelque manière qu'on l'employât,
n'était d'aucune utilité pour préserver des maladies épidémiques qui ont affligé cette cité. Je trouve assez étonnant,
d'après cela, qu'on ait adopté dans des ouvrages tout modernes
l'explication du physicien Changeux, qui prétend que les
plantes, soit odorantes, soit inodores, ont toujours leurs
esprits recteurs, et que leurs émanations se combinant avec
les vapeurs dangereuses qui s'élèvent des marécages ou que la
chaleur dégage du sol, peuvent en neutraliser la pernicieuse
influence (1). C'est en raisonnant d'après la même hypothèse,
qui n'est pas nouvelle, que les médecins conseillèrent à l'empe-
reur Commode, afin d'éviter la contagion de la peste qui déso-
lait la ville de Rome, de se retirer à Laurente, lieu couvert
de lauriers, tant par rapport à l'odeur qui émanait de ces
arbres qu'à la fraîcheur de leur ombre (2). On ne peut expliquer d'une autre manière l'opinion des Persans, qui pensent
que le platane, arbre très commun en Perse, a une vertu naturelle contre toute infection de l'air, et qui assurent qu'il n'y
a pas de contagion à Ispahan par rapport aux grandes planta-
tions de cet arbre dans les jardins et dans les rues, de même
qu'à Chiras et autres villes de Perse.

---

(1) On prétend que les Hollandais ayant, par spéculation, détruit tous
les girofliers de l'île de Ternate, la colonie fut ravagée par plusieurs maladies épidémiques qu'on n'y avait pas observées jusqu'alors, et on rapporte
que les émanations odorantes des girofliers avaient neutralisé les effets nuisibles d'un volcan auquel on attribuait la cause de ces maladies. Cette supposition n'est pas en effet hors de vraisemblance, car les émanations odorantes
des fleurs très aromatiques, comme celles des girofliers, sont un puissant excitant, et doivent contribuer beaucoup à rendre l'atmosphère plus fortifiante
et plus salubre pour l'homme sain et malade.

Dict. des Sc. méd. vol. XVI, pl 37.

(2) *Voyez* Hérodien.

D'après vos expériences, vous avez rangé à peu près sur la même ligne la combustion de la poudre à canon, qui a été recommandée par plusieurs auteurs, et vous refusez entièrement aux produits gazeux qui en résultent une action désinfectante quelconque (1). Ce n'est que par le déplacement de l'air, que produit son explosion, qu'elle chasse, selon vous, l'air infecté sans le corriger. Cependant M. Proust (2), en faisant des essais dans la vue de déterminer les mélanges les plus avantageux pour composer la poudre à canon, a reconnu que les gaz produits par la combustion de cette poudre contiennent toujours du gaz nitreux, parfois du gaz sulfureux, de l'hydrogène sulfuré, etc; et Pringle, en parlant des fumigations avec cette poudre, a dit : « Quoique cette fumée ne puisse pas dessécher les parties basses du bâtiment, elle chasse seulement l'air corrompu par le moyen des esprits acides du soufre et du nitre ; car le soufre et le nitre jouissent peut-être d'une sorte de fluide aérien qui se dégage alors du feu et qui arrête la putréfaction (3). Au reste, de quelque manière qu'on explique son action, il est certain que plusieurs faits déposent en sa faveur. En voici un, rapporté par le docteur Lind : le vaisseau *l'Edgard*, pendant un combat qu'il eut à soutenir, ayant employé et brûlé sur son bord vingt-cinq barriques de poudre, se trouva délivré de la contagion dont il était infecté auparavant. Il serait facile d'en citer plusieurs autres.

---

(1) Dans les *Élém. de Chim. de l'Acad. de Dijon*, M. de Morveau avait dit : «L'acide du nitre se détruit réellement pendant la déflagration ; ainsi il est incapable de neutraliser l'alcali volatil qui soutient les miasmes putrides, mais il peut servir à diminuer l'infection de l'air, soit matériellement par la quantité qu'il fournit lui-même de ce fluide pur, soit mécaniquement, par le déplacement qu'il occasione dans l'espace où on le fait détoner. » Vol II, p. 151.

(2) Journal de Physique, 70 et 71.

(3) *Discours sur la santé des gens de mer.* Cette explication donnée par Pringle n'est point au niveau des connaissances actuelles ; mais il faut se reporter au temps où elle a été proposée, et elle sert seulement à prouver qu'on attribuait déjà, du temps de Pringle, à la poudre à canon une action particulière, différente de celle de la fumée ordinaire.

En parlant des cautères, des sétons, des vésicatoires, vous avez proposé vos doutes relativement à ces moyens préservatifs, qui ont été conseillés par plusieurs médecins célèbres pour se mettre en garde contre la contagion (1). Vous auriez pu ajouter que s'il y a des observations qui paraissent favorables à ces exutoires, il y en a d'autres qui leur sont entièrement contraires. Aussi M. Fouquet a-t-il eu soin de faire remarquer qu'il ne fallait pas toujours se fier à l'ouverture d'un fonticule, parce qu'il peut arriver des cas où la nature du venin épidémique rende ces secours, non-seulement inutiles, mais quelquefois même nuisibles. Dans l'épidémie de Naples, décrite par Sarcone (2), toute espèce de vieux ulcères, de sétons, de cautères, ou toute autre issue par la peau était inutile pour garantir de la contagion. Dans celle de Gottingue, les cautères et les vieux ulcères étaient autant de voies ouvertes à l'introduction d'une plus grande quantité de venin dans le corps ou la masse des humeurs. Il serait donc imprudent de compter sur un pareil moyen de prophylactique, et de négliger, par cette raison, d'employer des préservatifs plus assurés. En m'exprimant de la sorte, je n'entends point condamner la méthode de Lind, qui consiste dans l'emploi de l'émétique et du vésicatoire, non point pour préserver de l'infection et avant qu'on en ait éprouvé les atteintes, mais dès qu'on se sent affecté, quelque légère ou quelque violente que soit l'infection reçue, parce que cette méthode, ainsi qu'on peut s'en convaincre, a été plusieurs fois couronnée de succès, et mérite sérieusement d'être recommandée.

Après avoir ainsi apprécié plusieurs des méthodes usitées, vous convenez que la vapeur du soufre est un des plus puissans anti-contagieux ; que ce corps combustible, brûlé seul, est

---

(1) On peut croire, si l'on veut, que le docteur Hodget ait été préservé de la peste qui régnait à Londres en 1665, par un cautère à la jambe ; mais il me paraît difficile de croire, comme il le dit, qu'il ressentît une légère douleur à cet exutoire, lorsqu'il entrait dans la chambre d'un malade.

(2) *Istoria raggionata del mali osservati in Napoli*, etc.

très utile pour désinfecter les hardes et marchandises qu'on ne craint pas d'altérer ; qu'il peut même servir à purifier l'air stagnant dans les lieux resserrés et non ouverts, comme les cours, les prisons, etc. ; mais, tout en convenant de ces faits qui sont incontestables, vous restreignez un peu trop, ce me semble, l'emploi de la fumée de soufre, car elle est très expansible. Pour s'en convaincre, il suffit de l'observation suivante, faite par M. Pugnet. Ce médecin a remarqué que les Européens qui habitent, à Sainte-Lucie, le quartier dans lequel les émanations de la soufrière se répandent, sont rarement atteints de la fièvre jaune. Boerhaave pensait que la vapeur du soufre pouvait même être employée avec succès pour détruire la contagion jusque dans les chambres habitées, en la répandant assez modérément pour ne pas exciter une toux trop violente. Toutefois, on pourrait dire que l'opinion de Boerhaave n'était qu'une simple conjecture, qui n'a jamais reçu d'exécution ; mais M. Lind a observé, sur différens vaisseaux, que la contagion de la petite-vérole y a cessé entièrement, au moyen de feux sur lesquels on faisait brûler du soufre, et du soin qu'on avait de bien concentrer cette vapeur dans les endroits infectés ; et vous avez cité vous-même l'expérience rapportée par le docteur Wolff, qui fut faite par des médecins russes lors de la peste de Moscow, en 1771 (1), que vous avez regardée comme la plus directe et la plus concluante que l'on puisse tenter en ce genre. Vous avez d'ailleurs inféré de vos propres expériences (XXIII et XXIV) qu'il y avait une différence sensible entre les effets produits par la vapeur de l'acide sulfureux, et ceux des fumigations de soufre, ces dernières agissant plus efficacement et plus instantanément, ce que vous avez attribué à la chaleur occasionée par la combustion actuelle du soufre. Il est donc constant, d'après les

---

(1) Dix pelisses infectées furent exposées à une forte fumigation de soufre et de salpêtre réunis ; dix criminels condamnés à mort furent obligés de s'en vêtir : aucun de ces malheureux ne gagna la peste.

observations qui vous sont particulières et celles de plusieurs
auteurs qui vous ont précédé, que l'action du soufre brûlé
seul ou porté à l'état d'acide, ou en vapeur, détruit les
miasmes contagieux répandus dans l'air, et que son action
est analogue à celle des autres acides minéraux, employés de
cette manière. Dès l'enfance de l'art de guérir, le soufre (1) a
été reconnu comme un puissant moyen de désinfection : la
seule chose qu'on lui ait reprochée, c'est d'affecter trop vivement la respiration; reproche qui a été également fait, et avec
fondement, à l'acide muriatique oxigéné (2). Or, comment se
fait-il, d'après cela, que les commissaires de l'Institut aient
prétendu, dans leur rapport, que la combustion du soufre
aurait pu remplir le but qu'on se proposait, si l'on n'eût
employé cette substance qu'en très petite quantité, et si l'on
ne l'eût mêlée le plus souvent à des résines ou à des bitumes
qui la changeaient en hydrogène sulfuré? Comment se fait-il
que vous ayez considéré cette question comme indéterminée,
en disant : « Il me restait la partie la plus importante de mon
travail, l'examen des acides minéraux sur l'air infecté; je l'ai
commencé par la fumée de soufre? » Comment se fait-il enfin
que vous vous soyez exprimé de la manière suivante : « Il est
bien vrai que le soufre entre dans plusieurs recettes de par-

---

(1) On verra, par les passages d'Homère que nous rapporterons dans la
suite, que les anciens Grecs et les Égyptiens en faisaient beaucoup d'usage
pour purifier les lieux qui étaient impurs. Plusieurs auteurs l'ont conseillé
réduit en vapeurs par la combustion, pour faire périr les insectes et autres
animaux malfaisans, et comme un moyen très propre à chasser les miasmes
alcalins et à neutraliser l'air pestilentiel.

(2) D'après le rapport de tous les chimistes, son odeur est âcre et suffo-
cante; il est impropre à la respiration; lors même qu'il n'est mêlé qu'en très
petite quantité à l'air commun, il rend cet air extrêmement pernicieux pour
la poitrine. Les effets qu'il produisit sur le savant et industrieux chimiste
Pelletier, dont les travaux ont été si utiles à la science, furent la consomption
et la mort. Voyez les ouvrages de MM. Davy, Thomson, Bouillon-La-
grange, Chaptal et autres : comment concilier avec l'opinion de ces chimistes,
celle que vous avez émise, et les témoignages dont vous avez eu soin de
l'étayer?

16..

fums. Celle qui est indiquée comme la plus sûre dans le dernier écrit sur la peste, par M. Papon (1), en admet un dix-septième du poids total de la composition; mais il suffit de considérer la nature des quinze autres ingrédiens, qui sont tous susceptibles de former plus ou moins rapidement un résidu charbonneux, et parmi lesquels il ne se trouve point de nitre, ni aucune autre substance capable de fournir de l'oxigène, pour demeurer convaincu qu'une partie de ce soufre ne sert là que d'allumette pour déterminer l'inflammation plus instantanée des combustibles qui entrent dans ce mélange, tandis qu'une autre partie produit un hydrosulfure avec l'hydrogène, dégage ses résines décomposées par le feu, ce qui est assurément bien différent des vapeurs d'acide sulfureux (2). » En écrivant ce qui précède, vous ignoriez sans doute complètement la composition de la poudre fumigative anti-pestilentielle forte de Samoëlowitz (3), dans laquelle le soufre et le nitre entrent pour plus d'un tiers : vous ignoriez également que son auteur lui-même attribuait au nitre et au soufre l'efficacité de cette poudre, en disant que comme il entre dans sa composition une grande quantité de nitre cru et de soufre, on l'appelle pour cette raison *poudre fumigative anti-pestilentielle forte.* Vous n'aviez vraisemblablement aucune connaissance des épreuves faites avec cette poudre fumigative, pour purifier les salles des hôpitaux, les meubles, les vêtemens, les ustensiles de toute espèce, et entre autres des vêtemens de pestiférés imprégnés de pus, de sueur et de

---

(1) De la Peste, ou Epoques mémorables de ce fléau, et des moyens de s'en préserver. Paris, an VIII, in-8°.

(2) Traité des moyens de désinfecter l'air, p. 147.

(3) On conçoit difficilement la phrase suivante qui, en répétant à ce sujet les assertions que vous avez émises, fournit en même temps la preuve du contraire : « Cependant les poudres désinfectantes qu'a vantées Samoïlowitz, n'étaient composées que de plantes aromatiques, et si elles ont jamais produit de bons effets, elles le devaient sans doute à la grande quantité de soufre qui y entre. »

Dict. des Sc. méd.

matières ichoreuses qui , ayant été exposés pendant quatre jours à ces fumigations dans une chambre fermée, furent complètement désinfectés, au point qu'on en habilla sept malfaiteurs, qui les portèrent pendant un mois sans qu'aucun d'eux éprouvât la moindre atteinte de la maladie; ce qui a fait dire à M. Giannini, auteur italien qui rapporte cette expérience et la formule de la poudre (1) : En brûlant cette poudre, n'y a-t-il pas formation d'acide sulfurique, par la décomposition du nitre, et conséquemment développement de gaz acide nitrique (2)? Et ne voit-on pas ici par le fait ou par le hasard que la découverte de Smyth était antérieure d'un demi-siècle? Plus bas il ajoute : Il y a encore dans ce parfum un développement considérable de gaz *acide pyroligneux;* les couleurs mêmes des habits en étaient altérées. On ne peut donc pas dire de cette poudre que le soufre n'y servait que d'allumette, comme vous l'avez fait, et à juste titre, à l'égard de celle dont a parlé M. Papon (3), et dont il a été question précédemment. Plus récemment, M. Cruickshank a aussi recommandé de brûler du soufre mêlé à du nitre dans les chambres fermées que l'on veut désinfecter, attendu que la vapeur de cette espèce de parfum remplira tout l'apparte-

---

(1) Voici cette formule :

Prenez :	Feuilles de genièvre,	
	Raclures de gaïac,	de chaque, six livres.
	Baies de genièvre,	
	Son de froment,	
	Nitre cru,	huit livres.
	Soufre en canon,	six livres.
	Myrrhe,	deux livres.
Pulvérisez et mêlez.		

(2) Voyez la traduction française de l'ouvrage de cet auteur, faites par M. Heurtloup, intitulée : *De la nature des fièvres* , etc. Paris, 1808, vol. II, p. 243. Voyez aussi les Mémoires sur la peste qui, en 1777, ravagea l'empire de Russie, surtout Moscow, la capitale; par M. D. Samoïlowitz, p. 252 et suiv.

(3) Ouvrage cité.

ment de manière à s'insinuer dans tous les vides ou interstices des murs et des meubles ; et vous avez dit vous-même que le vrai parfum serait un mélange de *trois parties de nitre*, et *d'une partie de soufre*, dont la combustion produirait une quantité d'acide sulfureux capable d'agir efficacement sur les miasmes qui se trouveraient dans la sphère de son expansion.

Ces exemples que je viens de rapporter, et qu'il serait facile de multiplier, pourraient bien suffire à prouver que le soufre seul ou uni au nitre, était employé avant vous à la désinfection des hardes, ainsi qu'à celle des lieux occupés par les malades atteints de maladies contagieuses ; et si vous en doutiez un seul instant, vous pourriez aisément lever vos doutes en jetant un coup d'œil sur le livre de J. Lind, intitulé : *Mémoires sur les fièvres et sur la contagion* (1). Il y a trois méthodes, dit cet Anglais, communément usitées pour purifier les vaisseaux ou bâtimens de mer. La première s'exécute en faisant brûler du tabac ; la deuxième consiste à allumer des feux de charbons de bois, sur lesquels on répand du soufre : la chaleur et la fumée de ces substances incendiées doivent être concentrées pendant un long espace de temps, en prenant la précaution de boucher bien exactement toutes les ouvertures. Enfin, la troisième se réduit à l'addition de l'arsenic aux matières du second procédé, et l'on s'y prend de la manière suivante. Après avoir exactement fermé ou bouché toutes les ouvertures ou fentes du vaisseau, on place et l'on assujettit dans la cale, les ponts et les entreponts, nombre de pots de fer ; chacun de ces pots doit contenir premièrement une couche de charbon, ensuite une couche de soufre, et ainsi alternativement jusqu'à trois ou quatre couches successives de ces substances, sur la dernière desquelles on répand l'arsenic, mettant par-dessus le tout quelques brins de fil de caret

---

(1) Cet ouvrage a été traduit en français par le professeur Henry Fouquet, qui y a ajouté des notes. *Lausanne*, 1798.

trempés dans le goudron, pour servir de mèche. Les personnes chargées de cette opération, après avoir mis le feu audit fil, doivent se retirer promptement, et avoir soin de fermer après elles les écoutilles par lesquelles elles sont sorties. Le même auteur conseille, toutes les fois qu'il est mort quelqu'un d'une maladie contagieuse dans une maison, de désinfecter la chambre dans laquelle le malade est mort, en y introduisant un feu de charbon, sur lequel on placera quelques bâtons de soufre, et de la tenir ensuite bien fermée pendant dix ou douze heures, pour qu'elle soit entièrement et suffisamment pénétrée de la vapeur du soufre. Le docteur Roussel avait aussi recommandé, dans la peste d'Alep, de ne rien enlever de ce dont on avait besoin, avant de l'avoir arrosé de vinaigre et passé au soufre.

A tous ces témoignages qui sont positifs, mais qui n'ont pas une ancienneté bien reculée, nous pouvons ajouter l'autorité d'Hippocrate, qui avait donné au soufre l'épithète d'*anti-loïmique* (1), c'est-à-dire anti-pestilentiel, et qui l'a conseillé en plusieurs endroits de ses écrits, soit en fumigations (2), soit en onctions, soit intérieurement.

Si nous voulons d'ailleurs prendre la peine de jeter un coup d'œil sur les livres les plus anciens, comme du premier des poètes, du divin Homère, nous pourrons aisément nous convaincre que le soufre sans mélange était déjà employé, dès la plus haute antiquité, à purifier les appartemens, et même les vases souillés par des impuretés (3). On lit dans le XVIe livre de l'Iliade, que le fils de Pélée, Achille, voulant faire des libations à Jupiter, prit une coupe superbe, la purifia à la vapeur

---

(1) De λοιμος, *pestis*, qui signifie aussi contagion ; de manière que le mot *anti-loïmique* peut être pris également pour anti-pestilentiel ou anti-contagieux.

(2) *Jussit itaque Hippocrates primum*, dit Van Helmont, *domos peste infectas sulphure suffiri*. Tumul. Pestis.

(3) On pourrait trouver surprenant que j'invoque le témoignage d'Homère en une matière qui n'est guère du ressort de la poésie ; mais si l'on fait

du soufre, et la lava ainsi que ses mains dans l'eau pure avant de s'en servir pour cette cérémonie. Dans le XXIIe livre de l'Odyssée, on trouve qu'Ulysse, après avoir mis à mort tous les princes ou poursuivans qui s'étaient introduits chez lui pendant son absence, fit emporter leurs cadavres, balayer et nettoyer les siéges et le parquet qu'ils avaient souillés de leur sang, et qu'il purifia lui-même son palais (la cour, la salle et le portique) à l'aide du feu et du soufre. Je vais rapporter le texte original des deux passages en question, qui me paraissent incontestables, et auxquels il est étonnant que l'on n'ait pas fait toute l'attention qu'ils méritent.

Τὸ ῥα τότ' ἐκ χηλοῖο λαβὸν ἐκάθηρε θεείῳ,
Πρῶτον, ἔπειτα δὲ νιψ' ὕδατος καλῆσι ῥοῆσι.

Achille prend dans un coffre une coupe superbe....
Il la purifie d'abord à la vapeur du soufre ; ensuite il lave dans une onde pure et le vase et ses mains.

Iliade, liv. XVI, vers 228 et 229.

Οἶσε θεείον γρηῢ κακῶ ἄκος οἶσε δε μοι πῦρ.
Οφρα θεειώσω μεγαρον, σὺ δὲ Πηνελόπειαν (1).
Ελθεῖν ενθάδ' ἄναχθι, ...
Τὴν δ' ἄπαμει βόμενος προσεφη πολύμητις Οδυσσεὺς,
Πῦρ νῦν μοι πρωτιστον ἐνὶ μεγάροισι γενεσθω.
. . . .
Ηνετκεν δ' ἄρα πῦρ καὶ θήϊον, αὐτάρ οδυσσεὺς
Εὖ διεθείωσεν μεγαρον καὶ δῶμα καὶ αὐλὴν.

Ulysse ordonne à la vieille *Euryclée* de lui apporter du feu

---

attention que ce génie étonnant a renfermé dans ses écrits les notions abrégées d'une foule de connaissances, et que les sages mêmes de l'antiquité, tels que Platon, Socrate, etc., ont toujours eu soin de s'étayer de son autorité, l'étonnement cessera, et l'on reconnaîtra sans doute que j'ai eu raison.

(1) Selon moi, madame Dacier n'a pas rendu avec une exactitude bien scrupuleuse les expressions grécques Κακῶ ἄκος, *malorum medelam*, en les

et du soufre dont on se sert contre les exhalaisons nuisibles. Je veux, lui dit-il, purifier mon palais.........

Faites ce que je vous ai ordonné, reprit Ulysse ; allumez d'abord du feu dans les appartemens.....

Elle obéit : et ce prince purifie lui-même, à la vapeur du soufre, la cour, la salle et le portique.

Odyssée, liv. XXII, vers 500, 501, 513.

D'après ces citations, qui n'ont rien d'équivoque, qui sont même assez précises, il paraît clair et évident que, du temps d'Homère, on faisait déjà usage du soufre (1) et du feu pour

---

traduisant par ces mots : *dont on se sert pour les expiations.* Il est évident que dans cet endroit il ne peut être question d'expiations, et qu'il ne s'agit que de purification ayant rapport à la salubrité des lieux souillés par les émanations des cadavres. Elle n'a pas été beaucoup plus heureuse, à mon avis, lorsqu'elle a dit : *Ulysse lui-même parfuma la cour, la salle et le vestibule*, sans indiquer l'espèce de parfum que ce prince employa, ce que le mot grec désigne spécialement. M. Bitaubé a-t-il bien saisi le véritable sens de ce passage, quand il a dit entre autres choses : *Allumons dans cette demeure l'encens qui en écartera les malédictions*, etc.? Le traducteur anglais Pope, quoiqu'il eût plus de difficultés à vaincre, puisqu'il traduisait en vers, me paraît avoir mieux senti et mieux exprimé la pensée du poète, et je ne puis résister au plaisir de citer une partie de sa traduction, qui est tout-à-fait conforme à ma manière d'entendre et d'interpréter ce passage :

> « Bring sulphur straight, and fire » (the monarch cries)
> She hears, and the word obedient flies.
> With fire and sulphur, cure of noxious fumes
> He purged the walls, and blood polluted rooms.

Il est vrai de dire cependant que la version suivante, rapportée par un physicien français assez connu, *Prêtresse, apporte-moi du soufre qui détruit le germe de nos maux, pour qu'en l'embrasant je remplisse mon palais de ses vapeurs salutaires*, sans être littérale, rend assez bien néanmoins la pensée de l'auteur. Mais toujours est-il certain que lorsqu'on compare entre elles les nombreuses traductions que nous avons des poètes et des orateurs de l'antiquité, on a bientôt acquis la conviction de leur infidélité, ou du moins de leur imperfection ; et rien ne me paraît plus propre à faire naître le désir de lire les originaux, dont les traductions ne sont qu'une image imparfaite.

(1) Ce procédé est donc, comme tant d'autres, le résultat de l'expérience et

désinfecter les lieux qu'on croyait souillés par des émanations nuisibles, ainsi que les vases et ustensiles qu'on voulait purger de toute souillure ou impureté ; car il est impossible, d'après les propres expressions du poète, de considérer comme une cérémonie purement religieuse (1) cette espèce de *lustration* sulfurique, qui ne pouvait avoir d'autre but que la purification ou désinfection, soit des appartemens, soit des meubles, ou autres objets auxquels on l'appliquait. En effet, on lit textuellement Οἶσε θεέιον γρηυ κακῶ ἄκος ; expressions qui ne peuvent guère s'entendre que d'une opération relative à la salubrité, et qui d'ailleurs expriment trop clairement la pensée de l'auteur pour qu'on leur suppose un sens figuré. Mais ce qui prouve encore mieux l'ancienneté de cette pratique salutaire, c'est que les Grecs avaient un verbe et un substantif pour la désigner : θειόω, et dans le dialecte ionien θειιόω ou θηιόω, signifient parfumer avec le soufre (2), et περιθείωσις, terme dont Platon s'est servi dans un de ses ouvrages (*in Cratylo*), exprime l'action de purifier avec ce corps combustible, *purgatio quæ fit sulphure*. Quant à ce qui concerne la purification avec le feu seul, ils employaient le verbe Καθαίρω ou son passif Καθαίρομαι, ainsi que le prouve le passage suivant de l'Oreste d'Euripide :

---

des tentatives d'une longue suite de générations, l'honneur de l'avoir inventé et mis en usage n'appartient à pers nue.

(1) Ce qui semble encore le prouver, c'est cet autre passage du XXIIIe livre de l'Odyssée :

> ....αὐταρ ὃ δῶμα θεειῦται περικαλλες,
> Πυρμίγα κειμενος.

Ulysse purifie son palais superbe avec le soufre, après y avoir allumé un grand feu.

Vers 34 et 35.

(2) Van Helmont prétend que le nom grec du soufre lui vient de ce qu'il était employé à guérir la peste : « *Sed quia Hippocrates*, dit-il, *quorumcunque morbum occultum virus, nuncupabat divinum in morbis, quodque per sulphur, virus pestilens sanaret, cœpit ideò vocare sulphur* το δειον. »

Opera, fol.

Εκτον δὲ δὴ τόδ' ἦμαρ ἐξ ὅτου σφαγαῖς
Θανοῦσα μάτηρ, πυρὶ κατήγνισται δέμας.
Ὧν οὔτε σῖτα διὰ δέρης ἐδέξατο,
Οὐ λȣτρ' ἔδωκε χρωτί. Χλανιδίων δ' ἔσω
Κρυφ εἰς ὅταν μεν σῶμα κȣφιστῇ νόσȣ,
Ἔμφρων δακρύει.

Sextus hic dies, ex quo cæde
Moriens mater purificatum est corpus igne.

Vers 39 et suiv.

Que s'il est avéré que le soufre en fumigations a été conseillé et employé long-temps avant que vous n'ayez songé à faire usage de l'acide muriatique en vapeurs (1), et par un assez grand nombre d'individus, toujours est-il certain que vous êtes le premier chimiste qui ayez véritablement fait servir les fumigations de cet acide minéral à la désinfection de l'air vicié par des émanations malfaisantes, et que c'est à vous seul qu'appartient l'honneur de cette découverte ; car il faut avouer de bonne foi que les prétentions de J. Johnstone, et même les paroles de Boerhaave (2), ne sont que des conseils vagues et

---

(1) M. Forster a attribué de l'air de la mer à la volatilisation de l'acide marin, et il a dit : « On doit peut-être conclure que la chaleur du soleil au tropique volatilise l'acide marin, qu'il attaque en forme de vapeurs la surface du fer et de l'acier, et que cette petite quantité d'acide entrant dans les poumons et les pores de la peau, devient salutaire aux pulmoniques, raffermit les fibres relâchées par la chaleur et la transpiration trop violentes, etc. » 2e *Voyage de Cook, trad. franç.* Mais ce que dit à ce sujet M. Forster n'est qu'une conjecture, et il est probable que les choses ne se passent pas ainsi, et que c'est à une autre cause qu'on doit attribuer la salubrité de l'air de la mer et son utilité dans la phthisie pulmonaire.

(2) J. Johnstone père, dans une Dissertation publiée en 1758, conseillait, pour purifier l'air infecté, les vapeurs du vinaigre, la fumée du soufre, ou, si mieux on aimait, l'acide du sel marin dégagé par *l'huile de vitriol.* Boerhaave a dit, dans ses *Institutions de Médecine,* paragraphe 1120 : *In peste, causticis, alcalicis, halïtibus, putridis, conducunt fumi aceti, spiritus salis, pulveris pyrii.*

de pure théorie que leurs auteurs n'avaient pas mis en pratique
et qui sont restés dans l'oubli, faute d'avoir reçu une application convenable et d'avoir été sanctionnés par l'expérience ;
tandis que vous, monsieur, vous avez commencé par vous
appuyer sur des faits avant de prononcer sur l'utilité du moyen
de désinfection dont la Chimie vous a suggéré l'emploi, et ensuite vous avez tiré de ces faits les inductions qu'il paraissait
naturel de déduire. Et d'ailleurs, il faut convenir que vous
êtes le premier qui ayez réellement traité la question de la
désinfection de l'air avec toute l'importance qu'exige un pareil
sujet.

Vous êtes parfaitement d'accord avec M. J. Lind, quant à ce
qui concerne l'action de ce fluide sur les miasmes contagieux ;
car vous avez dit que son renouvellement est très utile, mais
qu'il ne peut par lui-même décomposer le virus pestilentiel ;
et il a remarqué que, quel que soit l'endroit où le venin se
cache, et quelque substance qu'il pénètre ou infecte, l'admis-
sion de l'air le plus pur et les ventilations les plus exactes se
trouvent fréquemment insuffisantes, soit pour chasser le venin,
soit pour en affaiblir l'activité (1). Il est bien prouvé, ajoute-
t-il, que la propreté et la pureté de l'air ne peuvent souvent
suffire pour prévenir la contagion et empêcher qu'elle ne se
répande. Cette insuffisance de l'air me paraît due à ce que les
miasmes contagieux s'attachent et adhèrent si fortement à certaines substances et s'y concentrent tellement, que le fluide
atmosphérique ne peut les en détacher, et les délayer en assez
grande quantité pour que leur présence cesse d'être nuisible ;

---

(1) Tous les médecins ne sont cependant pas de cet avis ; il y en a même
parmi les modernes, qui pensent que le contact est le seul mode de communication des matières contagieuses : que l'air est le *menstrue décompositeur*
de toutes les contagions, et que les *levains* de la peste, exposés à l'air, perdent entièrement leur venin. Un auteur italien, fort de cette hypothèse, a
trouvé mauvais dernièrement que vous ayez intitulé votre ouvrage : *Traité
des moyens de désinfecter l'air*, etc. M. Darwin pense que certaines espèces de matières contagieuses sont seulement répandues dans l'air de l'atmosphère, mais que d'autres peuvent y être dissoutes.

et, comme l'a fait observer avec raison le docteur Smyth, l'air
et l'eau (1) sont des moyens insuffisans lorsque les substances
suspectes ne peuvent pas être entièrement et intimement péné-
trées de tous côtés par ces deux agens physiques. Nous ne savons pas au juste d'ailleurs combien il faut de temps à l'air
pour purifier complètement les objets souillés par la contagion ;
de sorte qu'en employant cette méthode de désinfection qui
est la plus simple, mais qui ne suffit pas toujours, nous agis-
sons tout-à-fait en aveugles et sans acquérir aucune certitude
réelle.

Toutes vos expériences ont été faites avec de l'air infecté par
les émanations putrides provenant de la chair corrompue et
abandonnée à la putréfaction spontanée (2) ; et vous prétendez
que les effluves putrides sont ceux que l'on peut regarder
comme les plus abondans, surtout dans les hôpitaux, et, par

---

(1) Les faits suivans et plusieurs autres de la même nature, qu'il serait
facile de rapporter, prouvent, de quelque manière qu'on les applique, l'action de l'eau sur les miasmes contagieux. Le docteur Baynard rapporte
que les personnes qui vivaient dans les moulins à eau, ainsi que les bateliers, les pêcheurs et les hommes qui étaient employés sur la rivière et
qui allaient continuellement dans l'eau, étaient rarement atteints de la
peste qui régna à Londres en 1665, et qu'il ne mourut que deux personnes de cette maladie sur le pont de Londres. *Treatise upon the cold
bath*, etc. On a observé au Caire que les porteurs d'eau, sans cesse arrosés de l'eau fraîche qu'ils portent dans une outre sur leur dos, ne sont
jamais attaqués de la peste.

VOLNEY, *Voyage en Syrie*, etc.

(2) L'air dégagé des substances animal s par la putréfaction, paraît d'a-
près les expériences de Crawford, formé d'*air fixe*, d'*air animal*, *hépatique*, mêlé avec une très petite proportion d'*air phlogistique*. M. Berthollet a dit que la production qui donne l'odeur putride, n'a que peu
de dispositions gazeuses, et qu'il ne s'en dissout qu'une portion peu ap-
préciable dans les gaz qui sont en contact avec elle, ou qui se dégagent
pendant la putréfaction. Il résulte des expériences faites par le même auteur, que le gaz produit par la putréfaction contient beaucoup de car-
bone ; que ce gaz lui a donné deux fois des coliques ; que la viande
tenue pendant 15 ans dans des flacons bouchés, avec de l'eau en petite
quantité, a rendu l'eau acide avec un peu d'ammoniaque.

conséquent comme le principe le plus commun de la contagion qui s'y manifeste si fréquemment. Vous citez, à l'appui
de cette opinion, le témoignage de plusieurs auteurs, qui sont
parfaitement de votre avis et qui abondent dans votre sens ;
mais on ne peut s'empêcher d'avouer, avant d'adopter ce point
de doctrine, qu'il présente de nombreuses exceptions. M. Lind
a remarqué, par exemple, que, sur plusieurs vaisseaux, l'équipage n'avait pas laissé de se bien porter, quoique l'eau de la
cale fût très corrompue et même vénéneuse ; et il assure que la
contagion exerce quelquefois sa malignité dans des lieux où
l'on ne soupçonne pas même sa présence (1). Le docteur Smyth,
en décrivant l'épidémie de Winchester, a observé que l'odeur
qu'exhalaient les malades ou leurs excrémens n'annonçait pas
de putridité et n'avait rien de bien offensant ; c'est pourquoi
M. Odier, qui avait fait la même observation relativement à
la fièvre des prisons (2), en a conclu avec raison que, puisque
le miasme qui donnait lieu à la contagion pouvait se reproduire, se multiplier, et se communiquer sans putréfaction
apparente, ce n'était pas cette cause seule qui l'engendrait. Il
cite, pour preuve de cette assertion, le fait suivant, assez remarquable : une baleine corrompue (3) et d'une fétidité épou-
vantable fut visitée par toute la ville d'Édimbourg, sans qu'aucun des curieux, ou même des ouvriers qui travaillaient à en
tirer le spermacéti, en fût incommodé (4). Voici un autre fait
de la même espèce, rapporté par John Howard dans son *Histoire des lazarets*, n° 6, pag. 74 : « L'intendant français à

---

(1) *Voyez* aussi ce qu'il a rapporté touchant le vaisseau de guerre *la
Panthère.*

Liv. cit.

(2) Observations sur la fièvre des prisons et sur les fumigations de gaz
nitrique, trad de l'angl. Genève, 1801 ; in-8°.

(3) On a cité des faits contraires à celui-ci, mais ne peut-on pas croire
aussi que dans le cas rapporté par Forster, on a attribué à cette cause des
effets qui en étaient indépendans ? *post hoc ergò propter hoc.*

(4) Je ne parlerai point des anatomistes, des bouchers, des corroyeurs etc.,
qui manient chaque jour impunément des matières putrides, et sont exposés

myrne, dit-il, m'a assuré que dans la dernière peste, qui a
nlevé beaucoup de monde dans cette ville, sa maison était
evenue presque inhabitable à cause d'une odeur excessivement
étide qu'on y respirait, surtout lorsqu'on ouvrait les fenêtres
ui donnent sur le grand cimetière, où on laissait journellement
ne multitude de corps sans les enterrer; mais que cette odeur
'avait nullement affecté sa santé ni celle de sa famille. Un
iche négociant de l'endroit m'a dit aussi que lui et toute sa
amille avaient éprouvé le même désagrément sans qu'il
n fût résulté pour eux aucune suite fâcheuse. » Il y a plus :
mbroise Paré rapporte que la peste fut arrêtée dans une ville
'Italie en tuant tous les chats et les chiens, et les laissant se
utréfier dans les rues (1). On sait d'ailleurs que les fièvres
ontagieuses règnent quelquefois avec fureur pendant les hivers
es plus rigoureux, temps qui n'est nullement favorable à la
utréfaction. Le célèbre et infatigable anatomiste S.-T. Sœm-
erring mit tant d'ardeur, pendant l'été de 1783, à disséquer
n éléphant mort à Cassel, qu'il perdit les ongles de ses doigts
ar la grande décomposition et les humeurs corrosives de ce
adavre; et cependant il n'en fut pas infecté, quoique si la
utridité des matières animales est propre à communiquer l'in-

---

leurs émanations ; des Hottentots, dont les mets les plus agréables sont les
itest ns pourris des animaux ; des habitans de la Terre-de-Feu, qui, selon
orster, exhalent tous une puanteur insupportable, effet de l'huile rance de
aleine dont ils se servent souvent, et de la chair pourrie de phoques qu'ils
angent, au point que toute la texture de leur corps paraît être imprégnée
e cette odeur désagréable ; d'autres peuples enfin, qui ne se nourrissent que
e poissons gâtés et corrompus, parce que tous ces exemples s'expliquent à
erveille, suivant vous, par l'empire de l'habitude ; mais je demanderai
ourquoi les suppurations internes et externes, les abcès, qui renferment sou-
ent des matières purulentes et féti les plus ou moins corrompues, ne pro-
uisent-ils pas toujours la fièvre adynamique, et donnent lieu, au contraire,
celle qu'on nomme hectique ?

(1) Le docteur Benjamin Roush assure que la fièvre jaune ne s'est jamais
anifestée dans les lieux exposés aux émanations de la manufacture de sel
mmoniac et des fosses de tanneries qui existent dans les faubourgs de Phila-
elphie.

fection, il eût certainement dû l'être. Enfin le docteur Fordyce
a dit dans un de ses écrits (1), qu'il avait souvent éprouvé,
tant à l'hôpital Saint-Thomas qu'en d'autres lieux, que des
malades attaqués de fièvres très contagièuses avaient infecté
d'autres individus sans qu'il y eût d'odeur, de goût, et rien de
sensible ni à l'œil ni au toucher ; ce qui l'a porté à croire que
s'il existait une matière contagieuse (ce dont il n'est guère
possible de douter), il était parfaitement impossible de la découvrir à l'aide des organes des sens (2). J'ai observé moi-même,
pendant le cours d'une épizootie terrible qui enleva un grand
nombre de bestiaux, que ceux qui étaient atteints de cette maladie manifestement adynamique et maligne, leurs cadavres
mêmes, ne répandaient pas la plus légère odeur putride. J'ouvris beaucoup de corps morts de cette maladie, afin de chercher
à en découvrir les causes, sans éprouver d'incommodité et sans
être frappé par aucune espèce d'odeur infecte. Les principes de
la contagion sont donc en général d'une nature si subtile, qu'ils
ne tombent point sous les sens ; et s'ils étaient le produit de la
putréfaction, comme vous le pensez, nous ne serions pas aussi
ignorans à cet égard que nous le sommes, puisque les élémens
de la putréfaction, c'est-à-dire les produits gazeux qui en résultent, d'après les progrès qu'a faits de nos jours la Chimie
pneumatique, ne nous sont pas entièrement inconnus. C'est ce
qui m'a toujours porté à croire que les miasmes contagieux ne
sont vraisemblablement ni acides, ni alcalins, ni même septiques, mais d'une nature spécifique ou *sui generis*, et qu'ils

---

(1) Traité de la Fièvre simple, 2ᵉ édition, traduction française de M. Bidault de Villiers.

(2) Cette matière, suivant la définition de J. Brown, est imperceptible e
d'une nature inconnue, comme la p'upart des phénomènes de la nature
nos recherches ne nous découvrent que jusqu'à un certain point ses effets
Prise dans un individu qui en est affecté, ou dans une matière qui l
recèle, et reçue dans un corps sain, elle *fermente* sans altération des solides ou des fluides, occupe tous les vaisseaux, et alors est rejetée pa
degrés à travers les pores.

The Elements of Medecine, vol. II, pag. 77 ; in-8°.

agissent comme de vrais poisons dont les effets ne peuvent se classer dans la série de ceux déjà connus. Je croirais aussi volontiers qu'ils ne sont pas parfaitement combinés avec les parties constituantes de l'air ; qu'ils y sont seulement mêlés ou incomplètement dissous, et que c'est la raison pour laquelle, lorsqu'on examine chimiquement de l'air très pur et de l'air souillé par des miasmes délétères, les résultats qu'on obtient sont réellement semblables (1).

M. Vacca-Berlinghieri a observé avec raison que ce sont les exhalaisons qui se répandent dans l'air qui le vicient et le rendent nuisible, suffocant ou mortel (2) ; mais que, jusqu'à présent, les données certaines nous manquent pour déterminer quelles sont les exhalaisons innocentes ou nuisibles, et parmi

---

(1) Le Suédois Hédin, après avoir jeté un coup d'œil sur les diverses affections pestilentielles qui ont régné en Suède depuis 1186 jusqu'à 1710, croit avoir reconnu que la majeure partie des maladies contagieuses qui affectent l'économie vivante, proviennent de la même cause, et qu'elles varient seulement en raison de la plus ou moins grande intensité de cette cause. Il prétend que c'est de cette manière qu'ont eu lieu, dans les diverses provinces de ce royaume, la suette anglaise, les fièvres nosocomiales, etc., et la peste elle-même. *Supplent till handboken, for pratiska lakara vetens kapen rorande epidemiske och smittosanema*, etc.; Stockholm. 1815, 1, st. in-8°.

(2) MM. Priestley, Cavendish et Berthollet, ont éprouvé qu'un air pouvait être rendu infect sans que l'épreuve eudiométrique laissât apercevoir ses qualités nuisibles. M. Mojon a obtenu les mêmes résultats avec de l'air bien pur et de l'air souillé par des miasmes contagieux, ce qui l'a porté à croire que les épidémies ne sont pas produites par la différence des proportions des gaz qui composent l'air atmosphérique, mais par les miasmes dont il est chargé et qui échappent à notre analyse. Cavendish avait déjà observé avant lui qu'on ne trouvait point de différence sensible dans les airs qui avaient été en contact avec des fleurs odorantes et avec des substances putrides. D'après une expérience de M. Guttani, faite en 1779, sur l'air stagnant et très malsain des marais du fort de Fuentes et sur celui de la haute cime du mont Legnone, toujours couvert de neiges, en confrontant ces deux airs dans l'eudiomètre de Volta avec l'exactitude la plus scrupuleuse, l'air marécageux, contre toute attente, fut trouvé de deux degrés meilleur que celui du haut Legnone. On réitéra jusqu'à quinze fois la même expérience, et l'on eut toujours les mêmes résultats.

celles-ci, quelles sont celles capables de faire naître telle ou telle espèce de maladie. On sait, a-t-il ajouté, que les effluves marécageux peuvent produire les épidémies de fièvres putrides ou pestilentielles ; mais il y a tant d'épidémies qui se manifestent de temps à autre dans les villes et les provinces les plus saines et les mieux exposées, qu'on ne peut dire de quelles exhalaisons elles proviennent. C'est ce qu'il est impossible, quant à présent, d'éclaircir : et, dans le fait, la peste d'Athènes, celle de Constantinople, la suette anglaise, l'apoplexie épidémique décrite par Lancisi (1), provenaient de vices de l'air qui nous sont entièrement inconnus. M. Camper a prétendu qu'on ne devait point considérer les eaux stagnantes, les fourrages corrompus, etc., comme les causes de l'épizootie qui règne en Hollande, vu qu'ils existent dans tous les temps, et que les causes de la contagion n'agissent qu'une seule fois sur les bêtes à cornes ; qu'on ne doit pas non plus l'attribuer à l'humidité, ni au froid, ni à quelque autre cause locale. Une circonstance dont il est impossible de rendre raison relativement à la contagion de la peste, et qui a aussi été observée d'une manière plus ou moins frappante de la contagion des autres fièvres, c'est que souvent tout à coup, et sans aucune cause apparente, elle cesse de produire la maladie. La peste, dit Mertens, cessa tout d'un coup dans tout l'empire de Russie, après avoir régné à Moscou et dans d'autres lieux pendant un an et demi. Mais une plus grande difficulté, d'après la remarque du docteur Russell, que celle de toutes les personnes qui ne sont point susceptibles d'infection, est celle qui résulte de la cessation de la peste à une époque où les prétendus effluves contagieux conservés dans les vêtemens, les meubles et les autres foyers, à la fin de la saison propre à la peste, existent non-seulement en

---

(1) Un jeune médecin, qui a écrit sur l'apoplexie, prétend qu'il est peu raisonnable de penser, comme le font quelques praticiens, que cette maladie peut régner épidémiquement, ainsi que l'a rapporté Agathia, *De bello Gothorum*, lib II ; mais, selon nous, les faits doivent l'emporter sur les raisonnemens.

beaucoup plus grande quantité qu'on ne peut le supposer lorsqu'ils sont importés par les effets de commerce, mais encore
sont généralement répandus dans tout le pays. Ce fait, quoique
inexplicable, est très certain; la maladie paraît être dissipée
par une ou plusieurs causes aussi peu connues que celles qui
ont concouru à la rendre plus ou moins épidémique dans son
principe et à son plus haut période. En Europe, on peut accorder quelque influence aux moyens qu'on emploie pour nettoyer
les maisons et les hardes qu'on suppose propres à conserver les
principes cachés de la contagion; mais à Alep, où la maladie
est abandonnée à son cours naturel, et où l'on n'emploie que
peu ou pas de moyens de purification, elle suit presque toujours la même marche dans les différentes années; elle diminue
et renaît dans certaines saisons, et, à la fin, sans l'entremise et le
secours des hommes, elle cesse entièrement : « *Ubi pestis non-
dum penitùs extincta fuit,* dit Waldschmidt, *hæc suâ sponte,
præter omnium expectationem, ita cessavit, ut ne vestigium
quidem ejus posteà apparuerit.* » Puis il ajoute : Aucun individu n'en infectait d'autres, quoique quelques-uns eussent encore des bubons pestilentiels; et les objets qui avaient été en
contact avec les malades avaient entièrement perdu le pouvoir
de communiquer la maladie. Tacite a dit, en parlant de la
peste qui infesta Rome sous Néron : « *Vastatâ campaniâ tur-
bine ventorum, qui villas, arbusta, fruges passim disjecit :
pertulitque violentiam ad vicina urbis, in quâ omne mortalium
genus vis pestilentiæ depopulabatur, nullâ cæli intemperie,
quæ occurreret oculis. Sed domus corporibus exanimis, itinera
funeribus complebantur : non sexus, non ætas periculo vacua :
servitia perinde et ingenua plebes raptim extingui, inter con-
jugum et liberorum lamenta, qui, dum adsident, dum deflent,
sæpè eodem rogo cremabantur.* » (Annal.) Tous ces faits, sur la
manière dont elle se propage et dont elle s'arrête, ne méri-
tent-ils pas bien d'être pris en considération, et ne sont-ils
pas bien dignes des méditations des hommes instruits et habitués à réfléchir?

L'opinion que vous avez émise, que c'est l'azote condensé et en même temps peu engagé qui fait le principal caractère de tous les virus contagieux, loin d'être extrêmement probable, me paraît, en l'examinant sans prévention, une conjecture dénuée de fondement, ou du moins qui aurait grand besoin d'être prouvée pour que l'on y ajoutât foi. Votre importante découverte est le motif qui vous a suggéré cette idée ; et de ce que l'énergie de l'acide oxi-muriatique est due, selon votre manière de voir, à la suroxigénation, vous en avez conclu que celle des virus contagieux dépendait d'une véritable surazotation, conséquence qui est parfaitement en harmonie avec le principe que vous avez adopté. Mais est-ce bien à l'oxigène, comme vous paraissez le croire, que les acides, soit végétaux ou minéraux, doivent leur puissance désinfectante? Est-ce bien parce que le mercure est une substance oxiphore, qu'il guérit la vérole? Pour le prouver, vous avez passé en revue les différens cas dans lesquels l'oxigène a été donné comme médicament par les médecins modernes, nationaux et étrangers. Malheureusement, nous sommes forcés d'avouer aujourd'hui que les essais faits avec l'oxigène (1) ont presque tous été infructueux, et qu'ils ont contraint leurs auteurs à abandonner l'espoir qu'ils avaient fondé sur ce prétendu spécifique (2). Vous avez cité, à la vérité, une expérience de Crawford, qui paraît en faveur de votre opinion. Ce dernier ayant fait un mélange d'air vital et de gaz putride, laissa les deux gaz en contact, et, quelques semaines après, l'odeur fétide fut détruite. Cette seule expérience est-elle suffisante pour conclure que l'oxigène exerce sur les miasmes contagieux une affinité qui les décompose, d'autant mieux que Crawford avoue qu'il retrouva dans son mélange une odeur de gaz hydrogène analogue à celle qui se dégage pendant la dissolution du fer dans l'acide sulfurique affaibli? Et si l'oxigène se trouvait être le grand destructeur des

____

(1) M. Keir refuse à l'air vital ou oxigène une vertu médicamenteuse.

(2) La pommade oxigénée, d'abord tant vantée, par exemple, n'a-t-elle pas dû un peu son crédit à l'enthousiasme et à l'exagération?

contagions (1), ne faudrait-il pas établir que , pour produire ce précieux effet en toutes circonstances et sans inconvéniens, son usage doit être soumis à des modifications qui ne peuvent être déterminées que par l'expérience? L'oxigène, il est vrai, est regardé comme le générateur des acides (2); mais, dans cet état de combinaison, ses propriétés ne sont-elles pas différentes de celles qu'il a lorsqu'il est en liberté? Et d'ailleurs, pourquoi faire plutôt honneur à l'oxigène de la désinfection de l'air, qu'à l'autre corps avec lequel il est uni pour former l'acide qu'on emploie dans ce cas, ou mieux encore à la réunion de tous les deux, puisque c'est une loi de la Chimie, que deux corps qui se combinent ne conservent le plus souvent aucune des propriétés qu'ils avaient avant leur réunion (3)? Il faudrait aussi, ce me semble, pour tirer cette induction, que dans l'opération de la désinfection il y eût dégagement manifeste de gaz oxigène, et par conséquent décomposition de l'acide dont on se sert : or, dans bien des circonstances, il y a plutôt absorption que dégagement d'oxigène ; c'est ce qui arrive, d'une manière assez marquée, lorsqu'on emploie les fumigations de soufre, qui appauvrissent plutôt qu'elles n'enrichissent l'air de

---

(1) Le docteur Darwin soupçonnait que la matière des maladies contagieuses, avec ou sans fièvre, n'est point susceptible de communiquer la contagion qu'elle n'ait acquis quelque chose de l'air, qui, en oxigénant le fluide sécrété par le corps malade, produit probablement un nouveau composé acide (ou plutôt un oxide). Cette idée du docteur Darwin, qui, à la vérité, est purement hypothétique, est diamétralement opposée à votre manière de voir, et n'est peut-être pas plus réelle.

(2) Vouloir conclure, a dit M. Berthollet, de ce que l'oxigène donne l'acidité à un grand nombre de substances, que toute acidité en provient, même celle des acides muriatique, etc., c'est reculer trop loin les limites de l'analogie; raisonnement parfaitement juste, et que les progrès de la science ont pleinement justifié.

(3) Ainsi, par exemple, comme l'a remarqué Haller, des parties odorantes rassemblées produisent une odeur toute différente de celle qu'elles avaient chacune en particulier, quelquefois même désagréable ; et du mélange de gommes de mauvaise odeur il peut résulter une nouvelle odeur très suave.

ce principe. Le gaz nitrique, loin de verser dans l'air atmosphérique une quantité d'oxigène libre, ainsi que l'avait cru
M. Keir (1), produit un effet contraire, d'après vos propres
observations (2). Cependant, si l'on admet votre théorie, il
faudra reconnaître que la puissance désinfectante de l'acide
nitrique est bien supérieure à celle de l'acide muriatique même
oxigéné, puisqu'il contient davantage d'oxigène, d'après les
analyses des chimistes les plus habiles, et dans l'hypothèse qui
considère le chlore comme un corps composé. Dans celle, au
contraire, où on l'envisage comme un être simple, élémentaire,
indécomposé, et qui est généralement adoptée aujourd'hui,
d'après les travaux de M. Davy et les recherches de MM. Gay-
Lussac et Thenard (3), et surtout depuis la découverte de l'iode,
cette théorie est entièrement insoutenable ; d'autant mieux que
M. Dulong a observé que, lorsque l'acide muriatique oxigéné
et l'azote sont tous deux à l'état de gaz, on ne peut parvenir
par aucun moyen à les combiner (4). Faut-il encore, d'après

---

(1) M. Keir pense que, quoiqu'il y ait beaucoup d'air vital de dégagé
dans les fumigations nitriques, il faut plutôt attribuer les effets qu'elles produisent à la propriété connue des acides minéraux d'arrêter les progrès de
la fermentation et de la putréfaction animales.

(2) On regardera comme certain, dites-vous, que les fumigations nitriques ne peuvent porter de l'oxigène dans l'air, et que si elles changent
quelquefois les proportions de ses principes, c'est au contraire en lui enlevant, par le gaz nitreux formé accidentellement, ce qui est nécessaire pour
reproduire l'acide nitrique blanc.

(3) Selon ces chimistes, le gaz acide muriatique oxigéné agit sur les
miasmes putrides, en leur enlevant une portion de l'hydrogène qu'ils contiennent, et dès lors en les convertissant en composés qui ne sont plus
nuisibles. Il est probable que l'eau hygrométrique de l'air facilite cette décomposition. Cette explication est fondée sur ce que ce gaz peut se combiner à volume egal avec le gaz hydrogène, et sur ce que, par la même
raison, les substances hydrogénées mises en contact avec le gaz oximuria-
tique le décomposent, c'est-à-dire le changent en acide muriatique ordinaire. Or, cette manière de voir, qui attribue à l'hydrogène le rôle que vous
faites jouer à l'azote, ne peut se concilier avec la surazotation que vous
admettez ; mais il n'est pas certain qu'elle approche davantage de la vérité,
puisqu'elle est entièrement fondée sur une opinion hypothétique.

(4) *Annales de Chimie.*

tous ces argumens qui forment des objections assez solides, considérer l'oxigène comme le principal agent de la désinfection de l'air? Et, sans avoir recours à la décomposition, les vapeurs des acides minéraux dont nous avons fait mention n'ont-elles pas une énergie suffisante pour détruire ou neutraliser les miasmes dangereux? car c'est là véritablement le point de la question, et de quelque manière que la désinfection par les acides minéraux s'opère, qu'elle ait lieu par le moyen de l'oxigène ou par la combinaison, la neutralisation, enfin l'entière destruction des principes nuisibles, qu'importe, pourvu qu'elle soit complète? mais c'est ce dont il est encore permis de douter aujourd'hui, d'après le témoignage de l'expérience. Quant à la partie de la question qui consiste à savoir comment les choses se passent, c'est un objet de pure curiosité, et partant d'une bien moins grande importance.

Vous pensez que J. Lind est allé beaucoup trop loin, lorsqu'il a dit que le corps nu du malade communiquerait moins la contagion que les habits qu'on lui aurait ôtés. Il est certain, au contraire, dites-vous, puisqu'il ne s'agit pas d'un virus fixe spécifique, que l'exposition au grand air suffiait pour détruire l'infection de la matière inanimée, tandis que l'atmosphère infecte ne pourrait manquer de se renouveler près du corps du malade (1). Avant de vous exprimer de la sorte, vous aviez commencé par dire qu'il faut reconnaître que le miasme de la fièvre des prisons peut produire de terribles effets, même hors de l'espace où il est continuellement renouvelé, et vous aviez cité ensuite l'exemple célèbre et tant de fois rapporté de ces fameuses assises anglaises (2), où un grand nombre d'individus furent infectés par des criminels non malades tirés d'un cachot dans lequel régnait la fièvre des prisons. Or, voici la manière

----

(1) *Traité des moyens de désinfecter l'air*, pag. 311.

(2) Cet exemple, tant de fois cité, ne prouve-t-il pas la fausseté de l'assertion suivante, énoncée avec un certain ton dogmatique, par un auteur d'ailleurs justement célèbre? « Il paraît en général que les émanations s'étendent à une très petite distance de la personne malade, et qu'elles res-

dont Lind a émis son opinion, en s'appuyant sur sa propre expérience, et sans parler du fait que vous articulez : « Une attention suivie constamment pendant quelques années sur cet objet, m'a convaincu que le corps d'un malade tenu soigneusement propre et net est moins capable de communiquer la contagion que les derniers vêtemens qu'il a quittés, le linge sale et autres hardes quelconques qu'il a portées long-temps avec l'infection de sa maladie; je veux dire que ces dernières substances contiennent un venin contagieux plus effectif, plus concentré que les émanations récentes du corps du malade ou de la matière de ses excrétions (1). » Puis il ajoute que, parmi les domestiques de l'hôpital (de Haslar), ceux qui aidaient ou portaient les malades encore vêtus de leurs habits chargés d'infection et qui enlevaient ces hardes, devenaient beaucoup plus souvent infectés eux-mêmes que ceux qui étaient chargés de les déshabiller auprès d'un bon feu, et qui les soignaient assidûment après les avoir placés dans des lits bien blancs. En rapprochant vos propres expressions des siennes, je serais presque tenté de croire que vous n'avez pas lu l'ouvrage de Lind, ou que vous n'en avez lu que des citations infidèles, car vous n'auriez point parlé de la sorte. En effet, à en juger d'après la manière dont se propagent les différentes espèces de contagions, il est indubitable qu'elles peuvent exister sous deux formes diverses (2), savoir à l'état gazeux et à l'état liquide, ou, suivant l'expression du docteur Rush, qu'elles sont le produit des excrétions ou des sécrétions. Presque toutes les

---

tent pour ainsi dire dans un état de concentration à la surface du corps, sur les habits ou autres substances voisines, de la même manière que les odeurs se répandent et s'attachent aux corps environnans. » Cette comparaison avec les odeurs ne me semble surtout nullement heureuse.

(1) *Papers on fevers and infection*, pag. 62. L'auteur renvoie au Mémoire suivant ce qui concerne celle des déjections qui communiquent le plus promptement l'infection, et le temps de la maladie auquel cela arrive, etc.

(2) **A** la rigueur on pourrait même dire de trois, puisqu'il est bien certain que plusieurs maladies peuvent être communiquées sous forme so-

maladies cutanées sans fièvre se transmettent de la dernière
façon, tandis que les maladies fébriles peuvent se communiquer de l'une et de l'autre manière, et se communiquent le
plus souvent de la première. Ainsi, par exemple, la peste et
les fièvres pestilentielles se répandent en général par le moyen
des émanations subtiles disséminées dans l'air; d'autres fois
par des miasmes qui adhèrent à certaines substances pour lesquelles ils paraissent avoir une espèce d'affinité; enfin, elles
peuvent être gagnées par une véritable inoculation, soit naturelle, soit artificielle. Le médecin en chef Desgenettes et le
docteur Whyte en sont la preuve : l'un s'est inoculé la peste
sans en être atteint; mais l'autre, qui voulut faire sur lui la
même opération quelque temps après, fut moins heureux, car
il eut la maladie et en mourut (1).

Je terminerai ces observations, qui sont déjà beaucoup trop
étendues, en mettant sous vos yeux, monsieur, un passage
d'un écrit sur la Matière médicale, dont la seconde édition,
publiée en 1809, est entre les mains de tout le monde, et qui
est conçu de la manière suivante. Après avoir rendu un compte
sommaire des faits que vous avez rapportés dans votre Traité
relativement à la fièvre jaune d'Espagne, l'auteur de ce passage
s'exprime ainsi : « Les résultats dont on vient de faire l'exposition ont été obtenus spécialement à Séville et à Saint-Lucar de
Barameda, en 1800; mais les fumigations acides n'y ont été
employées qu'en novembre, c'est-à-dire lorsque l'épidémie

---

lide, par les matières croûteuses ou pulvérulentes auxquelles elles donnent
lieu vers leur terminaison, et qui constituent une espèce de maturité, s'il
est permis de s'exprimer ainsi, dans l'état de la maladie.

(1) On sait que la pourriture ou gangrène humide d'hôpital est quelquefois épidémique, et qu'elle s'empare même des plus légères égratignures;
que les observations de plusieurs praticiens prouvent ou semblent prouver
qu'elle peut être communiquée à la plaie, à l'ulcère de la personne la
mieux constituée et qui respire l'air le plus salubre, par le seul contact
immédiat sur cette plaie ou cet ulcère des linges ou de la charpie infectée
du levain de la maladie, etc.; mais qu'elle peut l'être aussi, d'après les
observations de M. Delpech, à la manière des contagions les plus subtiles.

avait perdu toute sa force et que la fraîcheur de l'atmosphère
avait presque entièrement dissipé le danger de la contagion; de
manière qu'on a pu attribuer à ces fumigations des avantages
qui n'étaient dus qu'à la constitution atmosphérique (1). Ce
qui vient à l'appui de cette opinion, c'est que les fumigations
acides, auxquelles on eut recours pendant l'épidémie de 1803
et de 1804 dans beaucoup de maisons de Cadix, de Malaga, de
Carthagène, ne garantirent nullement de la maladie. M. Cabanellas employa, à la vérité, ce moyen en 1804 avec une apparence de succès, dans un lazaret établi près de Carthagène ; il
observa qu'il y mourut moins de malades que dans les hôpitaux de l'intérieur de la ville, et qu'aucun infirmier n'y fut
atteint de la maladie. Mais si la mortalité a été moins considérable dans le lazaret, il contenait aussi beaucoup moins de
malades que les hôpitaux de Carthagène. D'un autre côté, cet
établissement consistait dans un certain nombre de tentes dres-
sées sur une hauteur où l'on respirait un air bien moins
altéré que dans les hôpitaux ordinaires. Quant à la préservation des infirmiers du lazaret, elle ne présentait rien d'étonnant,
quand même on n'aurait pas fait usage de fumigations, puisque
les maisons isolées et les villages des environs de Carthagène
ont été entièrement exempts de la contagion. C'était donc dans
l'intérieur de la ville et lorsque l'épidémie faisait de grands
ravages, que M. Cabanellas aurait dû faire ses expériences ;
mais on conçoit très bien que, malgré la grande efficacité des
fumigations acides pour désinfecter des vêtemens, des meubles
ou des espaces très circonscrits (2), elles ne peuvent guère être

---

(1) C'est aussi l'opinion du docteur B. Rush, qui dit à ce sujet :
*M. Morveau acrises great virtuis to muriatic gas, in checking the
malignant fever in Cadix, in 1801, but from the time at which it
was used, being tate in the autumn, there is more reason to believe
it hadrun its ordinary course, or that it was destroyed by cold
weather. An inquiry into the various sources,* etc., etc. Philadelphiæ,
1805, in-8°.

(2) Ce que cet auteur dit ici des fumigations acides, vous l'avez dit

employées avec succès lorsque l'air de toute une ville est infecté. » Ce passage renferme des objections qui sont d'autant
plus propres à en imposer, qu'elles ont été faites par un médecin envoyé en Espagne à l'époque des épidémies dont il est
question, et qui, par conséquent, avait été à portée de voir
par lui-même ce qui s'y passait (1). Un autre médecin, qui a
écrit sur la fièvre jaune après l'avoir observée sur les lieux,
s'exprime encore d'une manière plus positive : « Au moment
des épidémies de la péninsule, dit-il, un enthousiasme général
s'empara des Espagnols qui s'engouèrent des fumigations, et
l'on put à peine suffire à la préparation et à l'envoi des appareils. Des détails transmis officiellement annoncèrent des
effets prodigieux opérés par le gaz muriatique oxigéné ; mais
quand il fallut en venir à la grande preuve et lorsque des mil-
liers d'individus eurent péri, malgré les nuages épais de ces
gaz qui les enveloppaient de toutes parts, alors le charme disparut, etc. (2). » Peut-on conclure, d'après cela, que le témoignage des médecins espagnols, énoncé avec tant d'assurance et
d'emphase (3) et duquel vous vous êtes appuyé, soit d'un
grand poids et qu'il mérite une bien grande confiance ? J'en
doute, surtout d'après ce que j'ai observé moi-même, et d'après
le rapport de quelques-uns de mes confrères ; mais, au sur-
plus, peut-être avez-vous de quoi répondre à ces objections en
opposant des faits péremptoires à ceux qui doutent encore de

---

vous-même de la vapeur du soufre dans le *Traité des moyens de désinfecter l'air*.

(1) Ces objections ont été reproduites et présentées d'une manière plus
étendue et sous un nouveau jour par MM. Hallé et Nysten, à l'article
désinfection du Dictionnaire des Sciences médicales.

(2) Du typhus d'Amérique, ou fièvre jaune, par M. V^r Bally, Paris,
1814, in-8°.

(3) *La efficacia de las fumigaciones es en el dia tan palpable que
hesta las personas mas rudes conocen y publican su utilidad.* Don M.
A. de Rosas. Le ton exagéré avec lequel s'exprime cet auteur n'est-il pas
propre à rendre son témoignage suspect, puisque *qui dit trop ne prouve
rien ?*

l'efficacité des fumigations acides, soit dans la peste, soit dans la fièvre jaune, soit dans les différentes espèces de typhus, d'autant mieux qu'il s'est présenté d'assez belles occasions, depuis cette époque, de constater la puissance anti-contagieuse des acides minéraux.

Voici d'autres objections, qui ne sont pas moins réelles que les précédentes; elles ont été consignées dans un ouvrage publié, en 1805, par un médecin d'un grand hôpital et d'une grande ville, qui a écrit lui-même sur les fumigations nitriques (*su i profumi nitrici*). Il observe premièrement que les salles où l'on doit pratiquer la désinfection par le moyen de l'acide muriatique oxigéné sont ordinairement d'une grandeur immense, telles que celles de l'hôpital de Milan, par exemple; qu'on ne peut se flatter, par conséquent, d'entretenir une fumée suffisamment active dans un si grand espace, où le trop d'expansion qu'elle acquiert doit nécessairement l'affaiblir; secondement, que la ventilation, dont la nécessité n'est pas mise en doute, doit ou peut emporter avec elle cette fumée ou vapeur, et que le défaut de ventilation produit des effets si nuisibles, qu'ils ne peuvent être compensés par les avantages qui résulteraient des fumigations. Enfin il ajoute que les chimistes qui préparent l'acide muriatique n'ignorent pas combien leur santé peut en être altérée (1); qu'on a vu des cas où les vapeurs muriatiques, reçues pendant quelque temps sur le poumon, ont occasioné des émaciations sensibles, des douleurs articulaires, la toux, les veilles, l'anorexie. La toux qu'elles

____

(1) Vous avez reconnu vous-même autrefois la réalité de cette objection lorsque vous avez dit, en parlant du procédé que l'on doit employer pour dégager les vapeurs d'acide muriatique : « On met dans un vase de verre du sel commun, on verse dessus le tiers de son poids d'acide vitriolique, au degré de concentration qui le fait nommer dans le commerce *huile de vitriol*; les doses sont proportionnées à l'espace : s'il est considérable, on place le vaisseau sur un bain de sable, avant la projection de l'acide, et l'on se retire aussitôt, pour n'être pas exposé aux vapeurs qui seraient capables de suffoquer. » *Élém. de Chim., de l'Acad. de Dijon*, vol. II, pag. 252. Dans le même ouvrage, vous avez dit que les vapeurs de l'acide

excitent chez le plus grand nombre, continue-t-il, dès leur premier abord dans la poitrine, prouve l'énergie de leur stimulus, et je ne pense pas qu'il fût prudent de condamner un malade à les respirer pendant un mois qu'il pourrait rester dans la salle (1).

Il est évident qu'on a exagéré la facilité avec laquelle on peut faire vos fumigations. Quoiqu'elles n'aient rien de difficile pour ceux qui ont une légère idée des matières qui les composent (2), cependant il en est résulté plusieurs fois des accidens toujours faciles à éviter en prenant quelques précautions simples. C'est ce qui m'a fait souvent désirer que votre Traité eût une forme moins scientifique, et qu'il fût dépouillé des accessoires qui, en lui donnant plus de poids aux yeux des savans et des personnes de l'art, le rendent fastidieux et moins intelligible aux gens du monde. En le réduisant, pour ces derniers, à une instruction détaillée, d'une centaine de pages au plus, et qui contiendrait l'explication claire et précise des phénomènes chimiques, les expériences et la manipulation, je ne doute pas qu'il n'en résultât un grand avantage, et que

---

marin sont très élastiques et très corrosives, qu'il est même difficile qu'elles n'attaquent pas les ferrures de l'endroit où l'on distille cet acide; qu'il faut user de précaution pour le transvaser sans danger et pour ne pas respirer la vapeur, qui serait capable de suffoquer, pag. 208 et 209. Cette action énergique de l'acide muriatique en vapeurs sur le fer, est bien propre à empêcher de l'employer dans les hôpitaux où les lits sont de ce métal.

(1) Giannini, *Della natura delle febbri et del miglior metodo di curarle*, etc. Milano, 1805.

(2) Dans le *Mémoire hist.*, etc., *sur l'hospice de la Maternité*, on observe avec raison qu'on avait substitué aux procédés employés pour désinfecter les salles la machine de M. Guyton de Morveau, mais que le soin de l'évaporation du gaz étant confié à des filles de service, il pouvait en résulter des inconvéniens pour la santé des femmes, et que M. Chaussier a remplacé cette machine par différens *paquets*, dont il varie la composition suivant les circonstances, etc. *Voy.* ce Mémoire, Paris, 1806, in-4°. Or, si des filles de service qui sont continuellement sous la surveillance des chefs, ne peuvent réussir complètement à remplir cette tâche, que coit-on penser de beaucoup d'autres gens qui n'ont pas leur intelligence et leur habitude ?

(270)

votre manière de se garantir de la contagion, dont beaucoup
de personnes, d'ailleurs sensées, n'ont qu'une idée vague et
incomplète, ne fût bientôt plus répandue et plus généralement
employée. On a fait distribuer dernièrement (1), et dans d'autres circonstances analogues, par ordre du ministre, une notice imprimée de 4 pages in-8° (2), concernant vos divers
appareils de désinfection avec l'acide muriatique oxigéné ;
mais, outre que cette notice n'a été envoyée qu'aux médecins,
aux chirurgiens et aux fonctionnaires publics, auxquels elle
ne pouvait servir à rien, elle aurait été entièrement inutile
aux gens du monde, parce qu'elle est trop abrégée, et qu'ils
ont besoin, pour bien sentir l'utilité présumée des fumigations
acides, d'une instruction qui en explique d'une manière cir-
constanciée le mode d'action, qui en fasse apercevoir la nécessité, et qui en fournisse la preuve par des exemples qu'on ne
puisse révoquer en doute (3), et surtout par des expériences
qui soient faciles à répéter. D'ailleurs, par une espèce de fatalité, ou plutôt à cause des entraves sans nombre qu'il faut
vaincre, la distribution de cette notice, ordonnée à l'occasion

---

(1) Cette époque, qui était récente au moment où j'écrivais ceci, commence
à s'éloigner.

(2) Dans cette notice, intitulée, *Avis sur les moyens de prévenir la contagion et d'en arrêter les progrès* (18 avril 1812), il n'est question que des
trois espèces d'appareils que vous avez conseillés sous le nom de *flacons por-
tatifs*, *appareils permanens*, et *fumigations en vaisseaux ouverts* ; mais
si un pareil avis peut suffire pour se faire une idée exacte des moyens de désinfection que vous avez découverts, pourquoi lit-on encore votre livre, qui forme
un volume in-8° de 450 pages, avec trois planches gravées ?

(3) Les expériences les plus probantes et les plus propres à porter la conviction dans l'esprit de tout homme libre de préjugés, sont, sans contredit, celles
faites pendant le règne des diverses épidémies; mais elles ont besoin d'être répétées un très grand nombre de fois, et par des observateurs impartiaux et
éclairés, faute de quoi elles méritent peu de confiance. Or, les médecins en-
voyés par le Gouvernement dans les départemens de la Côte-d'Or et de l'Yonne,
et plusieurs de ceux qui exercent la Médecine dans ces départemens, ont reconnu l'insuffisance des fumigations acides pour empêcher la communication
de la fièvre des prisons, tant que le principe contagieux *conserve encore beaucoup d'activité*.

le l'épidémie qui s'était manifestée dans le département de la
Côte-d'Or où j'habite, n'a été faite qu'au moment où cette
épidémie était entièrement terminée, et où, par conséquent,
es motifs qui avaient dicté cette mesure n'existaient plus.

Dans cette conjoncture, qui était toute récente lorsque j'écrivais ceci, et qui m'en a, en quelque façon, suggéré l'idée,
'ai eu lieu de me convaincre de ce que je viens d'avancer. Une
maladie épidémique et contagieuse s'était manifestée parmi les
prisonniers espagnols, qui traversaient ce département au
nombre de 3o à 4o mille, et qui répandirent l'infection sur
ous les lieux de leur passage, parce que l'on avait négligé, ou
que l'on s'était trouvé dans l'impossibilité de prendre les précautions propres à empêcher le développement et la propaga-
ion des miasmes contagieux ; parce que l'on n'a pas employé
es moyens de ventilation, de désinfection et de propreté nécessaires en pareil cas ; surtout parce que l'on n'a pu s'opposer
assez efficacement aux causes débilitantes, morales et physiques,
qui concouraient à la propagation du mal ; enfin, parce que
la commisération a engagé plusieurs individus à recevoir
dans leurs maisons les malades, ou à les visiter dans les écuries qui leur servaient d'asile, et où ils étaient entassés comme
les animaux immondes parmi les morts et les mourans (1). Il
était aisé de prévoir les résultats fâcheux qui devaient être la
suite d'une pareille conduite, et il eût peut-être été possible de
les éviter ; mais la plupart de ceux qui s'exposaient au danger
en ignoraient la source et les conséquences, et ils méprisaient

____

(1) Ces prisonniers, que le Gouvernement faisait voyager dans une saison
rigoureuse, étaient dans le plus affreux dénuement, et la plupart exténués de
fatigue et de misère, couverts de haillons, sans chaussures, n'ayant que de
mauvais alimens qu'ils mangeaient à moitié cuits ; exposés à toutes les intempéries de l'air, quelquefois sans abri, toujours sans feu pour se sécher et se
échauffer lorsqu'ils avaient été mouillés, etc. Enfin c'était dans cet équipage
qu'on leur faisait faire une longue route, qui achevait d'épuiser le peu de
forces qui leur restaient, et que leur condition et les mauvais traitemens qu'on
leur faisait endurer tendaient encore à anéantir ; aussi en mourait-il un grand
nombre.

les avis qu'on leur donnait ou les représentations qu'on pouvait leur adresser. Ne se trouve-t-il pas d'ailleurs assez ordinairement dans ces circonstances des raisonneurs subtils, qui veulent persuader que les mesures que dicte alors la prudence sont inutiles et sans nécessité, ou que c'est la crainte qui les suggère? Et ne serait-il pas à désirer que le commun des hommes fût instruit, au moins jusqu'à un certain point, des dangers qu'il y a à courir dans ces cas et des moyens propres à y remédier, puisque tout, jusqu'à la peste, comme l'a remarqué un écrivain très sensé, prouve que l'ignorance est le plus grand ennemi de l'humanité?

Qui est-ce qui croirait, par exemple, que, dans le département même où votre découverte a été faite en 1773, et dans le lieu qui en a été pour la première fois le théâtre en l'an II, c'est-à-dire environ 20 ans après que vous en eûtes fait l'expérience publiquement, des commissaires médecins, nommés par un représentant du peuple, pour aviser aux moyens de mettre fin à l'épidémie qui régnait alors à Dijon, se soient exprimés de la manière suivante dans le compte (1) qu'ils rendirent à celui qui les avait commis : « Il est à désirer que le moyen de désinfection pour les hôpitaux, annoncé par le *citoyen* Guyton, représentant du peuple à la Convention nationale, soit bientôt connu pour le mettre en usage. » (Pag. 8 de ce *Rapport.*) Qui croirait que, dans plusieurs hôpitaux du même département, pendant le règne de l'épidémie dont j'ai parlé ci-dessus, c'est-à-dire 20 ans plus tard, l'emploi des fumigations acides n'ait pas été tenté, malgré les sollicitations de plusieurs hommes instruits et éclairés? Si cette espèce d'insouciance ou de pusillanimité ne prouve rien contre les fumigations, au moins est-il certain qu'elle n'est point non plus en leur faveur.

Telles sont, monsieur, les observations que j'avais à vous

____

(1) *Compte rendu au citoyen* Bernard, *représentant, sur les causes de l'épidémie régnante à Dijon dans les hôpitaux militaires, et sur les moyens d'en arrêter les progrès, par MM.* Pelelin et Tissot, *commissaires*, etc., sous la date du 5 ventôse an II. Dijon, in-4°, imprimé par Causse.

soumettre touchant les moyens de désinfecter l'air que vous avez recommandés, et ceux que vous avez jugés inutiles et insignifians. Elles ne m'ont été dictées ni par l'amour de la critique ni par esprit de contradiction ; je ne me suis laissé guider, au contraire, que par les faits, et je pense que ce n'est qu'en abordant franchement cette question qu'on parviendra à obtenir des données certaines sur un sujet qui intéresse tout le monde en général, mais bien plus particulièrement encore et plus directement les médecins (1). Tant qu'on se déguisera les difficultés que présente tel ou tel mode de désinfection, et qu'on voudra le faire adopter exclusivement et sans restriction, peut-être ne remplirait-on qu'imparfaitement le but qu'on doit se proposer d'atteindre. Au reste, monsieur, sachant que *vous avez bien plus à cœur de vous appuyer sur des opinions propres à faire autorité que d'en déguiser la source*, je vous communique avec franchise le résultat de mes réflexions et de mes

---

(1) L'espèce d'insouciance des médecins, concernant les dangers de la contagion auxquels ils sont presque journellement exposés, ne peut guère s'expliquer qu'en l'attribuant à ce que la plupart d'entre eux s'imaginent que le meilleur moyen d'échapper à ses atteintes est de ne point la redouter, de se soustraire aux inquiétudes, à la crainte, et en général aux passions tristes auxquelles se laissent aller ordinairement les autres hommes pendant le règne des maladies contagieuses. L'habitude journalière qu'ont les médecins de s'exposer au *mauvais air*, les garantit bien, il est vrai, jusqu'à un certain point, de sa pernicieuse influence; mais rien n'est plus commun cependant que d'observer, dans les épidémies un peu graves, des exemples du contraire. Je puis en fournir un dont j'ai été moi-même le sujet. Pendant l'épidémie de Nice, dont j'ai déjà parlé, je me tins presque continuellement exposé aux atteintes de la contagion, bien persuadé que le courage et l'absence de la crainte me préserveraient à coup sûr de la maladie; cependant je fus bientôt détrompé, et je tombai malade, malgré l'assurance et l'entière sécurité où j'étais. L'absence seule de la crainte et des passions tristes en général, ainsi que l'empire de l'habitude, ne suffisent donc pas toujours pour préserver de la contagion. et il est plus d'un cas où, comme l'a dit avec vérité le poète latin,

Non vota, non ars ulla corruptos levant;
Cadunt medentes.

recherches, désirant qu'il vous mette à même de porter votre ouvrage, dont le but est tout-à-la-fois louable et utile, au degré de perfection qui lui manque et qu'il est si désirable que l'on atteigne.

FIN.

OBSERVATIONS

SUR

L'HYDROCÉPHALE INTERNE.

OBSERVATIONS

SUR

L'HYDROCÉPHALE INTERNE,

Par Wil. WATSON, M. D. F. R. S.,

lues a la société médicale le 22 aout 1768;

traduites de l'anglais

PAR F.-T. BIDAULT DE VILLIERS, D. M. P.

***

Messieurs,

Présumant qu'un petit nombre d'observations, tendant à augmenter la masse de nos connaissances au sujet d'une maladie à laquelle les médecins paraissent avoir fait peu d'attention, excepté dans les derniers temps, pourrait vous être agréable, je prends la liberté de vous présenter les suivantes :

Je fus dernièrement consulté pour une fille âgée de six ans, qui, à ce que m'apprirent ses parens, avait été depuis environ dix jours (temps auquel elle avait été apportée de la campagne) affectée d'une grande agitation et d'un degré de fièvre considérable par momens. Elle avait passé les nuits presque sans sommeil, et elle avait continuellement souffert de la tête. Pendant sa maladie, elle s'était plainte de la sensation désagréable que lui causait la lumière, ce qui avait engagé ceux qui l'entouraient à tenir sa chambre généralement obscure.

En m'informant de ce qui avait précédé son mal, on m'apprit qu'elle avait été très bien portante ; qu'elle était tombée, il y avait environ neuf semaines, en courant, et qu'elle s'était heurté la tête fortement contre le pavé ; que, comme la contusion avait promptement disparu, on avait fait peu d'attention à cette chute, et on l'avait envoyée à une maison d'éducation à la campagne. Cependant, au bout d'une quinzaine, elle commença à se plaindre beaucoup de la tête, et sa douleur continua et augmenta pendant environ six semaines. Ses parens en ayant été informés, la firent venir à la maison, et la personne qui la soigna pendant qu'on la menait à Londres, observa souvent chez elle une grande pâleur de la face et des mouvemens convulsifs des yeux et des paupières.

Son apothicaire supposant que les vers avaient beaucoup de part à la production de ses souffrances, lui avait donné à différentes reprises du mercure doux, du tartre émétique et des potions salines avec le nitre, par le moyen desquelles ses intestins avaient été entretenus assez libres. On avait appliqué un vésicatoire au dos, qui avait assez bien donné ; néanmoins les souffrances, surtout l'agitation et l'affection de la tête, n'étaient point soulagées, et même augmentaient journellement.

Ce fut dans cet état que je la vis la première fois. Elle n'avait pas de fièvre ; son pouls était faible, irrégulier et battait environ quatre-vingt-quatre fois par minute ; ses regards étaient très tristes, stupides, abattus ; les pupilles considérablement dilatées ; et, lorsqu'elle n'était pas dans un état de stupeur, elle criait continuellement : Holà ! la tête ! Elle avait souvent des attaques de convulsions, et elle rejetait parfois les alimens et les remèdes qu'on lui avait donnés.

Les vésicatoires appliqués en plusieurs endroits, et les remèdes de différente espèce qui lui furent ordonnés, la soulagèrent peu. Les symptômes ci-dessus mentionnés augmentèrent ; elle devint entièrement aveugle ; son pouls s'accéléra beaucoup ;

elle eut des convulsions, et mourut le septième jour après ma première visite.

Comme, dès la première fois que je vis cette enfant, je soupçonnai que sa maladie était une hydrocéphale interne, sur ma demande, M. Hewson ouvrit le crâne après la mort. Nous trouvâmes dans les cavités du cerveau, entre quatre et cinq onces d'un fluide parfaitement clair et sans odeur, dont la plus grande partie était renfermée dans les ventricules. Le cerveau était d'ailleurs dans l'état naturel. Il n'y avait pas de sérosité entre le crâne et ses membranes, ni entre les membranes elles-mêmes, ni entre ces dernières et le cerveau, mais il y en avait dans toutes les cavités, et il ne s'en trouva pas moins d'une demi-once dans le quatrième ventricule. Cette quantité peut être regardée comme étant considérable, puisque, dans l'état sain, on en trouve rarement plus de quelques cuillerées à café dans les quatre cavités ensemble.

Chez les jeunes enfans attaqués d'hydrocéphale interne, avant que les os de la tête soient bien formés et les sutures réunies, on observe souvent une beaucoup plus grande quantité de fluide épanché que dans le cas dont il s'agit. Il est vrai de dire qu'alors on la trouve plus généralement à l'extérieur du cerveau; mais quand les os du crâne sont complètement formés, et que les sutures sont bien jointes, comme elles l'é-taient dans l'enfant qui fait le sujet de nos recherches, c'est beaucoup lorsque ces cavités en contiennent plus de quatre onces. Cette portion du cerveau qui est située entre les ven-tricules, et que les anatomistes appellent *septum lucidum,* était fort épaissie et parfaitement opaque.

Le célèbre docteur Whyte a publié, il n'y a pas long-temps, quelques bonnes observations sur l'hydropisie du cerveau. D'a-près les exemples qu'il a rapportés, qu'il avait vus lui-même, et auxquels il avait fait une attention exacte, il paraîtrait que je vis d'abord l'enfant qui fait le sujet de ce Mémoire à la fin de ce qu'il appelle le second stade de cette maladie. Il observe que dans son premier stade, outre les autres symptômes, il y a un degré considérable de chaleur fébrile, et une grande accélération du pouls. Dans le second , quoique la fièvre soit abattue, la tête n'est pas soulagée ; mais le pouls est irrégulier, et le nombre de ses battemens, dans un temps donné, est beaucoup diminué. Dans le troisième stade, il dit que le pouls acquiert de nouveau une vitesse fébrile, et qu'on aperçoit ce changement cinq, six ou sept jours avant la mort. Ceci se rapporte avec ce que j'ai observé chez l'enfant dont il est question. Je le vis pour la première fois sept jours avant la mort ; son pouls battait alors quatre-vingt-quatre fois dans la minute. Le lendemain, quoiqu'il eût dormi toute la nuit, son pouls s'était élevé à cent huit battemens, et conserva la même fréquence, qui souvent était plus considérable, jusqu'au moment où il devint trop vite et en même temps trop irrégulier pour être compté avec quelque précision. Les convulsions, telles que le trismus, et la mort, mirent bientôt fin à ses souffrances.

Je ne puis prendre sur moi de déterminer quelle part le choc de la tête contre le pavé, occasioné par la chute sus-mentionnée, eut à la production de cette maladie, et à l'extravasation copieuse de fluide qui se fit dans les ventricules et les cavités du cerveau, et qui, étant trop considérable pour être repris par les vaisseaux absorbans, produisit une maladie d'une trop grande étendue pour pouvoir être soulagée par aucun des moyens de l'art que je connaisse.

Depuis le cas rapporté ci-dessus, j'ai vu deux autres sujets affectés de la même manière. C'étaient deux filles, l'une âgée de neuf ans, l'autre de quatorze. La première, après avoir eu une fièvre d'un type très régulier, pendant la durée de laquelle elle se plaignait beaucoup de la tête, tomba dans une affection comateuse, où je la vis pour la première fois. Elle était agitée, constipée ; avait souvent des accès de malaise et des vomissemens fréquens. En général, son teint était pâle, mais parfois il devenait rouge d'une manière remarquable. A peine connaissait-elle les assistans, et rarement elle répondait pertinemment aux questions qu'on lui proposait. Après avoir été long-temps sans pouvoir supporter la lumière, sa vue devint fort impar-

faite ; les pupilles étaient fort dilatées, et ses yeux et ses paupières souvent agités de mouvemens convulsifs. Quoique la
chaleur de son corps fût tempérée, son pouls était vite et irrégulier. Ces symptômes augmentèrent, et elle mourut dans les
convulsions. On ne permit point d'ouvrir son corps.

L'autre se comporta presque de la même manière, excepté
qu'après que la chaleur fébrile fut passée, quoique les deux
pupilles fussent dilatées, et que parfois la malade ne pût distinguer les objets, son œil gauche seulement se trouva affecté
de strabisme, et les muscles de la joue et de la paupière droites
atteints de convulsions. Elle mourut après avoir été dans un
état comateux pendant plusieurs jours. A sa mort, on ouvrit
son cadavre, et l'on trouva une petite quantité de sang coagulé
entre le crâne et la dure-mère. Le ventricule gauche était dans
l'état naturel ; mais en ouvrant avec précaution le droit, on
trouva qu'il contenait plus de trois onces de sérosité claire et
limpide.

Ni l'une ni l'autre de ces deux jeunes personnes n'avait fait
de chute, ou reçu de coups auxquels on pût attribuer le moins
du monde la formation de cette affection.

L'hydropisie du cerveau est une maladie fort dangereuse.
Non-seulement les trois cas que je viens de rapporter, mais plusieurs autres qui me sont tombés sous les yeux, ont tous été terminés d'une manière fatale. Je sais que les autres médecins,
tant nationaux qu'étrangers, n'ont pas eu un meilleur succès. Le
célèbre docteur Whyte avoue franchement que de plus de
vingt malades qu'il a eu occasion d'observer, il n'a jamais été
assez fortuné pour en guérir un qui eût les symptômes qui caractérisent évidemment cette maladie ; et il soupçonne que ceux
qui ont cru avoir été plus heureux se sont trompés sur son caractère. Dans son commencement, les symptômes sont tels,
qu'il est difficile au médecin de les distinguer des dérangemens qui sont dus aux nerfs ou à l'embarras des intestins. A une période avancée, le diagnostic est plus assuré. Si,
après une fièvre d'espèce anomale, accompagnée d'une aversion remarquable pour la lumière et d'une grande agitation,

dans laquelle l'estomac est affecté de hoquets et la tête de douleurs continuelles, et en même temps d'une sensation de serrement ou de plénitude à sa partie supérieure, que le malade tombe dans un état comateux, avec une dilatation considérable de la pupille et des mouvemens convulsifs des joues, des yeux et des paupières; si à tous ces symptômes on ajoute un roulement fréquent de la tête, tantôt d'un côté, tantôt de l'autre, on ne peut guère douter que la maladie ne soit une hydropisie de cerveau. Les personnes qui atteignent l'âge de puberté (1) y sont plus sujettes que celles qui ont passé cette époque. On ne peut espérer de soulagement des secours de l'art, que quand le fluide que contiennent les cavités du cerveau n'est augmenté que jusqu'à un certain point. Dans ces cas, les purgatifs stimulans administrés de manière à ne pas trop affaiblir les forces du malade; les diurétiques, les vésicatoires, et les remèdes qui ont la propriété d'entraîner les fluides extravasés dans les hydropisies des autres parties, promettent surtout d'être utiles. Au contraire, lorsque le fluide contenu est en quantité suffisante pour distendre les cavités du cerveau au-delà d'un certain point, l'action des vaisseaux absorbans est empêchée, ou peut être totalement détruite, et la cure est désespérée. Quelque certains que nous puissions être que les cavités du cerveau sont surchargées par un fluide extravasé, et conséquemment de l'existence de la maladie, nous devons nous contenter de résigner le malade à son malheureux sort, puisque toute opération tendant à le soulager, qui a pour but l'extraction de la sérosité épanchée, ne peut que lui être fatale, et même dans

----

(1) Quoique cette maladie soit plus fréquente chez les enfans et ceux qui n'ont pas encore passé l'âge de puberté, on la voit cependant quelquefois chez les adultes. Il y a plus de vingt-cinq ans, j'assistai à la dissection d'un homme de trente ans, robuste et sain, qui, après être demeuré plusieurs jours dans une stupeur léthargique, mourut dans des convulsions. A l'ouverture du crâne, on trouva les ventricules et les cavités du cerveau très distendus par une grande quantité de sérosité limpide. Ce phénomène fut considéré alors par ceux qui étaient présens, comme purement accidentel, et un accessoire de la maladie, et nullement comme sa source.

l'hydrocéphale externe et le spina bifida, maladies dans lesquelles ce fluide est plus à notre portée que dans celles dont
nous traitons, toutes les fois que, par ignorance ou à dessein,
on a divisé les tégumens et évacué la sérosité contenue dans
le cerveau, la vie n'a subsisté que peu de temps après l'opération.

FIN DU PREMIER MÉMOIRE.

APPENDICE

DU MÉMOIRE PRÉCÉDENT SUR L'HYDROCÉPHALE INTERNE ;

PAR W. WATSON, LU LE 3o AVRIL 1770.

Je vais prendre la liberté d'ajouter, en forme d'appendice au mémoire que je vous ai communiqué précédemment sur l'hydrocéphale interne, les observations suivantes :

Un enfant d'une bonne santé, âgé de six ans, reçut en novembre dernier, sur le sommet de la tête, un violent coup de pierre lancée par un de ses compagnons ; il s'en plaignit assez long-temps, mais comme la plaie qui en résulta n'était que légère, on y fit peu d'attention. Environ une quinzaine de jours après cet accident, l'enfant se plaignit souvent de douleur de tête. Comme son haleine parut à cette époque extraordinairement désagréable, et que son ventre était un peu tuméfié, on attribua à la présence des vers la cause de cette affection. Au bout d'un petit nombre de jours, les maux de tête augmentèrent ; le malade eut une fièvre violente ; il était extrêmement agité, et perdit la parole.

Je le vis, pour la première fois, deux jours après ce dernier accident. Les assistans m'informèrent que la fièvre avait beaucoup augmenté depuis peu de jours : le pouls était vite, et le corps brûlant ; les joues étaient considérablement rouges, et il suait beaucoup à la tête, à la figure et au cou. Il était plongé dans un engourdissement léthargique ; à peine s'apercevait-il de ce qu'on lui disait, et il laissait aller ses urines et ses excrémens sans le sentir. Les pupilles des deux yeux étaient excessivement dilatées, et elles ne se contractaient pas quand on approchait tout à coup devant elles une chandelle allumée ou tout autre objet quelconque, ce qui indiquait la perte de la vue. Le bras droit était considérablement affaibli, et le malade se frottait continuellement le front avec la main gauche, quand il était levé ; il remuait aussi presque toujours sa tête sur l'oreiller. Quoique les momens de sommeil fussent courts, toutes les fois qu'il s'éveillait, il criait pendant fort long-temps. Malgré le retour fréquent des convulsions générales, les muscles de la face, des yeux et des paupières étaient agités de convulsions particulières, et parfois aussi le bras affaibli.

En examinant l'histoire de cette maladie et la comparant avec plusieurs autres que j'avais déjà vues, je ne doutai presque pas qu'elle ne tirât sa source d'un épanchement d'eau dans les cavités du cerveau, et je jugeai qu'il y avait peu d'espoir de soulager le malade. J'ordonnai cependant un vésicatoire sur la tête, quelques remèdes pour abattre la fièvre et entretenir la liberté du ventre, et des alimens liquides appropriés.

Pendant quatre ou cinq jours, tous les symptômes augmentèrent à un tel degré, qu'on s'attendait à chaque instant à la mort du malade. Il était réduit à la faiblesse la plus extrême. Au bout de quelques jours cependant les symptômes s'adoucirent un peu ; on lui permit du bouillon léger et des alimens plus nourrissans que ceux qu'on lui avait donnés précédemment, avec une petite quantité de vin.

Environ une quinzaine après ma première visite, ses pupilles se contractaient parfois, et il donnait des indices qu'il était alors capable de distinguer les objets. Les convulsions, les rougeurs des joues, l'agitation, les cris en s'éveillant et les autres symptômes continuèrent encore pendant près d'un mois, quoiqu'à un moindre degré. Pendant ce temps, sa vue se rétablit entièrement, et son bras droit recouvra sa force. Au bout de quinze jours, la parole lui revint, après avoir été muet l'espace de deux mois. Il recouvra ses forces par degrés insensibles, et il est maintenant parfaitement bien rétabli.

Le cas que je viens de rapporter est le seul exemple qui se soit présenté à mon observation, de guérison d'une hydropisie du cerveau, lorsque les symptômes qui l'accompagnaient ne permettaient guère de douter qu'elle n'ait été complètement formée. L'histoire précédente indique fortement que les choses se sont passées ainsi dans le cas présent. A la vérité, l'existence absolue du fluide renfermé en quantité contre nature dans les cavités du cerveau ne peut être déterminée que par l'examen des parties après la mort; mais comme les symptômes du malade en question étaient exactement semblables à ceux qui se sont présentés chez d'autres chez lesquels on a trouvé, à l'ouverture du crâne, un épanchement assez considérable dans le cerveau, je suis fondé à les considérer comme provenant de la même cause.

Le célèbre docteur Whyte, ainsi que je l'ai rapporté dans mon premier mémoire, de plus de vingt sujets atteints de cette maladie, n'en a pas vu un seul se rétablir, et j'ai eu le même sort chez plus de dix. La guérison du malade susmentionné, dans des circonstances aussi affreuses, ayant par conséquent surpassé mon attente, j'ai cru convenable de vous la faire connaître ici. Elle peut contribuer à nous encourager à ne pas abandonner trop tôt nos malades, même dans cette maladie. Il peut arriver quelquefois que, comme dans le cas présent, la nature, quoique faiblement secourue, suffise pour soutenir le malade dans des maladies, au-delà de toute espérance.

Avant sa maladie, ce garçon, comme je l'ai dit précédemment, avait reçu un coup de pierre sur la tête. Il avait aussi fait une chute sur des degrés vers le même temps, et s'était heurté fortement la tête contre les degrés. Une des filles dont j'ai parlé en premier lieu, et qui moururent d'hydropisie du cerveau, était aussi tombée la tête contre le pavé avant de devenir malade. Je ne prendrai point sur moi de déterminer jusqu'à quel point les coups ont pu contribuer à la production de cette maladie; je les ai seulement indiqués ici comme des faits dont on ne peut tirer aucune conséquence avant d'en avoir rassemblé un grand nombre de semblables, propres à les confirmer. On ne peut douter que le cerveau ne souffre des secousses violentes qui lui sont imprimées.

Dans nos discussions relatives aux maladies peu connues, plus nous mettons de précision, plus nos observations sont utiles. Permettez-moi donc d'ajouter, comme une nouvelle preuve que les symptômes mentionnés dans le cours de ces deux mémoires dénotent fortement l'hydropisie du cerveau, l'observation suivante :

Je fus appelé dernièrement pour consulter avec un autre médecin qui voyait un enfant âgé d'environ quatre ans, dont la maladie était exactement semblable à celle que je viens de rapporter. Il avait perdu, sans cause apparente, sa gaieté et son enjouement ordinaires, et souffrait parfois de l'estomac et de la tête. Au bout d'une quinzaine de jours, il fut pris de fièvre, se plaignit d'une grande douleur de tête ; il était excessivement agité, ne pouvant supporter la lumière, et vomissait toutes les fois qu'on lui donnait des remèdes ou de la nourriture ; il était constipé, et ne rendait point de selles sans le secours de l'art.

Je le fus voir, pour la première fois, le huitième jour après le commencement de sa fièvre. Il avait eu des convulsions générales la veille ; son pouls était accéléré, son corps chaud ; ses pupilles étaient considérablement dilatées, et ses yeux parfois affectés de strabisme ; il était dans un état comateux, et quand on l'éveillait, quoiqu'il ne demandât rien, il prenait et gardait tout ce qu'on lui donnait. Les jours suivans, malgré la diminution de la chaleur, le pouls conserva la même vitesse ; les joues étaient rouges par momens, l'engourdissement léthargique augmenta ; le malade laissait aller ses urines et ses excrémens sans s'en apercevoir ; il perdit la parole et devint entièrement aveugle. La fréquence et la violence des convulsions augmentèrent ; le pouls acquit une telle vitesse que l'on pouvait à peine compter les pulsations ; et tous les secours de l'art étant sans succès, l'enfant mourut le cinquième jour après ma première visite, et le treizième après

l'invasion de la fièvre. Deux jours avant sa mort, la conjonctive de l'œil gauche s'enflamma, ainsi que le docteur Whyte
l'avait déjà observé chez plusieurs autres.

D'après le désir que je manifestai, on examina l'état de la
tête. Le cerveau et ses membranes ne présentaient pas la
moindre apparence d'inflammation ; mais on trouva près de
quatre onces de fluide sans couleur et sans odeur dans les
cavités de ce viscère. En ayant exposé une certaine quantité
à la flamme d'une chandelle, dans une cuiller, il ne se coa-
gula point, mais s'évapora en totalité, sans laisser de résidu.
Les os du crâne étaient parfaitement unis ensemble.

Dans tous les cas que j'ai eu occasion d'observer, le fluide
trouvé dans le cerveau des sujets morts de cette maladie a
paru, comme dans l'exemple cité plus haut, sans couleur et
sans odeur ; et ce fait m'a porté à croire que toutes les fois
que le fluide cause la maladie et la mort, ces effets ne sont
pas dus à une acrimonie contre nature dont il est doué, mais
simplement à la distension des ventricules qu'il produit.
Comme il est incompressible, il presse le cerveau contre le
crâne, et partant, empêche le libre passage du sang dans les
vaisseaux de ce viscère ; et ses effets se font apercevoir de
bonne heure sur les nerfs optiques, d'abord par la sensibilité
de la rétine, qui rend le malade, dans le premier stade de
cette affection, extrêmement sensible à l'impression de la lumière, et ensuite, à mesure que la maladie augmente, occasione la perte de la vue, et par conséquent la dilatation excessive de la pupille. La même cause agissant sur la troisième
paire de nerfs qui sert au mouvement des yeux, produit les
agitations et distensions convulsives qu'on observe ordinairement dans cet organe pendant le cours de la maladie. Un
degré plus considérable de distension du cerveau, et la compression produite par ce fluide, entraînent des convulsions générales et sont presque toujours funestes.

FIN.

OBSERVATIONS

PRATIQUES

SUR

LES CAUSES ET LE TRAITEMENT

DE

L'HYDROCÉPHALE.

PRÉFACE

DU TRADUCTEUR.

Venienti occurrite morbo.
HORACE.

Principiis obsta.
OVIDE.

JE ne pouvais choisir pour faire connaître la maladie dont il est question dans ce Mémoire, un ouvrage qui méritât mieux d'être connu que celui du docteur Fothergill. Ceux des praticiens qui jettent encore quelquefois les yeux sur un livre, trouveront dans ce petit ouvrage de quoi les mettre parfaitement à même de signaler cette affreuse maladie lorsqu'elle se présentera à leurs regards, ou au moins s'ils ne parviennent pas toujours à la découvrir lorsqu'elle n'est pas bien prononcée, ils apprendront à douter, et ils pourront au moins la soupçonner.

Dans le Mémoire du docteur Fothergill (1), dont j'ai publié dernièrement la traduction, j'ai tâché de donner la description et d'indiquer le traitement général de l'hydrocéphale interne. Dans celui qui va suivre, et qui appartient également à un grand prati-

____

(1) *Voyez* la Notice en tête de cet Ouvrage.

cien, on trouvera des détails plus circonstanciés et plus nombreux sur les causes éloignées et la méthode curative de cette maladie. Je vais tracer moi-même ici la manière dont je dirige les malades qui en sont atteints, et qu'on veut bien confier à mes soins. Je ferai mention ensuite des remèdes présumés utiles qui ont été proposés par les auteurs pour la combattre.

Lorsque les sujets sont jeunes (ce qui arrive presque toujours), qu'ils étaient robustes, vifs, bien portans avant l'invasion de la maladie, qu'ils sont nés de parens exempts de vices héréditaires ou acquis, et que je suis appelé assez tôt, je commence par leur faire appliquer huit ou dix sangsues à la nuque, derrière les oreilles, ou bien au tempes, selon que la douleur occupe plus particulièrement l'un ou l'autre de ces endroits. On réitère cette application si l'on juge qu'elle soit nécessaire, c'est-à-dire si la vivacité du sujet, les forces, l'état du pouls, paraissent l'indiquer. Quand on ne peut parvenir à faire cette application, et que les enfans ne veulent pas s'y prêter, on tâche d'y suppléer par le moyen des scarifications au cou ou à la nuque, ensuite on fait donner un lavement émollient pour débarrasser les intestins ; s'il ne produit pas l'effet désiré, on en fait prendre un second auquel on ajoute quelques sels purgatifs.

On peut prescrire pour boisson la limonade nitrée, l'infusion de tilleul ou de mélisse acidulée avec l'esprit de nitre dulcifié ou avec l'oximel, ou tout autre tisane analogue. Il est important, après qu'on a désempli les vaisseaux à l'aide de la saignée, de faire prendre, sous forme de bol ou autrement, un purgatif assez actif pour débarrasser les intestins des impuretés qu'ils contiennent. Il est souvent utile de donner en-suite ou en même temps une petite quantité de tartre émétique, afin de nettoyer les premières voies. Je dis une petite quantité, parce qu'il pourrait être nuisible de commencer par en donner plusieurs grains dès le principe de la maladie. Lorsqu'on voit que la dose par laquelle on a commencé ne suffit pas, on l'aug-mente progressivement jusqu'à ce qu'on ait obtenu l'effet désiré.

Après l'administration de ces remèdes, qu'on réi-tère plusieurs fois, à des époques plus ou moins éloi-gnées, on prescrit des potions antispasmodiques ap-propriées, des frictions sur l'abdomen avec l'onguent mercuriel, des bols avec le muriate de mercure doux, des pédiluves excitans, soit avec la graine de mou-tarde, soit avec quelque autre plante âcre, la rue, le raifort, etc.

Si, malgré tous ces secours, la maladie va tou-jours son train, et qu'au lieu de céder, elle continue d'augmenter, que le malade paraisse s'affaiblir, il faut promptement avoir recours au vésicatoire : on peut le faire placer à la nuque, aux épaules, der-rière les oreilles, aux tempes, sur le sommet de la tête, ou à l'occiput. On ne doit point oublier qu'a-près la saignée, le vésicatoire est un des secours les plus efficaces, et sur lequel on doit le plus compter : non-seulement on ne doit point le négliger, mais il faut en réitérer l'application autant de fois que cela paraît nécessaire.

A une période avancée de la maladie, on pourra quelquefois employer assez utilement les excitans, tels que le musc, le carbonate d'ammoniaque, les sternutatoires âcres, le tabac commun, par exemple, la poudre d'asarum, le turbith minéral, etc. De tous les toniques, celui sur lequel on doit le plus compter est le vin généreux, celui d'Espagne ou de Bordeaux, donné souvent et en petite quantité.

OBSERVATIONS

PRATIQUES

SUR

LES CAUSES ET LE TRAITEMENT

DE

L'HYDROCÉPHALE;

Par Thomas PERCIVAL, M. D.,

Membre de la Société royale et de celle des antiquaires de Londres, de la Société royale et de la Société royale et médicale d'Édimbourg, Président de la Société littéraire et philosophique de Manchester, Membre de la Société royale de Médecine de Paris et de celle d'Agriculture de Lyon, de la Société de Médecine d'Aix en Provence, de la Société philosophique de Philadelphie, et de l'Académie américaine des Sciences et des Arts, etc.;

TRADUITES DE L'ANGLAIS

PAR F.-T. BIDAULT DE VILLIERS, D. M. P.

La sûreté et l'efficacité du mercure dans l'hydrocéphale interne ont été complètement démontrées par l'expérience de différens médecins praticiens, dans ce pays et dans plusieurs autres, à dater de l'année 1777, époque à laquelle le public fut, pour la première fois, informé de son heureux usage (1). Quoiqu'il soit loin d'être un remède certain, la fatalité presque

---

(1) *Voyez* Med. and philos. Comm., vol. V, pag. 174; vol. VI, pag. 219. Med. Obs. and Inq., vol. VI, art. vj, by docteur Dobson; art. viij, by docteur Haygarth.

constante de cette affection, traitée par les autres méthodes curatives, en a fait une acquisition précieuse et importante pour
l'art de guérir. Mais en rapportant un des premiers cas dans
lesquels ce médicament ait été employé, j'ai peut-être trop déprécié les premiers modes de traitement usités, et je me suis
trop pressé de déclarer mon unique et exclusive confiance dans
l'emploi interne et externe du mercure ; car il y a plusieurs
auxiliaires médicinaux, qui, quoique insuffisans par eux-mêmes
pour vaincre cette maladie redoutable, peuvent contribuer à
cet heureux évènement, en mitigeant la douleur et les spasmes,
en provoquant l'absorption et en augmentant les évacuations
séreuses du corps. Je prescris maintenant, dans cette vue et en
général, l'opium, le musc, le carbonate d'ammoniaque, les
fleurs de zinc, les scillitiques ou les vésicatoires, conjointement
avec les mercuriaux, avec les gommeux ; ils coïncident parfaitement. Les circonstances indiqueront assez auquel de ces remèdes
on doit donner la préférence ; et ce serait faire un sacrifice faux
et déraisonnable à la simplicité de la pratique, de ne point nous
prévaloir, dans le traitement d'une maladie aussi terrible, des
moyens subordonnés qui peuvent être de quelque secours, sans
empêcher les effets salutaires de celui qui mérite notre principale confiance. En suivant ce plan plus vaste, j'ai éprouvé
moins de désagrémens qu'auparavant, et j'ai eu la satisfaction
de n'avoir eu à me reprocher ni omission ni négligence. Quand
les douleurs sont très aiguës, les opiats, à doses fortes et répétées, sont essentiels à la cure ; mais si le malade est dans un
état comateux, ils sont manifestement impropres, et le musc,
combiné avec le sel de corne de cerf (carb. amm.), doit être
administré librement. Dans toutes les circonstances de cette
maladie, les vésicatoires sont utiles, et leur application doit
être renouvelée aussi souvent qu'on peut le faire sans exciter la
strangurie. Je n'ai essayé la digitale que dans un petit nombre
de cas ; dans l'un, qui durait depuis long-temps, et qui s'est
terminé d'une manière fatale, ce remède produisit une faiblesse
extrême, divers symptômes nerveux affligeans, et ne fut suivi
d'aucun effet bienfaisant. Les mercuriaux et les autres moyens

actifs furent aussi essayés en vain ; et tout espoir de soulagement ayant été perdu , l'enfant fut envoyé à la campagne , où ,
quoique totalement aveugle , il éprouva encore quelque jouis-
sance , et conserva ses facultés dans un état assez parfait jusqu'à
la mort , malgré qu'on trouva , en ouvrant le crâne , l'hémis-
phère droit du cerveau entièrement dissous, les corps striés
détruits, et le ventricule latéral gauche gorgé de douze onces
de sérosité. Dans un autre cas , qui s'est présenté dernièrement,
la digitale a été administrée avec l'opium et le calomélas conformément à la formule suivante :

℞ Pulv. digital. purp.
   Opii colati ,
   Calomel. precipit.
                      āā gr. j.

M. F. pilulæ ℔ quartis horis sumendæ.

Après la seconde prise de ces pilules, le malade , qui était
âgé d'environ douze ans, entra dans un sommeil salutaire qui
dura six ou huit heures. Il s'éveilla presque totalement délivré de ses souffrances , bien réparé , et capable de voir le jour.
Il avait sué copieusement à la tête , avait rendu une grande
quantité d'urine , et ce fut de cette époque que commença à
dater son rétablissement. Mais je suis plus porté à attribuer le
changement salutaire qui eut lieu à l'opium qu'à la digitale,
et même l'opium me paraît avoir aidé seulement à l'action
puissante du mercure, qui avait été administré précédemment
à fortes doses et en frictions. Ce qui me confirme dans cette
conséquence, ce sont les effets antérieurs du mercure chez le
même malade, sous la direction de M. Henry, avant qu'on
m'eût consulté ; car il en avait obtenu un grand soulagement,
quoique ensuite il eût eu une rechute. Les frictions furent renouvelées par mon conseil, et l'on y joignit les remèdes cités
plus haut.

J'ai examiné diverses histoires d'hydrocéphale relatées dans
différens journaux de Médecine, depuis l'adoption du mercure dans le traitement de cette maladie ; et sur vingt-six cas

que jai notés indistinctement dans le cours de mes recherches, j'ai trouvé onze guérisons et quinze morts. Le mercure avait été employé dans sept cas de guérison, et d'autres remèdes dans les quatre restans. On l'avait aussi administré dans quatre cas de mort, et dans les onze autres, on s'était servi d'autres remèdes. Ces faits, tirés de recueils authentiques (1), sont une preuve frappante des avantages et de la supériorité de la méthode actuelle de traitement dans une maladie jugée jusqu'à ce moment si meurtrière : et ma propre expérience confirme cette conclusion; car, dans les exemples ci-dessus, il n'y en a aucun qui ait été sous ma direction.

Une transpiration copieuse de la tête n'est point un effet rare du mercure, et l'on devrait la faciliter en enveloppant cette partie d'une flanelle, car elle procure quelquefois un prompt soulagement. Je vais en rapporter un exemple tiré de mes notes. Le 23 octobre 1784, je fus voir M. E., jeune enfant âgé de huit ans, et qui était attaqué d'hydrocéphale interne ; ses yeux étaient tournés, et, dans quelque position qu'ils fussent, ils n'avaient plus la faculté de voir ; son pouls battait *cent soixante* fois par minute; il donnait des signes d'une douleur considérable à la tête, et il se remuait souvent sur l'oreiller. Son bras et sa jambe du côté droit étaient sans mouvement, le ventre était tendu et tuméfié. J'ordonnai un vésicatoire, l'onguent mercuriel fort, et de petites doses de mercure intérieurement. Au bout de vingt-quatre heures, il survint une sueur des plus copieuses à la tête ; la douleur et la distorsion des yeux avaient considérablement diminué ; le vésicatoire avait produit une légère inflammation, et donné une matière séreuse en petite quantité. Le 25 octobre, le mouvement fut rendu au bras et à la jambe paralytiques, et le malade voyait les objets distinctement, ainsi qu'il parut lorsque je lui montrai une montre qu'il *cherchait* à saisir. Le 27, il retomba

---

(1) *Des* Medical Observations and Inquiries, *des* Medical Commentaries, du docteur Duncan, *du* London medical Journal, *des* Memoirs of the medical Society of London, *des* Letters and Essays du docteur D. Monro.

dans son premier état. Le 3o, il mourut, mais je ne pus obtenir la permission d'examiner son cadavre.

Les bons effets du mercure dans l'hydrocéphale sont indépendans de la salivation, et il est vraiment étonnant que l'on
puisse employer de très grandes quantités d'onguent mercuriel dans l'enfance et le jeune âge, sans affecter les gencives,
nonobstant la prédisposition qu'a la salive à couler, à une
époque de la vie où s'exécute la dentition. Du 8 février au
7 d'avril 1786, un enfant au-dessous d'un an consomma en
frictions successives quatre onces six gros et deux scrupules du
plus fort onguent mercuriel. On en administrait un scrupule à
chaque fois ; l'opération durait plus d'une demi-heure, et l'on
baignait toujours préliminairement avec de l'eau chaude la
partie à laquelle on appliquait l'onguent : ces précautions
étaient prises pour assurer l'entière absorption du mercure.
On lui donna aussi pendant la même époque, et à des intervalles convenables, trente-sept grains de calomel en seize
doses. Il se rétablit sans éprouver de symptômes de salivation, et depuis il n'a jamais souffert de douleur de tête.

Pendant le cours du *traitement mercuriel,* il est nécessaire
de se tenir en garde contre la diarrhée, sans quoi le remède
est chassé hors du système et ne produit aucun effet salutaire.
On ne doit point endurer non plus la constipation, qui augmenterait le malaise, la fièvre et la douleur : pour l'éviter, on
donnera, toutes les fois qu'on le jugera convenable, des lavemens de lait, d'huile et de sel.

On observe souvent, après la guérison de l'hydropisie du
cerveau par le mercure, un accroissement rapide et extraordinaire. Dans une circonstance dont la direction me fut con-
fiée en 1784, une jeune demoiselle, âgée de neuf ou dix
ans, d'une famille noble de ce comté, grandit en hauteur de
deux pouces, dans l'espace de quatre mois après son rétablissement.

La fréquence comparative de l'hydrocéphale dans les différentes périodes de la vie, la prédisposition de chaque sexe à
cette maladie, et sa durée, telles qu'on peut les déduire d'a-

près les observations des vingt-six cas dont j'ai fait mention, sont indiquées dans le tableau suivant :

Age.

Depuis la naissance à un an. 2
Depuis un an à deux ans. . . . . ı
De deux à cinq. 8
De cinq à dix. 6
De dix à vingt. 5
De vingt à trente. 4

TOTAL. 26

Sexe.

Mâles. 14
Femelles. 12

Résultat.

Morts. 15
Rétablis. 11

Durée.

Deux semaines et au-dessous. 7
De deux à trois semaines inclusivement. . . . . : 6
De trois semaines à un mois. 4
D'un mois à six semaines. 1
Trois mois avec interruption. 1

Cette table n'est pas assez étendue pour en tirer des consé-quences décisives, et c'était mon intention de l'augmenter, si j'en avais eu le loisir, par le journal des nombreux exemples qui se sont présentés dans le cours de ma pratique. Il s'en offre plusieurs dans ce moment à ma mémoire, qui ont été d'une très longue durée. L'enfant dont j'ai fait mention plus haut,

auquel la digitale fut administrée sans succès, vécut seize mois
avec cette maladie. Elle vint par degrés presque insensibles, et
fut accompagnée de fort peu de douleur. Sa tête avait augmenté
de volume, mais ni la fontanelle ni les sutures n'étaient écar-
tées. Sa vue manqua, et bientôt après il fut atteint d'une amaurose complète. Le côté gauche devint paralytique, et cet état
déplorable dura jusqu'à ce qu'un court et léger accès de fièvre
eût mis fin à l'existence du malade (1). Je vais rapporter plus
au long un autre cas pour lequel je fus consulté, et qui fut accompagné de plusieurs circonstances curieuses et intéressantes.
Une dame âgée de vingt-cinq ans, d'une constitution saine et
d'une complexion assez fraîche, accoucha de son troisième enfant en juillet 1786. Pendant les derniers mois de sa grossesse,
elle était sujette à des douleurs de tête fréquentes, pendant
lesquelles elle éprouvait un froid considérable aux jambes et
aux pieds. Les maux de tête se dissipèrent après l'accouche-
ment; mais dans le mois d'octobre suivant, ils revinrent périodiquement tous les matins, et étaient, en général, allégés
pendant le courant de la journée. A cette époque, elle était
très incommodée par une constipation habituelle. En décembre,
le plus âgé de ses enfans fut pris, pendant qu'il était sur ses ge-
noux, d'une convulsion qui causa dans l'âme de la mère une
terreur et une agitation telles, que les douleurs de la tête en
furent aggravées à un très haut degré. On ordonna les vésicatoires, un émétique et d'autres moyens de secours, sans qu'il
en résultât de soulagement matériel ou durable. En février
1787, il survint un léger tremblement de la tête, et l'on consulta
un médecin de Londres, qui jouissait à bon droit d'une grande
considération. Son opinion fut que la maladie était une extravasation de sérosité dans le cerveau. A cette époque, les pupilles étaient considérablement dilatées, et la vue si fort affectée, que la malade ne pouvait lire. Son parler était aussi à peine

---

(1) On voit, par ce que dit ici M. Thomas Percival, qu'il s'agissait de l'hydrocéphale chronique, maladie dans laquelle la digitale et les autres remèdes
sont également sans efficacité.

intelligible. Dans le mois d'avril, on s'adressa à un autre médecin très renommé, qui ordonna un exutoire entre les deux
épaules, capable de recevoir vingt-quatre pois, et ensuite conseilla l'onguent mercuriel, qui fut employé à la dose d'un gros
chaque nuit, pendant l'espace d'un mois. Il s'ensuivit une salivation copieuse, mais qui ne produisit que peu ou point d'a-
vantages. L'électricité, les eaux de Bath, les émétiques souvent
répétés, les cataplasmes stimulans sur la tête, furent également
sans efficacité. Le 14 février 1788, je reçus le détail de la position de cette dame : elle avait alors, et depuis quelque temps,
laissé de côté tous les secours de la Médecine. Elle était attaquée d'une paralysie presque générale, et incapable de s'ha-
biller et de prendre elle-même sa nourriture. Sa tête était quelquefois sans douleur, pendant l'espace d'un jour ou deux, mais
toujours si tremblante, qu'elle était obligée d'user d'un soutien
d'acier. Les muscles de la mâchoire étaient aussi tellement relâchés, que la manducation se faisait avec beaucoup de difficulté. Dans ce cas long-temps prolongé, il y a tout lieu de
croire qu'il existait un épanchement séreux, tant dans les ventricules qu'entre les membranes du cerveau ; et il n'est pas invraisemblable que la moelle épinière était aussi affectée d'une
semblable compression.

Dans ces conjonctures, et après avoir tenté en vain un assez
grand nombre de remèdes conseillés par des médecins d'une
habileté et d'un jugement distingués, j'éprouvai une répugnance particulière à offrir quelque encouragement pour employer de nouveaux moyens ; mais lorsqu'on a en vue un but
louable et grand, la possibilité de l'atteindre est non-seulement
un motif propre à justifier nos efforts, mais encore elle nous en
fait un devoir. L'expérience nous prouve d'ailleurs que les tentatives sont quelquefois couronnées de succès, quoiqu'il n'y ait
aucun fondement de nous y attendre. Je recommandai donc de
soutenir les forces de la malade par un régime cordial et nourrissant, par le séjour dans un air sec et tempéré, par un exercice doux, soit naturel, soit artificiel. Sous ce rapport, je conseillai particulièrement de frictionner l'abdomen et l'épine du

dos avec une flanelle neuve, soir et matin. Comme l'exutoire placé entre les épaules me parut être un écoulement trop affaiblissant à une époque aussi avancée de la maladie, je laissai la liberté de le guérir ou de le panser avec un pois seulement. Je proposai les bains de vapeurs, que je crus propres, en réchauffant toute l'habitude du corps, à donner de l'énergie aux systèmes nerveux et lymphatique. Comme les frictions mercurielles avaient été essayées sans utilité, je ne jugeai point convenable de les renouveler en grand ; mais j'imaginai qu'on pourrait frotter avec avantage l'épine du dos de petites quantités d'onguent mercuriel, chaque soir en se couchant. Si l'on y répugnait, j'indiquais un liniment volatil qu'on pourrait y substituer. Les sternutatoires ayant été quelquefois trouvés utiles dans les affections hydrocéphaliques, je conseillai leur usage dans ce cas, et je recommandai d'essayer l'emploi du musc, de l'éther et de l'oxide de zinc. Si, à l'aide de ces moyens ou de tout autre, la malade pouvait recouvrer un degré de force suffisant pour supporter un voyage de mer, j'insistais pour qu'on l'entreprît en une saison convenable, parce qu'il pouvait en résulter une révolution salutaire dans tout le système.

Tel fut l'avis que je donnai dans cette occasion intéressante et touchante. Je regrette qu'on ne m'ait pas communiqué les détails des effets qu'il produisit, et qu'on m'ait dit seulement que la dame en question reçut, du plan que je lui avais proposé d'essayer, des consolations et du soulagement.

L'imperfection de nos connaissances touchant la structure du cerveau, l'énergie diverse des nerfs, tant à leur origine que dans leur trajet et à leur terminaison, répand nécessairement un certain degré d'incertitude sur les affections de cet important organe, et il est souvent extrêmement difficile de distinguer celles qui sont sympathiques de celles qui sont idiopathiques. On ne doit donc pas être surpris que les causes de l'hydrocéphale n'aient pas été déterminées jusqu'ici avec un certain degré d'exactitude ou de précision. Les éclaircissemens que fournit la dissection des corps ne s'obtiennent qu'à la clôture de la maladie, et l'état de l'encéphale peut avoir subi des changemens considérables, soit par le travail de la nature, soit par l'action des remèdes qu'on a employés. Un médecin de mes amis, qui assista dernièrement à l'ouverture d'un enfant dont la mort avait été la suite d'un accès de convulsions, m'informe de ce qui suit. Cet enfant avait été incommodé, pendant environ deux mois, de fréquentes douleurs de tête. On avait soupçonné que les vers en étaient la cause ; mais les anthelmintiques ne produisirent aucun soulagement. On trouva les vaisseaux du cerveau extraordinairement gonflés, et les ventricules gorgés du double ou du triple de sérosité de ce qu'ils en contiennent ordinairement. Dans ce cas, je présume que la turgescence des vaisseaux était l'effet et non la cause des convulsions ; car le reflux du sang de la tête vers le cœur ayant été empêché durant l'accès dans lequel je crois que le malade expira, la distension vasculaire doit avoir été permanente. La couleur rouge et même violette de la face qui a lieu dans ces convulsions, est une preuve suffisante de l'accumulation du sang dans cette partie.

Je ne puis douter, d'après plusieurs cas qui se sont présentés dans le cercle de mes observations, que la maladie qui est l'objet de nos recherches, ne tire quelquefois sa source de l'inflammation. Je vais en rapporter ici un exemple succinct. Mlle ***, jeune personne robuste, d'une maison d'éducation de Manchester, après avoir beaucoup dansé, courut au puits pour avoir un verre d'eau fraîche, qu'elle but promptement et avec plaisir. Quelques minutes s'étant écoulées, elle vint contre le mur, et s'y appuyant, elle se mit à crier : Holà ! la tête ! Depuis ce moment, la douleur ne cessa pas ; et devenant de plus en plus vive, elle fut suivie par tous les symptômes affligeans qui caractérisent l'hydrocéphale. Au bout de trois semaines, elle mourut, et j'assistai à l'ouverture de son corps. On trouva le cerveau dans un état d'inflammation ; les vaisseaux étaient extrêmement gonflés, et les ventricules contenaient au moins sept onces d'eau.

Mais j'ai des raisons pour croire que l'hydrocéphale vient le plus communément de l'obstruction des glandes et de la pléthore générale ou locale. Une famille avec laquelle j'ai été long-temps et intimement lié, a souffert à plusieurs reprises de cette maladie formidable, ainsi que les dissections l'ont manifesté ; mais, dans l'exemple suivant, la mort arriva avant l'épanchement aqueux, qui, d'après l'état du cerveau et la prédisposition du sujet, aurait probablement eu lieu si la maladie avait été de plus longue durée. M. ***, beau garçon et d'une bonne santé, âgé de quinze semaines, se nourrissant bien et croissant très rapidement, après qu'il eut été sevré, fut pris de convulsions le 11 de mai 1772, quoiqu'il rendît régulièrement ses excrémens et qu'il fît assez d'exercice. On observa qu'un jour ou deux avant d'en être attaqué, il avait de l'aversion pour le mouvement. Comme il ne se manifesta pas de symptômes spécifiques de la dentition ou de la petite-vérole, la maladie fut attribuée à la pléthore générale. On ordonna par conséquent des évacuations douces; on appliqua des vésicatoires, et l'on administra des remèdes anodins et antispasmodiques. Par le moyen de ces secours, la fréquence et la violence des accès diminuèrent graduellement. Le 13 mai, les convulsions avaient entièrement cessé, et tout paraissait disposé d'une manière favorable ; mais le soir, le pouls devint intermittent, la respiration laborieuse et quelquefois interrompue, et le malade avait l'air affaissé et pâle. Les sinapismes, les vésicatoires et les cordiaux relevèrent les forces vitales. Néanmoins le soir suivant, il y eut une rechute, et la mort arriva le lendemain matin de bonne heure. On fit l'ouverture du corps. Les viscères de l'abdomen et du thorax étaient sains, excepté le mésentère, dont les glandes étaient très engorgées et tuméfiées. Les vaisseaux du cerveau étaient gonflés sans être enflammés, et il n'y avait pas encore d'épanchement aqueux, ni entre les méninges, ni dans les ventricules.

Dans une affection chronique de la tête, qui durait depuis plusieurs années, le malade m'informa que, pour cacher certaines marques que lui avaient laissées des tumeurs glanduleuses du cou, il faisait usage, depuis long-temps, d'un fort et épais bandage sous sa cravate, et que souvent il la serrait si étroitement, qu'il en résultait des douleurs de tête, des rougeurs de la face et des vertiges. Il avait continué cette pratique jusqu'au commencement de la déplorable maladie pour laquelle il me consultait, et il était persuadé qu'elle avait beaucoup contribué à la produire. Les symptômes qu'il éprouvait étaient de violens maux de tête, des vertiges en se baissant, un sentiment de défaillance lorsque la tête était subitement portée en arrière, le strabisme, et la saillie d'un des yeux, une débilité de tout le corps approchant de la paralysie, et un affaiblissement considérable des facultés intellectuelles. Par l'usage soutenu des toniques et des stimulans, par le moyen d'un régime cordial, et en buvant du petit-lait de chèvre dans les montagnes de Galles, la santé de cet individu se rétablit d'une manière supportable. La racine de mézéréon, le mercure et les vésicatoires étaient compris parmi les stimulans qui furent employés. Dans ce singulier cas, les vaisseaux internes de la tête furent probablement d'abord très distendus, et il survint ensuite une extravasation permanente de sérosité; mais le mal s'établit tellement par degrés, que les agens vitaux supportèrent un dérangement durable venant de la turgescence du cerveau, sans aucune inflammation concomitante.

En relisant quelques notes sur l'hydrocéphale que je rédigeai il y a plusieurs années, je trouve que de vingt-deux cas qui y sont énumérés, onze ont été reconnus pour être écrouelleux, trois soupçonnés tels, et quatre accompagnés d'une augmentation de volume de la tête, provenant probablement de constitution rachitique. De sorte que, dans dix-huit de ces cas, la diathèse inflammatoire ne dut point prévaloir. Mais chez les sujets de ces observations, le relâchement des fibres doit avoir occasioné une pléthore générale ou partielle, des engorgemens glanduleux, et une débilité d'action du système lymphatique; circonstances qui disposent particulièrement à une effusion séreuse au cerveau, parce que cet organe est si abondamment fourni de vaisseaux de tout ordre, que les anatomistes ont estimé qu'un dixième de toute la masse du sang y circule, quoique le poids de l'encéphale n'excède point un quarantième de tout le corps. L'exemple suivant me paraît

propre à confirmer en quelque façon ce raisonnement. M. ***,
fils d'un scrofuleux, naquit avec une grosse tête. Comme il
était bel enfant et qu'il devenait vigoureux, cette disproportion devint moins sensible dans l'espace de deux ans. Il fut
alors attaqué d'une gale d'un mauvais caractère, dont la guérison se montra très opiniâtre; et quand l'éruption céda, sa
rentrée se fit trop subitement. Bientôt après, cet enfant perdit
son appétit, sa force et sa gaieté, et maigrit sensiblement. On
l'envoya à la campagne où il parut se rétablir. Mais vers la fin
de mai, il éprouva des malaises, conçut de la répugnance pour
ses alimens, devint languissant, stupide, sans sommeil, et cependant sa physionomie avait cette tournure assoupie, qui
me porta à soupçonner un épanchement aqueux au cerveau,
quoique le pouls ne fût pas beaucoup changé, et que les yeux
ne fussent pas affectés, si ce n'est qu'ils avaient perdu leur
brillant ordinaire. Le 2 juin, les pupilles se dilatèrent, et le
pouls fut parfois lent, d'autres fois vite. L'enfant parut éprouver un malaise à la tête, mais il ne donna aucun signe de douleur aiguë. Le 3 du même mois, il survint une amaurose complète, avec strabisme accidentel et des tensions convulsives,
fréquentes dans les membres. Le pouls continua d'être irrégulier, et les urines furent évacuées en grande quantité. Comme
il ne se manifesta point de symptômes qui indiquassent une
douleur vive, j'examinai la tête avec attention, mais je ne pus
apercevoir d'écartement des sutures, ni de ramollissement à la
fontanelle. La mère m'apprit que la tête de son fils avait augmenté graduellement en grosseur depuis trois mois, sans qu'il
y eût eu d'accroissement proportionnel du reste du corps, de
telle sorte, qu'elle avait été obligée de lui faire d'autres bonnets de nuit plus grands.

Les praticiens qui ont écrit, ont rapporté beaucoup d'exemples de métastases hydropiques. J'ai vu une affection du cerveau qui paraissait de nature hydrocéphalique, et qui probablement avait été produite par l'inflammation, subitement et
complètement soulagée par une douleur vive qui se manifesta
au côté, et se termina d'une manière fatale par un abcès et

l'hydrothorax. Lorsqu'on incisa le cartilage de la troisième côte, il s'écoula une grande quantité d'eau de la poitrine. Après avoir enlevé le sternum, on aperçut des signes évidens d'inflammation ; les poumons adhéraient fortement et des deux côtés à la plèvre ; ils étaient couverts de matière purulente. On trouva un abcès ouvert dans le lobe postérieur gauche, dont la rupture, selon toute vraisemblance, avait causé la mort subite du malade. N'ayant point assisté à cette dissection, j'ai regretté depuis que le chirurgien eût omis d'examiner l'état du cerveau.

Je laisse au lecteur à décider si le cas suivant, par lequel je terminerai ces observations, doit être attribué à la métastase. La fille de M. C., âgée de neuf ans, après avoir éprouvé tous les symptômes de la phthisie pulmonaire pendant quatre mois, fut attaquée de douleurs de tête peu ordinaires, qui augmentèrent rapidement et au point d'occasioner des cris fréquens. La toux, qui avait été auparavant extrêmement violente et accompagnée de points dans la poitrine, diminua alors, et après un petit nombre de jours, elle cessa presque entièrement. Les pupilles se dilatèrent, le strabisme s'ensuivit, et, au bout d'une semaine, la mort mit un terme aux souffrances de la malade.

P. S. Les observations pratiques qui précèdent ont été tirées de mes notes, ou puisées dans mes réflexions, sans consulter, dans ce temps, aucun livre sur ce sujet ; mais depuis qu'elles sont écrites, j'ai lu avec attention un ouvrage très intéressant sur l'hydropisie du cerveau, publié dernièrement par le docteur *Quin*. La manière dont il a envisagé cette maladie me paraît judicieuse et exacte ; cependant, je suis porté à attribuer moins qu'il ne fait à l'inflammation, et je recommanderai par conséquent une grande réserve dans l'emploi de la saignée, même durant le premier stade ; car les vaisseaux du cerveau paraissent perdre promptement leur ton par la distension, et il s'ensuit un état de torpeur considérable et une faiblesse générale. Lors donc qu'il sera nécessaire de désemplir ces vaisseaux, on remplira plus convenablement ce but par le moyen d'un pur-

gatif mercuriel stimulant, et par l'application d'un large vésicatoire sur la tête. Le docteur *Quin* s'est trompé en supposant
que les frictions mercurielles aient été ordonnées pour cette
partie du corps, soit par le docteur *Dobson* ou par moi. Il a encore commis une erreur en annonçant que le premier malade
guéri par le docteur *Dobson*, de l'hydrocéphale, était son
propre enfant, et que le succès heureux dépendait de l'occasion
favorable que donne cette circonstance de faire attention de
bonne heure à son état. C'est à la vérité ce qui est arrivé à l'é-
gard d'une des premières histoires que j'ai rapportées, et je re-
connais la justesse de la conséquence du docteur à ce sujet.

Manchester, 20 mai 1791.

FIN.

TRAITÉ

DE LA FIÈVRE SIMPLE.

TRAITÉ

DE LA FIÈVRE SIMPLE,

PAR GEORGE FORDYCE;

TRADUIT DE L'ANGLAIS SUR LA SECONDE ÉDITION,

PAR F.-T. BIDAULT DE VILLIERS, D. M. P.

Medicina igitur adhuc taliter comparata est, ut fuerit magis ostenta quàm elaborata etiam magis elaborata quàm amplificata.

Solent autem homines naturam tanquam ex præaltâ turri et è longo despicere, et circà generalia nimium occupari; quandò si descendere placuerit, et ad particularia accedere, resque ipsas attentiùs, et diligentiùs inspicere, magis vera, et utilis fieret comprehensio.

BACON, Aug. sc., lib. II, cap. i.

OBSERVATIONS GÉNÉRALES.

LA fièvre est une maladie dont on ne peut pas même soupçonner l'existence, quoique l'on connaisse la structure du corps humain, les propriétés de ses solides et de ses fluides, les différentes opérations qui s'y passent dans l'état de santé, la manière dont ces opérations s'exécutent, les forces qui les produisent et la liaison du corps avec l'esprit; toutes ces choses étant connues aussi bien qu'elles peuvent l'être en ce jour des physiologistes, des anatomistes, ou de ceux qui ont étudié la Médecine elle-même, ou quelques-unes des branches de connaissances accessoires, ou qu'on regarde comme telles. La fièvre ne peut donc être reconnue qu'en l'observant sur les corps malades des individus qui en sont affectés Les auteurs, tant anciens que modernes, qui l'ont décrite, sont en grand nombre. On pourrait supposer d'après cela que son histoire devrait être très parfaite dans ce moment, puisqu'elle est une des maladies les plus fréquentes, et qu'elle a été telle dans tous les âges et dans tous les pays ; surtout à cause que c'est une de celles qui sont le plus souvent fatales, et qu'elle occupe tout le système (1), de manière à absorber pendant sa durée toutes les facultés physiques et morales, à un plus ou moins haut degré.

Tout homme cependant qui a lu les descriptions diverses qui nous ont été données de la fièvre par les auteurs anciens ou modernes, soit d'un pays, soit d'un autre, peut être convaincu sur-le-champ, que ni ses causes, ni son principe, ni sa marche, ni sa terminaison, ne sont clairement connus ou parfaitement décrits (2) ; et il en sera d'autant plus pleinement convaincu, qu'il aura eu de plus fréquentes occasions de voir cette maladie.

Son histoire n'est donc point bien connue ; que son traitement ne le soit pas non plus, c'est ce qui paraît assez évident d'après les différentes méthodes curatives employées par les praticiens de divers pays, ou par ceux de la même nation, du même district, de la même ville, qui, quoique pourvus de connaissances étendues dans l'art de guérir, voient des personnes atteintes de cette espèce de maladie.

Ce sujet par conséquent n'est pas épuisé. Beaucoup de mé-

---

(1) Les médecins anglais modernes parlent souvent du système du corps vivant, et en général ils désignent par cette expression l'ensemble des organes.

(2) Il y a 2000 ans qu'on écrit et qu'on parle sur la fièvre ; n'est-il pas étonnant que ce sujet soit encore plein d'incertitude et d'obscurité ?

decins ont travaillé, s'il est permis d'user de cette figure, à la culture et à la géographie de ce pays ; mais cette géographie est loin d'être complètement tracée, et cette culture bien éloignée de son point de perfection. L'auteur de ce Traité ne peut mesurer que quelques bases, déterminer quelques triangles, examiner peut-être le sol de quelques champs, cultiver quelques parties de sa surface, ou mettre à découvert une petite portion des trésors qui sont enfouis dans son sein. Maints observateurs nouveaux, maints nouveaux ouvriers doivent être employés pour achever de porter sa connaissance et sa culture à leur point de perfection.

Puisque, comme nous l'avons déjà observé, rien ne peut donner une idée de son histoire ou de sa méthode de traitement, que l'observation des phénomènes qui ont lieu chez les personnes qui en sont affectées, et l'examen des effets produits par les moyens curatifs mis en usage pendant son cours, rien non plus ne peut mettre dans le cas de perfectionner ce qu'on sait de cette maladie, eu égard à son histoire ou à sa curation, que l'inspection réitérée ; et celui qui n'est pas instruit par avance de l'état actuel des connaissances sur cette matière, ne peut s'assurer s'il a contribué ou non à son avancement. Ce qui a été fait avant nous, tel qu'il a été rapporté, est ouvert à quiconque veut prendre la peine de le lire, et faire attention à ce qui a été écrit sur ce sujet.

Il est assez naturel que le lecteur demande à l'homme qui prétend faire quelque amendement dans une partie, quelles sont les occasions qu'il a eues d'observer, afin de ne pas perdre son temps en parcourant une besogne qui pourrait n'être qu'un songe accompli. Il n'est donc point hors de propos de dire que, outre les autres occasions favorables à l'observation de cette maladie, l'auteur a été pendant plus de vingt ans un des trois médecins de l'hôpital Saint-Thomas (1), dont les salles contien-

____

(1) Il y a une école et une société de Médecine dans l'enceinte de cet hôpital, et les chaires sont occupées concurremment par les professeurs de l'hôpital de Guy et de celui de Saint-Thomas.

nent environ quatre mille malades chaque année, et dans lesquelles la proportion des fièvres aux autres maladies est beaucoup plus grande qu'à l'ordinaire, puisque les fièvres et toutes les maladies aiguës sont un motif de préférence pour y être admis, et que beaucoup de fièvres prennent naissance dans ce lieu, ainsi que dans tous les autres hôpitaux. Son attention a été aussi particulièrement dirigée du côté de ces maladies et de celles d'un autre ordre, par la description qu'il en donne et l'exposé du mode de traitement qu'il en fait depuis trente ans, trois fois par an aux étudians en Médecine (1). Il espère donc qu'on ne trouvera point déplacé qu'il essaie de payer son tribut et de reculer les bornes de l'art de guérir, en tâchant de déterminer les caractères distinctifs de cette maladie, et en faisant tous ses efforts pour délivrer l'espèce humaine de ses effets douloureux et funestes.

La fièvre tire son nom en grec, en latin, en arabe, en persan, principalement de l'idée de la chaleur, πῦρ, en grec, feu; *febris*, en latin, de *fervere*, brûler, etc. (2).

D'après la manière de s'exprimer de ce pays (l'Angleterre), le vulgaire, lorsqu'il a chaud, dit qu'il a la fièvre. L'auteur ne connaît pas seulement, d'après les plaintes de ses malades, la sensation intolérable de chaleur dont les fiévreux se plaignent souvent, mais il en a éprouvé sur lui-même tous les effets douloureux.

Une idée pour laquelle plusieurs médecins praticiens ont eu une certaine prédilection, c'est que, dans chaque maladie, il se manifeste quelque phénomène dont la présence est inséparable de celle de la maladie, *et vice versâ*. Cette idée offre, il est vrai, une perspective si flatteuse, et rendrait la connais-

***

(1) Ces leçons commençaient le premier lundi d'octobre et de février.

(2) Galien a remarqué qu'Hippocrate désigne une fièvre vive par le mot πῦρ, qui signifie feu. M. Raymond prétend que la plus vraisemblable, comme la plus ancienne étymologie du mot fièvre (*febris*), vient de *februare*; il observe que c'est des Sabins, qui donnèrent leurs noms et leurs coutumes aux Romains, que vient ce mot. De l'ancien nom sabin *februo*, en changeant l'*u* en *i*, on a fait *febrio* et *febris*.

sance de la maladie si parfaitement aisée, que les praticiens ont constamment donné avec beaucoup de facilité dans l'illusion qu'elle présente. C'est comme si, quand un navigateur approche une île dans laquelle il y a des rochers de craie, il en concluait que ce sont les roches blanchâtres d'Albion, et par conséquent l'île de la Grande-Bretagne ; ou qu'au contraire, s'il touche sur les colonnes de Staffa (1), il en conclut que c'est la Chaussée des Géans (2) qu'il a touchée. Il y a peu de phénomènes (symptôme est le terme grec) qui n'aient lieu qu'en une seule maladie particulière, et il y a encore bien moins de maladies particulières qui n'aient souvent lieu sans quelque symptôme propre. L'inflammation, pour en donner un exemple frappant, et parfaitement fondé sur la dissection anatomique, peut avoir lieu à la plèvre sans douleur, puisque non-seulement on a trouvé dans ce cas des adhérences et même des suppurations, tant dessus que dessous cette membrane, sans que le malade ait jamais accusé la plus légère douleur de côté.

De toutes les maladies, la fièvre est celle dans laquelle on peut le moins observer un symptôme pathognomonique, c'est-à-dire un phénomène qui n'ait point lieu quand il n'y a pas de fièvre, et qui ait constamment lieu dans le cas contraire.

Examinons les signes qu'on a considérés comme pathognomiques.

La chaleur, ce symptôme dont j'ai fait voir la prépondérance dans les idées de toutes les nations dont le savoir médical nous est connu, n'est certainement pas un signe pathognomonique de la fièvre.

Jusqu'au temps de Van Helmont, on n'a eu aucuns moyens

---

(1) La caverne ou grotte de Fingal en l'île de Staffa, dans la mer d'Écosse, monument superbe d'un grand incendie souterrain, a un caractère d'ordre et de régularité étonnant qui lui donne l'aspect d'un palais formé par la nature. *Voyez* sur cette admirable grotte, MM. Bancks, Troël, Faujas.

(2) La Chaussée des Géans, sur la côte d'Irlande, colonnade basaltique formée d'un amas prodigieux de colonnes dont la disposition imite celle de la grotte de Fingal.

de mesurer ce qu'un grand nombre de chimistes appellent aujourd'hui chaleur apparente du corps. Ce fut lui qui le premier
inventa un thermomètre formé d'un globe de verre rempli
d'air, dont la dilatation chassait un fluide dans un petit cylindre, et dont le refroidissement permettait au même fluide de
descendre dans ce cylindre. Par ce moyen, il mesurait le degré
de chaleur par l'expansion et la condensation des corps. Cet
instrument a été bien perfectionné depuis, de manière que par
la différence qu'il y a entre les dilatations du corps et du mercure, ainsi qu'entre celles des autres solides, fluides et vapeurs, nous pouvons mesurer très exactement ce qu'on a appelé chaleur apparente des corps. En appliquant cet instrument
aux malades attaqués de fièvre, l'auteur a souvent trouvé que
leur chaleur était moindre que celle qu'on découvre chez les
personnes en parfaite santé, malgré la présence de tous les
phénomènes qui constituent la fièvre, tels que la saleté de la
langue, la sécheresse de la peau, la fréquence du pouls, le
délire et la sensation de chaleur accusée par le malade ; c'est-
à-dire que la chaleur du corps, mesurée à l'aide d'un très petit thermomètre (1), en plaçant la boule (du diamètre d'un
quart de pouce, avec un tube proportionné) sous la langue, la
bouche étant tenue fermée pendant quatre ou cinq minutes,

---

(1) Dans le thermomètre de Fahrenheit, dont on se sert généralement en
Angleterre, par conséquent c'est celui dont il est question dans cet ouvrage,
l'intervalle entre les deux points (la congélation et l'ébullition de l'eau) est
divisé en 180° ; mais l'échelle commence à la température produite par un
mélange de neige et de sel (*muriate de soude*), qui est de 32° au-dessous du
terme de la congélation ; ce terme est donc 32° au lieu d'être zéro, et celui
de l'eau bouillante 212°. Dans le thermomètre centigrade, dont on fait usage
depuis quelques années en France, l'échelle est divisée en 100°, et dans celui
de Réaumur, en 80°. Conséquemment, les degrés de Fahrenheit sont à
ceux du thermomètre centigrade :: 180 : 100 :: 9 : 5, et à ceux de Réaumur :: 180 : 80 :: 9 : 4. Ainsi on a :

$$9F = 5c ; \quad \text{donc} \quad F = \frac{9c}{5} + 32 ; \quad \text{et} \quad 9F = 4R ; \quad \text{donc} \quad F = \frac{9R}{4} + 32,$$

c'est-à-dire que 9 degrés de Fahrenheit n'en font que 5 centigrades, ou 4 de
Réaumur.

et la respiration exécutée par les narines. Avec le concours de toutes ces circonstances, le thermomètre n'est monté qu'à 96°, 95°, ou même 94° dans quelques-uns ; tandis que, d'un autre côté, chez des malades qui éprouvaient beaucoup de froid, le thermomètre appliqué de la même façon, a fait voir que la chaleur apparente du corps était de 104° ou 105°. Cette manière de mesurer la chaleur ayant été totalement incónnue jusqu'à Van Helmont, et n'ayant acquis un certain degré de perfection que long-temps après lui, nous ne pouvons fonder sur elle aucun raisonnement qui ait quelque rapport avec les idées des Grecs, avec la description des sensations de chaleur fébrile chez les nations où cet instrument n'a été ni connu, ni même employé.

L'auteur passe maintenant à l'examen de ce qu'éprouve le malade, eu égard à la chaleur et au froid. Quoique ce sentiment de chaleur soit plus ordinaire et d'une durée beaucoup plus longue que celui du froid dans la fièvre, qui n'est point mortelle au bout d'un petit nombre d'heures, cependant il n'est pas douteux que souvent le malade éprouve un froid excessif. Très souvent le froid se manifeste à la première invasion de la maladie ; souvent au commencement des accès, quand la fièvre a des intermissions ; ni souvent, ni très rarement, vers le milieu de ces espèces de fièvres, dans lesquelles il n'y a jamais d'apyrexies complètes pendant toute leur durée.

Si l'on applique la main sur le corps d'un fiévreux, la partie que l'on touche paraît quelquefois chaude lorsque le malade y éprouve du froid ; quelquefois on la sent changer du chaud au froid presque dans le même instant, ou même du froid au chaud ; et ce changement n'est nullement d'accord avec la sensation du malade et la variation du thermomètre.

La chaleur (1), considérée d'après les diverses manières de la mesurer, ne peut donc point être regardée comme le symptôme

---

(1) Il est certain que l'augmentation de la chaleur n'est pas suffisante, non plus que la fréquence du pouls, pour constituer la fièvre. Celse en avait déjà fait la remarque en disant: *Venis enim maximè credimus fallacissimæ rei,*

pathognomonique de la fièvre, c'est-à-dire comme un phéno-mène qui a toujours lieu pendant l'existence de la fièvre, et qui manque constamment dans le cas contraire.

J'ai cru qu'il était à peine nécessaire ici de faire attention à cette chaleur du corps (1), qu'on ne peut démontrer à l'aide d'aucun des instrumens dont nous avons parlé, et qu'on a ima-giné, dans ces derniers temps, exister dans la matière sans y être sensible, soit en produisant la dilatation des solides, des fluides ou vapeurs, soit en faisant éprouver une sensation aux hommes ou autres animaux.

Quelques auteurs et quelques praticiens ont imaginé que le froid suivi de chaleur constituait la fièvre ; mais quiconque est versé dans la connaissance de cette maladie, et a fait attention à ses accès, sait parfaitement que souvent elle débute sans frisson sensible au thermomètre, au malade ou aux assistans.

Nous appelons froid un moindre degré de chaleur mesuré par le thermomètre, senti par le malade ou par un assistant. Dans quelques cas de fièvre, l'auteur a déterminé de ces trois ma-nières différentes l'état de la chaleur, dès la première approche de l'invasion, et très souvent à différentes époques de la mala-die, sans jamais trouver un degré de froid autre que celui qui marque la température ordinaire du corps, et celle depuis le commencement jusqu'à la terminaison de la fièvre. Ce fait peut être confirmé, à n'en pas douter, par l'observation des prati-ciens et les relations des auteurs.

D'un autre côté, le froid, considéré dans le sens expliqué par l'auteur, a souvent lieu, d'après les moyens ci-dessus de le dé-couvrir, dans des maladies qu'aucun praticien n'a jamais prises pour la fièvre, dans l'affection hystérique, par exemple ; il ne peut donc être regardé comme symptôme pathognomonique de

---

quia sœpè istæ lentiores, celerioresve sunt, etc... *Altera res est, cui cre-dimus, calor æquè fallax, nam hic quoque excitatur æstu, labore, somno, metu,* etc.

Voyez C. Cels, lib. III, cap. vi.

(1) C'est cette chaleur qu'on a appelée chaleur latente.

cette maladie ; la fréquence du pouls a été plus généralement considérée comme telle. Le pouls, c'est-à-dire cette contraction et ce relâchement des artères qu'on sent facilement dans un de ces vaisseaux quelconque, et d'autant plus facilement qu'ils sont plus superficiels, donne presque toujours, par le nombre de ses pulsations, une idée numérique exacte de celles du ventricule gauche du cœur. Dans les personnes saines, et même dans les animaux en général bien portans, le nombre des contractions du ventricule gauche est singulièrement uniforme. Dans l'espèce humaine, à l'âge adulte, il bat ordinairement soixante-treize fois par minute, de manière qu'on pourrait le prendre comme mesure approximative du temps. Chez les hommes en proie aux affaires des grandes villes, il varie un peu, quoique très peu. Dans l'état de parfaite santé, le nombre de ses contractions va rarement au-dessous de soixante-dix, ou au-dessus de soixante-quinze par minute. On trouve (à la vérité, ce n'est pas très commun) des idiosyncrasies, ou manières d'être particulières à certaines personnes, dans lesquelles le nombre des contractions du ventricule est inférieur ou supérieur à soixante-treize par minute ; mais chez ces personnes, quel que soit le nombre de contractions dans un temps donné, il reste le même : je veux dire que, s'il est de soixante, il ne varie point ; si, au contraire, il est de quatre-vingts, on le trouve toujours tel, dans l'état de santé. Il est très rare qu'à la faveur de ces idiosyncrasies, le nombre des pulsations soit moindre que soixante-dix, ou plus fort que soixante-quinze ; encore de telles idiosyncrasies sont-elles peu communes : à peine en compte-t-on une sur cent, ou si l'on prend celles dans lesquelles les pulsations s'élèvent au-dessus de quatre-vingts, ou s'abaissent au-dessous de soixante, on n'en trouvera pas une sur mille. Ces contractions sont plus nombreuses et varient plus facilement chez les enfans ; chez les vieillards, assez ordinairement elles sont moins fréquentes. J'ai trouvé, à la Chartreuse, un vieil homme dont le pouls, dans l'état naturel, n'excédait pas vingt-six battemens par minute. Leur nombre est moins régulier chez les personnes âgées. Pour l'objet qui nous occupe actuellement, nous pouvons laisser de côté ce qui arrive chez les enfans et les vieillards, et prendre soixante-treize pour le terme ordinaire des pulsations artérielles.

Lors donc qu'il est question de la fréquence du pouls comme symptôme pathognomonique de la fièvre, on entend que les pulsations des artères, ou les contractions du ventricule gauche du cœur, surpassent en nombre, et par minute, la somme de soixante-treize; mais, ni les auteurs, ni les praticiens ne sont convenus qu'une telle augmentation numérique fût la fièvre (1); c'est pourquoi on a mis en question quelle est la fréquence du pouls qui constitue le symptôme pathognomonique de la fièvre. Quelques-uns ont pris quatre-vingt-dix pulsations et au-delà pour ce nombre caractéristique. La fièvre, suivant leur avis, existe par conséquent toujours quand le nombre ordinaire des battemens, qui chez un individu est de soixante-treize par minute, monte à quatre-vingt-dix ou plus dans le même espace de temps. Cette idée a engagé bien des gens à appeler fièvres toutes les maladies dans lesquelles les pulsations artérielles atteignent ou passent quatre-vingt-dix. Chacun peut employer un terme quelconque dans le sens qu'il lui plaît, pourvu qu'il le définisse. Supposé maintenant que nous admettions que toutes les maladies dans lesquelles le nombre des pulsations est au-dessus de quatre-vingt-dix sont des fièvres, l'auteur va examiner quelles sont les maladies qu'on pourrait réunir sous ce nom, d'après cette hypothèse.

Supposons une personne atteinte de contraction spasmodique des intestins. Il arrive dans ce cas que les pulsations des artères s'élèvent au-dessus de cent par minute; il faudra donc dire que cette personne a la fièvre. Cependant, si on lui administre une certaine dose d'aromates, les contractions intestinales cesseront, et le pouls reprendra son rhythme habituel. Si une autre personne se livre à la danse avec une vitesse plus qu'ordinaire,

---

(1) Boërhaave en exposant ces caractères de la fièvre, a dit que la fréquence du pouls en est le seul signe inséparable, et que c'est par elle qu'on doit juger de son existence. Cette opinion de Boërhaave a fait loi pendant long-temps, mais on en a enfin reconnu toute la vanité.

son pouls acquiert une fréquence pareille à la précédente, et partant, cette personne a la fièvre. Si une femme rencontre, sans s'y attendre, l'objet de son amour, son pouls devient pareillement très fréquent; elle a donc aussi la fièvre. Mais ces cas et cent autres semblables, qu'il serait facile de rapporter, sont bien éloignés de la maladie que je suis sur le point de décrire, ainsi que des fièvres admises par tous les praticiens de la Grèce et de l'Arabie, et même de celles d'un grand nombre de modernes.

La fréquence des contractions du ventricule gauche du cœur peut exister sans fièvre, de même que la fièvre peut avoir lieu sans que le nombre des contractions de ce ventricule soit plus grand que dans l'état sain. Dans plusieurs circonstances, l'auteur a vu la fièvre se déclarer et se conduire comme une fièvre continue, de manière que vers le milieu de la seconde semaine, le pouls avait acquis une vitesse égale à cent, cent dix ou davantage ; que la langue était couverte d'un enduit brunâtre et sec ; que la peau était également sèche. Il y avait alors un abattement considérable des forces, de la constipation, une violente douleur de tête, délire, de fortes exacerbations nocturnes, avec un regard stupide. Dans ces cas, l'auteur s'est assuré que les pulsations descendaient à soixante, cinquante ou même quarante-cinq par minute, tous les autres phénomènes restant les mêmes, c'est-à-dire tels qu'ils ont été décrits plus haut, ou bien la fièvre elle-même augmentant sous tous les autres rapports. Cet état du pouls, après avoir duré pendant deux ou trois jours, cédait la place à des pulsations aussi nombreuses qu'auparavant; de sorte que si l'on n'eût fait attention qu'aux autres circonstances de la maladie, et qu'on n'eût pas touché le pouls, on n'aurait pas eu la moindre raison de croire que les pulsations avaient été moindres pendant cet espace de temps. L'auteur a souvent fait remarquer cet état aux élèves qui fréquentaient l'hôpital Saint-Thomas, ainsi que le docteur Cullen, sir John Pringle, etc., etc., le lui avaient fait observer à lui-même. Beaucoup de praticiens en ont fait la remarque, et quelques auteurs en ont parlé. On ne pourrait certainement pas assurer que pendant ce temps le malade est sans fièvre ; il faut donc en conclure que cette maladie peut exister à un haut degré, au point même d'être fatale, sans augmentation dans les pulsations artérielles, ou, ce qui est la même chose, dans les contractions du ventricule gauche du cœur. Cette augmentation, quoiqu'elle dépasse le terme marqué pendant la santé, n'est donc pas un symptôme pathognomonique de la fièvre, puisqu'elle peut être considérable sans qu'il y ait fièvre, et l'être beaucoup moins que dans l'état ordinaire dans les cas les plus dangereux de cette maladie.

Si nous examinons l'agitation, l'anxiété, l'état de la langue, le mal de tête, ou tout autre symptôme qu'on observe fréquemment pendant la fièvre, nous trouverons qu'ils peuvent aussi exister sans elle, et ne se point manifester chez les malades qui en sont attaqués, d'où nous aurons droit de conclure qu'il n'y a point de symptôme pathognomonique de cette affection.

DÉFINITION ET DESCRIPTION DE LA FIÈVRE.

L'auteur n'entend point comprendre dans le nombre des fièvres beaucoup de maladies appelées de ce nom, même par des praticiens d'un grand savoir, et bons observateurs. Il en exclut d'abord toutes les affections du système qui dépendent d'une autre maladie quelconque. Ainsi, dans l'inflammation phlegmoneuse (1), dans la pleurésie, par exemple, il y a souvent de la fréquence, de la force et de la dureté dans le pouls; la langue est chargée, l'appétit perdu, le sommeil anéanti : si

---

(1) Il y a déjà bien long-temps que Galien avait fait observer que les anciens n'appelaient fébricitans que les malades qui, avec la fièvre, n'avaient aucune affection grave dans aucun organe principal; car pour ceux qui avaient la fièvre en conséquence de cette affection, ils les appelaient pleurétiques, péripneumoniques, etc., selon que la partie affectée était la plèvre, le poumon, etc. N'est-il pas étonnant, d'après cela que des auteurs modernes osent avouer, dans des ouvrages qu'ils disent être sanctionnés par l'expérience, que l'inflammation est peut-être l'unique maladie qui puisse produire et qui produise en effet la fièvre?

l'inflammation disparaît, tous ces phénomènes cèdent d'eux-
mêmes ; ils dépendent uniquement de l'état inflammatoire de
la plèvre, et par conséquent, d'après la règle précédente, ne
doivent point être considérés comme fébriles. Ainsi, dans l'inflammation des intestins, il y a fréquence du pouls, avec res-
serrement, dureté et souvent embarras, douleur à la partie antérieure de la tête, sécheresse et décoloration de la peau. La
langue est couverte d'un enduit brunâtre ; il y a un abattement des forces musculaires considérable, des mouvemens
convulsifs aux extrémités, nausée et vomissement, constipation, etc. Si l'état inflammatoire se dissipe, tous ces symptômes disparaissent ; ils dépendaient donc entièrement de cette
phlegmasie des intestins, et ne peuvent, d'après la règle
précédente, être considérés comme fébriles. Dans l'inflammation érysipélateuse, c'est-à-dire qui attaque la peau,
tous les symptômes que nous venons d'énumérer peuvent
avoir lieu. Il est possible de guérir cette inflammation au
moyen de l'application d'alcool étendu d'eau (1) ; et comme
alors tous les symptômes qui affectaient les autres parties du
système disparaissent, on ne peut non plus les regarder comme
fébriles. Ces mêmes symptômes peuvent exister dans la dyssenterie ; et si les intestins sont rétablis dans leur état ordinaire, ils cèdent bientôt : on ne peut donc les considérer
comme constituant la fièvre. Dans la gangrène et la mortification, il peut survenir des symptômes pareils ; il est même possible qu'ils continuent, malgré l'amputation des parties mortifiées ; cependant, on ne peut les ranger parmi les fièvres,
parce que la plaie faite dans cette circonstance a une tendance à se gangréner et à se mortifier, et qu'elle produit,
dans un grand nombre de cas, la gangrène et la mortifica-

---

(1) Il est certains cas où ce remède peut être dangereux en produisant
la rétropulsion de l'inflammation et la déterminant à se fixer sur une partie
interne. C'est au médecin à juger quelles sont les circonstances où il peut
convenir, et celles où il peut être nuisible. Je fais cette remarque, parce
que ce remède est plus généralement employé en Angleterre qu'en ce pays.

tion. C'est cette disposition à la gangrène et à la mortification qui entretient ces phénomènes ; ils dépendent donc d'une autre cause que la fièvre, et ne doivent pas être confondus avec elle, attendu que cette maladie ne communique point à une blessure de tendance à la gangrène et à la mortification. S'il survient une inflammation phlegmoneuse dans les parties qui environnent une partie mortifiée qui n'est point coupée, ces symptômes ne se manifestent point, ou s'ils ont lieu, ils s'arrêtent bientôt. De même si l'on ampute la partie morte et que la blessure ait de la disposition à une suppuration louable, ce qui arrive quelquefois, mais rarement, les phénomènes déjà énumérés disparaissent lorsqu'ils ont lieu, et dans le cas contraire, ils ne se manifestent point. Dans le rhumatisme qui attaque une partie déterminée du corps, ou qui en affecte plusieurs par suite de métastase, il arrive souvent que le pouls devient dur, plein, fort et fréquent ; la langue se couvre d'une croûte blanchâtre ; l'appétit se perd ; il y a une exacerbation considérable vers le soir et un relâchement marqué les matins : mais tous ces effets tiennent à l'affection rhumatismale et locale ; une fois qu'elle a cessé, tous les symptômes détaillés cessent aussi, et ne peuvent, d'après la règle que nous avons établie, passer pour fébriles. Dans le tétanos, il y a fréquence et embarras du pouls, mal de tête, perte d'appétit, nausées, assez ordinairement insomnie et délire ; mais tous ces symptômes, dus à la contraction spasmodique ou à la disposition qu'ont les muscles divers du corps à se contracter, ne constituent nullement la fièvre. Il y a beaucoup d'autres maladies dont nous pourrions faire l'énumération, qui produisent une affection du système, dépendante en général de la durée de la maladie qui l'a occasionée ; cependant, par la raison déjà alléguée, aucune de ces maladies ne mérite le nom de fièvre.

Si l'état morbifique d'une partie du corps produit une affection de tout le système, dans laquelle il y ait des phénomènes semblables à ceux qui ont lieu dans la fièvre, et qu'en guérissant cette maladie locale, l'affection du système ne cède pas sur-le-champ, mais commence à diminuer, et continue de le faire par degrés, cette affection, par la raison déjà donnée, ne mérite point le nom de fièvre.

J'établis, comme second principe, qu'une maladie qui n'affecte qu'une portion du corps seulement, c'est-à-dire un membre particulier, tel que le bras, la tête, l'estomac, etc., et qui n'attaque point les autres parties du système, ou qui ne les attaque qu'en raison de l'état local du membre souffrant, ne peut être appelée du nom de fièvre.

Souvent les praticiens peu versés dans la connaissance de cette maladie ont supposé qu'ils avaient une sagacité singulière pour découvrir que de telles affections étaient des fièvres. Ainsi la migraine qui a lieu par paroxysmes, qui débute quelquefois par le froid et produit l'accélération du pouls, la malpropreté de la langue, la perte de l'appétit, l'augmentation de la chaleur, et qui observe parfois le type quotidien, tierce ou quarte, a été regardée comme une fièvre et appelée de ce nom, quoiqu'elle n'ait rien de l'essence de celle dont nous traiterons par la suite.

Il ne faudrait pas conclure de tout ce que nous avons dit jusqu'ici, que la fièvre (1) ne peut exister long-temps avec une autre maladie quelconque. Elle peut commencer la première, continuer pendant quelques jours, et aller de pair avec une autre maladie survenue après coup, sans pour cela se guérir. Cette seconde maladie peut cesser sans que la fièvre discontinue, sans qu'après sa cessation les symptômes de fièvre disparaissent, et que son cours en soit altéré. Ce cas paraît même n'avoir été reconnu des praticiens qu'avec difficulté. En voici un exemple : un homme est attaqué de frisson, d'anxiété ; ses forces sont abattues ; le frisson est suivi de chaleur, de fréquence du pouls, de mal de tête, de saleté de la langue et d'autres symptômes fébriles. Il survient, après quelques heures ou même après quelques jours, une céphalalgie qui augmente

---

(1) Le docteur Hunter a nié la coexistence de deux maladies ; mais quoique l'opinion de cet homme célèbre soit d'ailleurs très respectable, l'expérience dément tous les jours cette assertion qui me paraît très peu fondée.

par l'inspiration, et qui est continuelle, avec toux, difficulté
de respirer, dureté, plénitude et force dans le pouls, enfin
tous les autres symptômes de la pleurésie. La douleur de côté
et les symptômes pleurétiques sont guéris par la saignée et
d'autres remèdes; cependant, après que le point de côté a entièrement cessé, le mal de tête, l'enduit de la langue, la prostration des forces et tous les symptômes fébriles peuvent subsister, et la maladie parcourir le reste de ses périodes, absolument comme s'il n'avait point existé de pleurésie antérieurement.

Ce qui augmente la difficulté dans ces cas, c'est qu'il arrive
assez ordinairement que la présence d'une autre maladie guérit
la fièvre, et que tout les phénomènes qui subsistent après
cela sont produits uniquement, ou entretenus, par cette seconde maladie, la fièvre ayant totalement lâché prise. Ainsi,
par exemple, une personne sera attaquée de frisson suivi de
chaleur, de fréquence du pouls, de mal de tête, d'abattement considérable des forces musculaires, et de tous les
autres symptômes de la fièvre; il survient, au bout de deux
ou trois heures, une inflammation des intestins, et la fièvre
est guérie. Quoiqu'elle soit passée, la douleur de la tête, l'état
de la langue continuent ; le pouls acquiert plus de vitesse, devient petit et serré : ces phénomènes, quoique les mêmes que
ceux qui avaient lieu pendant la fièvre, ne dépendent pourtant
que de l'inflammation seule des intestins. Si l'on guérit cette
inflammation par le moyen des saignées générales ou locales,
des fomentations et d'autres remèdes qui ne tendent point à
guérir la fièvre, tous ces phénomènes diminuent graduellement, et cessent très peu de temps après la guérison de l'inflammation du canal intestinal.

J'ai jugé ces considérations préliminaires nécessaires avant
d'entamer la description de la fièvre. Je vais maintenant entreprendre cette description.

La fièvre (1) est une maladie de l'existence de laquelle, ni la

------

(1) Un auteur allemand célèbre, le docteur Reil, a défini la fièvre de la

connaissance de la structure du corps humain, ni celle des propriétés des fluides, ni celle de l'action des organes du mouvement, aussi parfaite qu'on peut la supposer d'après l'état actuel de la science, les analyses et les observations des modernes, ne peut donner la moindre probabilité. En décrivant son histoire, on ne doit donc s'en rapporter qu'à l'observation seule, bannir tout raisonnement sur le pourquoi et le comment, et rejeter tout ce qu'on a appelé jusqu'ici théories. Cette vue paraît aussi juste que féconde, et c'est comme si un géographe, au lieu de s'occuper à décrire un pays, voulait trouver la raison pour laquelle une colline est placée dans un lieu, une vallée dans un autre, un rivage est couvert de rochers, un autre de sables, au lieu de donner la situation actuelle des montagnes et des vallées, et celle des rivages pierreux ou sablonneux.

La fièvre est une maladie qui affecte tout le système, la tête, le tronc, les extrémités, la circulation, l'absorption, le genré nerveux, la peau, les fibres musculaires et les membranes, et non-seulement le corps, mais encore l'esprit. C'est donc une maladie de tout le système (1), dans quelque sens qu'on le prenne. Cependant, elle n'attaque pas les différentes parties d'une manière égale et uniforme; au contraire, quel-

---

manière suivante, d'après laquelle il est assez difficile, ce me semble, de se faire une idée de cette maladie. Je vais rapporter cette définition en allemand, en faveur de ceux qui connaissent cette langue, et de peur qu'on ne m'accuse de l'avoir dénaturée en la traduisant; ceux qui n'entendent point l'allemand n'y perdront pas grand'chose.

Ein Fieber ist ein Abweichung der Lebenskräfte eines Organs von seinem gesunden Zustande. Die Reitzbarkeit ist erhöht, das Wirkungsvermögen unverletz, oder geschwächt. Im Gefolge der durch diesen Zustande erregten leshafteren Lebensprocesse kann endlich Reitz und Wirkungsvermögen selbst die Vegetationskraft zu Grunde gehn.

Ueber die Erkennt und Kur der Fieber.

(1) La fièvre simple, dit le docteur Wilson, est une maladie purement constitutionnelle, et l'on peut la définir une extrême excitation ou débilité de toutes les fonctions sans aucune affection locale.

Treatise on Febrile Diseases, vol. I, p. 530.

quefois, certaine partie l'est davantage que certaine autre,
Quelquefois les parties qui étaient les plus affectées à une époque, le sont moins à une autre; de sorte que les phénomènes
qui tiennent le premier rang dans une fièvre, sont très légers
dans une autre, et peuvent même manquer totalement. C'est ce
qui a jeté beaucoup d'incertitude sur cette maladie. Pour la
décrire, il est nécessaire de supposer un cas où tous ces symptômes essentiels soient présens au même degré, quoiqu'un cas
de cette nature ne soit jamais arrivé, surtout parce que l'existence d'un symptôme n'influe en aucune manière sur celle
d'un autre. Par exemple, dans beaucoup de fièvres, il y a douleur à la partie antérieure de la tête; dans quelques autres,
cette douleur n'existe point. Dans beaucoup de fièvres, la
langue est chargée; dans quelques — unes, cet organe conserve son aspect ordinaire de santé. La présence ou l'absence
du mal de tête n'a donc aucune influence sur l'état de la langue, qui n'influe pas davantage, dans l'un et l'autre cas, sur
le mal de tête. Le même malade peut avoir à la fois une céphalalgie considérable et la langue très chargée, ou ne pas ressentir une grande douleur de tête et avoir la langue très
chargée; un second pourra avoir la langue peu chargée et un
violent mal de tête; un troisième, n'avoir que la langue peu
chargée et une douleur de tête légère; un autre aura mal à la
tête, sans que sa langue soit chargée, ou bien la langue chargée
sans mal de tête; un autre enfin peut n'avoir ni céphalalgie ni
saleté de la langue, ce qui peut arriver également de deux
autres symptômes quelconques de cette maladie.

La durée des fièvres n'est point la même dans tous les cas.
Quelquefois elles terminent leur cours en huit, dix ou douze
heures, de manière que le malade en est atteint, tous les symptômes qui en constituent l'essence se manifestent, l'accès en chaud
a lieu, et la maladie se dissipe; ou bien, en d'autres termes,
après que plusieurs phénomènes se sont succédé, la fièvre est
entièrement terminée et la santé rétablie dans l'espace de temps
désigné ci-dessus. On doit donc considérer cet ensemble de
phénomènes comme une fièvre complète, puisque tout ce qui

lui est essentiel est arrivé. Car, si un homme qui voyage va avec
la vitesse du vent, et un autre avec la lenteur d'une tortue, le
voyage se fait pareillement, quoique dans des temps inégaux (1).
Il peut consister en une ou plusieurs postes : dans le premier
cas, il est aussi complet au bout d'une poste, qu'il l'est dans
le second après plusieurs. Quand la fièvre achève son cours dans
huit, dix ou douze heures, son existence est aussi complète que
si elle eût mis huit ou dix mois ; si elle l'achève dans un stade,
elle l'est aussi bien que si elle eût passé par beaucoup de stades
semblables ou même dissemblables. Cette idée est positivement
celle de Sydenham, un des premiers auteurs quant à l'exactitude de l'observation ; c'est aussi celle de plusieurs autres grands
auteurs et grands praticiens.

Quand, dans certaines occasions, une maladie achève son
cours en peu de temps, et que, dans d'autres, elle emploie un
plus long intervalle, il est bon de considérer son histoire tantôt
dans l'un, tantôt dans l'autre de ces cas. Si elle ne nous donne
point le loisir d'observer distinctement ses phénomènes, il n'est
pas douteux qu'alors nous devons choisir les circonstances dans
lesquelles sa durée exige une plus longue période de temps. Si
au contraire nous avons le temps suffisant pour observer tous
ses symptômes divers avec exactitude, il vaudra mieux la prendre
lorsqu'elle occupe par sa durée l'intervalle le plus court, parce
qu'elle est moins susceptible alors de se compliquer avec d'autres dérangemens dont les phénomènes pourraient être pris
mal à propos pour ceux de la maladie que l'on a intention de
décrire.

La fièvre qui parcourt ses périodes et se termine complètement au bout de huit, dix ou douze heures, laisse un temps
suffisant pour observer tous les symptômes essentiels auxquels
elle donne lieu, et partant, doit être examinée la première.

La fièvre qui se termine en moins de vingt-quatre heures, et

______

(1) Le temps, en effet, pris en lui-même, n'est qu'une abstraction de
l'esprit, qui n'a d'autre valeur que celle qu'on est convenu de lui attacher.

dure moins d'un jour et d'une nuit, a été appelée éphémère (1) par les Grecs. Plusieurs auteurs, tels que Boërhaave, ont regardé comme éphémères quelques légers désordres causés par l'inertie, une trop grande quantité d'alimens difficiles à digérer, une dose trop forte de vin, ou quelque autre principe de maladie semblable, dont la terminaison s'effectue en moins de vingt-quatre heures ; mais ces auteurs, ainsi que Boërhaave lui-même, n'ont point été des médecins cliniques, c'est-à-dire des praticiens qui voient un grand nombre de malades (2) confinés dans leurs lits. L'auteur a vu plusieurs fièvres dans lesquelles tous les symptômes essentiels avaient lieu, se terminer dans huit, dix ou douze heures. C'est une fièvre de cette nature qu'il va décrire d'abord, laissant pour d'autres momens les variétés qu'elle présente.

La fièvre commence souvent par des symptômes bien prononcés, et tout d'un coup, c'est-à-dire qu'une personne en parfaite santé se sent malade à un haut degré en moins d'une minute. Par exemple, un particulier qui s'assied pour dîner avec un grand appétit, se trouve à l'instant si fort affecté de cette maladie, qu'il ne peut manger un seul morceau. Elle peut se déclarer ainsi subitement à une époque quelconque des vingt-quatre heures, mais elle ne le fait pas également. On voit un beaucoup plus grand nombre de fièvres commencer entre huit heures du matin et huit heures du soir, que depuis huit heures du soir à huit heures du matin. Il y a une différence remarquable à cet égard, et, d'après l'observation de l'auteur, il se

---

(1) Si la fièvre simple ne dure que vingt-quatre heures, on l'appelle éphémère ; quand elle dure deux ou trois jours, éphémère prolongée ; synoque simple, si elle se termine en cinq jours ; lorsqu'elle se prolonge jusqu'à sept, et qu'elle est accompagnée de douleurs de tête et de lombes, de nausées et de diarrhée fétide, on lui donne le nom de synoque putride ; enfin, on la nomme aiguë simple si elle dépasse ce terme, et qu'elle s'étende jusqu'à vingt-un jours et au-delà.

(2) L'auteur dit attaqués de fièvre ; mais, pour être médecin clinique, il ne suffit pas de voir des fiévreux seulement, puisque toutes les maladies sont du ressort de la Clinique.

manifeste au moins dix fièvres depuis huit heures du matin jusqu'à huit heures du soir, pour une depuis huit du soir à huit
du matin.

Il est bon de rappeler que nous avons promis de donner
l'histoire de la fièvre telle que l'observation la présente, et non
d'après de vaines suppositions. Nous ne chercherons donc point
à connaître pourquoi cette différence de proportion existe.
Quelques-uns ont supposé que le passage du soleil par le méridien produisait cet effet (1); mais il paraît que c'est sans fondement, attendu que le nombre des fièvres qui débutent vers
midi ou aux environs, n'est pas sensiblement plus grand que la
somme de celles qui commencent deux ou trois heures avant
ou après. En un mot, la fièvre est une maladie dont les phénomènes n'ont pas encore été décrits d'une manière satisfaisante.

En général, les premiers symptômes qui se manifestent sont
le malaise et l'agitation. Le malaise général s'accroît peu à peu;
celui qui l'éprouve se sent malade sans accuser de douleur particulière dont il puisse fixer le siége à une partie déterminée du
corps. Ce malaise affecte aussi, et dans le même instant, l'esprit; peut-être même est-ce lui qui est le premier affecté. C'est,
à la vérité, une proposition remplie de doute, qu'une maladie
puisse exister dans l'esprit, non dans son sens moral, les dérangemens qui attaquent l'esprit de concert avec le corps ayant
été considérés jusqu'ici comme provenant de quelque désordre
physique. J'examinerai ce sujet d'une manière plus étendue par
la suite, n'offrant l'opinion précédente qu'avec la plus grande
défiance. Au malaise se joint l'agitation; le malade désire con-

---

(1) M. Fr. Balfour, médecin au Bengale, croit avoir observé certain rapport entre la position des corps célestes et les paroxysmes ou les rémissions
des fièvres qui règnent dans cette contrée. Il prétend que les accès de fièvre
se déclarent ou disparaissent principalement lorsque le soleil ou la lune sont
placés de manière à régler l'élévation ou l'abaissement des marées; qu'ils
se manifestent plus souvent durant les hautes marées, et deviennent plus
violens à mesure qu'elles augmentent, et qu'ils cessent pendant les basses
eaux.

Asiatic Researches, vol. **VIII.**

tinuellement de changer de place ou de position; l'esprit ne peut non plus se fixer sur un seul objet; il erre souvent d'un sujet à un autre. Dans le même temps, il y a un sentiment de lassitude qui s'oppose puissamment, en rendant nul ce désir constant, à la disposition qu'a le malade pour changer de lieu et de position, ainsi qu'à celle de l'esprit pour varier les objets de son attention. Il existe alors chez les fiévreux une inaptitude marquée au mouvement musculaire et à l'exercice des fonctions physiques, qui s'étend aussi aux facultés morales, et empêche la perception, la mémoire, l'arrangement des idées et le jugement de s'exercer comme dans l'état de santé. Ces symptômes ont lieu à un degré entièrement différent à l'invasion des fièvres diverses; mais ils manquent très rarement, quoique, à la vérité, ils puissent aussi arriver dans d'autres maladies.

Cette inaptitude, qui est commune à l'esprit et au corps, a été appelée faiblesse ou débilité. Il semble à l'auteur qu'il conviendrait mieux de la nommer abattement des forces (1), ainsi que l'ont fait quelques auteurs, attendu que les forces du corps ne sont point perdues, mais que leur action est seulement empêchée par l'effet de la maladie. Si les forces du corps, aussi bien que celles de l'esprit, étaient réellement anéanties, l'impuissance qu'on trouve à les déployer subsisterait après la dissipation de la maladie, ce qui n'arrive point; car lorsqu'elle (la maladie) cesse au bout de huit, dix ou douze heures, de quelques-unes des manières ci-après décrites, cette impuissance cesse aussi, et l'esprit et le corps peuvent s'exercer avec une vigueur presque égale à celle qu'ils avaient auparavant, ou en parfaite santé. Si l'on place un poids sur le ressort qui fait mouvoir une machine, de façon à le retenir, sans détruire son élasticité, on l'empêchera, soit en totalité, soit en partie, de déterminer les mouvemens de la machine; mais si l'on enlève

---

(1) *Voyez* sur la différence qu'il y a entre l'oppression et la résolution des forces dans les maladies, ce qu'a dit le célèbre professeur Barthez; on ne peut rien voir de plus judicieux ni de plus sensé.

Élém. de la sc. de l'hom., 2e édit.

ce poids inaccoutumé, aussitôt le ressort sera en état d'exécuter ses premières fonctions avec la même force et la même régularité qu'avant d'en avoir été chargé, tandis que si l'application de ce poids a diminué son élasticité, il ne pourra plus produire les premiers effets qu'on n'ait pris des moyens pour lui rendre sa force et son ressort.

Pendant, mais plus communément après cet état de choses, il arrive souvent que le malade ressente une sensation de froid de la même nature que celle que produirait un milieu environnant plus froid que celui auquel il est accoutumé ; il désire alors de s'approcher du feu ou de s'exposer aux rayons du soleil, ou bien de se couvrir de vêtemens plus chauds. Ce n'est point un sentiment de froid intérieur qu'il éprouve, ni cette sensation qu'on appelle ordinairement froid dans l'estomac, mais un refroidissement extérieur, et comme s'il était plongé dans une atmosphère froide, ou qu'il eût mis des habillemens refroidis. Ce phénomène est beaucoup moins constant que l'agitation, le malaise, la lassitude et le défaut d'aptitude.

Ce n'est point l'intention de l'auteur d'entrer à ce sujet dans des recherches physiologiques, la Physiologie, d'après l'état actuel de nos connaissances, étant totalement, ou presque totalement inutile pour l'explication de ce qui se passe dans la fièvre ; par conséquent, il ne s'occupera point non plus ici de certaines idées qu'on a avancées concernant les causes d'où l'on a présumé que dépendait la température des corps animés. Il passe de suite au détail d'une circonstance vraiment singulière que voici : un thermomètre appliqué à une partie du corps marque un très haut degré de chaleur, quoique le malade éprouve du froid, et parfois, à cette même partie, où le thermomètre étant fixé indique un plus grand degré de chaleur que dans l'état ordinaire de santé. Les praticiens n'ont pas mis une exactitude suffisante dans l'énoncé de ce phénomène ; car si un homme éprouve aux parties extérieures du corps un froid semblable à celui qu'il éprouverait dans un milieu dépourvu de chaleur (sensation qui, comme nous l'avons dit plus haut, arrive réellement dans la fièvre), il ne doit pas imaginer pour cela

que sa langue soit froide. Si, à cette époque, on place un thermomètre sous cet organe, et qu'il indique une chaleur plus
considérable que dans l'état sain, on ne doit pas prendre pour
une contradiction ce que ressent le malade, puisqu'il n'éprouve
point de froid à cette partie du corps. Dans les endroits même
qu'il sent frappés de froid, dans les mains, par exemple, un
thermomètre marque quelquefois un plus grand degré de chaleur qu'il n'aurait fait si, les circonstances étant les mêmes, on
l'eût appliqué à ces parties pendant l'état de santé. Les choses
ne se passent pas toujours ainsi, car il arrive fréquemment qu'à
l'extérieur du corps le thermomètre s'accorde avec la sensation
du malade, plus fréquemment même que sous la langue, ou
dans toute autre partie intérieure susceptible de cette application ou d'un autre moyen quelconque d'examiner la chaleur.
Cet instrument marque quelquefois, à l'invasion de la fièvre,
un moindre degré de chaleur que dans l'état sain ; le 94ᵉ degré
de Fahreinheit est le point le plus bas que l'auteur ait observé,
avec la précision toutefois qui est admissible dans la détermination de ce genre de chaleur.

Il y a certains moyens d'échauffer les corps dont l'absence ne
peut les refroidir. Les rayons du soleil, par exemple, les
échauffent, et la privation de ces rayons ou de toute autre action de cet astre ne peut les refroidir ; en d'autres termes, le
soleil, placé d'un côté du globe terrestre, échauffe les corps
qu'il éclaire, mais lorsqu'il est dans un point opposé, il ne les
refroidit pas après les avoir laissés dans les ténèbres. Le froid
qui a lieu quand le soleil n'échauffe point certaines parties de
la terre provient toujours de causes indépendantes des parties
de la terre qui sont opposées à ce corps céleste. Ainsi, le frottement élève la température, mais le défaut de frottement, de
quelque manière qu'on fasse, ne peut l'abaisser. Quand le frottement cesse, la perte de la chaleur qu'il avait produite dépend
entièrement de causes avec lesquelles il n'a rien de commun.
Dans d'autres cas, les causes qui, quelquefois, produisent de
la chaleur, font un effet contraire. La solution de l'acide vitriolique (sulfurique) dans l'eau dégage de la chaleur, tandis que

le mélange de cet acide avec la neige engendre le froid. C'est ainsi que dans les fièvres il y a production de froid sans que rien y concoure que la fièvre elle-même. Un médecin ou un assistant, saisissant le bras d'une personne à l'invasion de cette maladie, sent en moins de cinq secondes un grand degré de froid à ce membre, et le thermomètre qu'on y adapte descend à un degré inférieur à celui dont il aurait baissé si on l'eût appliqué quelques secondes auparavant, quand bien même il aurait été préalablement porté à quelque chose de plus que la chaleur de la partie du corps où se fait l'application, et cela dans un espace de temps beaucoup trop court pour que la température du corps eût pu se communiquer au milieu environnant.

En Europe, nous sommes continuellement dans une atmosphère plus froide que la température ordinaire de notre corps exempt de maladie; nous pouvons donc dire que nous sommes plus chauds que cette atmosphère. Mais si la cause, quelle qu'elle soit, qui produit ce degré de chaleur, était enlevée, il s'établirait certainement un plus grand degré de froid, ainsi que le démontre le thermomètre, en raison de la distribution de la chaleur aux substances environnantes. Il y a des parties du globe où, pendant quelques semaines, la chaleur de l'atmosphère et des autres milieux dans lesquels l'homme vit est plus forte que celle du corps humain. Nous n'avons point d'observations qui indiquent si, dans ce cas, l'invasion de la fièvre s'accompagne d'un plus grand degré de froid, mesuré à l'aide du thermomètre; mais l'auteur s'est assuré que cette sensation de froid avait lieu à l'invasion de la fièvre, même lorsque la température de l'air, à l'ombre, était bien supérieure à celle du corps. Cette dernière est presque toujours uniforme et ne varie pas d'un degré de Fahrenheit, dans quelque climat que ce soit, qu'on la mesure sous la langue ou par tels autres moyens propres à sa détermination, dans les parties intérieures du corps. D'après cela, l'auteur serait porté à croire que la fièvre, à son invasion, a le pouvoir de diminuer la chaleur, autant qu'on peut en juger par le thermomètre, sans qu'elle se communique aux corps voisins ou qu'elle se dissipe par d'autres moyens que la fièvre elle-même.

Nous jugeons du froid par le toucher, c'est-à-dire par le contact d'une substance douée d'une certaine température, avec la peau, la bouche, l'estomac, ou quelque autre partie du corps. Nous éprouvons une sensation de froid en touchant, à l'invasion de la fièvre, celui qui en est atteint. Cette sensation ne s'accorde très souvent ni avec celle du malade ni avec le degré du thermomètre. C'est même un phénomène qui est si invraisemblable, que lorsqu'on le raconta pour la première fois à l'auteur, il le regarda comme entièrement impossible. Cependant on peut le trouver consigné dans plusieurs livres, quoiqu'il n'y soit pas décrit avec beaucoup de précision; mais une attention soutenue, et fréquemment dirigée de ce côté, l'a parfaitement convaincu qu'une partie que le malade sent froide , peut paraître chaude à un assistant, *et è contrario*. Il n'en est pas toujours ainsi, et il arrive souvent que le médecin, lorsqu'il touche le bras du malade, s'accorde parfaitement avec lui sur la sensation de chaleur qu'il éprouve, et que le thermomètre s'accorde aussi quelquefois, et d'autres fois n'est pas d'accord avec eux.

A l'invasion de la fièvre simple, dont la description nous occupe maintenant, le degré de froid déterminé par le thermomètre, le toucher du malade ou celui d'un assistant est extrêmement inégal dans les différentes régions du corps. Il paraît plus égal au malade lui-même; mais cette illusion est en général commune aux sensations des hommes bien portans; car si un particulier se trouve dans une chambre chaude, et qu'il y ait un trou dans une porte, placé vis-à-vis d'une certaine partie de son corps, quoique l'air froid ne frappe qu'une surface circulaire de deux ou trois pouces de diamètre, il éprouve cependant un froid général. Celui (le froid) des différentes parties du corps se fait sentir d'une manière souvent très inégale et très variable, soit aux assistans, soit au thermomètre.

Indépendamment de ces symptômes, la vivacité des sensations diminue. La sensation , comme l'on sait, est une affection en partie corporelle, en partie mentale. Avant toutes choses, il est nécessaire, pour exciter une idée dans l'esprit, qu'il y ait quelque impression de faite sur une certaine partie du corps, ou au moins une affection mécanique de produite. Ainsi, par exemple, l'image d'un objet doit être peinte sur la rétine par les autres parties de l'œil, pour que la vision ait lieu. Il est vrai qu'un individu peut imaginer qu'il voit, et voir réellement un objet, la lumière, par exemple, sans que cet objet soit dessiné sur la rétine ; mais ici, c'est mémoire et non sensation, car on n'a jamais acquis de cette manière d'idée nouvelle d'un objet visible quelconque. Il est bien connu, l'auteur croit même universellement reçu, que toutes les idées neuves qui naissent dans l'esprit humain dérivent d'impressions faites sur les parties sensibles du corps, à l'exception de celles qu'il reçoit de la conscience de ses propres opérations ; cependant il se peut qu'il existe de ces impressions, sans que pour cela elles excitent quelque idée dans l'âme. Un homme, par exemple, qui est assis sur les banquettes d'un spectacle, n'a point l'idée de la dureté de ces banquettes, quand il voit Garrick, dans *Lear* (1), mettre le corps de Cordélia sur le bûcher. L'esprit ne doit pas être occupé, pour tourner son attention du côté des impressions qui lui viennent du corps, et afin qu'elles puissent exciter en lui des idées. Quand nous parlons de la sensibilité du système, nous devons donc avoir soin d'établir une distinction entre ces deux fonctions, savoir, l'impression déterminée sur l'organe et la sensation excitée dans l'esprit.

Examinons maintenant comment la faculté qu'ont les impressions faites sur le corps d'exciter des idées dans l'esprit est affaiblie dans la fièvre.

En premier lieu, l'impression faite sur le corps doit être, dans quelques cas, beaucoup moins vive quand une extrémité est réellement beaucoup plus froide que dans l'état de santé. Une substance froide au thermomètre ne peut non plus produire la

---

(1) Le *Roi Lear*, tragédie dans laquelle Garrick, célèbre acteur de Londres, était fort applaudi ; à la fin du Ve acte, au moment où il pleurait sur le corps de Cordelia, tout le monde fondait en larmes.

même impression de froid sur la peau de cette extrémité, qu'elle aurait faite si cette même extrémité eût été plus chaude ; car la sensation de froid dépend de la température à laquelle la peau a été accoutumée.

En second lieu, l'abattement des forces musculaires peut rendre cette impression moins parfaite. Les muscles de l'œil, en changeant la convexité de cet organe , adaptent son foyer aux objets plus ou moins éloignés, de manière à ce que leurs images se peignent distinctement et complètement sur la rétine ; mais si ces muscles ont leurs forces abattues , ils ne peuvent déterminer la convexité de l'œil avec assez de justesse pour que les images des objets se dessinent aussi parfaitement et aussi distinctement, et en conséquence, l'esprit ne peut s'en former une idée aussi parfaite et aussi exacte.

On pourrait peut-être en dire autant de l'oreille, dans laquelle il n'est pas seulement nécessaire que le tympan ait une tension convenable, mais encore que tous les muscles et toutes les parties motrices qui mettent en action les osselets de l'ouïe, n'aient point leur ton et leurs forces affaiblies, ce qui peut se dire également des fibriles.

La croûte qui, en général , commence à se former sur la langue dès le principe de la fièvre, peut, en mettant les substances qui produisent le goût à une plus grande distance de cet organe, prévenir la production de leur effet mécanique ordinaire. Quant aux narines, s'il y a quelques raisons prises dans la Mécanique, à l'aide desquelles on puisse expliquer pourquoi les vapeurs ou émanations qui produisent la sensation de l'odorat ne font point leur effet ordinaire , elles n'ont point été déterminées ; mais on peut soupçonner que c'est parce que les sensations communiquées par cet organe sont bien plus susceptibles de s'affaiblir que celles de la plupart des autres.

Il ne sera pas inutile d'étendre aux autres parties du corps ces recherches relatives à la diminution de sensibilité causée par des agens mécaniques. L'esprit est certainement aussi affecté en beaucoup de cas, de telle sorte qu'il n'est pas capable de percevoir des sensations imprimées au corps avec un degré de force mécanique suffisante. On sait qu'à l'égard du toucher, par exemple, quand une extrémité est réellement plus froide qu'à l'ordinaire, et qu'elle a été rendue telle au moyen de l'immersion dans l'eau, l'application d'un liquide échauffé à un moindre degré que cela n'est nécessaire pour causer la sensation de chaleur, produit néanmoins cette sensation. Cependant, à l'invasion de la fièvre, l'insensibilité accompagnée d'un sentiment de froid est telle dans beaucoup de cas, que des substances assez chaudes pour cuire, et même pour opérer l'analyse chimique des parties auxquelles elles sont appliquées, n'excitent aucune sensation de chaleur dans l'esprit du malade. D'un autre côté, l'œil est tellement conformé, que, malgré le plus ou moins de convexité imprimée à ses parties, un objet placé à une plus ou moins grande distance de lui peut toujours former une image assez nette sur la rétine ; et pourtant quelquefois, dès le principe de l'accès de fièvre simple, cette image ne cause aucune impression à l'esprit.

Par conséquent, la faculté qu'a l'esprit de recevoir des impressions est aussi altérée dans la fièvre. Mais nous devons encore examiner la sensation sous deux autres points de vue difrens, savoir, selon qu'elle est distincte ou confuse.

C'est une erreur ordinaire que de croire que l'âme est toujours capable de percevoir des impressions distinctes de la même image peinte dans l'œil, des mêmes vibrations exécutées par les fibriles de l'oreille, des mêmes vapeurs ou émanations odorantes portées dans les narines, ou de substances mises en contact avec la langue, la peau et les autres parties sensibles du corps. Il est nécessaire que l'esprit soit exercé pour percevoir nettement ces idées. On ne peut nullement douter que l'image d'un objet ne se dessine également dans l'œil de l'Indien le plus grossier et dans celui de l'homme le mieux policé ; cependant elle ne fait point naître chez le premier une idée aussi distincte que chez le dernier. Mais, afin de mettre de côté tout ce qui pourrait être attribué au raffinement des passions, je ne crois pas que personne voulût soutenir que l'Indien sentît aussi bien qu'un botaniste la différence qu'il y a d'une fleur de tormentille à une plante tétradyname de Linné. Dans l'invasion de la fièvre, cette faculté, qui consiste à bien distinguer les sensations, est moins parfaite pour tous les organes des sens. C'est même une de ces choses qui mettent souvent obstacle à ce que le praticien obtienne un détail clair et circonstancié de ce que le malade ressent alors. Peut-être aussi que cette source d'erreur est la plus considérable de celles qui se glissent dans la description des fièvres. Plusieurs praticiens ont imaginé qu'il était utile de suggérer aux malades les sensations qu'ils ont présumé d'avance devoir accompagner la maladie. D'autres, dans des vues louables, mais erronées, lui ont suggéré des sensations dont ils l'ont supposé pourvu, auxquelles ils ont cru qu'il n'avait pas fait attention, et que bientôt il convient qu'il éprouve, à cause de la haute idée qu'il s'est formée du savoir du médecin qui l'interroge. Peut-être même que quelques-uns (1) ont usé de cet artifice pour faire parade devant les assistans de leur sagacité à se mettre à la place du malade et à deviner ce qu'il ressent. C'est ce qui a rendu l'idée qu'on doit avoir de cette maladie extrêmement fausse.

Cet affaiblissement de la force sensitive est très sujet à varier pendant l'invasion de la fièvre simple ; mais nous examinerons cette matière plus complètement dans la suite.

Au commencement de cette fièvre, quelquefois dès le premier symptôme, il survient une douleur à la région lombaire ; c'est même plutôt un sentiment de malaise qu'une douleur aiguë. Elle semble occuper les vertèbres des lombes, quoique, à la vérité, on ne puisse la rapporter à aucune partie fixe de cette région.

On pourrait la considérer comme une affection des muscles et l'attribuer à l'abbattement des forces, qui ne sont point suffisantes pour soutenir aisément le poids des parties supérieures ; mais elle se fait sentir également lorsque le malade est dans une position horizontale et que le poids des parties supérieures est supporté par le lit dans lequel il est couché. Elle a beaucoup

---

(1) En petit nombre, dit M. Fordyce.

d'analogie avec celle qui est produite par la faiblesse, excepté que la douleur ou malaise provenant de faiblesse est plus considérable dans une position verticale, et qu'au contraire, dans la fièvre, on n'observe souvent aucune différence dans cette position. C'est la plupart du temps le premier symptôme qui se déclare; quelquefois même il se manifeste une heure ou deux avant que les autres phénomènes paraissent; mais très souvent aussi il manque totalement. La cause de cette douleur est tout-à-fait inconnue. La dissection des malades morts de la fièvre, chez lesquels ce symptôme avait été très prononcé, n'a rien fait voir dans la partie où cette sensation avait son siége, qui fût différent de ce qu'on aperçoit chez ceux qui sont morts sans avoir éprouvé ce symptôme, ou même chez ceux qui ont été enlevés par des maladies d'une autre espèce.

Ces symptômes sont accompagnés d'une diminution générale des sécrétions, diminution qui peut provenir, ou de la contraction des vaisseaux à travers lesquels le fluide sécrété est séparé de la masse du sang, ou du manque de force des vaisseaux qui le chassent dans les organes sécrétoires. Comme les forces du corps sont totalement opprimées dans le premier stade de la fièvre, on pourrait supposer que cette diminution des sécrétions est due à cet état des forces; mais on doit observer qu'elles (les sécrétions) continuent de diminuer dans le stade suivant de cette maladie, dans lequel il est évident que l'action du cœur et des artères est considérablement augmentée. Il paraîtrait donc plus probable de l'attribuer à la contraction des petits rameaux vasculaires au travers desquels le fluide sécrété passe pour se rendre des vaisseaux sanguins dans la cavité de la glande.

En même temps, et quelquefois dès le principe de l'accès en froid ou premier stade, la langue se couvre d'une croûte qui est d'une espèce vraiment particulière : d'abord, elle a presque toujours l'aspect d'un fluide extrêmement visqueux recouvrant la face supérieure de cet organe ; mais quelquefois, dès le commencement, c'est une croûte solide de couleur blanchâtre, et si fortement adhérente, qu'on ne peut la détacher. Dans la fièvre simple qu'il décrit, l'auteur n'a eu aucune occasion favorable de l'examiner par la dissection ; mais il l'a fait pour d'autres croûtes semblables formées dans les fièvres compliquées. Elle est solide, et si parfaitement unie à la face externe de la langue, qu'on ne peut la séparer au moyen de la dissection. Examinée au microscope, après qu'on a fait une section transversale de cet organe, elle présente au premier coup d'œil l'aspect d'une multitude de petites poches arrondies d'un bout, se terminant en une espèce de pointe, et ressemblant beaucoup à celles qu'on aperçoit lorsqu'on coupe quelque fruit de l'espèce des oranges ; mais ce ne sont point de petits espaces vides remplis de fluide, ce sont, au contraire, des masses solides jouissant des mêmes propriétés que les solides ordinaires du corps, que la fibre musculaire, etc., quand on les examine chimiquement. Il se forme des croûtes pareilles dans un grand nombre d'autres maladies. Celle dont nous parlons doit se former à la surface même de la langue, car les parties qui la composent sont beaucoup trop grosses pour passer à travers les conduits excrétoires des glandes, qui s'ouvrent an niveau de cette surface.

Dans la fièvre simple dont il est maintenant question, cette croûte est quelquefois blanche, d'autres fois tirant sur le brun. Quand elle est fluide dans le principe, la langue s'attache aisément, et par son moyen, au fond de la bouche ; mais quand elle est solide dès le premier instant, ou qu'étant fluide d'abord elle devient solide ensuite, il n'y a pas plus d'adhérence avec les parties opposées que dans l'état de santé ; souvent même il y en a moins, à cause qu'elle empêche la sécrétion des humeurs fournies par les glandes linguales, de manière que la langue elle-même est plus sèche qu'en santé. La surface inférieure de cet organe, vers la pointe, est à peine couverte de cette matière ; la supérieure n'en est pas toujours recouverte également ; mais, en général, quand l'enduit est inégal dans la fièvre simple, les bords et la pointe sont moins chargés que le milieu et les environs de la base. Dans cette fièvre, les membranes des autres parties de la bouche ne sont point encroûtées de la même matière. Il arrive souvent qu'au commencement de la fièvre le malade éprouve une sensation analogue à celle que produirait quelque corps léger qui serait en mouvement sur les poils qui hérissent la peau, comme si, par exemple, un certain nombre de petits insectes marchaient sur la pointe de ces poils. Nous n'avons pour ainsi dire pas de terme pour exprimer cette sensation, qu'on a appelée *horripilation*. Elle a lieu dès le principe de la maladie, quand elle se fait remarquer ; car un sentiment général d'agitation, de malaise et d'anxiété en ôte au malade la perception dans un grand nombre de cas où elle existe, et rend extrêmement difficile à déterminer si c'est un symptôme constant et très commun.

La couleur de la peau change souvent dès le début de la maladie. La peau elle-même est incolore, ou, en d'autres termes, blanche ; l'épiderme est aussi sans couleur, mais transparent. Le sang qui circule dans les vaisseaux est écarlate, c'est-à-dire un mélange de rouge et de jaune. Dans les artères, le jaune est dans une plus grande proportion ; mais il se perd plus ou moins au passage du sang des capillaires dans les veines. Cependant, quand la circulation se poursuit, il retient une petite portion de sa couleur jaune, même dans les veines. C'est surtout celui qui circule dans les petites artères, les capillaires et les petites veines qui donne une couleur à la surface extérieure du corps, tirant du rouge pur au jaune clair, de manière que cette surface extérieure, en tant que sa couleur dépend du sang circulant sous la peau, est à peu près ce que nous appelons rouge fleuri, ou peut-être un peu au-dessous de cette nuance. Entre l'épiderme et le cuir, il y a plusieurs membranes dont l'ensemble est appelé réseau muqueux : l'une d'elles est plus ou moins brune, ce qui est l'effet d'un mélange de rouge avec une moindre proportion de jaune ou de bleu qu'il n'en faut pour constituer le blanc ou le gris. Ce mélange n'est pas toujours le même chez les différens sujets ; quelquefois il est tel, qu'il approche davantage du blanc, et d'autres fois davantage du gris : c'est sur lui qu'est fondé ce qu'on appelle communément le teint chez les hommes. Outre cette membrane, il y a encore de nombreuses glandes qui sécrètent une matière huileuse particulière, d'un jaune terreux, c'est-à-dire d'un jaune un peu souillé par le rouge et le bleu. Dans l'invasion de la fièvre, la couleur de la peau elle-même n'est point altérée ; la transparence de l'épiderme est un peu diminuée ; la coloration imprimée par le sang est bien moins considérable ; la teinte de la membrane brune et de la matière sébacée reste, prédomine et donne un coup d'œil terreux très sensible à la surface externe dont nous avons déjà parlé.

A la même époque, la peau présente un autre phénomène. Par une erreur commune à l'esprit humain, nous sommes portés à croire ce qui s'offre d'abord à nos yeux. Il a fallu bien du temps avant de pouvoir inculquer aux nations grossières que la terre n'était point le centre autour duquel la totalité des corps célestes fait sa révolution. En examinant la structure des animaux, et après avoir reconnu que les muscles qui sont les principaux agens du mouvement, sont composés de fibres, on a supposé qu'une partie quelconque, pour être capable de contraction, devrait aussi être composée de fibres. Comme on ne peut apercevoir dans la peau humaine aucunes fibres, beaucoup de personnes ont cru qu'elle était parfaitement inerte et incapable de contraction ; tandis qu'il n'y a pas un seul homme dont l'esprit soit libre et dégagé de ce préjugé, qui n'ait journellement la conviction en regardant sa propre peau, qu'elle est contractée parfois et appliquée aux muscles ainsi qu'aux autres parties qu'elle recouvre, de manière à les comprimer étroitement, et que d'autres fois elle est lâche et assez mobile ; que tantôt elle est polie, douce et égale, tantôt rugueuse. Au moment de l'invasion de la fièvre, elle est contractée de cette façon, et étroitement collée aux muscles et autres parties subjacentes.

En parlant de l'affaiblissement de la sensibilité, nous avons laissé de côté celui des parties différentes pour l'examiner en même temps que les autres altérations qui s'établissent dans chacune de ces parties. Celle (la sensibilité) de la peau est beaucoup diminuée dans le premier stade de la fièvre. On en a un exemple frappant dans l'insensibilité qu'elle manifeste à la chaleur, et qui est telle dans quelques cas, que l'application de corps assez chauds pour brûler l'épiderme ou même pour décomposer la peau, n'imprime aucune sensation à l'âme, ainsi que nous l'avons observé plus haut.

Cette insensibilité à la chaleur ne vient pas du sentiment de froid qui a déjà été décrit, car elle s'étend à toutes les sensations dont la peau est le siége, et c'est d'elle que dépend en partie cet engourdissement ou confusion des idées que le toucher donne des figures des corps, de leur poli, de leur rudesse, de leur dureté ou de leur mollesse, etc. Elle a même lieu à l'égard d'autres moyens extérieurs de produire de la douleur ou de la chaleur, comme le picotement avec les instrumens pointus, l'application des substances stimulantes, etc. Cet engourdissement ou perte de sensibilité cutanée se manifeste à des degrés très variés; mais il existe presque toujours en plus ou en moins à l'invasion de la fièvre simple, et doit être rangé parmi les premiers phénomènes de cette maladie.

L'aspect de l'œil est aussi beaucoup changé. Souvent, dès le principe de la maladie, la peau extérieure de la paupière est affectée de la même manière que celle des autres parties du corps. Sa surface intérieure n'est pas, à proprement parler, exposée à nos regards, et c'est de la surface extérieure de l'œil et de ce qu'on peut apercevoir à travers ses membranes transparentes que l'auteur entend parler ici. Cette surface extérieure est formée de la tunique albuginée et de la cornée, recouverte par la conjonctive, qui est elle-même extrêmement mince, parfaitement transparente et incolore. On peut diviser l'œil d'après le langage ordinaire, en ce qu'on appelle le blanc et la prunelle. Dans le blanc, la tunique albuginée est d'une couleur blanchâtre, mélangée d'une proportion considérable de bleu; il s'y distribue un grand nombre de vaisseaux sanguins, dont plusieurs sont visibles à l'œil nu, plusieurs autres peuvent être vus sur le vivant, à l'aide d'un appareil propre à grossir les objets; et nous savons, d'après les recherches anatomiques, qu'il y en a une multitude qui sont trop petits pour qu'on les découvre dans le vivant par quelque moyen que ce soit. Ces vaisseaux charrient un sang de couleur rouge fleuri, qui influe sur la coloration du blanc de l'œil. Outre ce, il y a un grand nombre de glandes qui sécrètent une matière muqueuse et sébacée. Cette dernière est de couleur jaune terreux, semblable à la bile, et plusieurs personnes l'ont regardée comme de la bile lorsqu'elle prédomine. Cependant, tout ce qui dans notre corps jouit de cette couleur jaune particulière n'est pas de la bile : le cérumen des oreilles, par exemple, est non-seulement jaune, mais amer au goût; ce n'est pourtant pas de la bile; il en diffère même dans le plus grand nombre de ses propriétés essentielles. Pendant le premier stade de la fièvre simple, il y a très peu de vaisseaux sanguins dans la tunique albuginée, visibles à l'œil nu; le rouge fleuri entre pour bien moins dans la couleur générale, et laisse la plus grande influence au bleu blanchâtre de l'albuginée et au jaune brun de la matière sébacée; de sorte que la partie blanche de l'œil est plus obscure et moins brillante qu'en santé. L'iris, vue à travers la cornée est quelquefois plus contractée, d'autres fois plus dilatée que dans l'état sain; elle est presque toujours moins susceptible de contraction et de dilatation par la présence d'une plus ou moins grande quantité de lumière dirigée sur la cornée transparente : ce peu de disposition à la contraction et à la dilation paraît également exister alors dans les muscles qui déterminent la figure du globe de l'œil. Il est bien connu, aujourd'hui, que cet organe est formé de plusieurs parties lenticulaires qui peignent les objets extérieurs sur la rétine, et que pour former des images distinctes de ces objets, proches ou éloignés, il est nécessaire que ces espèces de lentilles puissent prendre différens degrés de convexité, et qu'il y ait des muscles propres à leur donner ces divers degrés de convexité, selon que les objets sont plus ou moins éloignés. D'après cela, l'œil change donc constamment de figure, suivant qu'il porte ses regards à une distance plus ou moins considérable; et ces changemens sont très apparens, quand on examine l'organe sur lequel ils s'opèrent, et d'autant plus faciles à observer, que l'attention est dirigée plus particu-

lièrement sur quelques objets, et qu'elle s'exécute avec
plus de rapidité : cette attention donne d'ailleurs une idée
de ce qu'on appelle la finesse de la vue. Mais à l'invasion de la fièvre, les muscles ne sont point si prompts à opérer ce changement de figure ; l'œil paraît stupide, et comme
si le malade ne faisait attention à aucun objet particulier. Il
semble en outre, qu'afin d'avoir une image exacte sur la rétine, il est nécessaire que l'œil soit dirigé vers l'objet que
cette image représente. La vitesse avec laquelle ce mouvement
s'exécute indique aussi aux assistans le degré d'attention de
l'esprit, et leur donne une idée de la finesse de la vue. Dans
le premier stade de la fièvre simple, ce changement rapide
dans la direction de l'œil n'a pas lieu, ce qui donne une apparence de stupidité à cet organe. De plus, quand l'œil n'est
point disposé, par l'attention de l'esprit aux objets extérieurs,
à changer de figure et de position, ou quand l'esprit lui-même
est vivement occupé d'idées fournies par la mémoire, qu'il
(l'œil) prend les positions tant pour la figure que pour la direction, mais surtout pour la figure, qu'il a prises lors de la
perception de ces impressions distinctes, il a souvent alors une
apparence de vivacité telle, que s'il se disposait réellement à
percevoir ces impressions : ce qui n'arrive point dans la fièvre
simple. Il est peut-être bien difficile de déterminer si l'inaction
des muscles dépend de leur propre affaiblissement, ou du défaut d'excitement de la part de l'esprit, ou de ces deux causes
à la fois. C'est peut-être fort improprement qu'on attribue ce
degré de stupeur apparente, entièrement à l'esprit dont les ef-
fusions se manifestent bien mieux dans l'œil que dans tout
autre organe ; et ceux qui ont cru que l'esprit n'était uni avec
le corps que par le cerveau seulement, ont considéré assez
communément cette inaction de l'œil comme dépendante du
cerveau.

Tous les vaisseaux sécrétoires du corps séparent une plus
petite quantité de fluides qu'à l'ordinaire. D'abord, l'urine,
qui en santé est formée d'eau tenant en dissolution un mucilage soluble dans ce fluide à la température du corps humain,

insoluble à un moindre degré de chaleur, le laisse séparer dans ce dernier cas. Dans l'état sain, celle qui vient d'être rendue est transparente, mais en se refroidissant elle devient trouble, ou bien dépose un sédiment; pendant l'invasion de la fièvre, cette substance n'existe pas long-temps, et l'urine continue d'être transparente après le refroidissement. Puisque dans tous les pays dont nous avons des descriptions de fièvres, l'air de l'atmosphère est plus froid que le corps humain, cette différence a toujours été observée, nous ne savons pas si elle aurait lieu dans les endroits où l'atmosphère est à la même température que le corps de l'homme. Il est certain qu'en santé l'urine redevient transparente, en la chauffant jusqu'à ce qu'elle ait atteint cette température. Il peut se faire que les vaisseaux des reins soient contractés de manière à ne pas livrer passage à cette substance, ou bien que n'existant pas dans le sang, elle soit formée dans les reins pendant la santé et non pendant la fièvre. La somme en est si petite, qu'elle né va pas à plus d'un grain par pinte, même quand elle paraît être copieuse, et qu'il est impossible de la découvrir dans le sang de l'homme sain, et que pour cette raison, on ne peut déterminer la question agitée; mais la contraction des vaisseaux sécrétoires des reins durant l'invasion de la fièvre, est évidente d'après la petite quantité de leur sécrétion à cette époque, aussi bien que d'après la couleur souvent plus pâle du produit de cette sécrétion. Que la vessie urinaire soit aussi contractée dans la fièvre simple, c'est ce qui est évident d'après la petite portion d'urine évacuée à chaque fois. Cet organe étant très disposé à se contracter, doit éprouver, lorsqu'il y a une petite quantité d'urine dans sa cavité, une excitation qui le porte à l'expulsion. Il y a aussi une évacuation moins considérable de matières fécales pendant le stade de la fièvre simple. Ces matières sont formées dans les intestins, en partie par le résidu des alimens qui n'est point digéré, et en partie par la bile et les autres fluides sécrétés dans le canal intestinal, qui n'ont point été employés pendant la digestion, ou qui, s'ils y ont servi, et qu'ils aient été décomposés, n'ont point été absorbés et portés dans les vaisseaux sanguins. Si on a mangé de bon cœur avant l'attaque de la fièvre, les alimens n'étant point digérés en moins de six ou huit heures, ils sont rejetés par le vomissement, ou ils passent dans les intestins, ou bien ils restent dans l'estomac. Premièrement, l'estomac ne peut agir sur eux assez efficacement pour leur faire subir la digestion nécessaire dans son sein, ou pour les chasser dans le duodénum. Quelquefois ils y restent pendant plusieurs jours, comme l'auteur s'en est convaincu en les faisant rendre au moyen de l'émétique, trois ou même quatre jours après qu'on les avait pris ; mais ce cas ne peut avoir lieu dans la fièvre simple qui ne dure pas vingt-quatre heures. Secondement s'ils passent dans les intestins, à cause de l'inaction de ces derniers, résultant de l'oppression de leurs forces, ils ne peuvent subir les changemens nécessaires à leur conversion en chyle, et par conséquent, ils doivent passer plus loin sans être digérés. La même inertie empêche le mouvement péristaltique de s'exécuter assez bien pour chasser les alimens ou les parties excrémentitielles des fluides sécrétés par les intestins, dans le rectum et ensuite au dehors. C'est là une des causes de l'évacuation moins considérable qui a lieu pendant l'invasion de la fièvre. Il y en a encore une autre, et c'est la sécrétion moins abondante des fluides qui s'échappent dans les intestins, et qui doivent en conséquence être expulsés en moins grande quantité, ou exciter moins vivement le mouvement péristaltique de ces organes. De ces deux causes réunies naît la constipation. Il y a cependant une exception à faire ici ; c'est que s'il s'établit des nausées assez fortes pour produire le vomissement, il y a souvent une évacuation considérable de bile, de sucs pancréatique et gastrique ; mais l'auteur pense que ces évacuations doivent plutôt être attribuées au second qu'au premier stade de la fièvre, attendu qu'il n'arrive jamais qu'une fièvre simple ou un paroxysme d'intermittente soient fatales, si le vomissement a lieu. La sécheresse de la peau, de la langue et de la bouche, ainsi que le défaut de sécrétions suffisantes dans les autres parties, ont déjà été indiqués. S'il y a un ulcère ou une blessure dans un endroit quelconque, ils deviennent secs pendant l'invasion de la fièvre, ainsi que l'auteur l'a souvent observé, au point que les vaisseaux qui donnaient des fluides, même parmi les muscles, sont contractés d'une manière apparente.

Les contractions du cœur, et par conséquent les pulsations des artères, sont accélérées dans ce stade de la fièvre. Nous avons déjà observé que le nombre de celles du ventricule gauche du cœur est très constant chez les adultes bien portans, et presque toujours de soixante-treize par minute ; il augmente pendant l'invasion de la fièvre simple ; mais souvent cette augmentation n'a pas lieu dès les premiers symptômes, et quelquefois la fièvre s'est déclarée et a continué pendant une demi-heure avant qu'il y ait quelque augmentation notable dans le nombre de ces contractions ; d'autres fois la fréquence du pouls se manifeste dès les premières apparences de la fièvre ; mais il est rare qu'elle ait lieu sans qu'en même temps on observe quelques autres symptômes fébriles. L'état du pouls ne change pas tout d'un coup, mais va par degrés de soixante-treize à soixante-quatorze, quinze, seize pulsations, et ainsi de suite à quatre-vingts, quatre-vingt-dix, jusqu'à cent au moins. Dans la fièvre simple, qui se termine en huit, dix ou douze heures, il est rarement au-dessous de cent, et il s'élève quelquefois, pendant son cours, jusqu'à cent trente ou cent quarante battemens. Les contractions sont en général plus fréquentes dans cette maladie que dans les fièvres composées, ce qu'il est bon de remarquer ici, à cause que les praticiens, bien plus accoutumés à voir ces dernières que la première, pourraient s'imaginer que nous attribuons à celle-ci un trop grand nombre de pulsations, ce nombre étant ordinairement, dans la fièvre continue composée, de cent par minute. Mais nous ne devons point discuter à présent les variations qui ont lieu dans cette fièvre.

Il a déjà été observé que la vitesse plus considérable des contractions du cœur n'était point un phénomène absolument essentiel à la fièvre, qui, d'après cela, peut précéder, ainsi que nous l'avons aussi observé, cet état de quelques instans. Il n'est pas même certain que la fièvre simple ne puisse devenir fatale avant l'accélération de ces contractions ; ce qu'il y a de certain cependant, c'est que si cette fièvre ou un paroxysme d'intermittente sont funestes dans leur principe, les contractions du cœur s'accélèrent pour l'ordinaire considérablement, au point même qu'on ne peut plus les compter. Cette accélération des contractions du ventricule du cœur fait assurément partie de l'attaque de la maladie, et quand une fois elle a pris place, elle ne cède point que la fièvre elle-même ne cesse. Il n'est pas rare que les choses se passent autrement dans les fièvres composées.

Le nombre des pulsations des artères dépend presque toujours de celui des contractions du ventricule gauche du cœur, tout comme le nombre des contractions du ventricule dépend de celles de l'oreillette. Quand cette oreillette se contracte, elle précipite dans le ventricule le sang qui le distend et le force à se contracter. De même, quand le ventricule chasse le sang dans les artères, il les distend et les porte aussi à se contracter. Le nombre des pulsations des artères doit donc dépendre, en général, de celui des contractions du ventricule. Si elles n'agissaient que d'après leur élasticité, et non en raison d'une force musculaire, cela arriverait toujours ainsi ; mais il a été suffisamment prouvé, par des expériences et des observations étrangères au sujet que nous traitons, que les artères doivent leur action à une force musculaire. Il peut donc arriver qu'un de ces vaisseaux se contracte par un autre stimulus que la distension du sang chassé du ventricule dans sa cavité, ou que le nombre des pulsations artérielles soit plus multiplié que celui des contractions du ventricule, ou bien que la distension produite par la propulsion du sang ne suffise pas pour faire entrer l'artère en contraction. Il s'ensuit de là, quoique bien rarement, que le nombre des pulsations artérielles ne s'accorde pas toujours avec celui des contractions du ventricule.

L'action musculaire des artères produit d'autres variétés dans leurs pulsations, qui sont sensibles au tact et indépendantes du nombre. Elles peuvent ne point se laisser dilater à proportion de la force avec laquelle le sang est projeté dans leur intérieur. Dans ce cas, l'artère, quoique la même sous le rapport de l'élasticité, paraîtra plus grande ou plus petite au début de la fièvre. Elle paraît en général plus petite ; mais il est possible aussi que cette petitesse provienne d'une autre cause ; car le ventricule du cœur peut être contracté dans le temps que l'oreillette lui transmet le sang, de manière qu'il en reçoit et qu'il en expulse une plus petite quantité, et que le vaisseau en est moins distendu ; ou il se contracte plus faiblement, et produit une moindre dilatation, ou bien, comme nous l'avons dit, l'artère elle-même résiste. Il paraît probable que toutes ces choses réunies contribuent à déterminer le sentiment de petitesse qu'on ressent dans les pulsations artérielles au commencement de l'invasion de la fièvre. Il faut observer que dans les fièvres qui sont fatales à leur invasion, le pouls continue à paraître très petit, et qu'il le devient de plus en plus, jusqu'à ce que le malade succombe. Cette petitesse du pouls disparaît en général très vite ; mais l'auteur se propose d'examiner cette disposition dans la suite, conjointement avec ce qui arrive après le premier stade de la fièvre simple.

Comme nous l'avons déjà dit, si les artères n'agissaient qu'en vertu de leur élasticité, il n'y aurait de différence dans leurs pulsations que celles provenant du nombre de contractions du ventricule gauche, de la quantité de sang chassée à chaque contraction de ce ventricule, et de la force et de la régularité avec lesquelles il se contracte ; mais les pulsations des artères font éprouver bien d'autres sensations, et ces autres sensations, comme toutes celles qui dérivent du pouls, et qui ne peuvent être mesurées à l'aide d'instrumens mécaniques, ainsi que la fréquence du pouls l'est par le moyen d'une montre, mais dont nous pouvons juger en touchant l'artère avec le doigt, quoiqu'elles ne soient pas très délicates, requièrent de l'exercice pour être saisies, de même que les distinctions dans la peinture et la musique exigent une oreille et un œil exercés. Comme d'après cela il devait y avoir un peu d'arbitraire dans la détermination des différentes sensations communiquées par la pulsation des artères, elles ont été désignées bien différemment par les différens praticiens, les uns les faisant très nombreuses, les autres jugeant qu'elles le sont très peu. Il y a cependant une de ces sensations sur laquelle on s'accorde assez généralement, c'est la dureté, qui paraît à l'auteur se manifester dans le commencement des contractions de l'artère, et avoir quelque ressemblance avec le trémoussement d'une grosse corde d'instrument qui vibre ; d'autres l'ont décrite différemment. L'état où il faut que soient les artères pour produire cette sensation donne une disposition particulière au sang.

Le sang est essentiellement composé de trois parties : les globules rouges, la lymphe coagulable et la sérosité. Cette lymphe, quand elle est extravasée, se coagule et donne une apparence de solidité à toute la masse du sang, qui, après avoir acquis cette solidité apparente, laisse découler de tous côtés un liquide formé du sérum, de l'eau qui était contenue dans la lymphe coagulable, et des matières hétérogènes qui sont fluides ou solubles dans l'eau. Une masse solide, composée du mucilage de cette lymphe coagulable et des globules rouges, nage au milieu de ce fluide.

Si l'on fait couler le sang d'un vaisseau sanguin dans un bassin, quelquefois la lymphe coagulable se prend presque instantanément, et alors les globules rouges sont parfaitement unis avec elle, de sorte que le coagulum paraît former une masse uniforme. Mais si cette lymphe, ou, comme on le dit ordinairement, le sang, ne se coagule pas à l'instant, et qu'il continue d'être fluide pendant quelques minutes, les globules rouges se précipitent, il se divise lui-même avant de se coaguler, et présente à sa partie supérieure un fluide sans couleur rouge, transparent et jaunâtre, et à sa partie inférieure, un fluide simplement rouge. Quand il se coagule lentement, il y a une croûte à sa surface, qui, par conséquent, ne contient point de globules rouges, et sa partie inférieure est solide et rouge ; puis, lorsque le sérum s'échappe, le caillot paraît recouvert à sa superficie d'une membrane bleuâtre ou jaunâtre.

L'état des artères qui donne à leurs pulsations le caractère de dureté, dispose le sang à rester fluide pendant quelques minutes après qu'il s'est écoulé dans le vase où on l'a reçu. On a la preuve de ceci en faisant attention à ce qui se passe dans le commencement d'une pleurésie, d'un rhumatisme aigu, ou de toute autre maladie après l'invasion de laquelle le pouls devient dur. Si, précisément avant qu'il ait acquis de la dureté, on ouvre la veine, et qu'on reçoive le sang qui s'en écoule dans un bassin, il se coagule sur-le-champ, et ne forme point de croûte à la surface du caillot ; mais si l'on attend une heure ou deux après l'apparition de ce symptôme pour ouvrir la veine, le sang restera fluide pendant plusieurs minutes dans le vase où on l'a reçu. C'est donc cet état des artères dont les contractions font naître la sensation de dureté qui produit cette altération du sang. Si l'on ouvre une veine et qu'on en laisse couler le sang successivement dans trois différens bassins, qu'on le laisse ensuite reposer jusqu'à la coagulation, et jusqu'à ce que la sérosité se sépare, il arrive assez ordinairement que la croûte qui a été décrite paraît dans le premier vase, et qu'elle n'existe point dans le second ni dans le troisième, ou qu'elle se manifeste dans le second sans avoir lieu dans le premier et dans le troisième, ou bien que ce dernier en est recouvert, le premier et le second en étant exempts, ou enfin qu'elle existe dans les deux premiers sans être dans le troisième. Il peut se faire, comme on l'a dit, que, par conséquent, ce phénomène ne signifie rien, et qu'il soit entièrement vague. Nous avons fait observer plus haut que l'apparition de cette croûte sur la surface du caillot était due en totalité à ce que le sang reste plus longtemps fluide après qu'il a été tiré, et qu'il donne par cette raison le loisir aux particules rouges d'obéir à leur pesanteur. Il y a des circonstances dans la figure du vase qui reçoit le sang, et dans la manière et la vitesse avec lesquelles il s'écoule de la veine, qui le font quelquefois devenir solide plus tôt ou plus tard, et qui occasionent cette variété ; mais si les bassins sont de même grandeur et de même forme, et que le sang coule précisément sous les mêmes conditions et avec la même vitesse, de semblables variétés n'ont jamais lieu. Ce serait trop nous écarter de notre sujet que de décrire actuellement ces circonstances, et nous devons seulement observer que quand il y a un caractère de dureté considérable dans le pouls, la disposition que le sang acquiert alors à rester plus long-temps fluide après son extravasation, est si forte, qu'elle détruit ces causes accidentelles de variation, et que la croûte recouvre toujours le coagulum. Lorsque l'état des artères qui produit la sensation de dureté n'est pas très prononcé, alors ces circonstances extérieures surmontent la disposition qu'a le sang à rester fluide et à produire l'apparition d'une croûte à la surface du caillot.

L'état des artères dans la fièvre simple est tel, que le doigt éprouve une sensation particulière pendant leur contraction. La plus grande partie des auteurs et des praticiens ont nommé cette sensation dureté. Il n'est pas douteux, d'après cela, qu'elle n'approche beaucoup, ou qu'elle ne soit réellement celle de la dureté; mais il est bon d'observer que dans les cas de fièvre simple, où cette sensation est fortement imprimée au doigt par les battemens des artères, si l'on tire du sang et qu'on le fasse couler dans un bassin avec toutes les précautions les plus propres à l'entretenir long-temps fluide avant qu'il se coagule, il se coagule néanmoins bientôt, et l'on n'aperçoit point de croûte à sa surface. Cela étant ainsi, il y a tout lieu de soupçonner que l'état des artères qui cause cette sensation au doigt n'est point le même qui produit le sentiment de dureté ci-dessus mentionné, et l'auteur croit qu'il lui est possible de déterminer parfaitement la différence qui existe entre ces deux sensations.

Il y a donc une autre espèce de sensation qui se manifeste quand on applique le doigt sur une artère pendant la fièvre ; sensation à laquelle l'auteur donne le nom d'embarras (1), non dans l'intention de faire naître par là une idée relative à l'état d'une partie quelconque du corps, mais simplement pour la distinguer de celle qu'on appelle dureté. La disposition des ar-

---

(1) J'ai rendu le mot anglais *abstruction* par celui d'*embarras*, croyant ne pouvoir me servir d'un terme qui fût plus convenable.

(Note du traducteur.)

tères qui occasione le sentiment d'embarras est constante pendant l'invasion de la fièvre simple, et dure au moins jusqu'à ce que cette maladie commence à céder. Par ce qui a été dit plus haut, on n'a nullement entendu inculquer que la dureté du pouls ne se rencontre pas souvent dans la fièvre, mais que, dans plusieurs occasions, elle manque tout-à-fait, et que quand elle survient, elle ne le fait pas immédiatement au moment de l'invasion. Lorsqu'elle a lieu, c'est dans un stade de la maladie dont nous parlerons ci-après; mais la dureté et l'embarras sont si peu la même chose, que l'embarras et la souplesse ne sont pas incompatibles : plus l'attaque est violente, plus est grand le sentiment d'embarras.

Quand le premier stade de la fièvre simple est très violent, le pouls n'est pas seulement accéléré, petit et embarrassé, l'action du cœur et des artères est encore dérangée d'une autre manière. En général, comme nous l'avons dit, les temps dans lesquels les contractions s'opèrent sont égaux; mais lorsque la maladie est très violente, ils deviennent quelquefois inégaux, et d'autres fois la contraction manque tout-à-fait; alors on dit qu'il y a intermittence du pouls. Cette inégalité d'action du cœur en produit une semblable dans celle des artères, dont les pulsations deviennent inégales et intermittentes dans la fièvre simple ou composée, ou dans quelqu'une de ses périodes. C'est toujours un symptôme très dangereux, à l'exception qu'il n'ait aussi existé dans l'état de santé et avant l'arrivée de la maladie; mais pendant son invasion, il est surtout à craindre.

Les choses en étant à ce point, et souvent dès le principe de la maladie, la douleur de tête survient de là. Dans la fièvre, cette douleur peut avoir différentes causes et s'annoncer de différentes manières; nous ne traiterons, à présent, que de celle qui fait partie de l'invasion fébrile.

Plusieurs auteurs l'ont attribuée, dans leurs descriptions, à l'état du cerveau; mais cette opinion paraît erronée. Son siége est le plus ordinairement à la partie antérieure de la tête, au-dessus des yeux, et elle se fait sentir à l'extérieur. Quelquefois aussi elle occupe l'occiput et produit la même sensation;

d'autres fois elle paraît s'étendre à tout le tour de la tête. C'est une douleur constante qui ne cesse point entièrement; elle varie cependant parfois en intensité, quoiqu'en général elle augmente graduellement à mesure que l'invasion de la maladie s'éloigne : elle n'est point accompagnée de phénomènes extérieurs.

On donne le nom de douleur à beaucoup de sensations désagréables différentes, dont les unes sont aiguës et pongitives, les autres causent une espèce de distension, etc. Celle-ci est accompagnée d'un sentiment de pesanteur, et quoiqu'elle soit souvent très violente, elle n'est pourtant pas aiguë, et ne produit pas de distension ni de sentiment d'ulcération, mais ressemble à celle qui vient de contraction spasmodique. Elle est souvent considérablement augmentée par l'impression de la lumière sur les yeux, et est la même que celle qui a lieu dans l'affection hystérique et dans d'autres maladies. Un malaise tout pareil s'étend par tout le corps, et le malade le décrit souvent comme ayant son siége dans les os, ne pouvant désigner dans quelle partie il le ressent plus particulièrement. Ce malaise affecte les extrémités, et diffère de cette douleur qui a lieu dans la seconde période de la maladie, quoiqu'il continue aussi fréquemment pendant le second stade, et qu'il parcoure d'un bout à l'autre les fièvres composées, dont les paroxysmes se perdent les uns dans les autres : il occasione une grande inquiétude et une grande gêne

Le délire est un symptôme qui se joint souvent à la fièvre. Quelques-uns l'ont considéré comme une affection d'une seule espèce; mais l'auteur pense qu'on peut en distinguer plusieurs espèces diverses, qui paraissent ne point dépendre de la même cause (1). Le délire vient d'un dérangement dans les facultés intellectuelles et dans la sensibilité des organes de la sensation;

_____

(1) *Voyez* sur la nature et les causes physiques du délire, les Recherches de M. Crichton, dans son Traité de l'Aliénation mentale, dont nous avons fait une traduction qui doit bientôt paraître.

Voyez la Notice en tête de ce Recueil. (*Édit.*)

il n'est même pas rare que les fonctions du corps soient aussi dérangées quand il a lieu. Dans son degré le plus faible, le sommeil est accompagné de rêves nombreux et pénibles, qui l'empêchent de réparer ses forces. Le malade, au moment de son réveil, est quelque temps avant de pouvoir faire attention aux impressions que lui transmettent ses organes. Il est quelques minutes sans reconnaître son lit, sa chambre et les personnes qui l'entourent ; il paraît s'éveiller comme une seconde fois, et pour lors recouvre parfaitement sa sensibilité. Si le délire existe à un degré un peu plus considérable, l'imagination est troublée, les idées flottent dans l'esprit sans enchaînement, sans liaison, sans connexion, et avec rapidité. A moins que l'attention du malade ne soit fortement excitée par quelque objet, il ne tient aucun compte des impressions qu'il reçoit des organes des sens, et tire plutôt ses idées de sa mémoire que des objets qui l'environnent. Cependant, si son attention est vivement excitée, il est capable de distinguer parfaitement les objets environnans. A mesure que le délire augmente, cette faculté de distinguer les objets extérieurs diminue par degré chez le malade ; il commence à parler d'une manière incohérente ; une multitude d'idées désagréables lui roulent rapidement dans la tête, sans la moindre liaison. Il est quelquefois dans les cimetières, au milieu des tombeaux ; d'autres fois il tombe dans un précipice, il erre dans une région inconnue, ou bien est poursuivi par des bêtes sauvages, etc. Une infinité d'idées semblables bouleversent son esprit. La maladie augmente encore ; il devient parfaitement insensible aux objets extérieurs ; les évacuations se font sans sa volonté, et sans qu'il en sache rien ; il éprouve un sentiment de malaise à la peau, qui le porte à pincer, ou plutôt à essayer de pincer les poils de ses couvertures ; il aperçoit une certaine quantité de taches noirâtres qui voguent dans les airs, et qu'il essaie d'attraper (1). Cependant, dans cet état, il peut encore se rétablir ; mais quand il est parvenu à son plus

---

(1) C'est ce que nous appellons *Chasser aux mouches*, et ce que les Grecs nommaient *Carphologie*.

haut période, la déglutition et la respiration s'affectent, et alors il est presque toujours victime. Ces phénomènes existent dans toutes les espèces de délire ; mais ils sont les seuls qui accompagnent celui qui a lieu comme symptôme du premier stade de la fièvre simple.

Il se manifeste en même temps un sentiment de pesanteur, une plénitude et un malaise dans la poitrine, quelquefois un gonflement et une dureté vers le creux de l'estomac. L'anxiété et l'agitation qui en résultent sont totalement différentes et indépendantes de cette inquiétude générale qui a lieu par tout le corps, et qui a déjà été décrite ; elles ne sont presque jamais proportionnées l'une à l'autre, et ne se ressemblent pas du tout quant à la sensation qu'elles excitent. C'est une espèce d'agitation et d'anxiété qui a lieu dans le chagrin, la peur et les autres passions de l'âme, et qui est alors accompagnée de pâleur, de diminution dans le calibre des veines qu'on aperçoit à la surface du corps. On pourrait donc soupçonner qu'elle provient de l'accumulation du sang dans les grosses veines, de sa pression sur le cœur, et de la difficulté que ce fluide éprouve à passer à travers les poumons. Dans les dissections qu'on a faites de malades qui avaient succombé à l'invasion de la fièvre simple, on a trouvé les grosses veines qui vont au cœur, c'est-à-dire la veine cave supérieure et inférieure, l'oreillette droite et les artères pulmonaires, distendues par une quantité de sang beaucoup plus considérable qu'elles ne le sont ordinairement quand la mort est produite par d'autres causes.

Il y a aussi quelquefois de la difficulté de respirer et de la toux, mais ces symptômes ne sont pas du tout constans.

Tandis que ces dérangemens s'effectuent dans les autres parties du corps, l'estomac éprouve une affection qui lui est particulière et qui ne vient point de celles qu'il a en commun avec ces mêmes parties.

Outre les sensations du goût, de l'odorat, de l'ouïe et du toucher, il y en a d'autres qui ne dépendent point et ne sont pas perçues par la bouche, les narines, les yeux, les oreilles ou la peau.

Jamais aucune langue n'a été assez riche (1) pour exprimer toutes ces variétés qu'offrent les sens et les sensations qui nous viennent d'autres parties du corps que de celles que nous appelons communément organes des sens ; alors nous nous servons, pour les rendre, du terme employé pour désigner celles du toucher. Nous disons, par exemple, que nous sentons la faim et la soif. Quoique nous disions également que nous sentons la douleur, cependant l'idée que nous attachons à cette expression n'est point que la douleur est particulièrement fixée à la peau, ni aux autres organes des sens, mais qu'elle a son siége dans différentes parties du corps. On rapporte ordinairement la faim à l'estomac ; il ne paraît cependant pas qu'elle soit toujours bien clairement une affection de ce viscère. Quand les vaisseaux sanguins ont été fortement désemplis, soit par l'augmentation des sécrétions, soit par une évacuation immédiate de sang, ou par le défaut de nourriture pendant l'état de santé, ou bien par cette cause, ou l'épuisement des fluides pendant le cours d'une maladie ; si l'individu qui a éprouvé ces pertes redevient bien portant, et qu'il ne lui reste que de la faiblesse, son appétit est généralement très considérable et souvent au-dessus des forces de la digestion. La faim paraît donc, dans ce cas, être plutôt une affection des vaisseaux sanguins, un désir de les remplir, qu'une affection particulière de l'estomac lui-même. D'un autre côté, quand les vaisseaux sont bien pleins, l'appétit manque souvent, quoique l'estomac ne soit pas moins capable de digérer une grande quantité d'alimens sans inconvénient. Quoique la faim présente ou absente soit généralement rapportée à l'estomac, on pourrait cependant douter jusqu'à un certain point qu'elle soit toujours une affection de cet organe. On n'entend nullement avancer ici que la faim puisse avoir lieu quand l'estomac est malade, excepté dans cette maladie, dont un appétit vorace a été considéré comme le symptôme principal.

---

(1) Il est sûr qu'il n'y a point de langue assez riche pour fournir autant de termes, de tours et de phrases que nos idées peuvent avoir de modifications.

Dans le premier stade de la fièvre, non-seulement la sensation de la faim n'a pas lieu, mais, fût-elle très vive au moment de son invasion, elle cesse bientôt. L'auteur a vu plusieurs exemples de personnes qui, se mettant à table avec un bon appétit, étaient tout à coup prises de fièvre, et en moins de deux minutes ne pouvaient plus manger de rien, concevaient même une entière aversion pour l'odeur des alimens. Cette aversion pour sentir, voir, ou même entendre nommer les alimens, est souvent très forte dans cette période de la fièvre. Nous parlerons dans la suite de ce qui arrive à cet égard dans les autres stades des fièvres simples, et pendant le cours des fièvres composées.

Il se manifeste aussi souvent, dès le principe de la maladie, des nausées qui augmentent quelquefois jusqu'au point d'occasioner le vomissement. Communément, ce dernier accident n'a pas lieu dès le commencement de la fièvre ; mais le dégoût pour les alimens va par degrés des nausées au vomissement, qui dans quelques cas est très violent, puisque non-seulement les matières contenues dans l'estomac sont évacuées, mais encore celles du duodénum et des organes sécrétoires dont les conduits viennent s'ouvrir dans la cavité de cet intestin. Les principaux de ces conduits sont le canal cholédoque commun, et celui du pancréas. La bile et le suc pancréatique sont donc rejetés ensemble et avec les matières contenues et les fluides sécrétés dans l'estomac et le duodénum. De tous ces fluides, la bile est celui qui s'aperçoit le mieux, à cause de sa couleur, de son goût et de son odeur ; aussi les praticiens ont souvent observé que les sucs gastriques, pancréatiques et duodénaux, à cause de leur peu d'apparence, n'ont point été mis en ligne de compte ; en conséquence, on a supposé bien des fois que la rédondance de la bile faisait essentiellement partie de l'invasion de la fièvre, tandis que son évacuation est purement accidentelle. Si le suc pancréatique était bleu, et qu'il eût un goût ou une odeur particulière, et que la bile fût incolore, insipide, sans odeur, ou au moins telle que le suc du pancréas, alors tout ce qu'on a dit de la rédondance de cette humeur dans la circonstance en question, on l'aurait également dit de ce suc. Il est certain qu'aucune expérience jusqu'ici rendue publique n'a démontré que la bile fût *jamais* contenue dans les vaisseaux sanguins, à moins que dans les cas de jaunisse ; par conséquent, il ne peut y avoir de rédondance de cette humeur, excepté qu'on entende par là la quantité plus considérable qu'en peuvent contenir les canaux biliaires et la vésicule du fiel. Mais dans l'invasion de la fièvre simple, et dans l'espace d'une demi-heure, il y en a plus de vingt fois cette quantité de rejeté ; donc la bile évacuée alors, l'est à la suite du vomissement, de la même manière qu'elle l'est par le mal de mer provoqué par l'agitation d'un vaisseau. On ne doit donc plus regarder cette évacuation dans la fièvre que comme un pur accident. La perte de l'appétit s'accroît, et la nausée ainsi que le vomissement ont lieu si rapidement à son début, qu'on ne peut guère les attribuer qu'à une affection de l'estomac lui-même.

La soif, que nous désignons aussi par le terme de sentir, est communément rapportée à la bouche. Certainement cette sensation a lieu quand les glandes de cette partie ne fournissent pas une quantité suffisante de fluides pour entretenir l'humidité des membranes qui la tapissent ; et quoique ces glandes sécrètent leur somme ordinaire de fluides, néanmoins le passage d'un volume d'air par la bouche (en parlant et respirant), assez considérable pour dessécher lesdites membranes, fait naître cette sensation ; elle peut même avoir lieu lorsque l'intérieur de la bouche est parfaitement humide.

Dans ce dernier cas, si une forte proportion de fluides aqueux est évaporée sous forme de transpiration insensible, ou qu'elle s'exhale par le moyen de la sueur, ou qu'elle soit évacuée de toute autre manière par quelques-uns des organes excrétoires qui fournissent ordinairement des produits de cette nature, comme dans le diabétès, par exemple, il survient une soif vive, quoiqu'il ne se manifeste aucune affection particulière de la bouche. Nous ne pouvons donc point attribuer la soif à une affection de cette partie, puisque cette sensation peut être également provoquée par le défaut de liquides dans les vaisseaux sanguins, et que la soif due à cette cause produit ordinairement le désir de boire, que la bouche soit ou ne soit pas dans l'état naturel. A l'époque de l'invasion de la fièvre, elle est quelquefois humectée; la soif a néanmoins presque toujours lieu. Il arrive fréquemment aussi que les fièvres se déclarent dans des momens où l'on n'a aucune raison pour croire que la proportion d'eau qui entre dans les fluides soit diminuée, ou moindre que dans l'état ordinaire de la santé : elle peut donc provenir d'une affection de l'estomac. Il paraît évident que cet organe est susceptible d'exciter la soif, d'après celle qui survient souvent lorsqu'on y introduit des alimens salés, et qu'ils y restent certainement, ou pendant la digestion de mets pris en trop grande quantité, ou bien difficiles à digérer. Il semblerait donc que la perte d'appétit, l'aversion pour la nourriture, la nausée, le vomissement et la soif indiqueraient que l'estomac est particulièrement affecté à l'invasion de la fièvre.

On pourrait soupçonner que cette affection du ventricule a pour cause l'affaiblissement de ses forces; mais ces forces peuvent n'être pas suffisantes pour digérer une grande quantité d'alimens, et cependant l'appétit n'être pas perdu, comme on le voit souvent dans la convalescence, où il est ordinairement bon, quoique les forces digestives soient faibles. On ne peut non plus attribuer la soif à cet affaiblissement des facultés digestives. Il faut donc en conclure qu'il y a une affection particulière de l'organe de la digestion dans le premier stade de la fièvre.

Cette maladie, d'après les phénomènes qui ont été énumérés, présente à son invasion un abattement des forces musculaires, un affaiblissement des facultés intellectuelles, une diminution dans la sensibilité des organes des sens, et au physique, moins de disposition qu'à l'ordinaire à être affecté par les stimulans extérieurs. Elle offre également une contraction des vaisseaux par tout le système, qui, soit qu'elle se borne aux petits vaisseaux, ou qu'elle y soit plus forte que dans les autres, occasione l'accumulation du sang dans les gros troncs voisins du cœur. Elle présente aussi certaine affection qui est particulière à l'estomac. Ces phénomènes sensibles qui ont lieu dans la fièvre, paraissent si indépendans les uns des autres , qu'on ne peut les considérer, à l'exception de l'accumulation du sang dans les gros vaisseaux en conséquence de la contraction des petits, que comme symptômes de quelque altération du système qui n'a point été déterminée jusqu'ici, et que par conséquent, tout ce qu'on a dit relativement à l'essence de cette maladie n'est que conjectures suivies d'autres conjectures , et auxquelles l'auteur n'a pas dessein de rien ajouter.

Presque toutes les propriétés des fluides ont été inconnues des médecins grecs et romains. Toutes les théories qu'ils ont fondées sur les propriétés ou les proportions des humeurs, ou sur celles des solides, comme la rédondance de la bile, du phlegme, du sang, de l'atrabile, de la chaleur, du froid, de l'humidité ou de la sécheresse , ne sont que des fantômes de leur imagination ; mais leur exactitude et leur attention à décrire l'histoire de cette maladie ont été extrêmes. Ce n'est que tout récemment, et en partie d'après les expériences de l'auteur, qu'on a reconnu que le sang était formé de particules rouges qui ne se dissolvent point à l'aide des sels neutres contenus dans les autres parties du sang ; de lymphe coagulable, dont la coagulation s'opère par l'extravasation, et qui a été découverte par Sénac ; de sérosité, fluide qui ne se coagule point par l'extravasation ou par le secours de la chaleur, et dont la découverte a été faite par un étudiant en Anatomie, il y a un peu plus de deux siècles ; d'une solution de muriate de soude (*natron muriatum*), de muriate d'ammoniaque (*ammonia muriata*) et de phosphate d'ammoniaque (*ammonia phosphorata*), quelquefois de sulfate de chaux (*calx vitriolata*) et de muriate de chaux (*calx muriata*) ; d'une solution de mucilage susceptible de se putréfier, et d'eau mélangée à ces différentes parties.

L'invasion de la fièvre peut avoir lieu , quoique ces parties soient dans des proportions différentes les unes à l'égard des autres, ainsi qu'on s'en est assuré par l'expérience.

Les globules rouges diffèrent quant à leur couleur, et sont quelquefois parfaitement ronds, ou brisés en petites molécules et de forme irrégulière, ce qui, néanmoins, arrive rarement. La fièvre peut se manifester dans tous ces cas. La lymphe coagulable, quelquefois se coagule immédiatement au sortir du vaisseau, d'autres fois reste fluide pendant quelques minutes, de manière à permettre aux parties rouges de gagner le fond du vase avant la coagulation ; quelquefois elle est ferme, d'autres fois elle est tendre. Le sérum se sépare aussi plus complètement du caillot une fois qu'une autre ; la chaleur le coagule tantôt plus, tantôt moins promptement et fortement. La fièvre pouvant se déclarer dans tous ces cas, il n'y a donc point d'état sensible des fluides qui circulent dans les vaisseaux sanguins qui lui soit particulier.

Un être imaginaire, tel que l'archée de van Helmont, ou l'obstruction non moins imaginaire de Paracelse et de Boërhaave, ne peut être considéré comme le fondement sur lequel s'appuient les phénomènes de la fièvre, ni servir de base à sa méthode de traitement.

Quoique la contraction des petits vaisseaux fasse partie des phénomènes sensibles qu'on aperçoit à l'extérieur, on ne peut lui faire jouer un rôle essentiel, en rendant ce mot latin par le mot grec spasme. Ce terme a été employé dans tant d'acceptions différentes, qu'il ne laisse point d'idée claire et précise. Il y a certaines parties du corps qui, indépendamment de leurs propriétés chimiques ou mécaniques, sont susceptibles de se raccourcir dans certaines directions : ce raccourcissement a été nommé contraction ; il est produit par l'influence des idées, la volition ou l'action des stimulans.

Quand il n'y a pas d'apparence que ces causes existent, une partie motrice se contracte quelquefois, et cette contraction a été appelée spasme. On a aussi donné le nom de spasme à la contraction d'une partie de cette nature produite par l'action des idées, la volition ou l'application d'un stimulant, lorsque cette contraction continue plus long-temps qu'à l'ordinaire, après que ces causes ont cessé d'agir.

Quand un vaisseau se raccourcit dans une direction circulaire, son diamètre devient moins grand, et l'on dit que ce vaisseau se contracte. Toutes les parties motrices sont contractées à un plus haut degré dans un corps vivant qu'elles ne le seraient si ce corps était mort. Cette contraction, à laquelle on donne le nom de ton, est constante, mais elle n'est pas toujours la même; elle est souvent plus ou moins considérable sans qu'il y ait d'altération dans la santé. Les vaisseaux sanguins exercent une pression continuelle sur le sang dans les efforts qu'ils font pour se rapetisser; mais ils en sont empêchés par celui qu'ils renferment. Il est évident que cela est ainsi, car, si l'on ouvre un vaisseau, le sang jaillit à l'instant. On peut dire que la force qui agit ainsi est celle de la circulation; mais la pression des parois vasculaires doit être égale à cette force de la circulation, autrement elles seraient grossies et distendues à un haut degré, puisque l'action et la réaction sont égales et contraires. Si l'action des forces qui produisent la circulation est plus faible, les vaisseaux, toutes choses égales d'ailleurs, auront un moindre diamètre; ou bien, en supposant que la force de la circulation d'un vaisseau soit la même, si le ton de ce vaisseau augmente, il se contractera et diminuera de diamètre; mais les forces de la circulation et le ton des vaisseaux restant les mêmes, la contraction peut cependant avoir lieu dans ceux d'une partie, en conséquence d'un topique qu'on y appose, comme, par exemple, lorsque nous y appliquons des astringens qui agissent sans attaquer les propriétés chimiques ou mécaniques de cette partie. Quand les vaisseaux se contractent en vertu d'une cause pareille, il arrive quelquefois que la contraction cesse, lorsqu'on fait cesser la cause qui l'entretenait, et d'autres fois qu'elle continue malgré cela. Un individu qui est dans une chambre chaude peut avoir les veines de la main d'une grosseur considérable : s'il expose cette main à l'air froid, par la fenêtre, ces veines se contracteront; en la rapportant dans l'air chaud, tantôt elles se tuméfient de nouveau en très peu de temps, tantôt elles demeurent contractées après que la cause de leur contraction a disparu. Certains auteurs ont appelé cet état spasme. Si les vaisseaux sanguins se contractent d'une manière apparente sans cause quelconque, la force de la circulation et leur tonicité restant les mêmes, cette contraction a de l'analogie avec celle qui arrive de la même façon, et sans cause apparente, dans les muscles : on lui a aussi donné le nom de spasme. Comme il n'y a point d'effet sans cause, une semblable contraction doit en avoir une, malgré qu'elle ne soit pas sensible. Il y a en outre un certain degré de régularité dans les contractions des diverses parties susceptibles de mouvement; quand il n'existe point, l'irrégularité qui en résulte a été fréquemment douée du nom de spasme. Le mouvement péristaltique des intestins, par exemple, s'exécute régulièrement de haut en bas. Si deux de leurs anneaux se resserrent pendant quelque temps, et de manière à intercepter la vapeur qui y est contenue, ou bien si un seul de ces anneaux se contracte fortement, et qu'il exerce sur sa tunique interne une pression capable de causer de la douleur, on appelle spasme l'une et l'autre de ces irrégularités lorsqu'elles ont lieu. Les douleurs qui surviennent à une partie du corps quelconque, et qu'on ne peut attribuer à aucune cause apparente, comme la migraine, ont aussi été appelées spasmes. Ce terme a encore été employé dans une foule d'autres occasions. Or, la contraction qui existe néanmoins dans les petits vaisseaux, et dont les phénomènes ont été décrits, si l'on peut lui donner le nom de spasme, est de l'espèce de celui qui persiste après que la cause qui l'a fait naître est détruite. Mais toutes les causes de fièvres ne produisent pas sensiblement la contraction, et d'ailleurs elle n'est pas le seul symptôme qui ait lieu dans cette maladie; autant qu'on peut en juger, les autres phénomènes n'ont aucune liaison avec elle. Il est donc bien plus probable que cette contraction n'est pas le point essentiel, mais qu'elle est le produit de la fièvre; qu'elle dure aussi long-temps que cette maladie à laquelle elle doit son origine, et qu'elle disparaît avec elle.

D'autres ont pris le terme spasme dans une acception bien

plus étendue, et donnent ce nom à tout mouvement contre nature, ou affection du système qui se déclare sans altération dans les propriétés chimiques des solides ou des fluides, ou sans introduction de matières étrangères dans l'économie vivante. D'après cette définition, il ne serait peut-être pas difficile d'admettre que la fièvre est un spasme, mais ce serait sans utilité pour la connaissance de son histoire ou de sa méthode de traitement.

On aura beau changer le mot latin contraction et le rendre par le mot grec spasme, on ne pourra jamais faire dépendre de cette cause l'abattement des forces physiques et morales et sensitives, ni la diminution de susceptibilité qu'a le corps à s'affecter par la présence des topiques extérieurs, qui, dans la santé, excitent le mouvement ou produisent le repos lorsqu'ils ont leur effet; non plus que l'affection particulière de l'estomac, qui n'en dépend pas davantage. Quel est donc le dérangement réel du système qui occasione les phénomènes extérieurs de la fièvre? Il faut avouer qu'il est totalement inconnu. Sans essayer de se perdre en conjectures (1), l'auteur va donc poursuivre l'histoire de cette maladie telle qu'elle se manifeste à l'extérieur. Les symptômes dont elle s'accompagne à son invasion, et qui ont été énumérés, quelque variés qu'ils soient pour le degré et la proportion, sont ceux qui la constituent en entier. Plus ils sont nombreux et violens, plus elle a de violence; et quand ils disparaissent, elle n'existe pas long-temps elle-même.

La fièvre est donc une maladie dont l'essence n'est pas connue, et qui se manifeste par l'abattement des forces sensitives, de l'irritabilité et de l'action du corps, ainsi que par celui des facultés de la mémoire, de l'imagination et du jugement, avec contraction générale des petits vaisseaux et accumulation

______

(1) En cela M. Reil est parfaitement d'accord avec M. Fordyce: il faut, dit-il, savoir se contenter de la connaissance historique des fièvres, les étudier d'après leurs signes, leurs accidens, les causes physiques qui les produisent; car tout le reste nous est inconnu.

des fluides dans les gros troncs, et qui affecte l'estomac d'une manière particulière.

C'est une question de savoir s'il ne conviendrait pas mieux de procéder à la description des stades subséquens de la maladie, que de s'occuper à rechercher les causes qui la produisent. Mais comme ces stades sont entièrement dépendans de son invasion et qu'ils cessent en même temps que la fièvre, quoiqu'ils méritent une grande attention pendant son cours, ils ne font cependant point une de ses parties essentielles.

Les causes morbifiques ont très souvent été puisées dans l'hypothèse. Ce n'est point l'intention de l'auteur de s'enfoncer dans des raisonnemens métaphysiques ; cependant on s'est si peu occupé de mettre de la précision dans ses idées en Médecine, où elle est plus nécessaire que dans toute autre science, qu'il pense qu'on lui permettra de faire les observations suivantes. L'esprit peut avoir l'idée d'un effet sans cause (1), de l'existence de l'Être suprême, par exemple, de toute éternité et avec sa toute-puissance, sans cause antécédente. C'est de l'expérience seule que découle la doctrine qui attribue les effets à des causes. Nous éprouvons que, lorsque les rayons solaires touchent l'atmosphère dans quelque point particulier du globe, la lumière du jour commence à paraître, et qu'elle continue d'augmenter jusqu'à ce qu'ils tombent perpendiculairement sur la terre ; qu'à mesure que le soleil baisse, la lumière diminue, et que quand ses rayons ne touchent plus aucune partie de l'atmosphère, le jour disparaît totalement dans ce lieu. Nous avons de cela une expérience constante et journalière ; nous sommes donc portés à croire que les rayons

---

(1) Ce n'était point l'opinion de Platon, qui a dit :

Πάντι γὰρ ἀδύνατον χωρις αιτίου γενεσιν χειν.
Timée.

« Il est impossible que rien arrive sans cause, qu'une chose ait son origine sans cause. »

Nil turpius physico, *inquit Cicero*, quàm fieri sine causâ quicquam dicere.

24..

venant du soleil, quels qu'ils soient (1), sont les causes du jour. Dans ce cas, nous devons entièrement à l'expérience de rapporter l'effet à la cause.

En traitant de la fièvre, nous ne devons point admettre de cause dont l'action ne nous soit connue d'après l'expérience. A cet égard, notre expérience se réduit entièrement à la succession d'un évènement par un autre. Il n'y a point d'évènement particulier arrivé à la suite d'un autre, qui puisse établir que celui qui précède est la cause de celui qui suit. Si l'on entend le bruit produit par la décharge d'un fusil, et qu'immédiatement après un homme tombe mort, il peut en résulter l'idée que ce bruit a été la cause de la mort. Cependant on devrait considérer cette cause comme ayant un degré très léger de probabilité, et la mort comme pouvant être arrivée en conséquence de l'apoplexie. Ce n'est qu'après avoir trouvé souvent des hommes morts à la suite de la fusillade qu'on l'a considérée comme cause de mort. Si l'on entend le bruit de plusieurs fusils, et qu'on trouve un certain nombre d'hommes sans vie sur la place d'où paraît provenir ce bruit, on en conclut aussitôt qu'ils ont été tués par ce moyen : mais quoiqu'il y ait un degré considérable de probabilité en faveur de cette induction, elle peut aussi être erronée ; car les fusils peuvent avoir été tirés à une revue, sans balles, et il est possible que les hommes aient passé sur une pièce de terre d'où il s'élevait une grande quantité de gaz (nuisibles), sans avoir fait attention au danger qu'ils couraient avant qu'ils n'aient été suffoqués. Dans ce cas, on doit encore prendre en considération une autre circonstance matérielle. Il arrive souvent que deux effets concomitans ont lieu d'après la même cause. Le bruit du fusil et la mort d'un homme sont tous deux l'effet de la décharge de l'arme à feu ; cependant ce n'est point le bruit qui est cause de la mort. On pourrait supposer qu'une

---

(1) D'après les expériences d'Herschell, il paraît que, parmi les rayons qui émanent du soleil, il y en a qui produisent de la chaleur sans lumière ; mais l'expression de M. Fordyce n'est applicable qu'aux rayons lumineux.

personne n'a jamais vu tirer un fusil, mais qu'elle a souvent entendu le bruit qui en résulte, et qu'elle a vu un individu tomber mort aussitôt après. Dans ce cas, son expérience la porterait à croire que le bruit a tué cet individu, en produisant sur lui un effet qui n'a pu l'atteindre elle-même, puisqu'elle n'en a pas été frappée. Il faut donc une précaution extrême pour n'être point trompé en assignant un effet à une cause (1), surtout pour croire que d'une chose arrivée avant une autre, celle qui précède est toujours la cause de celle qui suit, parce que l'antécédente peut être accidentelle, ou qu'elles peuvent être toutes les deux simultanées. On trouvera peut-être que ces remarques sont superflues ; mais on doit considérer que l'auteur n'écrit point pour des métaphysiciens, mais bien pour des médecins praticiens, parmi lesquels il n'y en a pas un sur mille qui ait jamais pensé à donner la moindre attention aux opérations de l'entendement humain (2).

Dans le nombre des causes auxquelles les auteurs qui ont pratiqué la Médecine ont attribué la fièvre, il y en a peu qui soient le résultat de recherches exactes. Il serait inutile de s'occuper à la réfutation de plusieurs d'entre elles, et il vaut beaucoup mieux examiner de suite celles qui sont le plus fortement prononcées.

La première que nous remarquerons est l'infection. La fièvre se manifeste souvent chez un individu qui approche une personne qui en est atteinte, quoiqu'il n'y ait pas de contact

---

(1) D'autant que, d'après la remarque de M. Hume, il ne paraît pas qu'aucune opération corporelle, ni aucune action de l'âme sur ses propres facultés ou sur ses idées, puisse nous faire concevoir la force agissante des causes ou le rapport nécessaire qu'elles ont avec leurs effets.

(2) Sans doute que, par le mot praticien, l'auteur a voulu désigner ici les empiriques, qui exercent l'art de guérir sans jamais l'avoir appris ; car les véritables praticiens, ceux qui joignent la théorie à la pratique, sont généralement plus instruits que M. Fordyce ne le suppose dans cet endroit. On ne peut s'empêcher de reconnaître que, sous ce rapport, cette assertion est fausse et même injurieuse. Elle ne peut donc concerner que ces routiniers dont M. Reil a proposé dernièrement de former des pépinières.

de part ni d'autre. Il est très possible que, dans ce cas, cet individu ait gagné cette maladie par quelque autre cause; par
exemple, il peut avoir été inoculé de la petite-vérole quelque
temps auparavant, et avoir la fièvre en conséquence de cette
inoculation. Toutefois il est maintenant reconnu, d'après une
longue expérience, que, quoiqu'il arrive souvent de ne pas
prendre la fièvre après avoir visité un fiévreux, cependant d'un
nombre donné d'hommes, ceux qui fréquentent les personnes
attaquées de cette maladie, la prennent dans une bien plus
grande proportion, au bout d'un court espace de temps, que
ceux qui s'en abstiennent totalement. Dans quelques cas, il
n'y a pas une bien grande différence ; mais dans d'autres, l'auteur a vu sept sur neuf de ceux qui ont approché des fiévreux
être atteints de cette maladie dans l'intervalle de trois semaines. On a donc de bonnes raisons fondées sur l'expérience,
pour croire que la fréquentation des fiévreux est une cause de
cette maladie.

L'esprit a beau épiloguer dans ce cas, il n'est point satisfait,
et le voisinage seul d'un fiévreux ne lui paraît pas une cause
suffisante de la maladie, parce qu'il ne connaît point, d'après
l'expérience, d'effets produits par un tel voisinage, à l'exception de l'attraction et de la répulsion. On a donc cru généralement qu'il y avait une matière quelconque qui s'échappait
du corps attaqué de fièvre, dont le contact pouvait développer
cette maladie chez une autre personne.

S'il existe une matière de cette nature, il est parfaitement
impossible de la découvrir à l'aide des organes des sens; et si
un individu attaqué de la fièvre la plus susceptible de se communiquer, est placé dans une chambre propre et dans un lit
bien blanc, ni l'œil, ni le goût, ni l'odorat, ni l'oreille, ni le
toucher, ne peuvent donner le plus léger indice de l'existence
de la moindre infection. Il est bien vrai qu'un criminel qui
sort d'un cachot répand une vapeur très sensible et très dangereuse ; mais l'auteur a souvent expérimenté, tant à l'hôpital
Saint-Thomas qu'en d'autres lieux, que des malades attaqués
de fièvres vraiment contagieuses ont infecté d'autres personnes

de manière à leur communiquer leur maladie, sans qu'il y eût aucune odeur, aucun goût particulier, ni rien de sensible à l'œil ou au toucher dans l'atmosphère qui les environnait.

Quoique cette matière contagieuse soit hors de l'empire de nos sens, il est cependant très probable qu'il s'en dégage une des personnes atteintes de la fièvre, d'après cette circonstance, qu'un individu qui sort de l'appartement d'un fiévreux pour rentrer dans celui de gens bien portans, a suffi pour déterminer chez quelques-unes de ces gens, parfois chez plusieurs, l'invasion de la maladie, ainsi que l'auteur en a vu des exemples. Il est donc probable qu'il s'engendre une matière particulière dans le corps des fiévreux, qui, étant transportée par le secours de l'air, et appliquée à quelque partie du corps d'une personne saine, cause le développement de la fièvre.

Plusieurs médecins ont supposé que cette matière n'était pas susceptible de se communiquer d'autre manière que par le contact d'une partie du corps. D'après l'expérience de l'auteur, il est certain que cela ne se passe pas ainsi; car il a vu quelques personnes être infectées, malgré qu'elles n'eussent fait qu'entrer accidentellement dans la chambre occupée par le malade, sans s'approcher de lui, et sans toucher autre chose que le pavé avec la semelle de leurs souliers.

Les autres propriétés de cette matière contagieuse (1) ne sont point connues du tout, et son existence ne l'est que par l'effet morbifique qu'elle occasione, aucun examen chimique des fluides ou des solides du corps humain n'ayant jamais démontré sa présence. Toutes les fièvres en général la produisent. Cependant, l'auteur n'a jamais vu qui que ce soit gagner la fièvre pour s'être approché du malade qui en était atteint, lorsqu'elle ne consiste qu'en un seul paroxysme. Il a appris,

---

(1) Malgré les livres qu'on a publiés sur ce sujet, rien n'est moins connu que la nature des diverses matières contagieuses, et rien cependant ne mérite davantage de l'être et n'intéresse plus particulièrement le médecin praticien.

d'après ses propres observations et celles d'autrui, que les fièvres intermittentes engendrent aussi cette matière, ou, en d'autres termes, qu'elles sont contagieuses ; mais ces fièvres ne la dégagent pas ou au moins ne la propagent pas à beaucoup près avec autant d'activité que les continues, qui la produisent avec d'autant plus de facilité, qu'elles sont plus violentes et leurs symptômes plus intenses.

Lorsqu'un grand nombre de personnes vivent dans un petit espace, supposé même qu'elles soient tenues aussi proprement qu'il est possible, il arrive souvent que la fièvre se déclare chez quelques-unes ou chez beaucoup d'entre elles. On a supposé dans ce cas, et il est extrêmement probable, qu'il y a production de quelque matière particulière, capable par son contact avec le corps d'occasioner la fièvre. Si l'air dans un lieu de cette espèce n'est pas fréquemment renouvelé, la nature de l'infection et sa force sont considérablement augmentées, et la rendent souvent très meurtrière.

Cette source d'infection n'est point particulière à l'espèce humaine. Si l'on enferme un certain nombre de moutons dans un petit espace où l'air ne circule pas aisément, il y a production de matière contagieuse qui leur donne la fièvre. Les fièvres qui ont lieu chez les animaux déterminent aussi la formation d'une matière contagieuse. L'auteur a eu une occasion favorable de bien s'assurer de ce fait pendant la guerre d'Amérique, lorsqu'on essaya de transporter dans cette partie du monde des moutons vivans pris en Angleterre, et qu'il était nécessaire d'en renfermer un grand nombre dans le même vaisseau. Quoiqu'on les choisît dans des troupeaux parfaitement sains, et qu'ils s'accommodassent à merveille de la mer quand on les prenait en petit nombre pour servir de provisions fraîches aux officiers, cependant, dans plusieurs bâtimens où on les rassembla en grande quantité, il se déclara parmi eux une fièvre contagieuse, même avant de quitter le port. Que ce soit parce que les moutons sont plus sujets à produire cette matière contagieuse lorsqu'on en réunit beaucoup ensemble, ou parce qu'il arrive souvent qu'on en confine un plus grand

nombre dans un petit espace sans une ventilation suffisante,
que de quadrupèdes d'une autre espèce, toujours est-il que
cette matière se développe bien plus communément parmi eux
que chez tous autres quadrupèdes connus.

On essaya aussi de transporter de la même manière des cochons vivans, et l'infection se déclara parmi eux, quoique
avec beaucoup moins de violence. Il paraîtrait que l'infection
qui produit la fièvre chez une espèce d'animaux, soit qu'elle
provienne de la fièvre elle-même, ou d'un rassemblement dans
un local étroit, ne peut communiquer cette maladie à une
autre espèce. En voici la preuve (1) : il est arrivé que quand
un côté d'un vaisseau contenait des moutons et l'autre des
cochons, si la fièvre se déclarait parmi les premiers, les seconds n'en étaient point atteints ; et que dans le cas contraire, c'est-à-dire lorsque les cochons en étaient affectés, les
moutons en ont été plusieurs fois exempts, et que les équipages
n'en furent pas du tout attaqués et conservèrent une santé aussi
parfaite que ceux des autres bâtimens du même convoi chargés
de différentes marchandises.

La matière contagieuse produite par la réunion d'un grand
nombre d'hommes dans un petit espace, ainsi que celle
qu'engendre la fièvre, peut s'attacher à une personne bien
portante, de manière à être transportée dans un autre lieu,
et à développer la maladie dans une grande partie d'une assemblée entière. Ainsi il n'a été malheureusement que trop
souvent prouvé qu'un criminel amené de sa prison dans une

---

(1) J'ai vu moi-même un exemple frappant de cette nature. En l'an VIII,
il se manifesta une épizootie terrible de fièvres très contagieuses parmi les
bœufs et les vaches, dans une campagne où j'étais alors avec toute ma famille. Je fus très exposé à cette contagion en observant la maladie qui
était très meurtrière, dont je désirais vivement de connaître la nature et de
trouver le remède. Je fis plusieurs ouvertures de cadavres pour m'éclairer
sur le siége qu'elle occupait, et malgré que je me trouvasse souvent dans
une atmosphère chargée de miasmes contagieux, émanés de ces différens
animaux, je ne fus nullement attaqué de cette maladie, et à plus forte
raison ceux qui en avaient moins que moi couru le danger.

cour de justice, infectait (1) presque toutes les personnes qui y étaient réunies, et cela quoiqu'il fût lui-même parfaitement exempt de fièvre et qu'il n'eût jamais été attaqué de cette maladie.

Il arrive souvent que lors du rassemblement d'un grand nombre d'individus dans un local étroit, les substances putrescibles ne sont pas complètement enlevées : de là vient qu'un particulier qui sort d'une prison où de telles substances ont été accumulées apporte avec lui une odeur *sui generis*. C'est ce qui a fait supposer à plusieurs personnes que la matière contagieuse produite dans cette dernière circonstance avait des qualités sensibles. Mais il est indubitable que cela n'arrive pas toujours ainsi, puisque l'infection a été communiquée quelquefois par un homme qui sortait d'un appartement où un grand nombre d'autres avaient été renfermés pendant quelques mois, et qui avait été tellement bien nettoyé des matières putrides, qu'on ne ressentait aucune odeur à son approche, et qu'on ne distinguait aucune altération à l'aide des autres sens. Dans un cas de cette nature dont l'observation est échue à l'auteur, une personne à la suite de circonstances pareilles, qui n'exhalait point d'odeur particulière, ni d'autres effluves sensibles, en a infecté quatre avec lesquelles elle a voyagé en voiture l'espace d'un demi-mille, et leur a donné à toutes quatre des fièvres très violentes et fatales.

Comme ni la matière contagieuse qui se développe dans le corps d'un fiévreux, ni celle qui est produite par des individus qui séjournent dans un espace peu étendu, n'ont pas d'autre qualité sensible que celle de donner la fièvre, on ne peut déterminer si elles sont d'une seule ou de plusieurs espèces.

Les exhalaisons ou autres matières qui s'élèvent des corps en putréfaction, soit animaux, soit végétaux, donnent aussi

______

(1) On pourrait citer pour exemple de cette espèce d'infection, ces assises fatales qui se tinrent à Oxford en 1557, où il mourut trois cent personnes, et plus de deux cents autres tombèrent malades et allèrent mourir ailleurs.

la fièvre aux personnes bien portantes qu'elles touchent. Nous savons qu'il s'exhale des matières qui se putréfient du *gaz* (*acide carbonique*), de l'air inflammable (*gaz hydrogène*), et une vapeur qui ressemble, quant à l'odeur, à ce qu'on a quelquefois appelé air hépatique (1). Il ne paraît pas toutefois que cette maladie se soit déclarée immédiatement après l'application de quelques-uns de ces fluides élastiques, quand ils sont produits par d'autres causes. Ainsi, par exemple, lorsque le *gaz* (2) sort de la terre, comme cela a lieu dans les souterrains près de Pyrmont, ou quand il est dégagé de matières calcaires par le moyen des acides, dans ce cas elle ne s'est jamais manifestée. Les personnes exposées à l'air inflammable (3) dégagé par la dissolution des métaux dans les acides, ou à l'air hépatique extrait du foie de soufre (4) par le même procédé, ou bien sorti des entrailles de la terre, n'ont pas contracté plus souvent la fièvre que celles qui se trouvaient dans d'autres circonstances. Il n'y a donc pas d'apparence qu'elle soit occasionée par l'une ou par l'autre des vapeurs qui se développent pendant la putréfaction. On ne peut par conséquent déterminer si la matière qui s'exhale des substances putrides est la même que celle qui se forme par le concours d'un certain nombre d'individus réunis dans un local étroit, ou que celle qui est engendrée dans le corps d'un fiévreux. Il est certain que la matière contagieuse dont est chargée l'atmosphère dans ce dernier cas a souvent lieu sans qu'il se manifeste la moindre apparence de putréfaction dans le corps du malade, soit dans le sang ou les solides, soit dans les fluides fournis par les sé-

---

(1) Gaz hydrogène sulfuré.

(2) Gaz acide carbonique : Van Helmont avait donné à ce fluide élastique le simple nom de *gaz*, et c'est sans doute d'après lui que M. Fordyce l'appelle ainsi.

(3) Gaz hydrogène.

(4) Sulfure de potasse. J'ai laissé subsister les propres expressions de l'auteur, parce qu'il est facile à ceux qui connaissent la Chimie moderne de les comprendre, et que ceux qui ne sont pas aussi bien au courant les comprennent encore mieux.

crétions ; car quoiqu'on ne puisse nier qu'il survient assez communément des phénomènes évidens de putridité dans les fièvres très contagieuses, cependant dans un grand nombre de ces fièvres, il n'y en a aucun. Il est vrai aussi de dire que si l'on n'a pas soin d'enlever d'auprès des personnes qui vivent dans un petit espace, toute espèce de substances putrides, les fièvres seront beaucoup plus fréquentes, et plus tôt déclarées ; et que, malgré qu'on prenne à cet égard la plus grande précaution, on en verra néanmoins encore arriver. Il paraîtrait assez probable, d'après cela, que la cause de la fièvre qui consiste dans la matière produite dans le corps d'une personne atteinte de cette maladie, est différente de celle qui vient de la putréfaction, ou qu'elle peut être engendrée sans elle ; et que la matière susceptible de donner la fièvre, qui tire sa source d'un rassemblement dans un lieu de peu d'étendue, est différente de celle produite par la putridité, ou qu'elle peut aussi se développer sans elle.

Les miasmes contagieux dont la production s'opère ainsi que nous venons de le dire, produisent une fièvre essentielle qui peut suivre et suit souvent son cours sans être nécessairement suivie d'aucune maladie. Mais il y a d'autres matières contagieuses qui donnent nécessairement lieu au développement d'une autre maladie après que la fièvre s'est déclarée.

La première dont nous nous occuperons est la matière varioleuse, qui, d'après le témoignage de l'expérience, n'a jamais été reproduite originellement, depuis que la maladie qu'elle cause s'est fait connaître aux Européens dans l'Asie, lorsque la plus grande partie de ce pays était sous la domination des Abassides. Si l'espèce humaine a eu une origine (1), il est indubitable que cette maladie ne peut avoir existé depuis le commencement du monde, autrement elle aurait passé aux Grecs et aux Romains, qui n'en ont certainement point eu connaissance. Quant à ce qui concerne son existence, nous

______

(1) Ce qui n'est pas douteux, selon nous, par plusieurs raisons qu'il est inutile de rapporter ici.

n'avons aucune espèce de probabilité, et nous ne savons pas à quelle époque elle a eu lieu. Les Romains ont bien connu toutes les parties de l'Afrique, de l'Égypte, de l'Arabie et de l'Asie qui étaient sous la domination des Abassides ; elle n'a donc pu exister dans ces contrées, ou en être importée. Il est plus probable qu'elle a pris naissance en Asie pendant le règne de cette dynastie. Il y a cependant quelques raisons de lui soupçonner une autre source. Elle peut avoir existé dans l'Indostan, et en avoir été apportée. Il est singulier qu'une maladie de cette nature ait été si peu remarquée dans un pays avec lequel, non-seulement l'Angleterre, mais plusieurs autres nations de l'Europe, ont eu autant de rapports. La raison en est que tous les enfans sont inoculés par une suite de voyageurs dont le seul emploi est de parcourir le pays pour remplir ce but. Or, quoique les Grecs et les Romains eussent quelques communications avec l'Indostan, ils n'ont pu, pas plus que nous, avoir observé cette maladie ou en être infectés. L'infection de la matière varioleuse, comme celle de la fièvre, est bornée à l'espèce humaine. On n'a point déterminé s'il en existait de semblables parmi les animaux (1). Cette matière varioleuse peut produire la fièvre, lorsque étant répandue dans l'air, elle s'applique à certaine partie du corps qu'on n'a pas encore déterminée. Plusieurs personnes ont prétendu qu'il était nécessaire qu'une substance quelconque enduite de cette matière fût appliquée au corps sous forme solide ou fluide, et qu'il ne suffisait point qu'elle flottât dans l'air. Mais d'abord, l'auteur a vu quelques individus bien sûrement infectés sans un pareil contact (2) ; et il sait que d'autres, pour être entrés dans

---

(1) La vaccine ou petite-vérole des vaches, qui a été découverte depuis quelques années, et dont on a fait une application si heureuse à l'espèce humaine, paraît répondre à cette question d'une manière affirmative.

(2) J'en ai vu aussi des exemples, mais le suivant est un des plus frappans. Lorsque j'étais élève en Médecine, je fus visiter à une campagne auprès d'Orléans un de mes oncles dont la fille prit la petite-vérole dans ces entrefaites. A cette époque, deux jeunes personnes de Blois vinrent au même

une chambre où étaient renfermés des malades attaqués de la petite-vérole, ont transporté la matière contagieuse adhérente à leurs habits ou à leur peau, dans d'autres lieux où se trouvaient des gens qui n'avaient jamais été atteints de cette maladie, et auxquels l'infection a été communiquée sans contact. En outre, il a frotté avec la matière varioleuse la peau de certaines personnes qui n'avaient jamais eu cette maladie, dans des endroits exempts de blessure, sans donner lieu à son développement. Si l'on introduit ce virus sous forme fluide dans les narines, la maladie en est souvent le résultat, et la fièvre est toujours la suite de son insertion faite à l'aide d'une légère piqûre à l'épiderme. Dans ce cas, la fièvre ne se déclare pas sur-le-champ. Quand la matière varioleuse a été appliquée en faisant une incision légère ou profonde à la peau, l'inflammation a lieu et la suppuration la suit. Aussitôt que ce travail est complété, ce qui arrive au bout de sept à huit jours, la fièvre survient. Elle attend en général quatorze jours pour se déclarer lorsque la matière contagieuse répandue dans l'air a été gagnée par cette voie. Quand, à la suite de son insertion sous forme fluide par une piqûre pénétrant l'épiderme, ou plus profondément, il se forme une pustule, la matière que renferme cette pustule est dans le cas de propager la maladie. La quantité qu'il en faut, lorsqu'on l'emploie de cette manière, n'est à coup sûr pas nécessairement plus grande que la millième partie d'un grain ; et il est très probable qu'elle n'excède pas même un millionième de grain.

Une autre matière à laquelle les observations que nous avons faites sur le virus variolique peuvent en général être appli-

---

endroit passer quelque temps. Comme elles n'avaient point eu la petite-vérole, et qu'on craignait qu'elles ne la prissent, on les exclut soigneusement de la chambre de la petite malade, dont on ne leur permettait pas même d'approcher, croyant de cette manière les soustraire à cette maladie ; mais malgré cette précaution, qu'on avait scrupuleusement observée, ces deux jeunes personnes prirent la maladie, au grand étonnement de tous les assistans.

quées, est celle qui produit la rougeole et la fièvre qui la précède. Il arrive rarement, quoique cela se voie quelquefois, que son insertion dans une plaie faite à l'épiderme produise la fièvre. Il y a encore d'autres éruptions qui occasionent cette maladie avant de paraître ; telles sont la petite-vérole volante, celle appelée en anglais *swin-pox* (1), etc.; mais ces affections sont beaucoup moins graves que les précédentes, et n'ont même pas été bien définies.

Une autre espèce d'infection propre à produire la fièvre, est celle qui propage la peste en Syrie. On a appelé du nom de peste toute maladie qui, dans un court délai, devient fatale à un grand nombre d'habitans d'un pays quelconque. Ainsi, par exemple, la fièvre accompagnée d'affection dysentérique qui a régné à Naples, la rémittente des bords de l'Euphrate, décrite dans les *Transactions* de la Société pour l'avancement des sciences médicale et chirurgicale établie à Londres, ont reçu ce nom ; celle qui règne en Égypte et en Syrie, et de laquelle le docteur Russel (2) seul (3) a donné une description lumineuse, provient certainement d'une contagion d'espèce particulière. On ne peut savoir, d'après les détails que nous en avons reçus, si elle naît spontanément sans avoir été propagée, comme la première classe de virus contagieux. Elle est suivie, sinon toujours, au moins le plus ordinairement, par des inflammations aux

---

(1) Nous n'avons point de mot français pour rendre le *swin-pox* des Anglais, à moins que nous ne l'exprimions par *variole crystalline*. Selle, dans sa Pyrétologie, rend les expressions anglaises *swin-pox* et *chicken-pox* par *variola spuria;* et l'auteur d'un Lexique polyglotte, l'interprète par *variola dura;* mais en français nous n'avons point, dans la nomenclature médicale, de terme qui corresponde à ces mots latins *variola dura*.

(2) L'ouvrage du docteur Russel, dont M. Fordyce veut parler ici, est intitulé : *A Treatise of the plague, containing an historical Journal and medical account of the plague at Aleppo*, etc.; in-4°, Lond. 1791.

(3) Depuis la publication de ce Traité, et pendant l'expédition d'Égypte, plusieurs médecins français ayant eu occasion d'observer la peste sur les lieux mêmes, et chez un grand nombre d'individus, nous ont donné des descriptions de cette affreuse maladie, dignes de figurer à côté de celle du docteur Russel, et peut-être même de l'effacer.

glandes lymphatiques. Elle a été quelquefois introduite en Europe, comme on l'a vu à Marseille ; mais cette maladie appelée
peste, qui a ravagé ce pays, en examinant les histoires qu'on
en a données, paraît avoir été une fièvre produite par les matières
contagieuses que nous avons énumérées et mises dans la première classe. Il serait sans doute d'une grande importance pour
les habitans de ce pays de décider ce point de la question, mais
cela nous entraînerait dans une trop longue digression. L'auteur
pourra peut-être bien en donner la preuve au public dans un
appendice.

Toute espèce de matière contagieuse susceptible de produire
la fièvre ou toute autre maladie par sa fluctuation dans l'air, ou
par son application à quelque partie du corps, peut aussi se
combiner chimiquement avec les fluides aériformes ou vapeurs
qui constituent notre atmosphère. Dans cette combinaison chimique, comme dans toutes celles qui sont parfaites, les élémens
perdent leurs anciennes propriétés et en acquièrent de nouvelles.
L'atmosphère est composée de différens fluides élastiques,
dont l'air pur et respirable forme à présent environ le quart. Le
gaz acide carbonique y entre aussi pour quelque chose ; mais la
plus grande partie de ce qui reste consiste en un ou plusieurs
fluides élastiques sans qualités positives, et qui, d'après cette
indolence qui porte l'homme à trouver un terme à ses recherches, ont été considérés par plusieurs chimistes comme formant
une seule espèce à laquelle ils ont donné le nom d'air phlogistique, etc. (1). On ne connaît point lequel de ces fluides atmosphériques s'unit avec les substances contagieuses qui créent les
maladies. S'il n'y en avait point pour opérer cette combinaison,
ces substances auraient bientôt répandu la désolation par toute
la terre. On ne sait point quelle est la distance qu'une certaine
quantité de matière contagieuse peut parcourir sans se combi-

---

(1) L'auteur veut parler ici de la partie non respirable de l'air, qui est
principalement composée d'azote. La Chimie moderne, en faisant l'analyse
de l'air, nous a fait connaître ses parties constituantes, mais elle ne nous
a rien appris relativement aux miasmes contagieux.

ner avec les fluides qui composent l'atmosphère ; elle n'est certainement pas bien grande. Il est à peu près démontré que celle de la peste ne peut s'étendre à plus de vingt ou trente pieds, puisque l'on peut converser avec les individus atteints de cette maladie, à cette distance, sans courir aucun danger. La matière varioleuse paraît susceptible de s'étendre beaucoup plus loin : on a l'exemple de soldats qui, en traversant une ville dans laquelle il y avait des varioleux, furent infectés ; quoiqu'ils passassent par le milieu d'une large rue et avec célérité, afin d'éviter la contagion. Elle ne peut cependant se propager à une très grande distance sans se combiner avec l'air, de manière à ce que ses propriétés soient détruites. Cette distance dépend sans doute de la disposition de l'atmosphère. Non-seulement les miasmes contagieux répandus dans l'air, et susceptibles de produire les fièvres et d'autres maladies, mais encore les huiles essentielles végétales et les vapeurs d'autre espèce qui affectent l'odorat se combinent avec l'air de manière à perdre leurs propriétés, avant qu'elles soient dispersées à la distance nécessaire pour devenir insensibles. Si l'air est chargé d'humidité, elles s'étendent à une bien plus grande distance. Par exemple, les émanations qui s'élèvent d'un champ de fèves ou d'une mare corrompue, se font sentir de bien plus loin lorsque l'air est humide. On a conjecturé d'après cela que les substances contagieuses qui flottent dans l'air et qui engendrent les fièvres et les autres maladies, pouvaient aussi être transportées plus loin quand l'atmosphère est imprégnée d'humidité ; mais cette conjecture n'a pour base aucune expérience exacte. Il est à peine nécessaire de faire attention à cette idée superstitieuse que les alimens qu'on expose à l'air pendant le règne des maladies contagieuses, se putréfient, et autres assertions de la même espèce, qui ne sont point fondées sur l'expérience.

Il y a beaucoup de miasmes contagieux répandus dans l'air, ou susceptibles de s'appliquer au corps humain d'autre façon, qui engendrent des maladies d'une partie spéciale, et donnent lieu à des affections de tout le système, qu'on a souvent appelées fièvres ; mais ces affections du système ne sont point la ma-

ladie que l'auteur décrit sous ce nom. La matière qui produit
le mal de gorge érysipélateux (1), appelé putride ou ulcé-
reux, etc., est telle, qu'elle se communique en s'exhalant
d'une personne qui en est affectée à d'autres qui ne le sont
point. La maladie qui se manifeste dans ce cas est d'abord une
inflammation de la membrane muqueuse de la gorge, et quelquefois aussi d'autres parties du corps. Il s'établit, en conséquence de cette inflammation, une affection de tout le système,
qui dépend entièrement de l'état morbifique de la membrane
muqueuse, et qui cesse en même temps que l'inflammation.
Quoique cette affection du système présente plusieurs phénomènes analogues à ceux qui ont lieu dans la fièvre, elle en diffère cependant bien essentiellement.

Si l'on applique la matière de la petite-vérole à une blessure,
on y occasione une inflammation à la suite de laquelle la suppuration s'établit, et la fièvre se déclare, comme on l'a exposé
précédemment. Si une abeille répand son venin dans une piqûre faite par le moyen de son aiguillon, ou qu'un autre animal introduise le sien dans une plaie faite par sa trompe ou ses
dents, il survient une inflammation à la partie blessée, qui
produit une affection de tout le système, ayant quelques symptômes pareils à ceux de la fièvre, mais qui ne constituent point
la maladie qu'on a intention de décrire ici sous ce nom. Il peut
aussi arriver qu'une inflammation considérable s'établisse immédiatement dans une plaie dans laquelle on a introduit de la
matière varioleuse, et qu'elle occasione une affection de tout
le système un ou deux jours après, sans qu'on puisse lui donner en aucune manière le nom de fièvre, celle qui a lieu ordinairement ne se manifestant qu'après que la suppuration de la
plaie est complète, et vers le septième ou huitième jour.

On doit aussi observer que quand, à la suite d'une fièvre
produite par une matière contagieuse, il survient une inflam-

---

(1) Les Anglais appellent de ce nom la maladie que nous nommons *scarlatine angineuse*, lorsqu'elle est accompagnée d'ulcération à la gorge, de
fièvre putride ou maligne, etc.

mation locale qui guérit la maladie fébrile, cette inflammation, comme cela arrive dans la petite-vérole, détermine à son
tour une affection générale dans laquelle certains phénomènes
sont semblables à ceux qui ont lieu dans la fièvre, ce qui a souvent fait appeler de ce nom cette même affection. Dans la variole, par exemple, on l'a nommée fièvre secondaire, quoiqu'elle n'ait absolument rien de ce qui fait l'essence de cette
dernière maladie.

Il arrive aussi que les fièvres qui ne proviennent point d'une
matière contagieuse quelconque, donnent lieu à une inflammation accompagnée d'affection du système, que certains auteurs
ont appelée fièvre. Mais ceci sera plus complètement examiné
dans la suite.

Ce que l'auteur a voulu inculquer ici, c'est que quand un
miasme contagieux produit une affection générale, qui produit à
son tour une affection locale dépendant entièrement de la durée
de sa cause, de manière que cette affection disparaisse ou commence à diminuer, et qu'elle s'en aille par degrés aussitôt que
celle qui est locale cesse, une telle affection n'est point la maladie décrite dans ce Traité sous le nom de fièvre.

L'exposition subite au froid est une autre cause de fièvre. Il
est indubitable que la matière contagieuse, après avoir été appliquée au corps selon les conditions requises, peut y exister
quelque temps avant que la fièvre se déclare; mais l'auteur n'est
point du tout disposé à accorder que l'exposition subite au
froid occasione cette maladie, à moins qu'il ne se manifeste
immédiatement quelques-uns de ses symptômes. Il est bon
d'observer toutefois qu'il n'est pas nécessaire, lorsque la fièvre
provient d'une cause quelconque, que son invasion ait lieu tout
d'un coup d'une manière complète. Il arrive souvent que quelques légers symptômes se manifestent et continuent pendant
plusieurs jours avant que le paroxysme se déclare complètement, ou qu'on puisse dire que la maladie commence, ainsi
qu'on l'expliquera ci-après. Quand un homme, par exemple,
est exposé à des émanations putrides, il arrive fréquemment
que le mal de tête, la langueur, la perte d'appétit et l'inquié-

tude s'emparent de lui et continuent deux ou trois jours, ou même davantage, avant l'invasion complète du paroxysme.

Une distinction qu'il est utile de faire présentement, c'est qu'entre les trois premières espèces d'infections d'un côté, savoir, celle qui s'engendre dans le corps d'un fiévreux, celle qui provient d'un rassemblement dans un local étroit, celle qui tire sa source de la putréfaction, et la matière varioleuse et autres produisant les fièvres éruptives, peut-être même le miasme pestilentiel, d'un autre côté, il y a cette différence que, quand les symptômes du premier stade fébrile, tels que le mal de tête, la langueur, etc., dérivent de la première classe, ils cessent fréquemment sans que la fièvre en soit la suite ; mais qu'elle leur succède certainement, qu'ils persistent ou qu'ils disparaissent, lorsqu'ils proviennent de la seconde classe.

Quand ces symptômes partiels de fièvre sont fomentés par des matières contagieuses, ils n'occupent souvent d'abord qu'une partie du corps seulement ; ensuite ils continuent pendant plus ou moins de temps sans former de paroxysme, et disparaissent subitement ou lentement, ou bien, après avoir duré quelques jours, ils produisent tout d'un coup un accès complet.

L'idée de rapporter les effets à des causes est si fortement gravée dans l'esprit de l'homme, qu'il ne peut être satisfait qu'en s'arrêtant à quelques-unes d'elles. L'exposition subite à l'air froid produit si souvent des maladies, que les personnes, au moins dans ce pays, qui tombent malades et ne peuvent se rappeler quelque chose qui leur soit arrivé contre leur manière de vivre ordinaire, s'imaginent qu'elles ont pris du froid. Mais si un individu s'expose subitement au froid, et qu'il continue à se bien porter vingt-quatre heures après, l'auteur n'admettra jamais que la fièvre ou toute autre maladie vienne de là. Une personne peut en visiter une autre qui est attaquée d'une fièvre violente sans la contracter pour cela ; elle peut de même s'exposer subitement au froid, sans que cette maladie en soit la suite. Nous savons qu'en Russie et dans d'autres parties du globe, les hommes, au sortir d'une chaleur au moins de 160°

de Fahrenheit, se plongent subitement dans la neige ou dans l'eau refroidie au terme de la congélation, sans qu'il en résulte aucune suite fâcheuse. Quelques praticiens distingués ont cru que l'exposition subite au froid ne produisait jamais ni la fièvre ni d'autres maladies. Pour s'en assurer, il est bon d'appliquer ici la règle qui a été indiquée précédemment, que quoiqu'une personne puisse s'exposer impunément à une cause morbifique, à l'air voisin d'un fiévreux par exemple, sans gagner la fièvre, cependant il y en a un plus grand nombre de ceux qui s'exposent ainsi qui la prennent que de ceux qui s'abstiennent de le faire. D'après cela, on est donc suffisamment fondé à croire qu'une semblable exposition est la cause de la maladie ; de même que si les personnes qui s'exposent subitement au froid prennent la fièvre en plus grand nombre que celles qui sont, à tous autres égards, dans les mêmes circonstances, il n'en faut pas davantage pour établir que l'exposition subite au froid en est la cause. Mais l'évidence est bien plus grande dans ce cas que dans celui de l'infection, puisque l'auteur a vu plusieurs exemples dans lesquels la maladie débutait l'instant d'après l'exposition au froid, et qu'on en trouve beaucoup d'autres dans les recueils de Médecine. Il pense que cette cause n'opère que dans les cas où ses effets peuvent être observés immédiatement, ou en provoquant instantanément la maladie, ou bien quelques-uns de ses symptômes, qui, en s'étendant ensuite à tout le système, déterminent une attaque complète ; car, comme on l'a déjà remarqué, il n'est pas rare, lorsqu'il existe une cause de fièvre, que la céphalalgie, la langueur et autres symptômes de l'invasion ou du premier stade aient lieu, qu'ils durent quelque temps, et qu'ils aillent même jusqu'à quatorze jours avant la formation complète du paroxysme, ainsi que l'a observé l'auteur ; mais ceci sera plus amplement discuté dans la suite.

Le sentiment de chaleur ou de froid n'indique nullement la température réelle de l'atmosphère. C'est une chose si bien connue, qu'il suffira d'observer que par l'exposition subite au froid, on entend le passage d'un milieu chaud dans un milieu froid, qu'il soit le même ou non quant à la substance, pourvu qu'il y ait de la différence dans la température. Par exemple, cette exposition peut avoir lieu, soit en sortant de l'air de l'atmosphère pour rentrer dans le même air, qui est seulement à une plus basse température, ou bien en passant d'un air chaud dans l'eau froide. Peu importe que le changement de chaleur marque au thermomètre la distance particulière d'un degré à un autre ; et si la température atmosphérique étant à 130° de Fahrenheit, comme cela n'est pas rare dans l'intérieur de l'Afrique pendant quelques semaines de suite, on fait passer subitement une personne de cette chaleur dans un milieu de 100°, l'auteur pense qu'il n'en faudra pas davantage pour produire la fièvre, quoiqu'il n'ait aucun exemple d'un pareil évènement, les communications entre l'Angleterre et cette partie de l'Afrique ou d'autres dans lesquelles la chaleur se soutient à ce degré pendant un espace de temps considérable étant très mal établies. Dans les lieux où elle est de 100°, il y a beaucoup d'exemples de fièvres et d'autres maladies occasionées par une diminution subite de 20°. L'auteur en a même vu arriver plusieurs par le passage également subit de 60° à 40°.

Outre la fièvre, l'exposition au froid peut donner naissance à beaucoup d'autres maladies. Il semblerait que la diminution spontanée de la température d'un milieu environnant, quand le thermomètre marque un haut degré de chaleur, est plus favorable à la production des fièvres ; il paraît même que c'est une cause pour laquelle elles sont plus communes dans les pays chauds que dans les climats froids, cette diminution subite étant plus propre, dans ces dernières, au développement des catarrhes, des rhumatismes, etc. Nous n'essaierons point d'expliquer pourquoi cela arrive ainsi, notre intention, dans ce Traité, étant de nous attacher uniquement au résultat des expériences et des observations. Supposé qu'une personne traverse immédiatement une colonne d'air chaud, d'un pouce environ, pour se rendre dans le même air où elle était auparavant, il n'en résultera indubitablement point de fièvre : il est donc nécessaire de rester quelque temps dans un milieu chaud avant que le passage dans un milieu froid puisse produire cette ma—

ladie ; et la chaleur de l'atmosphère doit mettre le système dans un état particulier, pour que l'exposition soudaine au froid puisse agir sur lui de manière à y causer cette affection. Les effets apercevables du séjour dans un milieu chaud, sont l'augmentation de la circulation dans les parties extérieures du corps, de l'évaporation dans l'air, et de l'exsudation cutanée ; ceux de l'exposition au froid sont la contraction des vaisseaux extérieurs, et par suite l'accumulation du sang dans les vaisseaux intérieurs, l'évaporation moins considérable par tout le corps, et peu ou point d'exsudation à la peau. L'exposition au froid subite ou lente produit également ces effets. Ce n'est donc point de la simple contraction des vaisseaux superficiels, de la diminution de la vapeur qui s'exhale du corps, ou du peu d'exsudation cutanée, que provient le désordre. Il est certain qu'on n'a jamais vu la diminution graduelle de la chaleur donner lieu à la fièvre ou même à d'autres maladies.

Toutes les autres conjectures sur la manière dont l'exposition subite au froid cause la fièvre sont si futiles, que je ne les ai pas jugées dignes de la plus légère attention. On a long-temps regardé comme telle la suppression de l'insensible transpiration et la contraction appelée spasme ou autrement. Cette opinion aurait peut-être mérité une plus ample discussion, si cette contraction ainsi que la suppression de la transpiration insensible n'étaient également provoquées par l'exposition lente ou subite au froid, et cela sans accident ; ce qui, d'après l'avis de l'auteur, réfute suffisamment cette doctrine, surtout lorsqu'on sait que la fièvre, une fois établie, peut être absolument indépendante de sa cause.

La préservation de la fièvre est le seul avantage qui puisse résulter de la connaissance de ses causes ; c'est pourquoi les auteurs ont traité cette matière avec tant de négligence.

Pour que l'exposition subite au froid produise cette maladie, il n'est pas nécessaire que toute la surface extérieure du corps y soit soumise, il suffit qu'une substance froide touche une partie de cette surface, ou qu'un liquide également froid soit introduit dans l'estomac. Il est bon d'observer, toutefois, que, quoiqu'il y ait plusieurs exemples de fièvres arrivées à la suite d'un refroidissement partiel, ou d'une boisson froide introduite dans l'estomac, cependant l'exposition d'une partie au froid est plus souvent suivie d'autres maladies, spécialement d'inflammations internes, telle que la pleurésie, etc. C'est au point même que, sur cent cas de maladies dues à cette cause, à peine en compte-t-on un de fièvre. Si l'on est fatigué (1) lorsqu'on s'expose subitement au froid, on est plus susceptible de prendre la fièvre ou toute autre maladie. Si un homme, par exemple, après avoir été dans une assemblée nombreuse, où son attention s'est trouvée fortement excitée, entre tout à coup dans un air froid, ou bien si, après s'être fatigué par un exercice quelconque, il se plonge dans l'eau froide, il lui arrive très souvent alors de prendre la fièvre sur-le-champ.

Il ne paraît pas, d'après aucun fait bien avéré, que la fatigue augmente l'énergie de ces substances, qui, par leur fluctuation dans l'air et leur application au corps, donnent lieu à cette maladie.

L'humidité est aussi une cause de fièvre dont nous allons maintenant nous occuper. Nous ne voyons pas qu'un individu qui entre dans de l'eau d'une température modérée, et qui y reste pendant quelque temps, soit plutôt attaqué de la fièvre qu'après s'être tenu en repos, avoir marché, ou s'être trouvé dans toute autre circonstance indifférente. Ce n'est donc point le contact de l'eau avec le corps qui produit cette maladie ; mais si l'air contient des particules aqueuses qui flottent dans son sein, et qu'un homme reste pendant quelque temps dans cet air, il la gagnera bien plus tôt que s'il eût vécu dans une atmosphère plus sèche. Il faut observer que l'eau peut exister dans l'air sous trois états différens. Elle peut y être suspendue en petites molécules (2), comme toute autre matière réduite à un petit volume ; car, quoiqu'elle soit d'une pesanteur spécifique

----

(1) Lorsque le système vivant a déjà été affaibli par des causes sédatives, il est d'autant plus susceptible de céder à l'action des causes morbifiques.

(2) Dans cet état, on donne au fluide le nom de *vapeur concrète*. L'eau

plus considérable que les fluides élastiques qui forment l'atmosphère, il y a cependant plusieurs autres substances plus pesantes qu'elle qui y sont suspendues. On le démontre facilement en laissant entrer dans une chambre obscure, par une ouverture étroite, une petite portion de rayons solaires, ces molécules étant toujours alors faciles à observer. L'air, quoique d'une pesanteur spécifique très faible, est très visqueux ; c'est pourquoi, lorsque des atomes de matière sont mélangés avec lui par une force quelconque, ils tombent très lentement, et lorsqu'il y a quelque agitation, ils restent en suspension : or, l'atmosphère est presque toujours agitée par des courans divers. Une solution de gomme arabique dans l'eau n'est pas d'une pesanteur spécifique beaucoup plus grande que l'eau pure ; mais tandis que de petites parties de sable, de limon, etc., gagnent promptement le fond dans ce liquide, elles restent long-temps suspendues dans la solution gommeuse, et elles y resteraient sans jamais se précipiter, dans le cas où il y aurait une agitation considérable. Il n'est donc pas nécessaire de dire comment les petites molécules aqueuses sont introduites dans l'air atmosphérique. Quand on les y rencontre, elles jouissent de toutes les propriétés de l'eau ; elles humectent les corps de manière à les allonger ou les raccourcir, selon leur texture ; et l'on peut en déterminer la quantité, jusqu'à un certain point, par le moyen d'un hygromètre, instrument à l'aide duquel on mesure communément l'allongement et le raccourcissement des corps.

Secondement, des fluides élastiques qui composent l'atmosphère, les uns ou les autres, ou même tous, sont susceptibles de se combiner chimiquement avec l'eau (1), de sorte que

---

est alors en petites gouttelettes pleines, qui ne diffèrent des gouttes de pluie que par leur extrême ténuité ; ces corps flottent dans l'air, et peuvent même y être soutenus pendant quelque temps par son agitation et sa viscosité. La vapeur concrète diffère de la *vapeur vésiculaire*, qui compose les nuages et les brouillards, en ce que celle-ci est formée de petites vésicules creuses dont la pesanteur spécifique est la même, et quelquefois moindre, que celle de l'air.

(1) L'auteur veut parler ici de la dissolution de l'eau dans l'air, phéno-

dans cet état de combinaison, leurs propriétés sont changées ainsi que les siennes. L'eau ainsi combinée n'opère point l'allongement ou le raccourcissement des corps ; elle ne trouble point la transparence de l'air, comme celle qui est suspendue de la manière décrite précédemment, qui est souvent très sensible à l'œil sans aucun secours, mais qui le devient bien davantage lorsqu'on regarde les objets dans un télescope d'une grande force et à une certaine distance. Si l'air atmosphérique est chaud, ou condensé, il peut se combiner avec une plus forte proportion d'eau. Or, s'il y a un degré particulier de chaleur et de densité auquel l'air peut être saturé d'eau, lorsque la chaleur et la densité viennent à diminuer, cette eau s'en sépare et reste mélangée avec lui comme dans le premier cas, ainsi qu'il est facile de l'observer. Si la température devient tout à coup très chaude, et qu'on puisse faire passer l'air ainsi échauffé à travers un large bâtiment dont les murs n'ont pas encore eu le temps d'acquérir la chaleur extérieure, non-seulement l'eau se condense sur les murailles, mais encore l'intérieur du bâtiment perd sa transparence et paraît très humide à l'hygromètre. Troisièmement, si les fluides élastiques qui forment l'atmosphère étaient échauffés à un degré égal à celui de l'eau bouillante (degré qui diffère en raison de la pression de la surface de ce liquide), alors, après que l'air aurait dissous autant d'eau qu'il lui en faudrait pour se saturer, le restant ne serait point en petites molécules fluides, mais sous forme de vapeurs, et se mélangerait avec les autres vapeurs atmosphériques, tout comme elles le font entre elles. Aussitôt que la chaleur viendrait à diminuer et serait moindre que celle de l'eau bouillante au degré de pression existant,

---

mène qui n'a encore été bien observé que dans ces derniers temps, et dont la découverte est due à M. Leroy, de Montpellier. Les physiciens modernes prétendent que c'est à l'état de vapeur que l'eau est tenue en dissolution par l'air, et de la même manière qu'une espèce de gaz l'est par un autre ; c'est pourquoi de Saussure lui a donné le nom de *vapeur élastique dissoute.*

l'eau reprendrait sa forme fluide, et serait suspendue en petites molécules. De ces trois divers modes de suspension de
molécules aqueuses dans l'air, le premier seulement a été appelé humidité, et c'est aussi le seul qu'on ait reconnu propre
à occasioner la fièvre. Il est vrai que l'eau contenue dans l'atmosphère sous l'un ou l'autre de ces états peut être aisément
ramenée à celui-ci par les moyens qui ont été précédemment
établis.

Certains auteurs ont prétendu que l'eau suspendue dans l'air
sous forme d'humidité ne produisait point la fièvre. Si ceux
qui ont avancé cette doctrine avaient vécu pendant un an ou
deux à Batavia (1), ils se seraient convaincus par une fatale
expérience que les individus qui vivent dans une atmosphère
humide sont plus souvent attaqués de cette maladie que ceux
qui restent dans un air sec.

Les gens qui ont des habillemens humides, la contractent
bien plutôt que ceux qui ne se trouvent point dans ce cas. On
a vu un grand nombre d'hommes porter des vêtemens humides
et vivre dans une atmosphère chargée d'humidité, sans qu'ils
aient pour cela gagné la fièvre sur-le-champ. C'est ce qui a fait
imaginer à plusieurs personnes que cette cause ne devait point
être admise. Mais si l'on considère qu'un grand nombre d'individus ont pris la fièvre, et d'autres maladies immédiatement
après avoir été exposés à l'humidité, bien plus souvent que
ceux qui étaient vêtus d'habillemens secs (toutes choses étant
égales d'ailleurs), ainsi que cela est constaté dans les annales
de la Médecine par les observations qui y sont rapportées, et
par celles qui se sont offertes aux yeux de l'auteur, on aura
la conviction aussi entière qu'il est possible de l'acquérir en
général, eu égard aux causes morbifiques, que les vêtemens
mouillés sont dans le cas de produire cette maladie.

---

(1) Les Anglais ont eu dernièrement la preuve, à Walcheren, de ce que
dit ici le docteur Fordyce, touchant l'influence de l'humidité de l'air dans
la production des fièvres et des maladies. Il est vrai que dans cette île
basse, plusieurs autres causes concourent à rendre les maladies fréquentes,
entre autres la mauvaise qualité des eaux, etc.

Le nombre des fièvres qui succèdent immédiatement à l'emploi des vêtemens humides n'est pas toujours le même, quelles que soient les substances ou les tissus qui les composent. Il y a quelques substances et certains tissus qui conduisent bien mieux la chaleur et le froid que d'autres, c'est-à-dire qui, mis en contact avec un corps échauffé, reçoivent de lui plus promptement ou plus lentement la chaleur. Un morceau de plomb, par exemple, placé près d'un corps chaud, acquerra bien plus tôt la chaleur de ce corps qu'un morceau de cristal ; il en est de même du froid, toutes les autres circonstances, à l'exception de l'espèce de la matière, étant les mêmes. La laine, quoique de la même nature, s'échauffera ou se refroidira plus lentement à l'approche d'un corps chaud ou froid, lorsqu'elle est tissue en étoffe lâche comme la flanelle, que lorsqu'elle forme une étoffe d'un tissu serré, telle que le camelot. Si les gens qui s'exposent à l'humidité sont couverts de substances qui, d'après leur espèce et leur texture, conduisent parfaitement la chaleur et le froid, ils prendront plutôt la fièvre que s'ils étaient vêtus d'habillemens, mauvais conducteurs de la chaleur et du froid.

L'humidité de l'air ou des vêtemens, qui produit les fièvres dans toutes les températures, en produit bien davantage dans une atmosphère très chaude. Les Hollandais ont tâché de rendre le pays de Batavia (1) semblable à la Hollande par l'immense quantité de canaux qu'ils y ont creusés. L'humidité qui en résulte est très considérable dans les deux endroits ; mais quoique les fièvres soient par cette raison communes en Hollande, il n'y a pas de comparaison pour le nombre avec celles qui ont lieu à Batavia, où le danger qui résulte de l'humidité et de la chaleur de ce climat est si grand, qu'il est étonnant que qui que ce soit approche jamais de cet établissement, au-

____

(1) On peut voir dans le Voyage de Lord Macartney, un exposé des ravages que les fièvres exercent à Batavia, surtout chez les étrangers qui y sont nouvellement arrivés, et chez ceux qui ne sont point habitués au climat.

trement que dans l'impossibilité absolue de se procurer des vivres ou de l'eau.

Lorsque l'humidité de l'air est entretenue par l'eau qui s'évapore d'un pays marécageux, ou de canaux dans lesquels elle est stagnante (1), ou bien dans lesquels elle se meut très lentement (2), les fièvres sont bien plus fréquentes que quand cette même humidité provient de la mer, des grands lacs ou des rivières confinées dans leurs lits, et coulant avec un degré de rapidité considérable. Tandis qu'elles sont très communes dans les marais de Limoln-Shire, on en voit peu sur les bords de la Tamise. C'est ce qui a fait supposer qu'il s'élevait de ces marais, outre l'eau, d'autres vapeurs qui produisaient ce genre de maladies. Il est certain qu'il survient souvent un degré considérable de putréfaction dans les terrains marécageux, surtout dans les climats chauds; mais on ne doit nullement en conclure que l'humidité de l'air produise toujours la fièvre en conséquence de cette putréfaction, qui ne peut avoir lieu que dans les substances animales ou végétales. Si de l'eau qui n'est point imprégnée de l'une ou de l'autre de ces matières, se

---

(1) Les épidémies de fièvres sont très souvent produites par cette cause; celles des camps et des armées viennent presque toujours de cette source. L'Histoire nous en fournit plusieurs exemples remarquables. La fièvre pestilentielle qui éclata parmi les Carthaginois qui assiégeaient Syracuse, fut principalement occasionée, au rapport de Diodore de Sicile, par l'air des eaux stagnantes et des marais. L'armée d'Alphonse d'Aragon, roi de Naples, fut extrêmement maltraitée pendant le siège de Piombino, en 1448, par une fièvre semblable, qui provenait de la même cause. On sait quels ravages produisit, dans les troupes autrichiennes, la fièvre *hongroise*, entretenue par les exhalaisons des eaux marécageuses et des terrains bas et humides. Plutarque nous apprend qu'Empédocle, en procurant de l'écoulement aux eaux d'une rivière, qui étaient stagnantes et dont les effluves produisaient une fièvre d'un mauvais caractère en Sicile, delivra pour toujours cette province de cette maladie.

(2) Hippocrate avait déjà fait la même remarque relativement à la mauvaise santé des habitans du Phase : H″ τε δίαιτα τοῖς ἀνθρώποις ἐν τοῖς ἕλεσιν ἐστὶν... Αὐτός τε ὁ Φάσις στασιμώτατος πάντων τῶν ποταμῶν καὶ ῥέων ἠπιώτατα. [Homines in paludibus vitam degunt... Ipseque Phasis præ cæteris fluminibus maximè stagnans est, et lævissimè defluit.

trouve dans un état tel qu'elle rend l'atmosphère humide, il n'y aura point de putréfaction, et s'il en résulte des fièvres, elles seront certainement la suite de l'humidité et non de la fermentation putride. On pourrait en rapporter plusieurs exemples : dans la guerre de Flandre, qui a eu lieu sur la fin de la dixième et au commencement de la onzième année de ce siècle, l'armée, qui était parfaitement saine alors, campa sur un sol de sable pur (1) sous lequel on trouvait l'eau à moins d'un pied de profondeur, ce qui occasionait une grande humidité dans l'air, et fit naître dans peu de jours nombre de fièvres qui cessèrent de régner lorsqu'on eut changé de terrain. Il y a eu une infinité d'autres exemples semblables. On a d'ailleurs vu souvent la fièvre se manifester sur-le-champ chez des personnes qui occupaient des appartemens dont les pavés n'avaient été arrosés qu'avec de l'eau pure. Quoique les substances provenant des matières animales et végétales qui se pourrissent dans les marais, ou autres eaux stagnantes, rendent les vapeurs qui s'en élèvent plus dangereuses, il ne s'ensuit pourtant pas de là que les molécules aqueuses qui forment l'humidité de l'air ne puissent pas d'elles-mêmes être causes de cette maladie.

Une autre idée qui se présente naturellement, c'est que, puisque l'application de l'eau en masse, c'est-à-dire l'immersion totale ou partielle et pendant un certain temps dans ce liquide élevé à la température de l'atmosphère, ou bien son introduction dans l'estomac (la température étant toujours la même), n'occasione point de maladies; et puisque l'eau réduite en petites molécules, appliquée au corps et jouissant de la température de l'air dans lequel elle est répandue, produit

_____

(1) Il y a en Flandre de vastes plaines dont les seules inégalités sont quelques montagnes fort peu élevées; le terroir en est sablonneux et stérile, et l'on y aperçoit si peu d'eau, qu'au premier coup d'œil on s'imagine qu'il est aride et très sain; mais les apparences sont trompeuses, et l'on trouve partout l'eau à deux ou trois pieds de la surface; et à proportion qu'elle est plus ou moins profonde, les habitans sont plus ou moins sujets aux maladies.

cependant la fièvre, quoiqu'elle ne touche souvent que quelques parties, ce ne peut être le contact pur et simple des particules aqueuses qui donne lieu à la maladie, mais quelque chose dont elles sont les moyens d'application, et qu'on ne connaît pas fort bien. Comme l'évaporation de l'eau dans l'air produit du froid, et que sa dissolution dans un seul, ou dans tous les fluides qui constituent l'atmosphère produit aussi du froid, quelques personnes ont imaginé que la production du froid était la cause de cette maladie, et que par conséquent l'humidité n'était qu'un moyen d'appliquer le froid au corps, et que l'effet qui en résulte devait être attribué au froid. Mais l'auteur abandonne cette question, et la soumettra à une discussion et à des expériences ultérieures.

Certains alimens sont aussi une cause de fièvre.

Les substances putrides et contagieuses appliquées au corps de la manière déjà décrite peuvent donner la fièvre sur-le-champ, ou bien la santé continue d'être parfaite, quant aux apparences extérieures, quelque temps avant qu'elle se déclare. Mais lorsque cette maladie est causée par le froid ou l'humidité, l'auteur a déjà fait voir qu'elle se manifestait immédiatement, c'est-à-dire qu'elle débutait par un paroxysme complet, ou quelques symptômes du premier stade très apparens qui continuent pendant un certain temps, passé lequel ils s'étendent à toute l'habitude du corps et forment un accès réel. La même chose arrive, eu égard aux alimens, car il n'y en a aucun qui, pris à l'intérieur, après avoir traversé les organes de la digestion, ait été suivi de la fièvre.

Lors donc que les alimens occasionent cette maladie, c'est par leur action sur l'estomac ou sur les autres organes de la digestion.

Les alimens difficiles à digérer produisent, on ne peut en douter, une foule de maladies différentes, dont la fièvre fait rarement partie : l'auteur ne l'a jamais vue qu'une fois dans cette occurrence. Mais lorsqu'un individu en a été atteint, et qu'il en est guéri, soit par une crise spontanée, la maladie ayant parcouru son cours ordinaire, soit par l'emploi des re-

(400)

mèdes ; s'il fait aussitôt après usage d'alimens de digestion trop
difficile pour les forces de son estomac, qui ont été généralement affaiblies par la maladie, elle se reproduit sur-le-champ,
et avant que les alimens ne soient sortis de la cavité de ce viscère. Les alimens de difficile digestion, pris immédiatement
après la cessation des fièvres, paraissent même être une des causes
les plus fréquentes de leurs rechutes. On n'a jamais observé que
les purgatifs, chez une personne qui n'a point été récemment
affectée de cette maladie, fussent plus souvent suivis de son invasion que chez celles qui n'en ont fait aucun usage. Cependant
il arrive qu'ils ramènent la fièvre chez les individus qui viennent
d'en être affectés, et chez lesquels elle s'est guérie ou par une
crise ordinaire ou par le moyen de médicamens. Ce fait, qui s'applique principalement aux intermittentes, est aussi vrai, quoique plus rarement, pour les continues.

L'excitation subite de quelques-unes des passions de l'âme,
accompagnée d'anxiété considérable, a été dans quelques cas
immédiatement suivie de la fièvre ; c'est cependant une chose si
rare, qu'il serait possible d'en douter, parce que quelques-unes
des causes ci-dessus détaillées, et qui ne développent point la
maladie immédiatement après leur application, peuvent avoir
eu lieu antérieurement, et que l'impression faite par elles peut
produire la fièvre dans le moment même que la passion se manifeste. Ce qui rend pourtant cette cause morbifique extrêmement probable, c'est qu'on a vu le premier stade, ou l'accès en
froid, succéder immédiatement et en entier à l'excitation de
passions de cette nature.

Telles sont en général les circonstances à la suite desquelles
il survient plus particulièrement des fièvres.

Toutes les causes auxquelles on peut donc attribuer ces maladies, d'après l'observation, sont : le contact de certaines
substances à l'état de gaz, répandues dans l'atmosphère ou appliquées à quelque partie du corps sous forme fluide ; l'exposition subite au froid ; l'humidité de l'air, celle des habits ou
autres couvertures ; les alimens indigestes ou l'action d'autres
matières sur le canal intestinal ; l'excitation subite des passions

de l'âme accompagnées d'anxiété. Mais on voit souvent des fièvres avoir lieu sans qu'aucune de ces circonstances les précède.

Il est vrai que plusieurs d'entre elles peuvent avoir existé sans que la personne attaquée de fièvre ou les gens qui l'entourent les aient observées. Comme la matière contagieuse, par exemple, qui s'exhale du corps d'un fiévreux n'a ni odeur, ni goût, ni autre qualité sensible, un particulier peut en visiter un autre d'où cette matière s'exhale sans l'absorber, et après avoir été infecté, il peut rester bien portant pendant quinze jours ou trois semaines, au bout desquels il est possible que la fièvre le saisisse tout à coup, sans qu'il sache lui-même, ou qu'on puisse imaginer avec quelque certitude quelle en est la cause. Il n'en est pas de même à beaucoup près pour ce qui concerne l'exposition au froid, ou bien quelques-unes des causes qui produisent la fièvre sur-le-champ ou pas du tout ; et quand cela serait ainsi, il y a tant de fièvres qui se manifestent sans que nous puissions prouver que le malade ait été exposé aux causes qui ont été énumérées, qu'il doit indubitablement y en avoir d'autres qui donnent lieu à cette maladie, et qui jusqu'à présent sont totalement inconnues. Il ne sera pas hors de propos d'examiner quelques-unes de celles dont on a supposé l'existence.

Plusieurs médecins ont pensé que certaines espèces d'alimens donnaient la fièvre (1). Nous avons déjà remarqué que ceux de difficile digestion en avaient souvent amené des rechutes, mais qu'ils ne l'avaient presque jamais produite originairement, et que lorsqu'ils l'avaient fait, c'était uniquement par leur séjour dans l'estomac ; car diverses nations vivent d'alimens différens. Les Bramines ne mangent que des nourritures végétales ; la plupart des Lapons, que des alimens tirés du règne animal ; les

---

(1) Ainsi, par exemple, c'est une opinion généralement répandue, même parmi le peuple, que les melons, à une certaine époque de l'année, et passé le temps des chaleurs, donnent la fièvre.

habitans de quelques pays vivent de grains ; d'autres de fruits, et cependant, toutes choses égales d'ailleurs, d'après les descriptions qu'on nous a données, les fièvres ne sont pas plus communes chez les uns que chez les autres de ces hommes. Il y a des exemples très fréquens dans cette ville (Londres) de gens qui mangent trop et des mets d'une digestion très difficile ; mais la fièvre n'est pas plus commune après ces excès que dans le cas contraire. L'auteur a démontré dans un autre Traité (1), que, quels que soient les alimens (2), les fluides qui en résultent sont les mêmes. Ceux qui ont cru que les alimens d'une certaine qualité ou pris en certaine quantité donnaient la fièvre, ont basé leur opinion sur de purés conjectures, et non sur l'observation exacte. Il est vrai qu'un individu qui a déjà un principe de fièvre peut voir cette maladie se déclarer immédiatement après qu'il a mangé des mets d'une digestion trop difficile ou en trop grande quantité. Un homme peut avoir gagné la contagion de la petite-vérole sans aucun symptôme extérieur ou apparent, et être pris de fièvre peu d'heures après qu'il s'est gorgé de gibier ou de poisson ; mais cette maladie ne doit certainement pas être attribuée à la nourriture. Il en sera de même des autres genres d'infection ou causes de fièvres, qui ne déterminent pas sur-le-champ l'invasion de cette maladie. Il faut qu'un évènement ait succédé souvent à un autre, avant qu'on puisse le considérer comme sa cause. Malheureusement on s'est beaucoup trop appuyé sur des observations isolées, en Médecine.

Comme les gens habitués à porter des vêtemens humides perdent par l'habitude la disposition à contracter les maladies que cette cause produit, tandis que ceux qui n'y sont point accoutumés tombent malades aisément dans le même cas ; ainsi,

---

(1) A Treatise on the Digestion of food, by G. Fordyce ; 2ᵉ édition. Londres, 1791.

(2) M. Blumenbach a dit dans son ouvrage (*De Gen. hum. var. nat.*) que cette opinion ingénieuse du docteur G. Fordyce paraissait conforme à la vérité.

on peut croire qu'un individu habitué dès son enfance à manger des alimens d'une espèce particulière, acquiert une certaine
habitude qui l'empêche de devenir malade par cette cause.
C'est ce qui arrive certainement à l'égard de plusieurs maladies;
car un homme qui a été accoutumé à ne vivre que de nourriture animale (souvent même dans un état de putridité) n'est
point sujet à ce qu'on a appelé le scorbut de mer, affection dans
laquelle il y a une tendance à la putréfaction des fluides, tandis que celui qui a toujours vécu avec des végétaux, s'il fait
uniquement usage de viandes, sera, dans beaucoup de cas, indubitablement attaqué de cette maladie. Quoiqu'il y ait de
nombreux exemples de personnes qui prennent des alimens,
tantôt d'une espèce, tantôt d'une autre, l'auteur n'en a point
vu chez lesquelles ce changement habituel ait produit la fièvre,
toutes choses égales d'ailleurs. Excepté que les alimens, par
leur action, et pendant qu'ils sont dans les intestins, n'occasionent cette maladie, ce qui arrive rarement ; et à l'exception
des convalescens de fièvres, rien n'autorise à croire que la nourriture, quelle qu'en soit l'espèce, puisse être considérée comme
une cause de fièvre. Après qu'elle a traversé les organes de la
digestion, il n'y a donc pas de raisons pour la regarder comme
telle.

L'état des fluides, c'est-à-dire les propriétés des différentes
humeurs qui sont contenues dans le corps humain, ou leurs
proportions, telles que leur viscosité ou leur ténuité, leur acrimonie ou leur douceur, leurs diverses proportions les unes à
l'égard des autres, leur disposition à la putréfaction, etc., ont
paru à nombre d'auteurs être des causes de fièvre. Les propriétés de la matière, quelle que soit son espèce, ne peuvent être
connues qu'à l'aide de l'expérience, et celui qui aurait toujours
été parmi les glaces, ne saurait même pas que l'eau est susceptible de fluidité. Tout ce qui a donc été dit sur le compte des
fluides de l'économie humaine, avant qu'on eût fait des expériences pour déterminer leurs propriétés, doit être passé sous
silence.

A l'exception de quelques phénomènes extérieurs de certains fluides dont la sécrétion est abondante, tout ce qu'on a dit concernant les autres, avant le temps où l'on a fait des recherches expérimentales sur ce point, doit être laissé de côté, comme ne pouvant nullement servir à l'explication ni à l'histoire de la maladie dont nous traitons.

La première partie du sang que l'on a remarquée, et dont on s'est fait une idée distincte, est la sérosité. Lewenhoek, ou un autre, découvrit, il y a environ un siècle et demi, les globules rouges. Boërhaave lui-même n'a point eu connaissance de la lymphe coagulable, et les propriétés ainsi que les variétés qui ont lieu dans ces trois parties essentielles du sang ne sont pas même bien connues de la majorité des praticiens de l'Europe. Il semblerait donc qu'il y a peu de fonds à faire pour'établir les causes des maladies, soit fièvres ou autres, sur ce qui a été avancé touchant les propriétés des fluides par plusieurs auteurs, de ceux même qui ont pratiqué la Médecine, attendu qu'ils ne les connaissaient point et qu'ils n'ont pu les examiner. L'auteur croit pouvoir assurer, d'après nombre d'expériences, que la fièvre peut également avoir lieu, toutes choses d'ailleurs égales, dans quelque état connu que se trouvent les fluides. Il suffira de spécifier seulement un de ces états qui ait été proposé comme cause de fièvre par quelque grand praticien, tel que sir John Pringle, savoir, la putréfaction des humeurs. Or, nous savons maintenant que, quoique le sang, dans cette maladie qu'on appelle scorbut de mer (1), ait souvent une telle tendance à se putréfier que les globules rouges se séparent en molécules plus petites, et que la lymphe coagulable et la sérosité se coagulent à peine par la chaleur, cette tendance à la putréfaction n'engendre cependant jamais de fièvre. Il survient, on ne peut en douter, de l'accélération dans le pouls, et diverses autres affections du système auxquelles on a donné le nom de fièvre, mais qui ne sont nullement la maladie désignée par Galien et les

_____

(1) On ne fait point de distinction aujourd'hui entre le scorbut de mer et le scorbut de terre, parce que l'on a reconnu que les mêmes causes produisaient cette maladie dans les deux cas.

autres médecins grecs (si toutefois on peut appeler Galien un Grec), Lommius et plusieurs autres praticiens modernes, ni celle que l'auteur est occupé à décrire. Il n'y a donc aucune raison appuyée sur l'expérience pour croire qu'un état particulier des fluides soit plus souvent qu'un autre suivi de la fièvre, toutes choses étant égales d'ailleurs.

Nous avons déjà observé qu'il y a certaines causes qui ne produisent point la fièvre tout de suite, et qui subsistent souvent plusieurs jours après leur application, sans qu'aucun de ses symptômes s'établisse. Dans la petite-vérole occasionée par la matière varioleuse répandue dans l'air, il n'y a ni expériences ni observations qui puissent éclairer sur ce qui se passe dans ce système, pendant l'intervalle qu'il y a depuis l'application de cette cause à l'invasion de la maladie ; mais l'esprit de l'homme, quand il ne découvre point les causes par des expériences ingénieuses ou des observations assidues, va les chercher dans son imagination, surtout en Médecine, art qui a été considéré comme divin et tirant sa source de l'inspiration. Beaucoup de personnes ont cru, d'après cela, que les médecins devinaient tout ce qui a rapport à leur art, et cette idée, quoiqu'elle ne s'accommode nullement avec le raisonnement en usage dans les autres arts ou sciences, s'est même glissée dans l'esprit des praticiens eux-mêmes. On pourrait en rapporter plusieurs exemples pris dans les anciens, et plusieurs autres tirés des âges romanesques et où la magie était en usage : les temps modernes ne sont pas même entièrement exempts de ce préjugé (1). L'au-

____

(1) On rit lorsqu'on entend un philosophe moderne s'exprimer de la manière suivante : « Cette justesse de raison, cette sagacité, etc., ne suffit » pas au médecin, il lui faut encore cette espèce d'instinct qui devine dans » un malade la manière dont il est affecté. » Mais on ne peut s'empêcher d'éclater lorsqu'on voit un jeune auteur de matière médicale assurer, avec toute la bonne foi imaginable, qu'il y a un instinct médicinal qui conduit seul le praticien, et qui ressemble à une sorte de divination. S'il en était ainsi, qu'aurait-on besoin d'étudier et d'observer ? il suffirait d'obéir à l'impulsion de son instinct, et il faudrait renoncer à l'art de guérir lorsqu'on en serait dépourvu.

teur a entendu le docteur Fothergill (1) et autres établir, dans de graves harangues, leur inspiration, non-seulement pour ce qui concerne la connaissance des maladies, sans procéder à la recherche des phénomènes extérieurs, mais encore assurer que les prescriptions avaient coulé de leur plume sans qu'il en existât de composition préliminaire dans leur esprit; et ce n'était point pour se plier aux préjugés des malades qu'ils avançaient cette assertion, mais d'après leur propre persuasion.

Plusieurs auteurs ont prétendu que lorsque les causes morbifiques, celles de la fièvre surtout, n'étaient pas immédiatement suivies, mais après quelques jours seulement, de la maladie, elles produisaient certaine altération dans la masse du sang ou de quelque autre fluide, au moyen de laquelle ils développaient cette maladie. La connaissance de la Médecine, comme celle de toutes les autres sciences et des autres arts, ne peut s'acquérir que par l'expérience et l'observation; mais ni l'expérience ni l'observation n'ont démontré qu'une des parties essentielles du sang fût altérée, ou, en d'autres termes, que les propriétés du sang lui-même aient subi quelque altération pendant le temps qui s'écoule depuis l'application d'une cause de fièvre qui n'opère point sur-le-champ; jusqu'à ce que cette maladie se déclare. La seule expérience qu'on ait à cet égard est tirée de la petite-vérole inoculée, dans laquelle une petite portion de matière venant d'une partie déterminée du corps et très peu étendue, se convertit en matière varioleuse, et produit la variole immédiatement après qu'elle a été absorbée. Il n'y a donc pas de raisons fondées sur l'expérience et l'observation, conséquemment, il n'y en a aucune pour croire que la fièvre soit produite par une altération des fluides contenus dans les vaisseaux sanguins, ou par l'usage de quelque espèce d'alimens, ou par d'autres moyens quelconques, nonobstant l'opinion si généralement émise par les auteurs touchant l'existence de cette altération.

____

(1) Ce médecin célèbre, qui était de la secte des Quakers, a été généralement regardé comme un des plus grands praticiens de Londres.

De toutes les humeurs particulières fournies par les sécrétions, à la rédondance et au vice desquelles on a cru pouvoir attribuer la production de la fièvre, la bile a été la plus commune.

Les anciens, qui ne connaissaient les propriétés des matériaux de notre corps que très superficiellement, et seulement d'après leur aspect extérieur, sur lequel ils fondaient leur hypothèse, supposaient que les humeurs étaient formées du sang rouge, de phlegme, de bile et d'atrabile, comme le savent parfaitement ceux qui ont jeté les yeux sur leurs écrits. Ils supposaient aussi que les maladies étaient dues à la rédondance ou à l'altération de ces humeurs, idée qui s'est même soutenue jusqu'à ce jour. La bile est remarquable par sa couleur et son goût. Cette couleur varie en raison des substances avec lesquelles elle se rencontre dans les intestins ; et la différence qui en résulte l'a fait encore considérer comme étant d'une plus grande importance dans les maladies. Mais les observateurs modernes ont démontré que c'est une humeur sécrétée par le foie seulement, et qui ne se trouve point dans les vaisseaux sanguins, étant elle-même formée des substances qui composent le sang. Il ne peut donc y avoir de rédondance de bile dans ces vaisseaux, puisqu'en général cette humeur n'y est pas contenue. Elle peut cependant y entrer, et y entre quelquefois ; dans ce cas, comme elle peut passer à travers tous les organes sécrétoires, elle manifeste bientôt sa présence dans tous les fluides sécrétés, en les colorant et les changeant en jaune, et en teignant de la même couleur toutes les surfaces du corps qui sont exposées à la vue. Je ne sache pas que la fièvre se soit jamais produite, ou qu'elle ait succédé, ou qu'elle se soit manifestée plus souvent, lorsque cela arrive, que dans tout autre état du corps. La présence de la bile dans les vaisseaux sanguins ne peut donc être prise pour une des causes de la fièvre.

Quand les sécrétions des glandes qui se vident dans le canal intestinal sont augmentées par une cause quelconque, celle de la bile l'est de concert avec celle du suc pancréatique, du mucus, etc. Lorsque cette augmentation est considérable, les humeurs qui en résultent sont évacuées par le haut ou par le bas.

La bile, qui est la seule remarquable par sa couleur et son goût, a souvent aussi été la seule remarquée, tandis qu'on a négligé de faire attention aux autres. Il n'y a pas de certitude que, dans ces cas, la sécrétion du foie soit en plus grande quantité que celle des autres glandes du canal intestinal. Quoi qu'il en soit, il y a en apparence une grande quantité de bile de rejetée.

Il n'y a pas d'exemples dans les recueils, et l'auteur n'en a jamais vu, qui attestent que la fièvre soit plus commune après que les sécrétions et les évacuations ont été ainsi augmentées que dans toute autre circonstance. Dans le vomissement, par exemple, qui est produit par l'agitation d'un vaisseau, il y a une grande quantité de bile sécrétée et évacuée, sans que pour cela on ait jamais vu la fièvre en être la suite. Par conséquent, la bile répandue dans les vaisseaux sanguins, ou sécrétée en certaine quantité, ne peut être admise comme cause de cette maladie. Tout ce qui a été dit par plusieurs auteurs d'un grand poids sur la fièvre bilieuse, ne doit-il pas faire laisser entièrement de côté leur autorité ? Dans une science exacte, on ne peut certainement admettre d'autorité que celle qui provient de l'observation et de l'expérience. Ce serait grand'pitié que d'ôter aux malades la consolation d'être bilieux ou nerveux ; mais la Médecine est une science qu'on ne comprendra jamais bien sans beaucoup d'étude, et infiniment plus que ne peuvent lui en donner les personnes (1) qui ont d'autres occupations.

La chaleur, qui peut être considérée sous deux points de vue différens, dont l'un se rapporte à l'atmosphère ou milieu chaud dans lequel on vit, est une autre cause à laquelle on a fré-

---

(1) Cette observation du docteur Fordyce est trop judicieuse pour que j'omette de la faire remarquer. Les personnes qui n'ont aucune connaissance de la Médecine, et qui veulent se traiter elles-mêmes, ou traiter les autres d'après des livres, auraient souvent sujet de déplorer leur dangereuse présomption, si elles savaient toujours en reconnaître les effets. On voit cependant journellement des gens qui, sans avoir d'idée exacte de cet art si difficile, s'imaginent qu'ils en savent plus long que les médecins les plus instruits.

quemment attribué la fièvre. Parmi les peuples qui passent leur vie dans les régions du globe où la chaleur atmosphérique est considérable, il y a indubitablement beaucoup plus de fièvres que parmi ceux qui habitent dans des contrées où l'air est moins chaud. Il n'est nullement prouvé par là que le milieu environnant occasione ces maladies ; car on doit observer que dans les climats chauds, où il n'y pas dans l'atmosphère d'humidité provenant d'eaux stagnantes ou d'autres causes, les fièvres ne sont pas plus communes que dans les pays froids. En Égypte, lorsque le Nil sort de son lit, il donne de la fertilité au sol et de l'humidité à l'air : cette humidité est souvent une cause de fièvre. La même chose arrive à la suite des débordemens du Sénégal et de la rivière de Gambie, sur cette côte d'Afrique qui borde l'Océan Atlantique. Les fièvres sont très communes dans l'isthme d'Amérique, quand, à une époque particulière de l'année, il y tombe beaucoup de pluie. Il en est de même dans tous les autres pays chauds, pendant le temps des pluies. Lorsque ces pays sont couverts de bois qui remplissent l'air d'humidité, les fièvres y sont très fréquentes ; mais quand ils ont été défrichés, et que, par ce moyen, l'air est devenu sec, elles diminuent en proportion de la culture, comme cela est arrivé dans les parties des îles situées sur la côte orientale d'A-mérique. Dans cette partie du monde, et dans les îles de la mer Pacifique (1), qui ne sont point sujettes à éprouver de grandes pluies dans certaines saisons, ni à l'humidité entretenue par les eaux stagnantes ou les bois touffus, quoique les habitans soient nombreux, les fièvres sont peu communes, ainsi que dans les contrées situées au nord du cap de Bonne-Espérance, en Afrique, qui sont les plus chaudes de la terre, puisque le ther-momètre de Fahrenheit, à l'ombre ou même durant la nuit, reste souvent pendant six semaines de suite à 115° au moins, l'air y étant aussi très sec. Les ouvriers employés aux arts mé-caniques sont souvent, pendant plusieurs heures, dans une température de plus de 150°, sans être pour cela plus particu-

---

(1) Le grand Océan ou mer du Sud.

lièrement attaqués de la fièvre. On ne l'a jamais vue succéder à l'usage des bains chauds ; on n'a pas même observé que les bains des anciens, quoiqu'ils restassent pendant un espace de temps considérable dans un air échauffé à un haut degré, y donnassent lieu.

Le séjour plus ou moins prolongé dans un milieu chaud ne peut donc par lui-même être admis comme cause de fièvre.

Quand un individu reste pendant quelque temps, c'est-à-dire depuis un quart-d'heure jusqu'à deux heures, à un degré de chaleur supérieur à la température commune de l'atmosphère du pays dans lequel il vit ; lorsqu'en Angleterre, par exemple, il se trouve exposé à une chaleur de 120°, 130°, 140° ou plus, son pouls devient vite, et bat à peu près 120, 130, 140 ou 150 fois par minute. Toute la circulation du sang est augmentée, non-seulement en vitesse, mais en force, et cette force tombe ensuite par degrés, quoique cet individu passe subitement dans un milieu beaucoup plus froid. Les Russes, par exemple, en sortant de ce qu'ils appellent le bain chaud, qu'ils prennent en séjournant dans une chambre où l'air arrive chargé d'humidité, et où ils éprouvent souvent une chaleur de plus de 140°, se plongent dans l'eau presque au terme de la congélation, ou même dans la neige, sans que la fièvre ou d'autres maladies en soient la suite. On pourrait imaginer que, dans ce cas, l'habitude acquise dès l'enfance prévient la maladie ; mais l'auteur sait par expérience que plusieurs personnes se sont exposées sans contracter de maladies, en sortant de milieux échauffés à un semblable degré, à un froid subit et tel, que plusieurs d'entre elles seraient infailliblement tombées malades, si elles étaient restées pendant un espace de temps extraordinaire dans une chambre à la température de 80° ou 90°, pour s'exposer ensuite subitement au froid de la même manière. Il n'essaiera point de donner l'explication de ce fait ; il observera seulement que la différence des phénomènes qui ont lieu est que, dans les cas où un homme, après être resté à un degré de chaleur considérable pendant un temps assez long, entre tout à coup dans un milieu très froid, ses veines extérieures demeurent gonflées, sa peau lui paraît chaude à lui-même, conserve sa couleur rouge, et n'est point contractée (1), tandis que chez celui qui a été exposé à un degré de chaleur plus modéré, pendant un espace de temps égal, et qui passe dans un milieu froid, les veines extérieures disparaissent, le froid se fait vivement sentir, une pâleur considérable s'empare de tout le corps, la peau se contracte et présente quelquefois un aspect livide.

On a assigné beaucoup d'autres causes à la fièvre, mais avec si peu de fondement, qu'elles ne valent pas la peine d'être indiquées. L'immense quantité d'assertions absurdes qui ont été émises dans tous les temps en Médecine, sans être appuyées sur l'observation, qui fait seule l'évidence, ne méritait non plus aucune attention. Qui est-ce qui voudrait tenter des expériences sur les hommes, afin de déterminer si l'emploi d'un moyen quelconque produit ou non la fièvre? Les maladies des brutes, ainsi que toute leur économie, sont d'ailleurs si différentes (2) de celles de l'espèce humaine, qu'on ne peut rien conclure des unes aux autres. L'expérience de l'auteur l'a parfaitement convaincu de la vérité de cette maxime.

Un autre point à considérer en traitant des causes de la fièvre, c'est de savoir si elle peuvent agir de concert les unes avec

---

(1) Voici ce que dit le docteur Darwin de ce passage : M. Fordyce, dans son Traité de la fièvre simple, a fait une observation curieuse : il a vu que les gens qui ont été confinés pendant quelque temps dans un air très chaud, de 120 ou 130°, par exemple, ne ressentaient point le froid et n'éprouvaient pas de pâleur à la peau, lorsqu'ils s'exposaient à une température de 30 où 40°, tandis qu'il se fait douloureusement ressentir et qu'il produit une pâleur considérable à la peau chez ceux qui ont été exposés pendant quelque temps à une chaleur de 80 ou 90° seulement. Il rapporte un fait analogue et propre à confirmer cette observation du docteur Fordyce, et il ajoute: dans ces deux cas, un certain degré de douleur ou de plaisir met en action le système, etc.

Théorie of Fever, page 352.

(2) C'est pour avoir fait trop peu d'attention à ce que dit ici M. Fordyce, qu'on a cru, d'après des expériences faites sur les animaux, pouvoir tirer des conséquences applicables à l'homme, mais qui plus d'une fois ont été démenties par l'observation.

les autres. Il est très difficile de s'en assurer, surtout parce que toutes celles que nous connaissons existent très souvent dans des circonstances en apparence les mêmes, sans produire cette maladie. Au reste, il y a tant d'incertitude à cet égard, que l'auteur ne hasardera aucunes conjectures sur ce sujet.

La considération suivante concernant les causes morbifiques, quoique déjà traitée par l'auteur dans un Mémoire publié dans le premier volume des Transactions médicales et chirurgicales, ne peut, à bon droit, être omise ici. Si un corps est mis en mouvement par une impulsion quelconque, et qu'il n'éprouve aucune résistance, il continuera de se mouvoir de la même manière, c'est-à-dire dans la même direction et avec la même vitesse, quoiqu'il ne reçoive point d'impulsion nouvelle : de même, si la fièvre est produite par quelque cause, elle continuera malgré que cette cause ait cessé d'agir. Cette proposition, à la connaissance de l'auteur, n'a été avancée par aucun de ceux qui ont écrit sur cette matière ; c'est donc avec beaucoup de défiance qu'il la met en avant. Au contraire, Sydenham et presque tous les auteurs tant anciens que modernes qui ont traité ce sujet, ont assuré positivement que la cause productrice de cette maladie était constamment en action pour l'entretenir. Sydenham, ainsi que les différens auteurs, ont dit aussi qu'il y avait alors dans le corps une matière nuisible particulière, susceptible d'exciter certains mouvemens qu'ils ont appelés de coction, et à l'aide desquels cette matière est détruite, et chassée hors du système. Il est vrai que van Helmonta supposé l'existence d'une espèce d'esprit qui doit être dompté et expulsé, et le docteur Cullen la production d'un spasme, sans prendre la peine d'examiner si ce spasme, quel qu'il puisse être, a besoin que ses causes se maintiennent constamment, ou non.

Le point à déterminer consiste à savoir si, quand une cause a été appliquée au corps de manière à produire la fièvre, cette maladie suivra son cours malgré que cette cause n'existe plus, ou bien s'il est nécessaire qu'elle soit toujours présente pour que la fièvre continue. L'auteur, après avoir considéré l'histoire de cette maladie telle qu'elle a été exposée par les écrivains qui ont eu de fréquentes occasions de la voir et qui ont rapporté des cas particuliers de malades qui en étaient atteints, ou son histoire générale déduite de leurs observations, et telle que sa propre expérience la lui a enseignée, est manifestement d'avis que la fièvre une fois établie, doit subsister, quoique sa cause ait entièrement cessé d'agir (1); précisément de même qu'un corps mis en mouvement doit continuer de se mouvoir, s'il n'éprouve aucune résistance, quoique celui qui lui a communiqué l'impulsion soit entièrement hors de sa portée : c'est-à-dire qu'il est pleinement d'avis que si quelque matière contagieuse a occasioné la fièvre par sa présence et son absorption, cette fièvre ira son train, quoique la matière qui l'a produite soit totalement dissipée, de sorte qu'il n'en reste pas un atome dans le corps ou à sa surface. Que si une passion de l'âme accompagnée d'anxiété donne lieu à cette maladie, elle subsistera toujours, quoique la passion elle-même n'existe plus; que si elle est propagée par la diminution subite de la chaleur du milieu environnant, supposé que le corps soit placé ensuite dans un milieu d'une température parfaitement uniforme et d'un certain degré de chaleur, elle n'en suivra pas moins son cours; que si elle est produite par l'humidité de l'air, elle continuera ses progrès, malgré qu'on mette ensuite le malade dans un air complètement sec; que si elle provient d'une matière putride appliquée au corps d'une manière quelconque, l'absence d'une semblable matière, soit à l'intérieur, soit à l'extérieur, n'empêchera pas que cette maladie ne subsiste. Chacun de ces états divers aurait besoin d'être appuyé d'un grand nombre d'exemples propres à prouver sa réalité; mais rapporter les observations qui ont été faites par les prati-

____

(1) L'auteur de la Médecine pratique moderne, M. R. Thomas, a remarqué avec justesse que, d'après cette observation du docteur Fordyce, qui est vraie, et qu'il a citée, nous ne pouvons déterminer d'une manière certaine la durée de la fièvre, et que ce n'est qu'en faisant attention aux phénomènes ou changemens qui ont lieu ordinairement aux approches de la crise, que nous pouvons porter un jugement.

tiens sur ce sujet, ainsi que celles qui se sont présentées à l'auteur dans sa pratique, ce serait rendre cet ouvrage beaucoup trop volumineux.

Le point de doctrine que nous allons discuter, et qui est relatif à l'action des causes de la fièvre, s'éloigne encore davantage de l'opinion commune que le précédent. Si un corps est mis en mouvement par une force impulsive quelconque, et qu'il n'éprouve aucune résistance après avoir reçu l'impulsion qui lui a été communiquée, il continuera toujours de se mouvoir avec la même vitesse et dans la même direction ; mais s'il reçoit une nouvelle impulsion de la même force et dans le même sens, la vitesse avec laquelle il se meut augmentera, et chaque fois que cela sera répété, elle augmentera constamment de la même façon. Il en sera de même si une autre force impulsive est ajoutée à la première et qu'elle frappe toujours dans la même direction. Or, dans la fièvre, si une cause agit de manière à produire cette maladie, nous devrions, d'après l'analogie, nous attendre que la même cause agissant de nouveau, ou avec une autre, augmenterait la maladie, et c'est ce qu'on a cru jusqu'ici. Mais, comme l'auteur l'a déjà dit dans le mémoire cité plus haut, ayant fait un jour par hasard une piqûre pour inoculer la petite-vérole, et n'étant pas sûr que cette piqûre fût suffisante pour causer la maladie, il en fit une nouvelle le jour suivant au même sujet, et chacune de ces piqûres produisit une inflammation qui vint en suppuration. Quoique, lors de la suppuration de la première *inflammation*, il y eût de la fièvre, cette fièvre n'augmenta point lorsque la suppuration de la seconde s'établit. Il a été en outre observé, dans le mémoire en question, que l'infection naturelle de la petite-vérole, comme on l'appelle, exige, en général, treize ou quatorze jours après son application pour produire la maladie, tandis qu'il n'en faut que sept ou huit à la matière contagieuse inoculée de la manière ordinaire. Si donc une personne est infectée par la voie naturelle, c'est-à-dire par le contact de la matière contagieuse répandue dans l'air, et qu'on fasse une piqûre deux ou trois jours après, dans laquelle on ait soin d'insérer de la matière varioleuse, la fièvre se déclarera en conséquence de la contagion gagnée par la voie naturelle, sans qu'il survienne d'augmentation pendant qu'elle subsiste, ou de fièvre nouvelle lorsqu'elle aura cessé.

Puisque les causes de la fièvre ont souvent leur application chez des personnes bien portantes, sans occasioner cette maladie, c'est encore une question de savoir si, lorsqu'une de ces causes est à même d'agir sur un nombre donné de fiévreux et un égal nombre de gens sains; si, dis-je, chez les personnes en bonne santé, cette cause produirait plutôt la fièvre qu'elle ne la renouvellerait chez celles qui en ont déjà été atteintes, ou qu'elle ne l'augmenterait quand elle existe déjà. D'après l'analogie et les évènemens ordinaires de la vie, on serait porté à conclure immédiatement qu'une telle cause doit sûrement augmenter la fièvre déjà existante ou la reproduire avec autant ou plus de facilité lorsqu'elle a cessé depuis peu; mais l'observation contredit cette induction non–seulement à l'égard de l'infection de la petite-vérole, mais même dans les autres cas.

Il y a deux choses à considérer pour éclaircir ce point de doctrine: il s'agit de savoir d'abord si deux fièvres peuvent exister à la fois ou non. Cette question paraîtra peu digne d'attention à ceux qui ne connaissent que les auteurs qui ont écrit *ex professo* depuis la renaissance des lettres en Europe, et qui n'ont point fondé leurs raisonnemens sur les écrits des médecins grecs, parmi lesquels l'auteur comprend aussi les arabes et un petit nombre de praticiens romains. Cependant les auteurs grecs dont les écrits subsistent, ont décrit les maladies avec bien plus de précision que les médecins modernes de l'Europe; et c'était une opinion générale et bien prononcée parmi eux, qu'il peut exister deux fièvres à la fois. Or, la proposition à laquelle nous devons nous borner se réduit donc à savoir si, la fièvre une fois établie, une nouvelle cause, ou la répétition de la même, est plus *propre* à la reproduire ou à l'augmenter, qu'à la développer chez une personne en bonne santé. Dans la petite-vérole, la matière varioleuse appliquée pour la seconde fois, et après que la fièvre s'est manifestée, n'entraîne ni fièvre nouvelle ni augmentation dans celle qui existe; bien mieux, quand elle a une fois développé la fièvre qui lui est propre, elle ne peut plus en occasioner d'autres. L'auteur s'est inoculé lui-même avec de la matière varioleuse, ainsi que plusieurs autres qui avaient la fièvre pour cette cause, sans qu'il s'en soit suivi une fièvre nouvelle, quoique l'inflammation ait eu lieu à la piqûre. La même chose est vraie pour cette maladie produite par toute autre espèce de matière contagieuse, appliquée d'une manière quelconque au corps. Lorsque de telles inflammations ont affecté la peau, et qu'il en est résulté la formation d'une matière purulente, l'inoculation de cette matière chez un individu qui n'a jamais été atteint d'une fièvre éruptive semblable est capable de la produire. Les différentes matières formées dans le corps (non par suite d'inflammation à la peau), susceptibles de causer la fièvre chez un homme sain, peuvent aussi, après l'avoir produite une fois, la reproduire une seconde, une troisième et une quatrième chez le même individu. Quand, par exemple, la matière contagieuse ordinaire provenant du corps des fiévreux a une fois occasioné cette maladie, et que le sujet, après l'avoir supportée pendant son cours, en est guéri, il peut être attaqué d'une seconde fièvre par la réapplication de la même espèce de contagion, ainsi que presque tous les praticiens qui ont vu un grand nombre de malades doivent l'avoir observé d'après leur expérience. Mais en premier lieu, si cette matière contagieuse qui émane du corps des personnes atteintes de la fièvre a développé cette maladie, d'après l'observation de l'auteur, aussi bien que d'après celles de plusieurs autres qui l'ont souvent vue, l'application de cette matière contagieuse n'augmente point les maladies existantes, et n'en détermine pas de nouvelle à beaucoup près aussi souvent qu'elle le fait chez une personne en parfaite santé. La preuve de ceci se tire de la circonstance suivante. Dans les hôpitaux où les individus atteints d'autres maladies prennent la fièvre, par le moyen d'une matière contagieuse pareille, lorsqu'ils restent dans le même lieu où ils ont été infectés, et où ils sont continuellement exposés à la contagion; pendant le cours de leur maladie (provenant de plusieurs autres malades rassemblés dans la même salle) (1), ils parviennent à son terme exactement avec les mêmes conditions que ceux qui ont reçu l'infection accidentellement, et qui sont placés dans de vastes chambres, où ils ne se trouvent exposés à aucuns miasmes contagieux, qu'à ceux qu'ils dégagent eux-mêmes.

Tout praticien versé dans la connaissance des fièvres qui ont pour cause une matière contagieuse, telle que celle qu'engendre la fièvre elle-même dans les diverses classes de la société, sera parfaitement convaincu, en y réfléchissant, que cette maladie produite par la contagion, chez les gens les plus riches et les plus nobles, à la campagne, et traitée avec toute l'attention possible, eu égard à l'infection, parcourt ses périodes de la même manière que chez un malade qui est dans l'hôpital, où il se trouve beaucoup d'autres fiévreux, pourvu qu'on fasse attention à ce que l'air soit également renouvelé dans les deux cas, et qu'on se gare de la putréfaction.

Il s'ensuit de là que les matières éruptives qui produisent la fièvre, une fois appliquées au corps de manière à développer cette maladie, ne l'augmentent point, et ne la reproduisent point de nouveau par leur réapplication. Lorsque des miasmes d'une autre nature se trouvent en contact avec le corps, de telle sorte que la fièvre en soit la suite, leur contact réitéré l'augmente rarement, et a moins d'aptitude à la renouveler chez ceux qui viennent de l'avoir que chez les personnes qui n'en ont pas été atteintes auparavant.

On peut en dire autant des autres causes de fièvres.

Puisque la présence de la cause morbifique n'est point né-

---

(1) Une observation qui paraît contredire ce qu'avance ici le docteur Fordyce, c'est celle que prétend avoir faite le docteur Rush, que les objets qui environnent un malade étant empreints de matière contagieuse, rendaient non-seulement ceux qui sont auprès de lui plus susceptibles d'être infectés, mais encore augmentaient la gravité de sa maladie. Selon lui, c'est à cette circonstance qu'on doit attribuer en partie le bien-être qu'éprouvent les malades attaqués de maladies contagieuses lorsqu'on les change d'appartement.

cessaire à la continuation de la fièvre, nous allons maintenant nous enquérir de ce qui se passe pendant sa durée.

L'invasion, ou l'accès en froid, ou premier stade de cette maladie, peut être fatal dans le premier ou dans l'un des paroxysmes suivans.

Lorsque la fièvre a été fatale dès sa première invasion, les morts subites qui en ont résulté ont été très faussement attribuées à l'apoplexie ou à la syncope. Quand ce sont les paroxysmes subséquens qui ont causé la mort, l'attente du retour de la maladie à une certaine époque, a fait croire que c'était à la fièvre qu'elle était due. Les phénomènes sont cependant les mêmes, que le malade meure au premier ou dans un autre paroxysme, c'est-à-dire qu'il y a des symptômes d'abattement des forces, de contraction des petits vaisseaux et d'affection de l'estomac.

Lorsque cette maladie est fatale à son invasion, elle tue quelquefois en moins de cinq minutes ; d'autres fois, il lui faut une demi-heure, rarement un plus long intervalle. Tandis que le malade conserve encore de la sensibilité, il a un violent mal de tête, avec un sentiment de froid assez fort ; les extrémités deviennent froides et parfaitement insensibles ; il éprouve une prostration de force considérable, et telle, qu'il ne peut se soutenir dans une position droite ; il devient pâle, sa peau est d'un brun terreux. Il est bientôt lui-même insensible aux objets extérieurs ; ses yeux sont à demi fermés, et la cornée est un peu contractée. Si la mort arrive promptement, le pouls diminue et s'éteint tout-à-fait, sans qu'il y ait de fréquence ; mais lorsqu'elle retarde davantage, il devient excessivement petit et fréquent, et tous les phénomènes de la vie s'anéantissent graduellement, après quoi le malade succombe. L'auteur a vu des exemples de cette nature, quelquefois au premier accès, plus souvent au retour de la maladie, quoiqu'il en ait d'ailleurs vu très peu. Il pense qu'ils sont beaucoup plus fréquens dans les climats chauds où l'humidité du sol occasione des fièvres intermittentes, que dans les pays froids.

Puisque, quand la fièvre enlève le malade en moins de dix

(419)

minutes et dès son invasion, le pouls ne devient pas fréquent, il paraîtrait que sa fréquence n'est pas un symptôme essentielle-ment lié à cette maladie ; car le symptôme sans lequel une maladie peut faire mourir ne lui est indubitablement point essentiel.

Il est rare cependant que la fièvre soit fatale à son début. On a déjà démontré que sa continuation ne dépend point de sa cause première ; elle doit donc faire d'elle-même quelques pas, soit qu'elle reste exactement dans le même état où elle a été produite, ou qu'elle subisse quelque changement. Il est vrai qu'en considérant ce sujet *à priori*, on serait porté à conclure, au premier aspect, que si une cause produit un effet, et qu'elle cesse ensuite d'avoir lieu, cet effet devrait continuer d'être précisément le même ; mais les choses ne se passent point ainsi dans le corps humain. Il y a des forces en lui qui retardent ou empêchent ces changemens qui sont occasionés par les causes morbifiques, et c'est ce qui arrive dans la fièvre. Il y a des forces dans le corps, qui expulsent la fièvre une fois qu'elle est établie, et ramènent le malade à l'état de santé. Il est très vrai qu'on ne connaît pas quelles sont les opérations à l'aide desquelles la fièvre est ainsi expulsée, au moins d'après le jugement de l'auteur ; mais les phénomènes qui ont lieu pendant que ce travail s'exécute sont parfaitement connus. L'auteur doit donc s'occuper uniquement d'examiner les phénomènes qui se manifestent pendant que les forces du corps sont employées à lutter contre la fièvre, quelle que soit d'ailleurs la cause d'où elle provienne.

Les premiers de tous sont l'*horror* et le *rigor*, en anglais *shaddering and shaking*, mais les mots latins sont plus expressifs. C'est une observation que l'auteur a entendue de la bouche du docteur Cullen, et qu'il a vue confirmée par sa propre expérience et ses lectures, qu'un paroxysme de fièvre dans lequel l'*horror* et le *rigor* s'établissent n'enlève jamais le malade à son début. Il y a plusieurs observations à faire touchant ces symptômes. Il s'en faut bien qu'ils aient constamment lieu dans toutes les fièvres, de manière à être sensibles au malade, ou

27..

aux assistans, ou même au praticien versé dans la connaissance de ce genre de maladies. Lorsqu'ils se manifestent, c'est assez communément vers le commencement des fièvres continues, et plus rarement pendant leur cours; ils sont plus communs dans les accès subséquens des fièvres intermittentes, mais cependant ils manquent quelquefois. Quoiqu'il soit vrai de dire que lorsqu'ils ont lieu dans un paroxysme, le malade ne succombe point alors à la fièvre elle-même, il est vrai aussi que beaucoup de malades échappent à l'invasion de l'accès dans lequel il n'y a ni *horror* ni *rigor*.

Il s'agit maintenant de rechercher à quelle partie du corps on peut attribuer ces deux phénomènes. Les sensations sont en général perçues dans le lieu où leur cause existe, mais cette règle n'est pourtant pas universelle ; il y en a beaucoup qui se font sentir dans des parties différentes de celles où elles siégent. On éprouve de la douleur à la partie antérieure de la tête, par exemple, quand on introduit dans l'estomac des substances qui lui répugnent ; il est donc difficile de juger d'où proviennent cette *horror* et ce *rigor*. D'après ce qu'a éprouvé l'auteur, il est porté à croire qu'ils sont dus à une affection de l'estomac. Au reste, il n'insiste nullement sur cette supposition : comme ils manquent dans certains cas, ils peuvent aussi avoir lieu à des degrés différens. Quelquefois les parties extérieures du corps sont violemment affectées, et il s'y établit (surtout dans les extrémités) un mouvement considérable qui est le résultat de la contraction et du relâchement alternatifs des muscles ; d'autres fois ceux qui meuvent les parties extérieures sont mis en mouvement ; d'autres fois enfin, quoique ces dernières parties soient totalement en repos, il y a des contractions et des relâchemens dans celles qui sont à l'intérieur, et que les malades expriment en disant qu'ils tremblent extérieurement. De quelque manière que cela se passe, le malade est sûr de ne pas succomber à l'invasion de la maladie après l'apparition de ces deux symptômes.

Quand on observe que si le *rigor* et l'*horror* ont lieu, le malade est exempt du danger de l'invasion, on n'entend point parler de celui du paroxysme, parce qu'il y a aussi des dangers qui sont particuliers à ce dernier. Il arrive pourtant rarement, si même cela arrive jamais, que le paroxysme de fièvre simple qui a débuté par un degré considérable de *rigor* et d'*horror* soit fatal.

La fréquence du pouls ne fait pas nécessairement partie de la fièvre, puisque cette maladie peut exister sans cela ; et d'ailleurs puisque son invasion peut devenir funeste au malade, sans que le pouls soit plus accéléré qu'à son ordinaire, il s'ensuit de là que cet état du pouls ne doit point être considéré comme un phénomène nécessaire et essentiel à cette période de la maladie, et qu'il doit être rangé parmi les symptômes du second stade. Ce n'est pas qu'il n'arrive souvent que le pouls d'un malade qui est enlevé par le premier stade fébrile ne devienne beaucoup plus fréquent qu'à son ordinaire, et qu'il ne fournisse quelquefois cent quarante, cent cinquante ou cent soixante battemens par minute, ou bien qu'il ne soit si vite, qu'on peut à peine en compter les pulsations ; mais cela n'empêchera pas l'auteur de considérer cette vitesse du pouls comme un accident qui, dans ce premier stade, ne dépend pas uniquément de l'accumulation du sang vers le cœur. Il paraît que ce phénomène appartient plus décidément au second stade de la fièvre simple ou intermittente, puisqu'on ne l'a jamais vu manquer dans ce cas, à ce que je crois. Dans les fièvres continues, l'auteur a vu souvent tous les autres symptômes du second stade, sans qu'il y eût d'accélération dans les pulsations des artères ; il a même vu souvent ces pulsations beaucoup au-dessous de soixante-treize, qui est leur taux ordinaire, lorsque tous les autres symptômes du second stade étaient présens et à un haut degré. Il croit toutefois que cela provient uniquement de ce que le cœur n'est pas affecté dans ce cas par la maladie, ou plutôt de ce qu'il y a alors dans cet organe un degré plus considérable d'insensibilité que dans les autres parties du système. La fréquence du pouls doit donc être, à proprement parler, mise au nombre des symptômes de l'accès en chaud de la fièvre.

Ses pulsations augmentent à l'arrivée de l'accès en chaud

elles s'élèvent à cent au plus par minute, et continuent d'être fréquentes pendant toute la durée de cet accès ; elles sont souvent aussi plus pleines et plus fortes que dans le premier stade de la maladie. Un degré de chaleur plus grand qu'à l'ordinaire se joint à cette fréquence du pouls, mais il n'en dépend point, attendu qu'il ne garde aucune proportion avec elle (1). Quelquefois, quand le pouls est très vite, la chaleur, au sentiment du malade, d'après l'indication du thermomètre et au jugement du médecin, est moindre que dans l'état de santé ; d'autres fois elle est plus considérable, quoique le pouls ne soit ni très fréquent, ni plein, ni fort.

La température du corps humain, mesurée à l'aide d'un petit thermomètre de Fahreinheit placé sous la langue, est de 97° ½ chez une personne bien portante. Elle est la même, s'il s'offre une occasion favorable de l'examiner dans les parties intérieures du corps, et varie rarement d'un degré dans l'état de santé, quelle que soit celle de l'atmosphère ou des substances environnantes. Ce n'est point ici le moment de discuter pourquoi et comment cette température se maintient toujours la même.

Le plus grand degré de chaleur que l'auteur ait observé dans la fièvre, quoiqu'il ait dirigé son attention vers ce point, est 105°. Il a vu plusieurs auteurs faire mention de degrés bien supérieurs, tels, par exemple, que 110° et 112°, mais il n'a jamais trouvé dans la fièvre, soit simple, soit continue ou intermittente, un degré au-dessus de 105. Ce degré varie beaucoup dans le stade en chaud du paroxysme simple et intermittent ; mais il est toujours supérieur à la température de l'homme sain, quoiqu'il n'aille quelquefois pas à plus de 100 ou 200 degrés. Dans l'accès en chaud des continues, il tombe parfois au-des-

---

(1) Cette observation du docteur Fordyce, qui est juste et vraie, s'accorde parfaitement avec une proposition insérée à la suite de mon Essai sur la digitale pourprée, et conçue en ces termes : La chaleur animale *(vitale)* n'est pas proportionnelle à la vitesse de la circulation ; elle paraît avoir, et elle a réellement, un rapport plus immédiat avec l'étendue relative et le degré de perfection des organes de la respiration ; cependant ce rapport n'est pas universel.

sous du terme fixé pour l'état de santé. La chaleur indiquée par le thermomètre est souvent très inégale dans les différentes parties du corps pendant la fièvre. C'est sous la langue qu'on peut le mieux l'examiner ; aux extrémités, on ne peut jamais la déterminer parfaitement, à moins qu'il n'y ait une plaie ou un ulcère dans lesquels on introduit l'instrument ; dans ce cas, elle est presque la même que sous la langue. Mais dans le stade en chaud, surtout au commencement, elle varie considérablement dans les différentes parties du corps. Dans certains endroits, elle est de quatre ou cinq degrés au-dessous de l'état sain, tandis que dans d'autres elle est d'autant au-dessus, quoique le corps soit entièrement et également défendu du froid ou de la chaleur extérieure, et que la circulation paraisse la même dans les parties chaudes et froides. Cela n'arrive que dans le principe de l'accès en chaud, après qu'il est complètement établi, soit que la fièvre ait le type de continue, de rémittente, d'intermittente ou de simple ; la chaleur devient égale par tout le corps, quoiqu'on ne puisse la mesurer exactement aux extrémités, à moins qu'il n'y ait une plaie où l'on puisse introduire le thermomètre.

Malgré que la fréquence du pouls et l'augmentation de la chaleur aient souvent lieu dans le premier stade de la fièvre , il a été démontré qu'elles ne sont ni l'une ni l'autre essentielles à ce stade, pas même lorsqu'il devient fatal. Mais ces deux symptômes se rencontrent toujours dans l'accès en chaud ou second stade de la fièvre simple. Il paraît donc qu'ils constituent les parties principales de ce stade, qui est évidemment un moyen de guérison provenant de la maladie elle-même pour se débarrasser du premier stade, en quoi consiste toute l'altération morbifique ; ce qui est surtout prouvé parce que le pouls ne devient pas seulement plus vite, mais encore, pour la plupart du temps, plus plein et plus fort dans la seconde période ou accès en chaud. Cet état du pouls indique une plus grande différence entre le diamètre du ventricule du cœur pendant la diastole et la systole, et par conséquent une contraction plus étendue ; il nous indique aussi que cet organe s'emploie avec bien plus d'énergie, ou, en d'autres termes, qu'il se contracte avec bien plus de force, de sorte qu'il chasse une plus grande quantité de sang dans l'aorte à chaque contraction, et qu'il le pousse avec plus de vigueur dans cette artère, et partant augmente la circulation dans tout le système ; car certainement, s'il y a une grande différence entre l'état de contraction et de relâchement du ventricule, et qu'elle soit telle qu'il y ait plus de sang de chassé dans l'aorte à chaque contraction, et que les contractions soient plus nombreuses, la quantité du sang qui circule par tout le corps doit être plus considérable. Il est bien vrai que, quand il sort de l'aorte, il ne peut circuler à travers chacune de ses branches et chaque vaisseau capillaire avec beaucoup plus de vitesse ; mais il doit passer à travers quelques-unes d'elles, et quelques capillaires avec ce surcroît de vitesse. Si plusieurs capillaires et plusieurs rameaux de l'aorte sont contractés, il doit enfiler les autres avec une vitesse encore additionnelle, et en conséquence éprouver une plus grande résistance qui le forcera à essayer de s'ouvrir passage dans les vaisseaux qui sont contractés avec le plus de force. Puisqu'il y a nombre de vaisseaux évidemment contractés dans ce premier stade de la maladie, cela rend les effets produits par l'accès en chaud, ou second stade, pour chasser la fièvre, aisés à expliquer ; car l'explication se réduit à ceci, que les petits vaisseaux étant contractés par tout le système, font refluer une plus grande quantité de sang vers le cœur, qui l'excite à faire des mouvemens plus énergiques, et par conséquent à projeter le sang avec une force plus considérable dans les petits vaisseaux contractés ; ce qui les oblige de s'ouvrir, et partant d'expulser la fièvre. Telle a été la solution donnée par ceux qui ont exclu l'altération des humeurs du nombre des causes de cette maladie.

L'expérience peut seule déterminer si les fluides sont altérés par l'accès en chaud de la fièvre simple : mais on n'a jamais observé qu'ils le fussent en aucune fièvre ; il n'est donc pas probable qu'ils le soient dans celle qui est simple, et qui ne dure que huit, dix ou douze heures. D'un autre côté, il n'est pas be—

soin d'un temps déterminé pour produire une altération dans les propriétés chimiques des humeurs, instantanément, à plus forte raison peut-elle arriver dans une heure ou deux ; mais la possibilité d'une telle altération dans les fluides ne prouve nullement qu'elle existe actuellement, pas plus que la possibilité qu'elle n'arrive point prouve qu'elle n'existe pas.

En examinant avec attention le sang tiré dans le premier stade, et celui qui est tiré dans le second, ou même dans la crise, l'auteur, dans beaucoup de cas, n'y a trouvé aucune différence sensible. Dans l'analyse spontanée de ce fluide, dans laquelle la lymphe coagulable se sépare de son eau et de sa sérosité, et s'empare des globules rouges en même temps, de manière à former un caillot, cette lymphe coagulable a toujours été trouvée exactement la même dans tous les stades du paroxysme de fièvre simple, ainsi que les globules rouges. Quant à ce qui concerne leur qualités sensibles, autant qu'on peut s'en assurer par les procédés chimiques, le caillot de lymphe, la sérosité, l'eau surabondante, le mucilage putrescible et les sels contenus dans le sang sont aussi les mêmes, ainsi que les expériences que l'auteur a souvent faites et répétées paraissent le démontrer. Il est inutile de détailler ces expériences, attendu que ce ne sont que des preuves négatives qu'en beaucoup de cas les fluides ne sont pas altérés par l'accès en chaud de fièvre simple. Nous parlerons dans la suite des altérations des humeurs qui ont lieu dans des fièvres d'une autre espèce, quoique le plus souvent il n'y en ait aucune qui soit sensible.

A la vérité, on a dit que les fluides étaient atténués (1), et mille autres choses encore ; mais ce sont des rêves de spécula-

____

(1) Un auteur italien, dont le scepticisme en Médecine est parfois poussé trop loin, et qui ne se pique pas toujours d'être conséquent, a raisonné de la manière suivante : Puisque nous savons comme un fait certain que la fièvre ne finit jamais sans une évacuation, ou dépôt d'humeurs dans quelque partie externe du corps, nous pouvons donc en conclure, sans crainte de nous tromper, que cette maladie est produite par une humeur ennemie qui irrite le cœur et agite le système nerveux.

teurs qui n'ont point été confirmés par l'expérience, et qui, comme tels, doivent être totalement rejetés.

Jusqu'à ce qu'il en ait été décidé autrement, et il n'y a pas de raison pour imaginer que cela soit ainsi, d'après l'attention qu'on a déjà donnée aux propriétés des fluides dans la fièvre, sans y découvrir d'altération, on pourra permettre à l'auteur de conclure que l'accès en chaud ne produit pas d'altération dans les humeurs.

Il nous reste maintenant à examiner si l'action augmentée du cœur qui chasse le sang avec une force additionnelle dans les petits vaisseaux, fait réellement disparaître la contraction (le spasme), et par suite guérit la maladie.

Il y a au moins deux parties distinctes dans l'invasion de la fièvre : la contraction des petits vaisseaux, et l'abattement des forces du corps. Ces deux états ne sont point en proportion l'un avec l'autre; mais quelquefois, lorsqu'il y a un grand degré de contraction, il y a fort peu d'abattement, et cet abattement n'est jamais nécessairement accompagné d'une plus grande contraction des petits vaisseaux. Il y a aussi une affection de l'estomac en apparence indépendante des autres phénomènes extérieurs, qui peut bien être considérée comme une troisième partie distincte ; mais il est possible aussi que la contraction, l'abattement et l'affection de l'estomac ne soient ensemble que des signes extérieurs de quelque autre altération à l'égard de laquelle on n'a formé jusqu'ici aucune conjecture raisonnable. S'il en est ainsi, ne peut-on pas douter que la cessation de cette contraction, ou, comme l'ont appelée quelques auteurs, la dissipation du spasme, guérira la maladie.

Pour décider cette question, il faut d'abord examiner si la fièvre diminue en proportion de l'action énergique du cœur ; et avant cela, il est nécessaire de faire une distinction sans laquelle on risquerait de tomber dans une erreur considérable. La plénitude et la force du pouls qui ont lieu dans le stade en chaud des fièvres, ainsi que dans d'autres maladies, ont souvent été appelées dureté, comme je l'ai déjà observé à l'égard de l'embarras. La dureté du pouls est indubitablement due à l'action des artères et non à celle du cœur. Elle peut exister avec la petitesse du pouls, lorsque le ventricule chasse une petite quantité de sang à chaque contraction ; avec sa faiblesse, comme dans l'étisie, lorsqu'elle est vers sa fin ; avec sa lenteur, comme dans le rhumatisme chronique : elle ne dépend donc nullement de l'action du cœur. Un de ses symptômes concomitans est cette disposition qu'elle produit dans le sang, en vertu de laquelle il reste fluide après l'extravasation, de sorte que les globules rouges abandonnent la surface avant la coagulation, et que la partie supérieure du caillot, entièrement formée de lymphe coagulable, constitue ce qu'on appelle communément la couenne (1). Il n'est pas rare qu'elle ait lieu dans le paroxysme de fièvre simple, mais elle n'y est pas essentielle ni très commune. Quand elle y existe, elle tend toujours fortement à le prolonger ou à le changer en fièvre composée. Nous devons donc à présent laisser entièrement de côté la considération de ce phénomène.

Il était si naturel de supposer que l'action vive du cœur en vertu de laquelle il chasse avec force une grande quantité de sang dans les petits vaisseaux, est cette partie de l'accès en chaud qui fait cesser la maladie, que cette opinion a été, au premier aspect, généralement adoptée, et que dans les âges grossiers de la Médecine, les stimulans ont été constamment employés pour augmenter l'action de cet organe, afin d'abréger les paroxysmes, de produire la crise, et de convertir les fièvres composées en fièvres simples. Mais quand l'art a été plus avancé, comme sous Sydenham, dans notre pays, on a rejeté les stimulans, comme tendant à prolonger une fièvre qui sans cela aurait été simple, et à la changer en fièvre composée. On peut donc assurer que quoique, dans les âges grossiers, on ait eu l'idée que l'action augmentée du cœur est le moyen à l'aide duquel les forces du corps, abandonnées à elles-mêmes, gué-

---

(1) C'est cette couenne ou croûte que les médecins anglais appellent *buffi coat*, *sirzy crust*, et les français, *couenne inflammatoire*, *croûte pleurétique*. *Voyez* dans le Journal de Médecine la note que j'ai insérée à ce sujet.

rissent la maladie, cependant, lorsque les médecins praticiens
l'ont mieux connue, ils ont laissé de côté cette opinion. Toutefois, la plupart de ceux qui n'ont pas examiné mûrement ce
sujet ont conservé cette idée, qui est certainement erronée.

Il faut pourtant avouer que si l'action augmentée du cœur
produite par les aromates, le vin et les autres stimulans, prolonge très souvent le paroxysme et change la fièvre simple en
une fièvre composée, quelquefois néanmoins il est arrivé que
ces stimulans ont accéléré sa terminaison et complété sa crise.
Mais cela s'est vu si rarement (pas une fois sur cinquante), et
d'un autre côté, le paroxysme a été si souvent prolongé par ces
moyens, qu'ils ne paraissent pas être d'une assez grande utilité
pour en autoriser l'emploi dans la pratique.

Toutefois cette action du cœur est certainement, et en général, plus considérable dans la fièvre simple que dans les composées. Dans les intermittentes, dont les paroxysmes sont plus
courts (et l'action du cœur, augmentée par les stimulans, les
rend de temps à autre encore plus courts) que dans la fièvre
continue, on peut à peine douter que cette augmentation d'action ne soit un moyen de guérison du premier stade, quoiqu'elle soit bien éloignée d'être le seul.

Il faut donc rechercher quels sont les autres moyens curatifs, et le premier qui s'offre à l'esprit est une certaine action
de l'estomac.

Souvent il arrive que la nausée a lieu dans la fièvre simple,
non à l'invasion, mais au commencement de l'accès en chaud,
plusieurs gens de l'art ont imaginé que son effet coopère tellement avec l'action vive du cœur, qu'elles dissipent ensemble
la maladie. Ils ont surtout été conduits à cette idée en observant que l'administration de certains remèdes qui produisent
la nausée, accélère souvent la crise et la rend plus parfaite :
tels sont, par exemple, l'antimoine tartarisé et l'ipécacuanha.
Mais il y a beaucoup de fièvres simples dans lesquelles on ne
voit jamais de nausée, et qui cependant se terminent aussi parfaitement, et dont la crise est aussi complète que dans les autres
cas où elle existe. La nausée ne peut donc être considérée

comme une cause dont la présence pendant l'accès en chaud guérisse cette maladie.

Les remèdes, tels que l'antimoine tartarisé et l'ipécacuanha, qui ont certainement une tendance à avancer la crise et à la rendre plus parfaite, lorsqu'ils le font réellement, ne produisent souvent pas de nausée. Quand on peut en faire entrer dans l'estomac une forte dose sans occasioner de nausée, ils ont plus d'efficacité pour abréger le paroxysme et changer la fièvre en fièvre simple, que quand l'estomac ne peut en supporter qu'une petite quantité sans exciter de nausée ; dans ce cas même, ils ont peu d'effet pour dissiper la maladie.

Il faut en outre observer qu'il y a plusieurs autres remèdes, tels que les scillitiques, qui produisent cette nausée à un degré aussi fort que les précédens, et qui, à quelque dose qu'on les donne, n'ont aucune efficacité pour déterminer la crise de la fièvre.

Au total, il paraît donc évident que la nausée n'a nulle tendance à dissiper la maladie, mais qu'elle est seulement un effet concomitant de cette action de l'estomac excitée par celle des médicamens qui produisent la crise, ou par celle des forces du corps mises en jeu par la fièvre elle-même.

Puisqu'un malade ne succombe point au premier stade d'une fièvre simple après que l'*horror* et le *rigor* ont eu lieu, eux qui semblent provenir d'une affection de l'estomac, et puisque la perte d'appétit et quelquefois la nausée se manifestent au commencement de l'accès en chaud, on pourrait soupçonner que certaine affection de l'estomac produite dans le premier stade contribue au moins à dissiper la contraction des petits vaisseaux et l'inertie des forces du corps dans tout le système, ou la cause de laquelle dépendent ces phénomènes extérieurs ; car l'estomac a une très grande influence sur les autres parties du corps, ainsi qu'il paraît d'après l'effet de plusieurs remèdes qui agissent entièrement sur cet organe, avant de pouvoir atteindre aucune autre partie. Les aromates, tels que la noix muscade, la cannelle, etc., produisent une augmentation de chaleur par tout le système, au moment qu'ils sont reçus dans le ventricule ;

mais quand ils y ont séjourné pendant six ou huit heures, leurs effets cessent entièrement, et au lieu de stimuler, ils affaiblissent alors. Il est bien reconnu que les effets des aromates dépendent uniquement de l'huile essentielle qu'ils contiennent ; cette huile n'étant point volatile, il est impossible, d'après cela, qu'elle soit évacuée par la transpiration pendant cet espace de temps, durant lequel il arrive souvent qu'il n'y a pas d'autre évacuation à l'aide de laquelle elle puisse s'échapper. Ce n'est donc point sur les vaisseaux sanguins ni sur les organes sécrétoires qu'ils opèrent. On a supposé que les nerfs stomachiques absorbaient leur huile essentielle, et qu'ils la charriaient au cerveau, d'où elle se distribuait aux autres parties du corps, mais cette supposition est purement gratuite. Le mode d'action de ces substances est donc entièrement borné à l'estomac. C'est aussi par son action sur cet organe que l'opium affecte tout le système ; car, dans bien des cas, il n'y a pas cinq minutes qu'il est avalé, lorsque ses effets commencent à être sensibles, et ils sont totalement passés au bout de huit ou dix heures, quoiqu'il n'y ait pas de raison pour croire qu'il en soit sorti une seule molécule hors du système. Peut-être qu'étant délayé avec toute la masse des fluides, il n'a plus aucun effet, puisque s'il était appliqué dans un état plus concentré aux autres parties du corps, il aurait bien certainement une action considérable. L'écorce du Pérou, donnée en substance à la dose d'une demi-once ou d'une once, précisément avant l'invasion d'un paroxysme de fièvre intermittente, dont on connaît l'époque, prévient dans beaucoup de cas le retour de ce paroxysme. Son effet doit par conséquent avoir lieu sur l'estomac, puisqu'il y a trop peu de temps pour qu'elle soit dissoute et portée dans le torrent de la circulation ; elle ne peut non plus exister dans les vaisseaux sanguins sous forme de poudre, et si on la donne déjà dissoute dans l'eau ou dans tout autre menstrue, elle n'est pas à beaucoup près aussi efficace que quand on l'emploie en poudre. Ses effets, dans ce cas, se passent donc entièrement dans l'estomac.

Les effets des remèdes précédens, que nous venons de rapporter, suffisent pour prouver que l'estomac a une grande influence sur toutes les autres parties du système ; cependant on n'entend nullement en conclure que l'action de tous les médicamens soit uniquement et principalement bornée à l'estomac. Le mercure, par exemple, peut être administré de manière à affecter ce viscère et à produire des nausées, sans que pour cela ses autres vertus curatives se manifestent. Afin qu'elles le fassent, il est nécessaire qu'il soit absorbé et porté dans le torrent de la circulation ; car il produit également ses autres effets s'il est absorbé par la peau ou par toute autre partie du corps. Ce qu'on a eu l'intention de démontrer en rapportant ces exemples, c'est que l'affection de l'estomac a une très grande influence sur le reste du système, et qu'elle coopère très probablement avec l'action augmentée du cœur à dissiper la contraction des petits vaisseaux et l'inertie des forces du corps, ou l'altération moins connue de la santé, dont ces symptômes dépendent.

Cette action augmentée du cœur et cette affection de l'estomac sont peut-être les seules forces agissantes qui aient lieu dans l'accès en chaud des fièvres, ou bien il peut se faire qu'il y en ait d'autres qui nous sont totalement inconnus.

En nous occupant à rechercher les effets produits par l'accès en chaud, nous devons choisir les phénomènes qui ont lieu dans la fièvre qui consiste en un seul paroxysme, et qui se termine en huit, dix ou douze heures ; car il y en a plusieurs qui arrivent dans les fièvres composées, et qui ne se manifestent point dans celle dont nous traitons.

Les premiers qui se font remarquer, sont la plénitude et la force du pouls jointes à sa fréquence, qui, dans bien des cas, est fort au-dessus de celle qui a lieu dans le premier stade de la maladie et fait partie de ce stade. Le pouls est souvent beaucoup plus vite dans la fièvre simple que dans les intermittentes, et il l'est aussi bien davantage dans ces dernières que dans les fièvres continues. Dans les fièvres simples, il n'est pas rare qu'il donne cent quarante ou cent cinquante battemens par minute, qu'il soit plein, fort et très embarrassé ; pendant les paroxysmes des intermittentes et dans les continues, il est assez souvent dur dans le même temps ; mais cela arrive rarement dans l'accès en chaud de la fièvre simple, et quelques auteurs ont pris son embarras pour de la dureté. Quelquefois cette maladie se termine par une inflammation locale sans qu'il y ait de crise, ainsi que nous le dirons ci-après ; dans ce cas, quoique le pouls soit dur, la fièvre ne peut être considérée comme simple.

Les forces de la circulation sont donc généralement augmentées, quoique ce soit inégalement. Elles le sont tellement dans quelques-uns des petits vaisseaux, qu'elles produisent la rougeur et la plénitude de toutes les parties, et la tuméfaction des veines ; mais alors même, plusieurs de ces petits vaisseaux restent contractés, dans chaque partie, ainsi qu'on peut s'en convaincre à l'aspect des différentes régions du corps, qui, malgré qu'elles aient un certain degré de rougeur, conservent encore une couleur d'un rouge-brun terreux ; d'après l'état de contraction des organes sécrétoires, d'où provient la diminution des sécrétions qui existent encore, et d'après la sécheresse de la peau et de la langue. Ces phénomènes prouvent manifestement que, malgré qu'il y ait certains petits vaisseaux suffisamment dilatés pour permettre au sang de les parcourir en plus grande quantité, il y en a cependant d'autres qui restent encore contractés. Or, les forces de la circulation sont augmentées par l'action plus vive et plus souvent répétée du cœur, et par la différence plus considérable qui existe entre l'état de contraction et de relâchement du ventricule, qui chasse le sang dans quelques vaisseaux, tandis que les autres sont encore contractés.

Au commencement de l'accès en chaud, et avant qu'il soit parfaitement établi, la circulation varie dans les différentes parties du corps, c'est-à-dire qu'elle est évidemment plus forte dans les unes que dans les autres. Il arrive souvent qu'un endroit devient rouge et tuméfié, tandis que d'autres restent pâles et contractés : un bras, par exemple, sera rouge et gonflé, tandis que l'autre est tout le contraire. Les veines de l'un de ces membres seront pleines, le sang y coulera avec plus de rapidité, et celles de l'autre resteront contractées. Cet état peut durer pendant un certain espace de temps, après lequel la partie rouge et tuméfiée, dont les veines sont distendues, deviendra pâle et contractée et ses veines diminueront de volume; tandis que celle qui était pâle, et dont les veines étaient contractées auparavant, deviendra pleine, rouge, avec gonflement de ses vaisseaux veineux. Toutefois cette alternative ne dure que peu de temps dans la fièvre simple, et tout au plus une demi-heure. Dans les paroxysmes de fièvres intermittentes, elle dure davantage, et bien davantage encore lors de la première attaque des continues; une rougeur universelle s'établit à la fin dans tous les cas de fièvre simple; elle est accompagnée de plénitude, d'augmentation de volume des veines, et d'accélération de la circulation veineuse, et pourtant encore de symptômes de contraction.

La chaleur est souvent plus forte dans le frisson, ou premier stade que dans l'état ordinaire : lors même que le malade se trouve très refroidi, sa chaleur, déterminée par le thermomètre, s'élève fréquemment au plus haut degré qui ait lieu dans la fièvre. Lorsque le second stade s'annonce, il commence à éprouver plus de chaleur, mais inégalement; quelquefois un de ses membres lui paraît froid et l'autre chaud; d'autres fois ses extrémités sont froides, et il sent les parties voisines du thorax très échauffées. Mais cette irrégularité est moindre dans la fièvre simple, et dure moins long-temps que dans tout autre cas de cette maladie : elle est plus considérable au contraire dans les paroxysmes des intermittentes, et souvent l'est beaucoup plus encore au début des fièvres continues. La chaleur de tout le corps paraît intense au malade, dans la fièvre simple; cependant, à l'aide du thermomètre, on la trouve souvent moindre qu'elle n'était lorsqu'il se plaignait de froid. Quand il éprouve un froid général, l'instrument placé sous la langue marque assez communément 105°, tandis qu'il tombe à 102° ou 103° lorsque la sensation de chaleur est extrême. Il serait difficile de croire que, dans ces cas, le thermomètre fût un moyen parfait de mesurer la chaleur : ne savons-nous pas d'ailleurs que cette sensation est extrêmement trompeuse, tandis que nous n'avons nulle raison pour croire que l'expansion du mercure et du verre soit uniforme, en indiquant le changement de température, comme elle l'est toujours pour chaque point fixe de chaleur, tel que l'ébullition des liquides, sous un degré de pression donné, et le passage des solides à l'état de fluidité, etc. Malgré donc, que le malade se sente brûlant, dans l'accès en chaud de la fièvre simple, il n'a réellement pas plus chaud que dans le frisson, souvent même il n'a pas une chaleur aussi grande.

La soif est considérable dans le commencement du premier stade de cette fièvre, et elle augmente beaucoup dans celui qui le suit. Il est difficile de rendre raison de ce phénomène, la bouche et la langue n'étant pas plus sèches alors que dans le stade précédent. Il n'y a pas non plus jusque là d'évacuations par lesquelles la proportion d'eau puisse être diminuée dans les vaisseaux sanguins ; peut-être que l'action augmentée des forces du cœur, que l'auteur a considérée comme une des opérations tendantes à expulser la maladie, peut créer la soif ; peut-être même que la sensation vive de chaleur, quoiqu'elle ne soit pas accompagnée d'une chaleur réelle, produit à un haut degré, celle de la soif ; peut-être enfin est-elle due à l'affection de l'estomac, mais c'est ce qu'il est impossible de déterminer.

Le malade est quelquefois si abattu à l'invasion de la fièvre simple, qu'il n'éprouvre aucune inquiétude ; mais d'autres fois cette inquiétude est très considérable : elle ne manque d'ailleurs jamais de se montrer avec violence dans le second stade ; si elle a lieu dès l'invasion de la maladie, elle augmente beaucoup pendant l'accès en chaud. Il (le malade) trouve le temps qui s'écoule d'une longueur infinie ; une minute lui paraît durer plus d'une heure ; il ne peut fixer son attention sur aucun objet ; il ne reste pas facilement couché et n'éprouve aucun soulagement en changeant de position. Il est difficile de dire quelle est la cause d'où cela provient ; cette inquiétude diffère certainement de l'anxiété et de l'oppression qui se font sentir à la région précordiale dans le premier stade de la fièvre.

Il y a deux causes apparentes de cette inquiétude et de cette anxiété du système : l'une est l'accumulation du sang dans les poumons, dans les oreillettes du cœur et dans les veines qui y aboutissent. On ne peut point dire que les ventricules soient jamais accablés par le sang, puisqu'il y a une époque à chacune de leurs contractions, dans laquelle la valvule qui est située entre le ventricule et l'oreillette se trouve fermée. Il n'est donc pas possible qu'il s'introduise de sang dans les ventricules pendant le temps de leur contraction, durant lequel ils se vident par la propulsion du sang dans l'aorte ou l'artère pulmonaire. Les oreillettes ne sont pas aussi bien pourvues, et le sang qui est poussé dans leur cavité, même pendant le temps de leur contraction, leur oppose de la résistance. Si ce fluide est accumulé par la contraction des veines des autres parties du corps, dans celles qui sont voisines du cœur et dans les oreillettes, elles ne peuvent s'en débarrasser, et doivent en être distendues ; ce qui produit évidemment l'inquiétude et l'anxiété ; ou bien cette inquiétude peut provenir dans le premier stade de la contraction générale des petits vaisseaux, et dans le second de la même cause qui subsiste encore. Dans celui-ci, la circulation, augmentée par l'action plus vive du cœur qui chasse le sang dans les vaisseaux dont le diamètre s'accroît, peut ajouter à la distension des grosses veines voisines du cœur. Les ventricules étant plus dilatés pendant le temps de leur diastole, et plus contractés pendant celui de leur systole, ainsi que le montre la pulsation des artères qui est beaucoup plus grande et plus pleine, peuvent au contraire ; absorber la quantité surabondante du sang, de manière que l'anxiété générale qui dérive de cette cause ne soit pas plus considérable dans l'accès en chaud qu'elle ne l'était dans le premier stade. L'autre cause de l'inquiétude et du malaise, vient probablement de la distension des petits vaisseaux ; cette distension produit un malaise de tout le corps, accompagné d'anxiété, d'agitation, et de la même idée de prolongation du temps. Cependant, l'auteur ne voudrait pas assurer qu'elle est entièrement la cause de l'inquiétude dans l'accès en chaud des fièvres simples, surtout dans son commencement. Il y a différentes autres causes qui peuvent y donner lieu, telles que plusieurs affections de l'âme indépendantes de l'état morbifique du corps, et partant étrangères au sujet que nous traitons maintenant ; non que l'esprit ne soit affecté dans la fièvre aussi bien que le corps, mais parce que cette affection de l'esprit a été considérée comme faisant partie du premier stade.

Il y a beaucoup de maladies dans lesquelles, indépendamment de l'accumulation du sang dans les grosses veines qui sont près du cœur, et de la tension des petits vaisseaux par tout le système, l'inquiétude, le malaise et l'idée de prolongation du temps peuvent avoir lieu. Si, par exemple, il y a dans l'estomac des substances qui le dérangent, sans produire le vomissement ou les nausées, ces sensations existent souvent. Lorsqu'il y a dans ce viscère des substances qui ne lui conviennent pas, le premier effet qui en résulte est la contraction générale des petits vaisseaux, ainsi que le prouve la pâleur universelle qui se manifeste. Le sang est accumulé en grande quantité dans les poumons, dans les veines voisines du cœur et les oreillettes ; il occasione un sentiment de pesanteur et d'anxiété, qui peut être rapporté à la plénitude des grands troncs veineux et des oreillettes. A la pâleur succèdent les symptômes suivans, en totalité ou en partie ; savoir : une chaleur universelle, la force et la fréquence du pouls, le gonflement de tout le corps, une éruption cutanée, l'inflammation du cerveau, une tension considérable de tout le système et un malaise qu'on peut attribuer à cette tension. Mais il y a plusieurs substances, telles que les alimens de haut goût, ou ceux qui produisent une solution visqueuse, qui, sans causer de pâleur, de nausées, de tension, etc., lorsqu'ils sont pris en trop grande quantité, ou introduits dans un estomac qui n'est point assez fort pour les digérer, occasionent le même sentiment de malaise, d'inquiétude, et l'idée de la prolongation du temps. Il peut donc exister une affection de l'estomac qui, indépendamment du mal de cœur ou des nausées, et de la tension, produise les sensations précédentes, c'est-à-dire l'inquiétude, le malaise et l'idée de prolongation du temps.

Le délire peut avoir lieu dans le premier stade de la fièvre, en conséquence de l'abbattement des forces du corps ou de l'esprit, ou bien de la contraction des vaisseaux du cerveau. Dans la fièvre simple, le second stade peut aussi y donner lieu ; il est même bien plus fréquent dans cette espèce de fièvre que dans les paroxysmes d'intermittentes. Celui qui se manifeste dans le second stade paraît dépendre entièrement de l'action augmentée du cœur ; le pouls étant très plein, fort et accéléré, il survient une céphalalgie qui ne ressemble point à celle du premier stade, qui est elle-même, comme l'on sait, bien manifestement une affection des tégumens de la tête, peut-être de la peau seule ou tout au plus du péricrâne ; tandis que celle qui a lieu dans le second stade se fait sentir intérieurement, et donne au malade l'idée de quelque corps qui lui distend la tête ou le cerveau, de manière à lui ouvrir, pour ainsi dire, le crâne. Elle n'est pas non plus si violente ni si fréquente que celle du premier stade de la maladie. Le délire qu'elle produit pendant qu'elle subsiste est considérable, c'est-à-dire que le malade prend un objet pour un autre, quoique les organes des sens fassent encore une impression sur son esprit. Il peut voir, par exemple, mais il prend un homme pour un autre, ou pour un poteau. Les organes de l'ouïe sont souvent plus vivement affectés, mais par des idées que n'auraient point fait naître les mêmes sons pendant la santé ; pareille chose arrive à l'égard des autres sens.

Dans le même temps, les battemens des artères carotides et temporales sont pleins et forts, les yeux rouges et la face vultueuse. D'après cela il y a des raisons pour croire que ce délire provient de la compression du cerveau, occasionée à son tour par la quantité de sang qui est accumulée dans ce viscère par l'action augmentée du cœur.

Ce délire, lorsqu'il n'est point accompagné de la dureté du pouls, ne retarde nullement la crise ; mais si la dureté du pouls, qui est indépendante de l'embarras, s'unit à lui, la maladie se change souvent en fièvre composée.

Tous les symptômes du premier stade fébrile, qui sont compatibles avec les précédens, se continuent avec eux. Il y en a cependant quelques-uns d'incompatibles : le pouls, par exemple, ne peut être plein, fort et petit dans le même temps ; du reste, la douleur de la partie antérieure de la tête, l'abattement des forces, la saleté de la langue et la contraction des organes sécrétoires, etc., subsistent entièrement.

En général, les fièvres diffèrent les unes des autres quant à la durée de l'accès en chaud. Quoique celle qui a été appelée éphémère, parce qu'elle dure un jour et une nuit, ait été décrite par les médecins grecs comme étant accompagnée de symptômes aussi violens qu'aucune autre fièvre ; cependant les praticiens modernes ont généralement attribué la maladie de ce nom aux excès, tels que la boisson du vin pris en trop grande quantité, ou l'application de quelques autres excitans de cette nature propres à occasioner la fréquence du pouls et de la chaleur. Mais l'affection produite par ces excès ne ressemble nullement à la fièvre, dont elle n'a aucun autre symptôme.

La fièvre simple que l'auteur décrit ne dure souvent pas un jour et une nuit, et se termine en huit, dix ou douze heures, après lesquelles elle cesse pour ne plus revenir ; elle doit alors être considérée comme parfaitement simple, ou bien elle reparaît et forme une fièvre composée dont nous donnerons l'histoire dans les traités qui suivront.

Néanmoins l'accès en chaud de cette fièvre peut subsister pendant un temps, être beaucoup plus long et peut durer deux jours, ou même aller jusqu'au troisième sans exacerbation nouvelle, et cesser ensuite entièrement. Cela vient de la prolongation du second stade et est extrêmement rare.

Bien plus communément dans les fièvres simples, le premier stade ne s'étend pas au-delà de deux heures, et le second dure rarement ensuite plus de deux ou trois heures, avant que la crise ait lieu. Il arrive même souvent qu'il dure beaucoup moins de temps, lorsque la maladie ne se termine point par

une crise, mais par une inflammation, ou une hémorrhagie.

Le premier mode de terminaison de la fièvre simple a été appelé crise. Rome et l'Italie ayant puisé leurs connaissances chez les Grecs, furent excessivement portées à adopter les phrases grecques, surtout en Médecine, presque tous les médecins chez les Romains étant grecs. Mais les mots furent employés dans une signification très vague; celui de crise, par exemple, fut mis en usage pour désigner la terminaison bonne ou mauvaise d'une maladie quelconque (1). Chez les modernes, rien n'est aussi préjudiciable à la Médecine, que l'introduction des noms grecs, spécialement quand ils ont été adoptés par nombre de personnes qui n'entendent pas un mot de cette langue. Lorsque le terme crise est employé dans cet ouvrage, il indique toujours la cessation du premier stade de la fièvre de la manière décrite ici.

C'est l'accès en chaud qui, après avoir continué un certain temps, est la cause apparente de la crise, soit par le moyen de l'action augmentée du cœur et des artères, soit par l'affection de l'estomac, ou de toutes les deux ensemble, ou bien peut-être par quelque autre opération qui, jusqu'ici, n'a pas encore été découverte. C'est tantôt l'un, tantôt l'autre des symptômes du premier stade qui cède le premier; de sorte qu'on ne peut dire lequel à cet égard mérite la priorité. Lorsque les symptômes de ce stade sont dissipés, ceux du second qui leur doivent leur production viennent de suite; de manière que si le premier stade n'eût jamais eu lieu, le second n'aurait pas existé. Sa durée n'est pas non plus indépendante de sa cause,

____

(1) Galien a dit, dans son Commentaire sur l'Aphorisme 13e du livre II :

Ε μὲν κρίσις ὀξύρροπός ὅστιν εν νοσῳ μεταβολή προς ὑγείαν ή θανάτου.

Crisis est subita in morbo ad sanitatem vel mortem commutatio. D'après cela, on voit que la crise peut être ou salutaire ou funeste. On a voulu établir deux espèces de crises salutaires, l'une subite et l'autre lente; et quelques auteurs ont donné à celle-ci le nom de λυσις ou *solutio*.

comme celle du premier, mais il abandonne le malade aussitôt que cette cause disparaît.

Ce sont les symptômes du premier stade qui lâchent prise les premiers en apparence ; tantôt c'est le sentiment profond de pesanteur à la région précordiale, tantôt l'embarras du pouls, quelquefois la contraction des vaisseaux sécrétoires : mais le phénomène le plus frappant pour le malade et celui qui l'assiste, c'est le relâchement des vaisseaux cutanés, en conséquence duquel il survient une sueur copieuse que plusieurs praticiens éminens ont regardée comme une évacuation de quelque chose de nuisible au corps, et qui était la cause de la maladie.

Il est difficile de se procurer ce fluide ainsi sécrété, en assez grande abondance pour déterminer ses qualités. On peut en recueillir une certaine quantité en la ramassant sur la peau avec une cuiller, ou en lavant les linges du malade dans de l'eau distillée. Par la première méthode, il est difficile d'en obtenir plus de deux ou trois onces, et dans beaucoup de cas à peine peut-on en avoir une. C'est un fluide qui n'est point parfaitement transparent et dont le manque de transparence dépend d'une matière huileuse qui, par le repos, s'élève à la surface, et est formée en partie d'huile exprimée, en partie de l'huile qui donne au corps son odeur particulière. Sous ces deux rapports, elle ne diffère point de la matière huileuse, qui est communément sécrétée pendant la sueur chez un homme sain. Après que cette huile s'est complètement séparée, de manière que la partie aqueuse soit transparente, si l'on évapore cette dernière, on y trouve une matière mucilagineuse qui, lorsque la chaleur employée est au-dessous de 150°, est presque incolore et parfaitement susceptible de se dissoudre de nouveau dans l'eau, et qui à une chaleur plus considérable acquiert une couleur brunâtre. Avec cette matière mucilagineuse, on trouve des substances salines, mais en si petite quantité, quand la sueur a été recueillie sur la peau par le moyen d'une cuiller, qu'on peut à peine en déterminer la nature. Lorsqu'on la tire des linges du malade, lavés dans l'eau distillée, que l'on filtre et que l'on évapore ensuite, on obtient du muriate de soude (*natron muriatum*), du muriate d'ammoniaque (*ammonia muriata*), et du phosphate d'ammoniaque (*ammonia phosphorata*). Toutes ces substances se rencontrent également dans la sueur qui est excitée dans un corps sain; de manière qu'autant qu'on peut en juger d'après l'expérience, il n'y a rien dans la matière évacuée par la sueur qui n'y soit dans l'état de santé. Il est possible, à la vérité, que quelque chose échappe aux expériences chimiques, mais on ne doit point présumer que cela est ainsi. Trop souvent on a regardé, comme une preuve suffisante de l'existence réelle de certaines substances ou circonstances, la possibilité de leur existence que les recherches les plus exactes n'avaient pu découvrir. Il faut toujours une preuve, et non une possibilité, pour mériter la plus légère croyance à cet égard. Il y a donc une extrême probabilité que cette évacuation ne diffère en rien de la sueur qui a lieu chez une personne en bonne santé, et qu'elle provient uniquement du relâchement des vaisseaux cutanés.

Quoiqu'il y ait le plus ordinairement une sueur copieuse lors de la terminaison d'un paroxysme de fièvre simple par une crise, quelquefois il n'y a qu'une douce moiteur à la peau qui, en même temps, est relâchée. Elle reprend aussi sa chaleur naturelle, mais cela n'arrive que vers la fin de la crise, ou plutôt nous devrions dire que la vraie peau reçoit en santé sa couleur fleurie du sang qui circule à travers les petits vaisseaux, et qui efface celle de sa membrane colorante, ainsi que celle de la matière sébacée. A la vérité, il paraît que dans le premier stade de la fièvre, la couleur qui résulte de la matière sébacée des glandes et de la membrane colorante de la peau est plus forte que dans l'état sain, et que cela fait même partie constituante de la maladie; mais cette couleur est plus foncée à cause de la contraction de l'organe cutané, parce que les glandes sébacées sont rapprochées les unes des autres, ainsi que les différentes parties de la membrane colorante, de manière à lui donner pour ainsi dire une teinte plus sombre. Lorsque la contraction de la peau disparaît, cette couleur disparaît aussi, ce qui n'arrive jamais au commencement de la crise, qu'il y ait peu ou beaucoup de sueur, mais vers sa fin, ou quand elle est complitement établie.

L'évacuation par la sueur a lieu dans le plus grand nombre des fièvres simples, pendant plusieurs heures, très abondamment. Cependant, comme chez quelques-uns elle n'est que de peu de conséquence, il paraîtrait qu'elle n'est pas nécessairement un moyen d'expulsion de la fièvre. Probablement elle est purement accidentelle et provient du relâchement de la peau et de l'action vive et continue du cœur; il est bon de remarquer toutefois qu'aucune fièvre simple ne se termine complètement par une crise, sans qu'il y ait un certain degré de moiteur à la peau.

Assez communément l'urine est aussi sécrétée en plus grande quantité dans la crise de la fièvre; mais ce qu'elle offre de plus remarquable alors, c'est que si on la recueille en quantité suffisante, et qu'on la laisse reposer pendant quelque temps, elle devient trouble et dépose des cristaux en paillettes de couleur rouge terreux. Ce dépôt a presque toujours lieu à la solution critique de la fièvre simple, et même lorsque les symptômes fébriles ont été légers, souvent lorsqu'il n'y a eu qu'un redoublement du paroxysme ordinaire du soir. Au reste, cette matière paraît aussi constamment sous différens aspects dans les urines des gens en santé. Cette humeur excrémentitielle, après son évacuation, est parfaitement transparente, et a ce qu'on appelle communément, dans les liqueurs, du brillant. Elle conserve sa transparence tant qu'elle reste à la température du corps humain. Nous ne connaissons point quel est son état, sous ce rapport, dans les climats où la chaleur de l'atmosphère est égale à celle du corps. Si la matière cristalline en question s'est séparée par le repos, elle se redissout par la chaleur, pourvu qu'il n'y ait pas eu d'évaporation.

Ces cristaux terreux et rougeâtres paraissent constamment, au jugement de l'auteur, dans la crise de la fièvre simple qui fait entièrement cesser cette maladie. Lorsqu'ils manquent, il n'hésiterait presque point à dire que ce n'est pas un paroxysme de cette fièvre, mais qu'elle doit recommencer, quoique tous les autres symptômes dénotent une crise parfaite. Ils se présentent rarement vers le commencement de la crise, et se montrent en général après que la sueur a continué quelque temps. La matière dont ces cristaux lamelleux sont formés a été considérée par plusieurs auteurs comme la cause matérielle de la maladie, changée et disposée par ce changement à être évacuée ; mais il paraît, d'après quelques considérations, que cela n'est point ainsi. En premier lieu, elle existe toujours dans l'état sain ; seulement elle n'est pas assez abondante pour cristalliser en paillettes, quoiqu'elle soit présente en tous les temps pendant les vingt-quatre heures. Mais la quantité en est si petite alors chez les personnes bien portantes, qu'à peine elle est pondérable, lors même qu'elle est copieuse. Si on la sépare des autres parties fluides par la filtration, et qu'on la fasse sécher, elle pèse tout au plus 5 à 6 grains, lorsqu'on l'extrait de toute l'urine sécrétée dans les vingt-quatre heures. D'après cette quantité, on ne peut guère supposer qu'elle soit capable de produire quelque changement considérable dans le corps, et à plus forte raison une maladie comme la fièvre. Elle ne se manifeste pas seulement dans la crise de la fièvre, mais encore dans plusieurs autres maladies du système ou des parties séparées, et souvent dans celles où il n'y a ni fréquence du pouls, ni dérangement général, ni affection particulière des organes des sécrétions. L'apparition de cette substance doit donc être considérée comme n'étant point du tout essentielle, mais seulement accidentelle, et comme dérivant peut-être du relâchement des organes sécrétoires ; quoiqu'elle soit d'ailleurs d'une grande importance pour déterminer la crise, non-seulement des fièvres simples, mais même des composées.

La bouche et la langue, qui étaient sèches lors de l'invasion, sont humectées pendant la crise. La langue se nettoie aussi, et l'espèce particulière de croûte dont nous avons dit qu'elle était recouverte, et qui lui était adhérente comme une de ses parties intégrantes, se sépare alors d'une manière surprenante. On sait que quand une partie du corps meurt, ou qu'on lui ôte la vie par quelques moyens appropriés, il s'établit sur-le-champ un travail à l'aide duquel cette partie des fibres où le vivant était mécaniquement uni avec le mort est transformée en un fluide. En conséquence de ce, les parties vivantes et mortes sont séparées les unes des autres, et celles qui ont perdu la vie lorsqu'elles sont à la surface extérieure du corps, ou dans quelques cavités qui s'ouvrent extérieurement, sont de suite éliminées. Il est bien vrai que M. Hunter et quelques autres pathologistes ont pensé que les absorbans prenaient cette partie des fibres ; mais il est impossible qu'un absorbant prenne une portion de fibre, à moins que sa continuité n'ait été préliminairement divisée par quelques moyens chimiques ou mécaniques. Il n'y a point de force mécanique dans l'orifice du vaisseau absorbant qui puisse briser la continuité d'une fibre ; elle doit donc l'être par son changement en fluide à l'aide de quelque procédé chimique.

C'est par une semblable opération que la croûte extrêmement adhérente qui s'était formée sur la langue dans la fièvre simple, s'en détache, car elle adhère à la surface de cet organe comme à une de ses parties. Cette séparation est beaucoup plus facile à apercevoir dans la crise de la maladie que dans aucun autre cas, parce qu'elle s'exécute entièrement dans une heure ou deux, de telle sorte qu'elle laisse la langue complètement nette. Premièrement, les bords commencent par devenir humides, mais c'est dans les endroits qui ne sont point recouverts par la croûte, et cette humidité leur est commune avec le reste de la bouche. Ensuite, la croûte elle-même s'en va par petites parcelles par toute sa surface, laissant d'abord des places comme des taches où la langue devient nette, et d'autres où il reste encore de cette croûte jusqu'à ce qu'enfin toute la face supérieure soit entièrement dans son état ordinaire.

Quand une partie morte s'exfolie, elle laisse la surface de la partie vivante qu'elle quitte, en beaucoup de cas, dans un état d'ulcération ; dans quelques cas, cependant, elle la laisse dans un état de santé, comme, par exemple, lorsque les escharres qui se forment dans le mal de gorge érysipélateux se détachent, il reste un enfoncement à la surface de la membrane gutturale, dans lequel cette membrane est parfaitement saine , et qui s'oblitère par une élévation graduelle de la partie charnue. La surface de la langue est aussi dans un état de santé parfait lorsque la croûte s'exfolie dans la fièvre simple. Cela ne se passe pas toujours ainsi dans les fièvres composées. Dans la crise de la fièvre simple, la croûte se sépare entièrement de la langue, qui demeure parfaitement nettoyée et reprend son aspect naturel.

En même temps la bouche devient humide ; elle était sèche à cause de la contraction des vaisseaux sécrétoires des glandes dont les conduits excréteurs s'ouvrent dans sa cavité. Il y a quatre grosses glandes, les deux parotides et les deux sous-maxillaires , qui sécrètent la salive à une certaine distance , et dont les conduits excrétoires font un trajet assez considérable avant de se terminer dans la bouche. Dans la crise de la fièvre simple, ces glandes versent une plus grande quantité de salive, mais qui cependant n'est pas assez considérable pour être rejetée au dehors. Il convient d'observer que le fluide que ces glandes sécrètent est destiné à être employé dans l'estomac, et que lorsqu'il est en plus grande quantité qu'il ne faut, il est évacué par la bouche. La digestion des alimens est le principal but pour lequel la salive est mise en usage dans l'estomac. Pendant le premier et le second stade de la fièvre simple, on n'introduit point d'aliment dans cet organe, ou, si on le fait, ils n'y sont point digérés ; par conséquent, quoiqu'il n'y ait que peu ou point de salive sécrétée, il n'en résulte aucun inconvénient. Lorsque la crise s'est opérée, l'appétit revient sur-le-champ ; et, sans qu'on s'en aperçoive, il passe dans le ventricule une plus grande quantité de salive. On n'a donc point observé la sécrétion plus abondante de cette humeur dans la crise de la fièvre, et surtout de la fièvre simple.

Il y a différentes autres glandes situées dans la bouche, qui sécrètent du mucus, peut-être même de la salive , ou quelques autres fluides d'une seule ou de plusieurs espèces, servant à entretenir l'humidité de cette partie, qui s'établit par degrés, et d'une manière complète dans la crise de la fièvre simple et surtout vers la fin ; mais aucune de ces glandes de la bouche ne fournit une excrétion aussi remarquable ou aussi copieuse que celle de la peau ou des reins, et il n'y a rien dans les fluides qu'elles versent qui, d'après les expériences faites jusqu'à ce jour, diffère de ce qu'on trouve dans l'état de santé.

La soif qui a lieu pendant la fièvre provient en partie de la sécheresse de la bouche ; or, la sécrétion augmentée des glandes doit faire disparaître cette cause et la soif qui en résulte ; mais elle dépend aussi de l'état de l'estomac, et même, comme on l'a dit, en partie du manque de liquides dans les vaisseaux sanguins. L'évacuation considérable qui se fait par les sueurs dans la crise de la fièvre simple, dissipant une grande quantité de fluides aqueux, produit une diminution de ces fluides dans les vaisseaux sanguins ; on ne devrait donc s'attendre à voir la même chose arriver que quand la sueur est occasionée par la chaleur de l'atmosphère, l'exercice ou toute autre cause pareille. Il s'en faut bien cependant que cela soit ainsi ; l'estomac étant quitte de la fièvre, et la bouche humectée par la sécrétion plus copieuse des fluides qui se répandent dans sa cavité, la soif qui avait lieu dans le premier et second stade de la maladie est dissipée, tellement que, malgré la sueur considérable, le malade, vers la fin de la crise de la fièvre simple, n'éprouve plus ce besoin.

A l'invasion de la fièvre, supposé qu'elle soit complète, la sécrétion de la bile et du suc pancréatique est diminuée, ainsi que celle des glandes muqueuses et des autres glandes dans toute la longueur du canal intestinal. Pendant que la fièvre subsiste, le mouvement péristaltique a donc moins de matières à chasser vers les parties inférieures de ce canal ; si, lorsqu'elle s'est manifestée, il y avait des alimens dans l'estomac, ou qu'on en eût pris quatre ou cinq heures auparavant, les agens ordinaires de la digestion n'ayant opéré aucun changement dans cette substance alimentaire, durant le paroxysme, la partie qui est indigeste ne peut se trouver dans les intestins, et par conséquent ne peut être entraînée par le mouvement péristaltique. L'auteur soupçonne aussi que l'intestin lui-même est contracté pendant la fièvre, et que la nourriture n'est guère digérée qu'après qu'elle a cessé, lorsqu'elle ne dure que dix ou douze heures. A cause que les alimens commencent à se digérer vers la fin de la crise, ou plutôt que le suc pancréatique, le mucus et les autres fluides du canal intestinal sont sécrétés et se répandent en plus grande quantité dans le canal dont la contraction cesse, et parce que le mouvement péristaltique revient à son état ordinaire, l'évacuation par les selles est portée à sa quantité accoutumée, mais elle n'augmente pas beaucoup ordinairement dans la crise de la fièvre simple, quoique dans celles des fièvres composées elle soit souvent considérablement augmentée. Il n'y a pas de raison pour croire que tout ce qui est alors évacué par les intestins diffère des évacuations qui ont lieu par cette voie pendant la santé.

Toutes les autres sécrétions dont nous n'avons pas fait l'énumération, reviennent à leur état ordinaire, et vont rarement au-delà.

Lorsque la crise a lieu dans la fièvre simple, le sentiment d'embarras du pouls disparaît, mais d'une manière très variable ; quelquefois il commence à diminuer dès le principe de la crise, et ne s'en va pas entièrement avant qu'elle soit complète. Quelquefois, la crise subsiste sans qu'il y ait de changement dans ce symptôme, jusqu'à ce que la sueur ait continué pendant une heure ou deux, après quoi il cède par degrés et se trouve entièrement éliminé avant la fin de la fièvre.

Le pouls conserve presque toujours sa fréquence jusque vers la fin de la crise, souvent néanmoins il reprend son rythme ordinaire avant ce temps, et après que l'augmentation de la sueur et des autres sécrétions est entièrement passée. Sa plénitude et sa force, lorsqu'elles ont lieu, commencent toujours à diminuer dès le principe de la crise, et cessent avant sa terminaison; vers la fin de la fièvre, il devient même plus faible qu'en santé. L'affection de l'estomac et celle qui a son siége à la région précordiale commencent à diminuer, et continuent ensuite à décroître par degrés, jusqu'à ce qu'elles aient entièrement disparu. La céphalalgie frontale diminue aussi un peu au principe, et cesse totalement avant la terminaison de la crise, ainsi que l'abattement de la force musculaire.

Nous avons déjà observé que cet abattement de la force musculaire est très différent de la faiblesse; mais ces mouvemens, qui ont lieu pendant le paroxysme, laissent le malade épuisé, de telle sorte qu'il ne sent renaître la force de son corps que quelque temps après que la crise est bien complète. Il arrive souvent alors qu'il éprouve un sommeil tranquille et profond, après lequel ses forces physiques ne sont pas même encore parfaitement réparées.

Tous les autres phénomènes propres au premier stade de la maladie disparaissent complètement, et alors, ou plutôt un peu auparavant, s'il y a eu quelques sécrétions augmentées, elles commencent à diminuer, et sont entièrement ramenées à leur état ordinaire, de sorte que la santé de toute l'économie est parfaitement rétablie; sinon la maladie n'est point une fièvre simple; car quoiqu'il arrive dans les fièvres composées que la crise puisse avoir lieu en laissant subsister quelques symptômes du premier ou du second stade, qui s'en vont ensuite sans reproduire la maladie, cependant on ne voit jamais une fièvre qui achève son cours et parcourt ses trois stades en huit, dix ou douze heures, ne pas revenir s'il reste après la crise un symptôme morbifique quelconque autre que la faiblesse. Si, par exemple, on éprouve de la céphalalgie, de la langueur, une douleur à la région lombaire, ou enfin quelque autre léger symptôme, la fièvre revient et n'est point une fièvre simple.

Quoique les fièvres simples ne durent en général que huit, dix ou douze heures, cependant le premier stade peut sub-

sister une heure ou deux avant la manifestation du second,
qui peut lui-même continuer pendant vingt-quatre heures
avant qu'il y ait aucune apparence de crise. La crise elle-
même peut durer en allant lentement vingt-quatre heures de
plus ; mais toujours elle doit être bien complète, et le malade
rester en parfaite santé, autrement la maladie reviendra certainement. Au reste, les exemples d'un paroxysme de fièvre
simple aussi long sont rares. Elle peut se terminer autrement
que par une crise et être guérie ; mais dans ce cas, le malade
n'est point délivré de manière à recouvrer de suite sa santé. Sa
terminaison, par d'autres maladies, sera examinée dans une
Dissertation qui doit suivre.

Toutes les fièvres, d'après l'observation de l'auteur, sont
ou la maladie qui vient d'être décrite, ou ses répétitions mo-
difiées d'un grand nombre de façons, et toute recherche concernant l'histoire de ces affections doit être fondée sur la connaissance de la fièvre simple. Galien est le seul écrivain que je
connaisse, qui ait discuté la question de savoir si toutes les
fièvres sont des répétitions de la fièvre simple avec diverses
modifications. Tous les autres auteurs qui ont traité ce sujet
sont tombés dans une confusion qu'on ne peut éviter qu'en se
formant une idée distincte de la fièvre simple, dont on a tâché de donner la description dans les pages qui précèdent.
L'auteur se propose, dans les Traités suivans (1), d'indiquer
la manière dont cette maladie se répète et se modifie pour
former les différentes variétés de fièvre.

---

(1) Le docteur G. Fordyce a publié trois autres ouvrages sur cette matière
importante de la fièvre ; l'un concernant l'histoire et la méthode de traitement
de la fièvre tierce régulière (c'est la Dissertation qui va suivre) ; un autre assez
volumineux et en deux parties sur la fièvre continue et les effets des remèdes
employés dans la vue de la guérir ; un autre enfin, peu étendu, sur les fièvres
intermittentes irrégulières. Je me suis occupé à traduire une partie de ces ouvrages pour ma propre instruction.

(Note du traducteur.)

F I N.

SECONDE

DISSERTATION

SUR

LA FIÈVRE.

SECONDE DISSERTATION

SUR

LA FIÈVRE,

CONTENANT

L'HISTOIRE ET LA MÉTHODE DE TRAITEMENT DE LA FIÈVRE INTERMITTENTE TIERCE RÉGULIÈRE ;

PAR GEORGE FORDYCE, D. M.,

Membre de la Société royale et du Collége royal des Médecins de Londres, ancien Médecin de l'hôpital Saint-Thomas, et Lecteur de Médecine pratique dans la même ville ;

TRADUITE DE L'ANGLAIS

PAR F.-T. BIDAULT DE VILLIERS, D. M. P.

Nota. Le lecteur ne trouvera dans cette Dissertation que la description des phénomènes qui sont nécessaires pour constituer la fièvre tierce régulière, et le détail de la méthode de traitement qui leur convient ; tous les accidens ou autres maladies qui ont quelquefois lieu pendant son cours, tels que les tumeurs dures de l'abdomen, l'hydropisie, etc., ont été omis de propos délibéré ; on s'en occupera dans une autre Dissertation.

Dans la Dissertation précédente, on a donné l'histoire de la fièvre formée d'un seul paroxysme, ou de la fièvre simple ;

(454)

l'auteur, afin de suivre le plan qu'il s'est tracé, se propose maintenant de traiter de celle qui revient par paroxysmes, et dans laquelle chaque paroxysme parcourt ses trois stades dans moins de vingt-quatre heures, reparaît au bout de quarante-huit heures environ, à partir du commencement du premier paroxysme, dans laquelle il ne survient que les phénomènes essentiels à la fièvre. On donne le nom de *tierce régulière* à cette espèce de fièvre.

Lorsqu'un individu est pris d'un paroxysme fébrile, il parcourt souvent ses stades et se termine par une crise, en dix ou douze heures ; mais il laisse derrière lui des symptômes du premier stade, tels que la langueur, une douleur au bas du dos, mal à la tête, certaine saleté de la langue, etc. Quand cela arrive ainsi, quelquefois, mais rarement, ces symptômes diminuent graduellement et s'en vont tout-à-fait, et le malade recouvre sa santé au bout de deux ou trois jours. Il est beaucoup plus ordinaire que, lorsqu'il reste des symptômes du premier stade après la crise, et c'est dans la proportion de neuf fois sur dix au moins, au bout d'un certain temps, un nouveau paroxysme ait lieu, et souvent après quarante-huit heures, alors la maladie devient très régulière.

Si une tierce régulière a parcouru plusieurs paroxysmes, et que, pour chacun d'eux, la crise ait été bien complète, il arrive quelquefois que la maladie ne revient point, mais bien plus souvent elle reparaît, quoiqu'il n'était pas resté de symptômes du premier stade ou de tout autre temps de la fièvre.

Si une personne a déjà été attaquée de la fièvre tierce, quoiqu'elle ait continué de se bien porter pendant une année, cependant, s'il lui survient une fièvre qui parcoure ses stades en douze heures, et qui ne laisse après elle aucun symptôme, qu'au contraire elle se sente en parfaite santé, souvent un nouveau paroxysme peut avoir lieu au bout de quarante-huit heures, à partir du commencement du premier stade. Dans ce cas, la cause de ce retour est probablement l'habitude acquise, ainsi que nous voyons des circonstances se reproduire parce qu'elles ont eu lieu auparavant. Un homme, par exemple, qui a été accoutumé à dîner à une certaine heure, sent revenir son appétit à cette heure, et s'il ne mange rien, cet appétit néanmoins cesse.

On a fait beaucoup de conjectures pour trouver la raison pourquoi un paroxysme de fièvre revient à la fin de la quarante-huitième ou au commencement de la quarante-neuvième heure. Nulle révolution des corps célestes ne s'accorde avec cette période, aucune opération du corps lui-même ne correspond avec elle. Nous sommes donc réduits ici, comme dans beaucoup d'autres cas de fièvres, à être purement observateurs, sans avoir de moyens pour expliquer *à priori* les phénomènes.

Dans quelques cas un paroxysme revient, et de nouveaux paroxysmes continuent de revenir exactement au commencement de la quarante-neuvième heure, de manière à former une tierce parfaitement régulière. On a observé dans la première Dissertation que les paroxysmes fébriles commencent beaucoup plus souvent depuis huit heures du matin à huit heures du soir, que du soir au matin ; ceux de tierce régulière se succèdent l'un à l'autre, revenant à l'époque du jour où s'est manifesté le premier, de façon qu'ils continuent de reparaître à l'heure à laquelle le premier a eu lieu. On a supposé que le passage du soleil par le méridien avait quelque connexion avec ce retour ; mais ce passage n'arrive jamais à la même heure, puisqu'il varie d'après le temps moyen, depuis un quart d'heure d'accélération, jusqu'à un quart d'heure de retard, et l'on n'a point observé que cette différence ait causé la plus légère altération dans les retours d'une fièvre tierce régulière. Les paroxysmes n'ont pas lieu plus souvent à midi qu'à tout autre temps, entre huit heures du matin et six heures du soir. Celui qui arrive à dix heures du matin ou à trois heures après midi, ne peut avoir de liaison avec le passage du soleil par le méridien : cet astre y passe une fois toutes les vingt-quatre heures ; la tierce régulière ne revient qu'une fois dans les quarante-huit heures. Qu'une personne atteinte de cette maladie voyage à l'est ou à l'ouest, le passage du soleil sera accéléré ou retardé, mais le paroxysme

reviendra, exactement à sa période accoutumée. Il est donc évi
dent que le soleil ne peut avoir aucune influence sur la reproduction des paroxysmes de fièvre tierce régulière, non plus que
les phases de la lune ou les autres corps planétaires, puisque
leurs variations sont infiniment plus grandes que celles du
soleil.

Les symptômes du premier stade qui restent après la crise
varient dans les différens cas : quelquefois les seuls qui subsistent sont la langueur et la douleur de reins, de manière que
le praticien même accoutumé à voir la maladie sait à peine si
le paroxysme reviendra ou non.

Quoique la langue soit parfaitement nettoyée, que le
pouls soit revenu à son état naturel, et que le malade ait, selon les apparences, une parfaite santé, à l'exception de la langueur et de la douleur des lombes, la maladie revient presque
toujours. Il ne faut pas confondre cette langueur avec la fatigue provenant d'un paroxysme de fièvre simple qui disparaît :
dans cette fièvre, le malade s'endort, soit pendant la crise, soit
immédiatement après qu'elle s'est opérée ; il dort deux, trois
ou quatre, ou cinq heures, si ce n'est point le moment de son
sommeil naturel, ou toute la nuit si ce l'est, et s'éveille réparé
et en bonne santé ; ou bien, s'il ne peut dormir, la fatigue du
paroxysme se passe en six ou huit heures ; mais si après le sommeil ou temps de repos, la langueur et la douleur lombaire
continuent, la maladie revient presque certainement.

Quelquefois les restes du premier paroxysme sont beaucoup
plus considérables ; l'abattement est plus grand ; il n'y a peut-
être pas de douleur au bas du dos, mais souvent mal à la tête ;
la langue demeure couverte d'une croûte qui n'occupe point
toute son étendue, mais seulement son milieu ou sa base ;
le pouls assez communément conserve un degré de fréquence
au-delà de l'état naturel ; la peau, après que la sueur est passée,
est sèche et sans souplesse ; quelquefois aussi, quand il y a
une crise régulière, d'autres symptômes du premier stade subsistent. Enfin, dans ce commencement de la maladie, toutes les
variétés possibles entre la crise incomplète, avant le retour du

paroxysme, et quelque degré de langueur et de mal de reins peuvent se présenter.

Quand c'est une tierce régulière, dans laquelle il reste plusieurs symptômes du premier stade après la crise et au commencement de la maladie, à mesure qu'elle avance, les intermissions deviennent de plus en plus parfaites, ou plutôt la crise elle-même se manifeste. Ce changement est accompagné de variétés considérables. Lorsque, dans la première crise, il n'y a que de la langueur, de la douleur aux lombes, souvent la suivante est beaucoup moins parfaite, et le mal de tête, la saleté de la langue, la fréquence du pouls subsistent après elle ; celle qui vient ensuite peut même encore être plus imparfaite, après quoi celles qui suivent redeviennent graduellement plus complètes.

Ces intermissions parfaites durent quelque temps, et peut-être le sont-elles devenues totalement au bout de trois semaines et continuent-elles de l'être pendant six semaines ou deux mois environ. Si elles sont ainsi, et que le malade soit convenablement gouverné, il n'en résulte aucune débilité dans le système.

Pendant le cours d'une tierce bien régulière, il arrive quelquefois, quoique rarement, qu'à un époque quelconque de la maladie il survient un paroxysme beaucoup plus violent que de coutume ; le malade est atteint d'un degré de froid beaucoup plus considérable, d'une douleur de tête plus violente, a la langue bien plus chargée, la peau sèche et comme un parchemin, éprouve des vomissemens et du délire. Vient ensuite une sueur plus copieuse qu'à l'ordinaire : tous les autres symptômes critiques ont lieu d'une manière plus complète, et il ne reparaît plus de paroxysme subséquent. Ceci arrive beaucoup plus rarement dans la tierce régulière que quand il y a des phénomènes irréguliers.

On a souvent observé, et l'on a été certainement bien fondé à le faire, que les fièvres tierces régulières débarrassent la constitution de toutes les autres maladies. Si, par exemple, une personne de vingt-cinq à quarante ans est attaquée de rhumatismes qui deviennent habituels, et qu'une fièvre tierce régulière ait lieu, après qu'elle a poursuivi son cours, le rhumatisme ne revient pas si tôt à la suite d'une *semblable* exposition au froid ou à l'humidité, qu'il aurait fait si cette maladie n'avait pas eu lieu.

Si un individu est sujet aux indigestions, aux flatulences, ou qu'il y ait chez lui disposition à la génération des acides dans l'estomac et les intestins, après que la tierce a suivi son cours naturel, ces phénomènes n'ont plus lieu dans le canal intestinal. Quelquefois une inflammation habituelle, ou des éruptions cutanées quittent celui qui en était affecté pendant le cours d'une tierce régulière, et ne reparaissent plus ensuite, quoique cela arrive plus rarement que dans les autres maladies habituelles. Ainsi l'épilepsie, l'affection hystérique, et toutes les autres maladies qui sont devenues habituelles, sont dans plusieurs circonstances éliminées ; dans beaucoup de ces cas cependant, la tierce n'opère aucun changement, ou bien il arrive que ces maladies soient allégées sans être entièrement guéries.

Les tierces régulières dont les paroxysmes se terminent en moins de douze heures, et reviennent depuis quarante-six à cinquante heures, sont bien rarement fatales dans les climats froids ou tempérés ; lorsqu'elles tuent, c'est par un frisson violent, ce qui n'arrive pas une fois sur mille, ou bien en affaiblissant le malade.

Plusieurs praticiens considérant combien il est rare que les tierces régulières soient fatales dans les climats froids ou tempérés, et que, quand elles ont parcouru leur période habituelle, elles laissent les malades en meilleure santé qu'auparavant, ont pensé qu'il valait mieux ne pas risquer l'application de remèdes qui puissent tendre à les guérir, à moins que la maladie ne fût troublée dans sa marche et ses effets salutaires prévenus. Il y a donc eu par conséquent deux opinions relativement au traitement de cette maladie : l'une, qu'il fallait lui laisser suivre son cours naturel ; l'autre, qu'on devait employer des remèdes pour l'abréger et la chasser tout-à-fait.

L'intention est de rechercher d'abord quelle est la pratique à suivre lorsque l'on n'emploie point de remèdes propres à arrêter le cours naturel de cette maladie, et d'examiner ensuite quels sont les effets de ces remèdes qu'on a employés pour y mettre fin ou abréger sa durée.

Si le praticien est d'avis qu'elle doive suivre son cours naturel, son seul objet doit être alors d'éviter toutes les occasions capables d'en troubler la marche.

Dans cette vue on doit rechercher ce qui, dans la manière de vivre ordinaire, ou dans les particularités du climat, peut entraver son cours naturel, ou quels sont les accidens qui peuvent le troubler.

L'attention doit premièrement être tournée du côté de l'emploi convenable des alimens et au temps opportun, attendu qu'on sait généralement qu'une certaine quantité de nourriture, surtout d'espèces particulières, excite du désordre chez un homme en santé; et attendu que les praticiens observent un dérangement extrême dans le système, lorsqu'on donne des alimens en certaine quantité ou de certaine qualité pendant la fièvre.

Quand la tierce ne consiste qu'en deux paroxysmes, il peut bien n'être pas nécessaire de prendre des alimens quelconques; mais lorsqu'elle dure plusieurs semaines, quelquefois à la fin du quatrième mois il est absolument nécessaire de donner de la nourriture; car, quoique les Juifs aient poussé jusqu'à six jours l'abstinence totale du boire et du manger, et quoiqu'il y ait eu des hommes qui aient vécu pendant vingt jours d'eau seule, cependant, dans les deux cas, ils ont été si excessivement affaiblis, que cela fait voir qu'on ne doit jamais se hasarder à s'abstenir d'une nourriture convenable pendant un certain espace de temps.

Il y a deux choses auxquelles on doit faire attention lorsqu'on donne des alimens dans la fièvre tierce régulière : 1° l'époque périodique du paroxysme bien réglé, et l'intermission pendant laquelle on peut en faire usage; 2° les qualités des substances qu'on emploie.

L'idée que la digestion et le paroxysme fébrile doivent être entièrement terminés en différens temps, doit naturellement se présenter à tout praticien, afin que l'une ne puisse pas interrompre l'autre ; car il est connu d'après l'expérience que la digestion ne se fait pas aussi bien pendant le paroxysme de fièvre que dans son absence, et que le paroxysme lui-même est dérangé et prolongé par la digestion, et que la crise en devient plus imparfaite. Il est donc sensible que la digestion doit être, autant que possible, séparée du paroxysme fébrile.

L'époque à laquelle le malade a été accoutumé à prendre son repas principal, est celle qu'on doit choisir de préférence ; à cette heure, il éprouve de l'appétit par habitude, et s'il la laisse passer sans manger, cet appétit se perd, et par conséquent la digestion ne se fait point aussi bien. Ceci arrive plus particulièrement quand on est habitué à observer strictement cette heure, de sorte que chez quelques personnes, il survient des nausées et plusieurs phénomènes désagréables, soit lorsqu'on omet de prendre de la nourriture au temps accoutumé, ou lorsqu'on en prend à une autre heure du jour. Or, dans ces cas, il s'agit de savoir si l'on peut en donner en grande quantité seulement le jour qui est entre les paroxysmes, ou bien si l'on peut changer l'heure ordinaire.

Quand le malade n'est pas strictement assujetti par l'habitude à une heure particulière, il vaut peut-être mieux changer le temps du repas en deux principaux, dont l'un soit placé de manière à se trouver huit heures avant que le paroxysme commence, et l'autre environ six heures après qu'il est terminé. Mais lorsque l'époque du repas principal a été à peu près fixée par l'habitude, comme cela se rencontre assez généralement, il ne doit y avoir qu'un repas de cette nature, dans les quarante-huit heures, au temps accoutumé du jour intermédiaire ; et l'on ne doit donner que de petites quantités de nourriture pendant les vingt-quatre heures durant lesquelles le paroxysme a lieu, à compter depuis minuit, observant toutefois de ne pas approcher de plus de six heures le retour du paroxysme, et de ne présenter aucun aliment solide : plus tôt que six heures après qu'il est totalement passé. Qùant à la qualité des alimens qu'on doit employer, on doit la considérer relativement aux différens états de la maladie.

La matière farineuse est la nourriture la mieux adaptée aux organes digestifs du corps humain; quand elle est séparée des autres sucs végétaux avec lesquels elle est unie, on l'appelle amidon, et dans cet état elle devient moins propre à servir d'alimens, parce qu'elle perd la disposition qu'elle avait à passer dans l'estomac, aux fermentations nécessaires à sa conversion en chyle. Si on la combine avec l'eau sans la coaguler, elle forme une solution visqueuse et épaisse, difficile à digérer; tandis que si on la coagule et qu'on la dissolve dans l'eau à l'aide de l'ébullition, sa solution est beaucoup moins adhérente. Quand elle est naturellement unie avec les sucs des végétaux, elle passe promptement aux fermentations saccharine, vineuse et acéteuse; mais, dans ce cas, les sucs avec lesquels elle est combinée font une grande différence. Quand la matière féculente provient des semences des graminées, elle a moins de disposition à passer aux fermentations susdites, et est mieux adaptée à l'état présent de la maladie.

Dans un climat froid ou tempéré, lorsque le malade est robuste, et qu'il y a seulement de légères rémissions au commencement d'une fièvre intermittente, ou qu'elle offre l'aspect d'une continue, à l'exception qu'il n'y a pas d'exacerbation vers le soir, quoiqu'il soit nécessaire de donner quelque nourriture, il ne l'est pas d'en donner beaucoup. Il paraît évident que les médecins grecs ne permettaient ni alimens ni boissons quelconques, dans les premiers jours de fièvre; cette méthode ne convient point, ce me semble, car si l'on ne donne point de liquides aqueux, la proportion des humeurs du corps diminuera probablement beaucoup trop par le dégagement des vapeurs qui s'échappent du poumon et des autres surfaces extérieures du corps, et par les évacuations qui sont nécessaires.

Lorsque les rémissions et les intermissions fébriles sont très imparfaites, ou que la maladie à son principe présente l'aspect d'une fièvre continue, excepté que les exacerbations n'ont pas lieu si c'est le soir, il n'est peut-être pas nécessaire que ce chyle soit formé en grande quantité, à cause que quand les intermissions deviennent plus parfaites, il y a alors assez de temps pour que la digestion d'alimens plus nourrissans se fasse, sans se rencontrer avec les paroxysmes fébriles ; la question de la nourriture peut donc être mise de côté à cette époque de la maladie.

Un symptôme qui a lieu dans le cas de fièvre dont il s'agit est une soif considérable, par conséquent une disposition naturelle à introduire une certaine quantité de liquides aqueux dans l'estomac. Il paraît que plusieurs médecins ont eu l'idée qu'on devait résister à tous les appétits naturels ; mais il est certain que dans les maladies ces appétits sont souvent les meilleurs guides. Il y a cependant quelques exceptions à cette règle, telles que, par exemple, lorsque dans la difficulté de respirer provenant d'inflammation des poumons, le malade désire être exposé à un courant d'air, ce qui, dans un pays froid, serait certainement nuisible, quoique l'air libre puisse convenir dans un climat chaud. La répugnance pour toute espèce de nourriture animale, au commencement des fièvres intermittentes, et lorsque les intermissions sont fort imparfaites, dénote assez qu'on ne doit point donner d'alimens de cette nature, tandis que le désir pour la boisson indique qu'elle est convenable. Il y a, à la vérité, un médecin grec qui a prétendu que la soif cessait plus vite, si l'on n'employait pas de boisson ; mais après avoir fait des essais, on n'a pas trouvé que cela fût ainsi. Si l'on ne donne pas à boire, le malade est mal à son aise, beaucoup plus agité, et les intermissions sont beaucoup plus longues à devenir parfaites. Il semble même que cette opinion était celle du petit nombre, et que cette pratique n'était nullement étendue chez les anciens, qu'à peine a-t-elle été adoptée par les praticiens modernes. On peut donc conclure qu'on doit donner quelques boissons aqueuses.

Si la maladie n'est pas intermittente d'abord, mais qu'on la reconnaisse néanmoins pour être de cette nature, il n'est pas nécessaire de rien donner au malade qui puisse former du chyle ou du sang, parce qu'il viendra bientôt un temps dans lequel on pourra faire prendre de la nourriture sans les troubles qui se manifestent lors de la rencontre de la chylification avec le paroxysme de fièvre. Or, dans ce cas, donc on pourrait croire que l'eau seule doit suffire, à considérer la matière *à priori*. Mais quand on boit de l'eau seule, la soif ne se trouve pas de beaucoup diminuée : peut-être qu'elle est plus promptement absorbée ; ce qu'il y a de certain, c'est qu'elle sort au moyen de l'évaporation par la peau, la surface des poumons et les reins, presque aussi pure que quand elle a été introduite dans le corps, et qu'elle laisse le malade presque dans le même état relativement à ce qu'il éprouve, que s'il ne l'avait pas bue. Si l'on y dissout un peu de substance farineuse après qu'elle a été cuite, la même évacuation soudaine n'a pas lieu ; alors cette substance paraît, pendant qu'elle subit le premier degré de chylification, arrêter l'eau dans l'estomac, et, selon toute apparence, même dans les vaisseaux sanguins, de manière à prévenir son expulsion par les glandes sécrétoires, puisqu'il est certain que lorsqu'on prend une solution de cette espèce, les sécrétions qui se font par la peau ou les reins ne sont ni si abondantes ni si aqueuses, et que la soif est mieux étanchée que quand on ne boit que de l'eau pure. La solution la plus généralement employée est celle d'orge : on peut la rendre plus agréable au palais, en y ajoutant une petite quantité de suc de quelque fruit acide ; on peut se servir de toute autre semence graminée avec le même avantage.

Si un malade pourvu d'un degré de force modéré, placé entre les âges de dix ou douze à quarante-cinq ou cinquante ans, est pris de fièvre intermittente et que l'intermission ne soit pas parfaite, il doit être tenu, les trois ou quatre premiers jours, à cette espèce de nourriture seulement.

Quand les intermissions ou rémissions sont dans le principe plus parfaites, la matière farineuse cuite et bouillie jusqu'à une presque entière dissolution, peut être mise en usage, et lorsque les rémissions continuent d'être très imparfaites au-delà du troisième ou quatrième jour, les alimens de cette espèce deviennent nécessaires. Il paraît, d'après Galien, que les

médecins grecs étaient extrêmement attentifs au degré d'ébullition qu'on devait donner aux semences farineuses. Mais presque tout dépend de l'estomac du malade ; des facultés digestives robustes, feront passer du ventricule par le pilore, une
solution qu'un estomac moins vigoureux ne pourra supporter,
ou qu'il digérera à peine.

Le sagou, préparation de la substance amilacée contenue
dans la moelle d'une espèce de palmier, peut être considéré
comme méritant le second rang sous le rapport de la facilité de
sa digestion, et on peut le donner quand on désire un aliment
qui possède la propriété de nourrir à un plus haut degré que
l'eau d'orge.

La panade, ou le pain bouilli dans l'eau, est aussi très nour-
rissante et de très facile digestion.

On peut faire bouillir les semences farineuses des graminées,
l'orge, par exemple, d'abord dans un peu d'eau qu'on rejette,
et à laquelle on en substitue de la nouvelle, dont on soutient
l'ébullition jusqu'à ce que le grain soit presque entièrement
dissous, ou bien jusqu'à ce qu'il soit ramolli, et y ajouter des
raisins, ou d'autres fruits semblables desséchés, vers la fin de
l'ébullition. Les fruits qui n'ont pas de disposition, d'aptitude
à devenir venteux ou acescens, tels que les groseilles, les
figues, les pêches, les abricots, les oranges, ou les fruits cuits,
comme les pommes, etc., peuvent être mis en usage au commencement de la maladie, lorsqu'il y a des crises, mais qu'elles
sont imparfaites. On ne doit point employer d'alimens de digestion plus difficile, jusqu'à ce que les crises, et conséquemment les intermissions, soient devenues passablement complètes. Lorsqu'elles ne le sont qu'à un certain degré, c'est-à-
dire quand il y a encore de la langueur, du mal de tête, etc.,
après la crise, on peut ajouter aux choses que nous avons nom-
mées, du lait et des bouillons de viande. Quand elles sont tout-
à-fait parfaites, on peut et l'on doit employer de la nourriture
animale solide les jours intermédiaires, et à l'époque du repas
principal. Les jours où le paroxysme a lieu, il faut se contenter d'alimens de digestion plus facile et tels que ceux cités plus

haut ; mais rien ne doit entrer dans l'estomac six heures avant le paroxysme, ou lorsque la crise n'est pas complète.

Le mouton et le veau ont cet avantage sur les autres mets tirés des quadrupèdes, que la saveur dépendante de l'huile essentielle propre à l'animal n'est point aussi forte chez eux ; et pourvu qu'ils soient gras, on peut les employer avantageusement.

Les vieux animaux de la même espèce sont meilleurs en bouillons, si l'on prend soin de les laisser refroidir, de manière que ces huiles exprimées, qui contiennent les huiles essentielles ou savoureuses, puissent être soigneusement enlevées et rejetées ; leurs bouillons sont moins épais et moins glaireux que ceux des jeunes animaux.

Les lapins conviennent aussi ; mais leurs fibres musculaires n'étant point parsemées d'huile exprimée, sont tenaces quand ils sont jeunes ; on doit choisir ceux qui ont un an au moins. D'après ces exemples, il est aisé de juger quelles sont les autres espèces de nourritures animales, prises des quadrupèdes, qui sont convenables.

Il faut faire choix de poissons dont la saveur n'est pas très forte, en général de ceux qui ont une couleur blanche, qui ne sont pas très fermes, mais qui ont un certain degré de solidité, les merlans, par exemple. Ceux qui donnent une solution gélatineuse, comme les plies, doivent être rejetés, ainsi que d'autres, tels que les soles, qui, à cause de leur dureté, sont de difficile digestion ; la plupart d'entre eux étant d'ailleurs des poissons de haut goût.

L'empyreume qu'acquièrent les viandes par le rôtissage ou la cuisson au four, les rend de difficile digestion ; on doit donc rarement user de ce moyen, et les bien cuire à l'aide de l'ébullition, etc., ce qui est plus particulièrement nécessaire pour les animaux vieux et de haut goût.

La friture est un mode extrêmement impropre de cuire les viandes, puisqu'elle leur conserve entièrement leur saveur originale, et qu'elle leur fait prendre un degré considérable d'empyreume. Ce mode ne doit donc jamais être adopté.

Le grillage, si la viande n'est pas de haut goût, convient très souvent, surtout quand elle est tendre.

Souvent et presque toujours il arrive que le temps accoutumé d'un repas principal se trouve une fois pendant l'intermission de la fièvre tierce régulière, de telle façon que ce soit au moins douze heures avant le prochain retour de la maladie. Dans ce cas le malade doit prendre un repas modéré, formé des alimens qui ont été recommandés, ayant égard à son appétit et aux forces de son estomac. Il ne doit point se restreindre lui-même, parce que le corps deviendrait trop faible faute de nourriture suffisante, si la fièvre suit d'ailleurs son cours naturel. Dans le cas contraire, on ne doit pas l'engager à manger en trop grande quantité, au moyen de prières, de sauces épicées, des aromates, ou des mets de haut goût.

Il arrive rarement que l'heure du repas principal revienne deux fois après que la fièvre est entièrement passée, et de manière que le temps du second se trouve dix heures avant le retour du paroxysme suivant ; quand cela est, il vaut mieux l'empêcher de manger, à chaque repas principal, autant que l'appétit semble l'exiger, parce que, dans cette circonstance, deux repas modérés nourrissent suffisamment.

Lorsque le malade est accoutumé à prendre son repas principal à des époques variables, si l'on change de deux ou trois heures l'une de ces époques, afin qu'elle ne se rencontre pas avec la maladie, la digestion se fait parfaitement. Or, dans ce cas, il vaut mieux avancer le repas principal, qui aurait lieu naturellement six heures avant le paroxysme.

Il est contraire à l'opinion de plusieurs grands praticiens, de permettre des alimens bien nourrissans au moment du repas principal, et cela ne conviendrait pas dans une maladie dont la durée serait moindre de trois ou quatre semaines. Mais ici on a supposé que la tierce était abandonnée à son cours naturel, et les forces seraient totalement épuisées si, pendant quatre mois, on ne prenait qu'une petite portion d'alimens et de l'espèce la moins nutritive.

Les autres repas, tels que le déjeûner et le souper dans ce pays, le déjeûner et le souper chez les Romains, doivent être totalement exempts des paroxysmes, et consister en alimens faciles à digérer. On ne doit permettre aucune nourriture animale, mais des végétaux, tels que les farineux, les fruits qui n'ont pas beaucoup de disposition à passer aux fermentations vineuse et acéteuse.

Pour donner un exemple : dans une tierce régulière, dont les paroxysmes ont lieu à dix heures du matin, et dont les intermissions sont régulières et parfaites : le jour que le malade est entièrement quitte de la maladie, le déjeûner doit être, quand il y est habitué, du thé avec du lait et du sucre, du pain avec du beurre qui n'a pas été rendu empyreumatique par la chaleur ; son dîner, de la soupe, du poisson et de la viande, avec des fruits ; tous ces mets étant pris parmi ceux qui ont été énumérés, et l'habitude du sujet devant en autoriser la variété. Son souper consiste en patates ou riz au lait, en sagou, ou autres choses de la même espèce, avec une modique quantité de vin.

Si le malade dort la nuit qui précède le paroxysme, on ne lui donnera rien autre chose qu'un verre d'eau d'orge, à six ou huit heures du matin. Si, au lieu de venir à dix heures, l'accès ne vient qu'à midi ou plus tard, on donnera du thé avec du pain et du beurre ou d'autre nourriture semblable, à huit heures du matin ; s'il vient à dix, il sera probablement fini à huit heures du soir, et le malade, lorsqu'il se sent à son aise, pourra manger du sagou, de l'orge bouillie, avec une petite quantité de vin, et du pain avec du lait, etc.

Quand les intermissions redeviennent irrégulières, vers la fin de la maladie, on ne doit employer aucun aliment solide du règne animal, quel qu'il soit, mais seulement ceux qui conviennent au commencement de la maladie, et en plus grande quantité.

Pour conclure : pendant la première quinzaine, il faut prendre de la nourriture de facile digestion ; ensuite des alimens plus nourrissans, eu égard à la perfection des intermissions ;

quand elles deviennent imparfaites, vers la fin de la maladie, reprendre des alimens plus faciles à digérer.

Si le premier accès d'une fièvre tierce se déclare quand il y a de la nourriture qui n'est point digérée dans l'estomac, ce viscère est si fortement dérangé, qu'il ne peut achever la digestion ; il reste donc surchargé quelquefois pour plusieurs jours d'une quantité de matière non digérée, qui devient acide, ou passe à la fermentation putride, et qui agit comme un levain sur tout ce qu'on prend même de plus léger. Ce levain empêche l'action des forces digestives stomacales, et continue de propager la même espèce de matière aussi long-temps qu'il reste dans le ventricule, où il cause une sensation désagréable, empêchant d'ailleurs les intermissions d'être aussi parfaites qu'elles l'auraient été sans cela. Il est naturel de supposer que le vomissement, qui a lieu au commencement de la maladie , devrait nettoyer l'estomac ; mais il est évident que cela n'arrive point ainsi, puisque , quand le vomissement a été violent et long-temps continué, en administrant un émétique, on a fait évacuer une grande quantité de matières non digérées. On doit donc toujours donner l'émétique quand le temps qui s'est passé entre le dernier repas et le paroxysme a été trop court pour que la digestion fût parfaite , ou lorsqu'on a d'autres raisons de supposer qu'il reste des alimens dans l'estomac.

Afin de récapituler ce que nous avons dit concernant les alimens et la manière de disposer l'estomac à les digérer , les seuls qui conviennent lorsque la maladie prend au commencement l'apparence d'une fièvre continue, excepté qu'il n'y a point d'exacerbation le soir, sont les solutions de farineux. Quand dès le principe il y a des crises, quoique fort imparfaites, la matière farineuse en substance, cuite et bouillie jusqu'au ramollissement, doit former la nourriture. Si la crise est d'abord presque parfaite, pendant la première ou même la seconde semaine, on doit vivre de farineux et de fruits ; mais dans la seconde ou troisième semaine, si la crise devient parfaite ou presque telle , on peut ajouter à ce qui précède d'abord le lait non coagulé, et les bouillons de viande et quelquefois la nourri-

ture animale, de facile digestion. Quand la crise devient parfaite, le jour auquel le paroxysme n'a point lieu, en ayan
égard à l'état du malade, on peut le faire vivre presque comme
en santé. On ne doit permettre aucun aliment solide huit heures
avant la venue du paroxysme, et de mets fluides que des solutions de farineux. Après que le paroxysme est passé, on peut
employer les farineux sous forme solide, les bouillons ou le
lait (le jour même de sa cessation); enfin, il faut débarrasser
l'estomac des matières nuisibles qu'il renferme, au moyen des
émétiques.

L'état du canal intestinal exige aussi une attention particulière. Dans la fièvre tierce régulière, quand il n'arrive point
d'accidens, le mouvement péristaltique s'exécute assez régulièrement, excepté pendant le paroxysme. Quelquefois cependant le défaut ou la diminution de ce mouvement qui a lieu
pendant l'accès, ne cesse point immédiatement après la crise
lorsqu'elle est incomplète; dans ce cas, les laxatifs, tant que la
maladie affecte le canal, doivent être employés afin d'empêcher les matières fécales d'être retenues dans les intestins; car
s'il en reste quelque peu lors de l'arrivée du paroxysme suivant, tout le système en est fortement dérangé, et souvent il
en résulte une crise imparfaite.

Quelques praticiens ont supposé que cette fièvre dépendait
d'une humeur qu'on pouvait évacuer par le moyen des purgatifs; mais ils n'ont point démontré par expérience l'existence, dans le système, d'une humeur quelconque, c'est-à-dire
d'un fluide ou d'un solide pourvu de qualités nuisibles. Cette
opinion doit donc être regardée comme une pure hypothèse,
afin de ne pas engager les jeunes praticiens à employer des purgatifs dans les tierces simples, où ils tendent à produire des
irrégularités et des accidens, excepté quand il faut rendre les
évacuations régulières. L'auteur a vu des exemples du retour
de cette maladie, après qu'elle avait été guérie naturellement
ou par le secours des remèdes, à la suite de l'emploi des
purgatifs, et l'on en rapporte beaucoup de semblables.

Mais ce sujet sera traité plus amplement après : tout ce qu'il y a donc à faire, c'est d'avoir soin que les matières fécales ne soient point retenues dans le tube intestinal, et il est facile de s'y opposer à l'aide des plus doux laxatifs.

Ici l'auteur se livre à une disgression sur les purgatifs; tout ce qu'elle renferme d'important se trouve dans la récapitulation.

Quand une fièvre tierce qui a été régulière un certain temps redevient irrégulière, que les paroxysmes sont plus légers quoique peu longs, que les intermissions qui étaient parfaites le sont moins, les mêmes remèdes toniques et le même exercice doivent être continués.

Une longue expérience a prouvé que lorsqu'une maladie est disposée à cesser, elle diminue et s'en va avec autant d'opiniâtreté, qu'elle augmentait dans le principe.

Plusieurs praticiens ont imaginé que dans les climats froids ou tempérés, la fièvre tierce elle-même était le moyen dont se sert la nature pour guérir quelque autre affection constitutionnelle, par conséquent que celle qui était régulière (surtout) devait être abandonnée à son cours naturel. D'autres, peut-être plus sages, pensent que les souffrances du malade pendant la durée de la tierce régulière, devaient engager à employer tous les moyens possibles pour empêcher la maladie de suivre son cours, et pour soulager immédiatement celui qu'elle afflige.

On ne devrait pas hésiter un moment à se déterminer à rétablir la santé parfaite sur-le-champ, s'il y avait quelque remède ou mode de traitement capable de prévenir sûrement les retours des paroxysmes de tierce, et d'emporter les symptômes qui restent après la crise, tellement qu'il n'en résulte point d'autre maladie; mais il est indubitable qu'il n'y a pas de médicamens toujours efficaces, ou qui laissent toujours le malade assez bien portant et assuré de ne point succomber au reste de la maladie, ou à quelque autre dérangement qui en est la suite.

S'il y en avait de cette nature, pourquoi les différens praticiens s'attacheraient-ils aux variétés particulières du quinquina, recommandant le brun , le jaune ou le rouge avec une préférence si décidée? Pourquoi préféreraient–ils le zinc ou l'arsenic s'ils avaient tous deux un succès uniforme? Les hommes expérimentés, les médecins versés dans la pratique de cette maladie, n'auraient pas de motifs de recommander l'une ou l'autre variété, ni de vanter d'autres remèdes employés à la guérir quand elle est régulière. Dans beaucoup de cas de tierces parfaitement régulières, les plus habiles praticiens ont été trompés par l'écorce du Pérou, ainsi que par toute autre drogue réputée utile ; alors de là vient la nécessité d'établir un mode de traitement à suivre, supposé que cette fièvre soit abandonnée à son cours naturel , et c'est ce qu'a fait l'auteur.

On ne peut douter que les paroxysmes de tierces régulières ne soient une répétition de celui de la fièvre simple. Les symptômes sont, sous tous les rapports, exactement les mêmes, si l'on en excepte ce qui se passe après la crise. Au commencement de la fièvre tierce, jamais la première crise ne les dissipe entièrement, à moins que le sujet n'ait été auparavant atteint de cette maladie. Vers son milieu, et quand elle est parfaitement régulière, il n'y a absolument de différence que dans le nombre des paroxysmes, qui, à la fin, deviennent moins violens et sont suivis d'intermissions plus imparfaites.

La seule raison apparente du retour des accès dans cette fièvre, paraît être l'imperfection de la crise; il est probable que les symptômes du premier stade qui subsiste, après un certain temps, augmentent tout d'un coup, et produisent un nouveau paroxysme: pourquoi plus tôt au bout de quarante-huit heures qu'à toute autre période? c'est ce qu'on ne peut expliquer.

Puisque, quand on a été déjà atteint de cette maladie, même après un intervalle de douze mois, une nouvelle attaque qui se termine par une crise régulière, est néanmoins suivie d'autres accès, il semblerait que c'est l'habitude acquise dans le premier cas qui fait prendre cette forme à la fièvre simple. On pourrait présumer, d'après cela, que lorsque les intermissions deviennent parfaites, elle est entretenue par l'habitude.

En s'appuyant de ces conjectures, on pourrait tenter de la guérir sans la laisser suivre son cours régulier.

Quoiqu'on n'ait pas découvert d'altération dans les solides ou dans les fluides pendant les différentes périodes, il serait possible cependant qu'il y eût des contractions ou des mouvemens dans le corps, qui eussent besoin de l'excitation fébrile pour se dissiper.

C'est donc à l'expérience à déterminer si l'on peut arrêter la fièvre dans son cours, sans porter préjudice au système général.

Si l'on n'a égard qu'aux médicamens employés par les Grecs et les Romains et les praticiens qui ne sont pas très modernes, on doit être assuré qu'il convient rarement d'essayer de s'exposer à sa marche naturelle; mais il est évident par les remèdes de ces derniers temps, qu'on peut mettre fin à des fièvres tierces et autres, sans danger pour le malade. Nous savons cependant qu'il n'y a pas de substance à même de les guérir avec certitude, et que la fièvre tierce régulière suit quelquefois son cours en dépit de toutes les tentatives qu'on fait pour la terminer.

Une autre question à décider, c'est de savoir si l'on peut arrêter le cours d'une tierce, sans qu'il en résulte d'autres affections qui soient, ou plus graves en elles-mêmes, ou qui aient pour terme la mort.

L'auteur est d'avis qu'on ne le peut point, si l'on court des hasards pour la vie du malade; mais qu'on le peut, au contraire, si l'on ne risque que de produire quelque autre maladie qui ne soit point fatale, attendu qu'il y en a fort peu qui soient plus douloureuses que celle qui nous occupe.

En examinant les remèdes à employer lorsque la fièvre tierce n'est point abandonnée à son cours naturel, l'auteur pense qu'il vaut mieux traiter d'abord de ceux qui paraissent être indiqués par les phénomènes morbifiques eux-mêmes, et ensuite de ceux qui ont été trouvés par accident.

Tout remède qui, en rendant la crise complète, fait naître les circonstances qui ont lieu quand cette crise s'établit naturellement, peut guérir la fièvre entièrement et sans retour.

La première classe des médicamens qui tendent à produire les mêmes effets que ceux qui ont lieu dans les crises naturelles, est celle des émétiques, qui tous occasionent des phénomènes semblables, à un degré plus ou moins considérable.

L'ipécacuanha ou l'antimoine tartarisé, produisant ces effets au plus haut degré, seront pris, à cause de cela, pour exemples.

Lorsqu'on les introduit dans l'estomac, ils ne font d'abord aucun effet sensible, parce qu'ils ne sont point désagréables au goût; mais peu à peu le malade se refroidit, commence à paraître pâle, et ressent un malaise vers la région épigastrique. Ce sentiment de gêne se change en envie de vomir, les parties extérieures du corps deviennent plus froides et plus pâles, ce qui démontre évidemment que les petits vaisseaux sont contractés; la pâleur de la peau laisse voir la couleur brune terreuse du réseau muqueux et la matières ébacée des glandes cutanées; les forces du corps et les facultés de l'âme sont abattues, la nausée augmente, et le vomissement a lieu. Quelques auteurs ont imaginé qu'il n'évacuait pas seulement le contenu de l'estomac, mais que par la grande agitation qu'il détermine dans tout le corps, il forçait les matières obstruantes à passer à travers les petits vaisseaux. Quiconque a fait l'expérience de l'agitation causée par l'émétique, et de celle qu'on éprouve dans une voiture non suspendue sur un pavé raboteux, doit savoir que cette dernière est infiniment plus violente que longue, sans délivrer pour cela des obstructions.

S'il y a dans l'estomac quelques substances, elles sont rejetées sans beaucoup de malaise, et le calme renaît. Au bout d'un certain temps, la chaleur se répand par bouffées aux extrémités et aux parties extérieures du corps, la peau recouvre sa couleur, sa douceur et sa souplesse; la sueur paraît; la nausée et la sensation incommode qui l'accompagnent cessent, et les forces musculaires se rétablissent jusqu'à un certain point. Le malade reste tranquille pour un moment, et bientôt après les mêmes symptômes se renouvellent, le vomissement se reproduit; s'il y a encore quelque chose dans le ventricule, il l'é—

vacue, et souvent il ramène, avec, de la bile et d'autres fluides sécrétés par les glandes dont les conduits excrétoires s'ouvrent dans le duodénum. Après que ce second accès de vomissement est passé, les petits vaisseaux s'épanouissent de nouveau, et les autres phénomènes qui en sont la suite se manifestent. Ces accès, avec toutes les circonstances qui les accompagnent, peuvent se réitérer trois ou quatre fois ; quand ils cessent entièrement, le malade éprouve presque toujours une sueur copieuse ; les sécrétions des reins et des intestins sont augmentées, il y a un écoulement abondant de salive ; enfin rien ne manque de ce qui arrive ordinairement dans les crises de la fièvre.

L'émétique donné pendant ce paroxysme, et agissant de concert avec la fièvre tierce elle-même, peut donc produire une crise plus parfaite, quelquefois même la rendre tout-à-fait complète, et empêcher le retour de la maladie, ce qui est réellement arrivé en beaucoup de cas.

Quand l'estomac est vide, que les matières qu'il contenait sont évacuées, et qu'on ne donne point de boisson pendant l'action de l'émétique, les vains efforts qui ont lieu, ou bien les nausées, continuent, stimulent et causent un trouble considérable. Cela suffit souvent pour prévenir les effets bienfaisans qui résultent de la disposition générale à une crise parfaite ; on devrait donc boire toujours quelques liquides pour fournir aux évacuations, indépendamment de ce qu'ils nettoient la bouche et le ventricule.

La tendance qu'ont certains émétiques à produire les phénomènes critiques, est bien plus forte que celle de certains autres ; la boisson des liquides aqueux chauds, dispose au vomissement, et les symptômes critiques qui s'ensuivent sont très peu nombreux, ils cessent même lentement, et par conséquent l'on s'ôte la chance de rendre la crise parfaite si l'on prononce l'effet des autres émétiques par le moyen de l'eau chaude.

Quand il est nécessaire d'employer le vomitif au commencement de la fièvre pour débarrasser l'estomac de ce qu'il contient, on doit donner la préférence à celui qui a de la tendance à produire des phénomènes critiques. L'ipécacuanha fait vomir plus sûrement que l'antimoine tartarisé ; celui-ci, assez communément, passe par le bas et affecte les intestins, mais aussi il est beaucoup plus efficace que l'autre pour faire naître les symptômes de crise, après que le vomissement est passé. La meilleure pratique est donc de les mêler ensemble.

Ni l'un ni l'autre de ces remèdes n'était connu des anciens, qui n'ont pas même connu de préparation d'antimoine ; car ce qu'ils appelaient *stibium* était indubitablement une chaux de plomb. Ils employaient l'eau froide, espèce d'émétique du même genre, et qu'il fallait prendre, comme dit Celse, *ultra satietatem*, afin de produire le vomissement et ensuite la sueur. Ce moyen n'est point usité dans ce pays, quoiqu'il le soit encore en Espagne et en Italie.

Lorsqu'on donne un remède à trop forte dose, il perd les effets qui lui sont propres, et devient simplement stimulant. Si l'on administre les émétiques en trop grande quantité dans la fièvre, on leur ôte la faculté de stimuler les phénomènes critiques après le vomissement. A la vérité, quand la dose est considérable, il y en a une grande partie de rejetée du premier coup, mais ce n'est qu'après qu'elle a fait une certaine impression (sur l'estomac), qui ne cesse point avec l'évacuation du remède ; donc les fortes doses sont moins efficaces.

Un grain d'antimoine tartarisé, uni à cinq et jusqu'à dix grains d'ipécuanha, est bien suffisant.

Pour que les émétiques procurent les symptômes de crise d'une manière plus complète, il faut les donner lorsque le malade est couché, c'est-à-dire quand la disposition générale qu'ont les sécrétions et la circulation à augmenter dans les parties extérieures, peut être aidée par la chaleur égale du lit.

Quoique l'antimoine tartarisé et l'ipécacuanha provoquent les phénomènes critiques avec le plus d'énergie, cependant tous les émétiques ont cette propriété à un certain point. La barbe d'une plume même, introduite dans la gorge, de façon à l'irriter doucement, excite les muscles de l'abdomen à se contracter et à comprimer l'estomac au point d'évacuer ce qu'il contient; il en résulte un certain degré de nausée, mais il n'y a pas de contraction des parties extérieures, ou d'altération dans la couleur de la peau, excepté à un léger degré, et pour un moment, quoiqu'à la suite du vomissement il y ait quelques bouffées de chaleur à l'extérieur, et de la disposition à suer; cependant cela ne dure que très peu de temps, et les autres sécrétions n'ont pas lieu.

Le vomitif peut être employé, soit au commencement, soit au milieu, ou bien vers la fin du paroxysme fébrile; on peut le donner au milieu de l'intermission, immédiatement après l'accès, ou bien quelque temps avant qu'il ne commence. Les différens effets qui résultent des diverses époques auxquelles on l'administre, seront mieux détaillés lorsqu'on examinera les autres remèdes dont on se sert.

Les préparations d'antimoine, l'ipécacuanha, etc., donnés de manière à ne pas exciter le vomissement, produisent des phénomènes semblables à ceux qui ont lieu dans la crise.

Plusieurs ont imaginé que cet effet était dû à la nausée, bien que le vomissement n'arrive point à sa suite; c'est ce qui ne peut se déterminer que par l'expérience.

L'auteur a souvent administré l'antimoine tartarisé à des personnes bien portantes, de telle sorte qu'elles ignoraient avoir pris quelque remède, et qu'elles n'éprouvaient pas le plus léger degré de nausée; cependant, une heure après environ, la peau devenait plus douce et plus moite que si, toutes choses égales d'ailleurs, on n'avait pas fait prendre d'émétique; quelquefois elle se couvrait d'une sueur copieuse, la bouche se trouvait plus humide, les sécrétions des reins et du canal intestinal étaient augmentées, et un sentiment de bien-être momentané se répandait par tout le corps. On ne pouvait attribuer ces phénomènes à la nausée, puisque les personnes en question n'avaient ressenti aucune sensation désagréable, ni dans l'estomac ni dans toute autre partie du corps.

Lorsqu'on donne ces remèdes à des fiévreux, et qu'ils déterminent une crise qui n'aurait pas eu lieu sans leur secours, souvent les malades n'ont éprouvé ni nausées ni autre espèce de malaise, et cependant les symptômes critiques ont commencé moins d'une heure après leur administration.

Quand l'estomac n'en peut supporter qu'une très petite quantité sans exciter la nausée, comme un cinquième ou un sixième de grain de tartre antimonié, par exemple, l'auteur a rarement vu paraître de symptômes critiques ; au contraire, quand il est à même d'en soutenir une forte dose, telle qu'un demi-grain, sans le même inconvénient, les symptômes se manifestent au bout d'un temps très court. Il y a apparence, d'après ces observations, que ce n'est point en conséquence de la nausée que les phénomènes de la crise sont produits, mais en vertu d'une autre propriété du remède qui en est totalement indépendante.

On ignore entièrement comment les émétiques provoquent cet effet ; il paraîtrait toutefois que c'est par le moyen de quelque impression qu'ils font sur l'estomac ; car leur action est trop rapide pour permettre qu'ils soient chassés dans les vaisseaux sanguins ; elle commence en beaucoup de cas une demi-heure ou moins d'une demi-heure après qu'on les a fait prendre. Lorsqu'un remède passe dans les premières voies, et ensuite dans les vaisseaux sanguins, et qu'il s'attache à une certaine série de glandes, de manière à produire une évacuation, c'est toujours après un intervalle beaucoup au-dessus de cinq ou six heures. Le mercure qui est porté dans le torrent de la circulation, stimule les glandes de la bouche, et n'en augmente jamais la sécrétion en moins de douze heures. Les purgatifs mêmes, qui passent peut-être du ventricule dans les intestins, n'opèrent guère en moins de deux heures. On doit donc considérer comme faisant une impression sur l'estomac, à laquelle il faut attribuer leur effet, les médicamens dont l'action se manifeste en moins d'une heure.

Une autre circonstance, qui dénote que ces remèdes n'agissent point après avoir été absorbés, charriés dans les vaisseaux sanguins, et appliqués aux glandes, c'est que le tartre antimonié, dissous dans l'eau et mis sur la peau elle-même, bien loin d'en accroître la douceur et la sécrétion, la contracte et la dessèche, et produit tous les autres effets des topiques astringens.

On pourrait apporter beaucoup d'autres argumens pour prouver que les émétiques ont leurs effets sur l'estomac.

C'est donc par l'impression qu'ils font sur ce viscère qu'ils augmentent la sécrétion de toutes les glandes et de tous les vaisseaux sécrétoires, qu'ils déterminent la souplesse et la flexibilité de toutes les parties, une sensation générale de bien-être et de tranquillité, enfin tous les phénomènes qui ont lieu dans la crise. Ils la rendent même souvent complète, lorsqu'on les donne dans le paroxysme de fièvre tierce régulière, et par conséquent termine assez communément cette maladie par ce qui en aurait formé le premier accès, si on ne les eût pas administrés. Il en est ainsi pour tout autre accès suivant.

Afin d'obtenir ces effets, on doit en faire prendre des doses tellement fortes que l'estomac puisse les supporter sans éprouver de nausées, c'est-à-dire qu'il faut donner deux septièmes de grain d'antimoine tartarisé, ou bien un grain et demi d'ipécacuanha, et une quantité proportionnelle des autres vomitifs, au commencement du paroxysme, et répéter cette dose au bout de trois heures, le malade se tenant au lit. S'il survient une sueur copieuse, il doit rester couché jusqu'à ce qu'elle soit entièrement passée.

Quand il n'y a pas de crise parfaite, on se trouve bien de continuer ces remèdes pendant l'intermission ; ils emportent les restes du paroxysme, et, en diminuant la force de celui qui doit suivre, ils tendent à restreindre la force de l'habitude qui ramène les autres. On doit les administrer de manière qu'ils n'occasionent pas de nausées, et on peut les répéter toutes les quatre, cinq ou six heures.

Lorsqu'on les donne toutes les six heures pendant tous les intervalles, ils guérissent aussi la maladie dont les accès ne reviennent plus au bout de six ou huit jours.

Cette pratique est encore avantageuse, parce qu'en procurant des intermissions plus parfaites, elle permet d'user d'alimens plus nourrissans, d'employer plus librement des médicamens qui augmentent l'action des parties, et de prendre plus d'exercice, ce qui favorise beaucoup l'action des toniques.

Parmi les amers, il y en a un dont les qualités sont si supérieures, que c'est peut-être lui qui a fait considérer tous les autres en vogue. Ce remède puissant, et qui prévient généralement les retours de la fièvre, est l'écorce d'un arbre qui croît dans le royaume du Pérou : on l'a appelée *cinchona*, du nom d'une dame qu'on suppose l'avoir employée la première, et cette dénomination a été adoptée par le collége des médecins de Londres. La jalousie du gouvernement espagnol, relativement à ses possessions d'Amérique et au commerce, a empêché les caractères spécifiques de cette plante d'être parfaitement connus, bien loin de permettre qu'on en apportât des semences ou des plants en Europe.

Cette écorce, comme celle des autres arbres, est formée d'une partie interne qui a des vaisseaux semblables à des fibres, mais qui charrient les sucs nourriciers de la plante, d'une partie extérieure qui consiste principalement en cellules renfermant ce suc médical particulier, qui est par conséquent celle dont on doit se servir en Médecine, et qu'on importe surtout aujourd'hui.

On a cru pendant un certain temps que l'écorce (1) des jeunes branches était plus efficace que celle des grosses. Sir John Pringle parvint à en obtenir une quantité des pousses de l'année : l'auteur en a fait prendre une partie avec très peu de succès. Il paraîtrait que, dans le principe, on nous apportait, avec la substance cellulaire externe, une portion bien plus considérable de l'intérieur fibreux lorsqu'on recueillait cette écorce sur celle des gros troncs que sur des petites branches ; car à présent, on ne trouve aucune différence entre celle qui

---

(1) MM. Mutis et Zéa ont attribué plus d'énergie et d'efficacité aux écorces du tronc et des grosses branches ; ils ont même prétendu que leurs propriétés augmentaient avec l'âge. MM. Ruiz et Pavon sont d'un avis contraire.

(N. A.)

vient des grosses ou des petites branches, pourvu qu'elles aient deux années de croissance.

On en a importé dernièrement de trois espèces : la première d'une riche couleur brune, la seconde rouge, et la troisième un peu plus jaune que le brun ordinaire. Quelques praticiens préfèrent l'une, d'autres l'autre ; l'auteur les a administrées alternativement avec un résultat égal, excepté qu'il en fallait une dose bien plus petite lorsqu'elles étaient très parfaites.

Toutes, quand elles sont de bonne espèce, paraissent remplies de particules brillantes, si on les rompt et qu'on les expose à l'éclat du soleil ; elles perdent cet aspect si elles sont détériorées ; elles le perdent également par la décoction qu'on en fait quelquefois sans les pulvériser.

On donne le quinquina réduit en poudre fine, infusé ou bouilli dans l'eau, après avoir séparé et rejeté les parties insolubles ; dans l'alcool ou dans un mélange d'alcool et d'eau, en rejetant également ce qui est insoluble. On évapore l'eau des décoctions et des infusions, de manière que la partie dissoute reste à sec, ce qu'on appelle un extrait ; on évapore aussi l'alcool et l'eau des teintures, ce qu'on appelle une résine, ou bien la teinture et décoction ensemble, dont le résidu, après l'évaporation, s'appelle extrait résineux.

Il est certain que la poudre de cette écorce prévient avec beaucoup plus d'efficacité le retour des paroxysmes de tierce, que toute autre préparation, soit qu'il y ait dans l'estomac quelques menstrues qui le dissolvent mieux que l'eau ou l'alcool, soit qu'elle agisse sous forme solide. On doit la pulvériser aussi subtilement qu'il est possible, autant à cause que la poudre fine est plus efficace, qu'à cause qu'on peut la faire prendre sans produire de nausées.

Dans quelques autres maladies, où l'on emploie le quinquina avec avantage, les infusions, teintures et extraits font autant d'effet que la poudre ; mais, dans les fièvres intermittentes, la poudre agit avec une efficacité bien supérieure.

On a objecté que, sous cette forme, il ne convient point à l'estomac, et l'on a eu recours à d'autres modes qui fussent plus agréables à cet organe ainsi qu'au goût. La saveur de l'écorce péruvienne est moins désagréable que celle de beaucoup d'autres remèdes, et pourvu qu'elle soit réduite en poudre assez fine pour ne pas paraître graveleuse à la langue et au palais, il y a en général moins d'objection à lui faire en cet état qu'en tout autre. La plus grande difficulté vient des praticiens eux-mêmes, qui ont suggéré qu'elle était mauvaise, et qu'ils pourraient trouver une manière de l'administrer qui plairait davantage ; mais quand la nécessité est urgente, les malades mêmes qui ont des préventions à cet égard prennent la poudre sans rien objecter.

Ce serait un sujet intéressant que de rechercher par quelle voie ou de quelle façon le quinquina empêche le retour des fièvres intermittentes. Pour déterminer cette question, l'auteur l'a donné à une personne en santé, à la quantité d'une once dans les vingt-quatre heures (ce qui suffit dans beaucoup de cas pour arrêter une tierce régulière), sans qu'il en soit résulté de différence sensible pour le système. Le sang, par exemple, était composé des mêmes parties, et possédait les mêmes propriétés qu'avant l'administration du remède ; les sécrétions susceptibles d'être examinées étaient restées les mêmes, et dans la même proportion ; l'individu n'apercevait aucune différence dans les diverses parties de son corps ; il avait le même appétit, les mêmes sensations et les mêmes facilités d'agir. Ce médicament ne produit donc pas d'effet apparent chez un homme bien portant.

On a souvent employé une dose beaucoup plus forte de quinquina dans les maladies locales, telles que la gonorrhée, lorsque le système général n'a pas été affecté. On en a donné jusqu'à deux onces dans vingt-quatre heures, pendant un quinzaine de suite, sans altérer les propriétés chimiques ou mécaniques des matériaux du corps, ou sans obtenir d'autre effet apparent que le soulagement de l'affection locale. L'administration de cette écorce aux personnes bien portantes ou atteintes de maladies locales, n'offre donc rien qui tende à éclairer la manière dont elle empêche le paroxysme fébrile de revenir.

Depuis qu'on a eu découvert ces propriétés, on a employé d'autres substances dans la même vue, telles que les remèdes que nous avons déjà énumérés, qui ont une saveur amère, d'espèce semblable, et dont on se sert pour rétablir le ton ; les préparations de fer auxquelles on a supposé des vertus analogues, le zinc, l'arsenic, etc.

Les médicamens amers ne font aucun effet lorsqu'on les donne à une personne en parfaite santé, et chez laquelle le ton est déjà suffisant, à moins qu'ils ne contiennent un mélange de quelque autre matière médicamenteuse, comme la camomille, qui possède une huile essentielle stimulante, l'écorce d'oranger, une substance astringente encore ; mais la camomille reste-t-elle sans effet si on la dépouille de son huile essentielle par la distillation ?

On a quelquefois prévenu le retour des paroxysmes fébriles par le moyen de ces amers, quoique bien moins sûrement, ou, en d'autres termes, bien moins fréquemment qu'avec le quinquina. L'auteur a réellement arrêté les accès de tierce, en faisant prendre la camomille, l'absinthe et la gentiane, à la dose de deux onces pendant l'intermission; mais elles ont très souvent manqué leur but, c'est-à-dire quarante-neuf fois sur cinquante ; outre cela, leurs huiles essentielles ont considérablement dérangé le système. Les préparations de fer, etc., paraissent un peu plus efficaces ; celles de zinc ont jusqu'à un certain point la même efficacité, surtout si on les donne en quantité suffisante pour empêcher le retour du paroxysme ; elles sont nulles pendant la santé : au reste leurs effets ne sont pas aussi bien déterminés que ceux des amers et du fer. Celles de cuivre et d'arsenic ont également la propriété de couper la fièvre, mais la dose qui est nécessaire alors, produit chez un homme en santé un trouble considérable ; savoir, des douleurs violentes aux extrémités, et quelquefois une affection de l'estomac assez forte pour être fatale.

La principale raison qui a engagé à parler de ces remèdes, est de faire voir que le quinquina n'est pas la seule substance propre à prévenir le retour des paroxysmes fébriles, et qu'il y

en a beaucoup d'autres avec lesquelles cette action lui est commune. On ne peut déterminer quelle est la nature de cette
action , on sait seulement qu'elle est plus puissante dans l'écorce
du Pérou que dans toute autre drogue agissant d'une manière
semblable. Au contraire, le cuivre, le zinc et le fer sont plus
efficaces lorsqu'ils s'agit d'empêcher les accès d'épilepsie de
se reproduire.

On va maintenant examiner si le kina a le pouvoir de terminer un paroxysme de fièvre qui est déjà commencé.

Dans le principe, on le donnait précisément avant l'invasion
de l'accès, et dans quelques cas même pendant le premier
stade ou le frisson. D'après une espèce de tradition venue jusqu'à nous, il paraît que cette méthode de l'administrer a été
fatale dans certaines occasions : si cela est vrai, peut-être est-ce
pour l'avoir fait prendre pendant le premier stade. Cette raison
a détourné l'auteur de l'employer jamais à cette époque, attendu qu'il ne pense point qu'un médecin puisse se justifier
d'entreprendre des expériences qui ont été jugées funestes, à
moins qu'elles ne soient contredites par d'autres observations ;
mais il l'a donné en beaucoup de circonstances au commencement de l'accès en chaud ou second stade de la fièvre intermittente : quelquefois il n'en est rien résulté du tout, et la maladie a suivi son cours exactement, comme dans le paroxysme
qui avait précédé ; d'autrefois elle a duré plus long-temps, et la
crise, ainsi que l'intermission, ont été plus imparfaites ; du
reste, jamais il n'a été à même d'observer que l'accès ait été
arrêté ou diminué, ou que la crise se soit montrée plus parfaite
qu'on aurait eu lieu d'attendre, si l'on n'avait point donné de
remède. La conclusion qu'on doit tirer de ces faits , c'est que
l'écorce péruvienne, et probablement tous les médicamens qui
agissent d'une manière analogue, n'ont pas le pouvoir de guérir la fièvre lorsqu'elle existe, mais seulement celui de prévenir son retour, ou bien que, s'ils ont quelque action sur cette
maladie lorsqu'elle subsiste, c'est pour la prolonger et empêcher la crise parfaite d'avoir lieu.

Il paraît qu'il n'y a pas de doute que les effets du quinquina ne soient dus à l'impression qu'il produit sur l'estomac.

Il y a environ vingt ans que des fièvres intermittentes , très irrégulières et très tenaces, se manifestèrent chez les ouvriers qui venaient des parties marécageuses du Lincolnshire, et qui furent admis comme malades dans l'hôpital Saint-Thomas Ces fièvres trompèrent les efforts des médecins de l'hôpital, parmi lesquels on comptait l'auteur. Le célèbre docteur Huck changea les différens modes d'administration du quinquina , qui ont été recommandés. On le fit prendre de plusieurs manières, et entre autres, à la dose d'une demi-once , quelquefois d'une once réduit en poudre, demi-heure ou une heure avant l'arrivée du paroxysme : dans quelque cas, le paroxysme suivant fut prévenu ; dans d'autres, il ne le fut point. L'auteur, imitant cet exemple, employa la même méthode et obtint le même résultat. Quoique les succès fussent si légers, qu'ils n'engagèrent point à continuer cette pratique, il y en eut cependant encore d'assez fréquens pour prouver évidemment que le quinquina , pris de cette façon , peut empêcher le retour du paroxysme , si on le donne une heure avant l'apparition du premier stade.

Ce n'est que trois ou quatre heures après qu'on a mangé que le chyle peut être formé et réparti. Lorsqu'on administre l'écorce du Pérou en poudre; il n'est donc pas très probable qu'elle puisse, dans le court espace d'une heure, être dissoute de manière à passer dans le système , ou être absorbée par les lymphatiques , et produire quelque effet sur les fluides ou les autres parties du corps. Il n'est au moins guère vraisemblable qu'il y ait plus d'un huitième de cette écorce d'extrait et de porté dans le torrent des humeurs. Or, la huitième partie d'une once prise une heure , même deux, trois, quatre ou huit heures avant que l'accès se déclare, n'aura presque jamais assez d'efficacité pour en prévenir le retour.

Il est arrivé plus d'une fois qu'une heure après qu'on a donné une aussi forte dose de cette poudre, le vomissement la fait rendre en grande partie, souvent même en totalité (autant qu'on peut en juger), et malgré cela qu'elle empêche, dans quelques cas, la fièvre de revenir ; on pourrait conclure de là que ses effets proviennent de la manière d'agir sur l'estomac. Cependant il serait possible que cette conclusion fût une erreur, puisque l'émétique, placé précisément avant le paroxysme, en a prévenu le retour.

Une autre raison pour croire que l'effet du quinquina est dû à l'impression qu'il produit sur l'estomac, c'est qu'on ne découvre aucune altération dans les solides ou dans les fluides, après l'avoir administré.

Supposé donc qu'il soit prouvé que les propriétés du quinquina dépendent de cette impression, la question se réduit à savoir combien elle dure de temps.

Lorsqu'un remède fait une impression sur une partie sur laquelle il peut agir, et qu'en conséquence on appelle irritable, cette impression dure beaucoup plus long-temps que celles qui ont lieu sur les organes des sens. Quand, par exemple, une substance stimulante, telle que les cantharides, est appliquée à la peau de manière à produire de la chaleur et de la rougeur, sans qu'il en résulte d'inflammation permanente ; que ces phénomènes continuent, indépendamment de l'application du stimulus, cette chaleur et cette rougeur ne cessent pas en moins d'une demi-heure, ce qui dure bien plus long-temps que l'impression faite sur un organe des sens ne subsiste après que l'objet sensible est éloigné.

Les expériences de beaucoup de médecins ont prouvé que l'impression faite par le quinquina sur l'estomac est susceptible de prévenir le retour du paroxysme fébrile au bout d'un temps considérable. L'auteur l'a essayé dans quelques fièvres quartes régulières, où les intermissions étaient parfaites et de soixante heures ; il donna d'heure en heure, dès le principe de l'intermission, et pendant seize heures seulement, un gros d'écorce du Pérou, et dans plusieurs cas ce moyen a empêché la maladie de reparaître. Il est évident, d'après cela, que l'impression faite sur l'estomac par cette écorce dure au moins quarante-deux heures.

Or, puisqu'une dose de ce remède, prise au commencement de l'intermission d'une fièvre tierce régulière, tend à prévenir le retour du paroxysme, et que chaque dose successive ajoute encore à cette tendance par l'effet qu'elle produit, on doit par conséquent l'administrer pendant toute la durée des intermissions.

On pourrait s'imaginer qu'il suffit de donner d'abord le quinquina en petites doses et en solutions, de manière à courir le moins de chance d'exciter la nausée et le malaise qui l'accompagnent, sauf à avoir recours à une quantité plus considérable, si la première n'était pas suffisante, ou à la poudre, si la solution ne faisait pas assez d'effet ; mais l'auteur a été conduit par beaucoup d'observations à conclure que l'écorce du Pérou, donnée de façon à ne pas arrêter les accès dans le courant d'un petit nombre d'intermissions, perdait généralement son efficacité, et qu'on ne pouvait plus la faire prendre ensuite à une autre dose, ou sous une autre forme avec le même avantage que si on l'avait employée d'abord à une dose et d'une manière convenables. Comme elle perd fréquemment en totalité la faculté qu'elle a d'empêcher le retour des paroxysmes, il est de la plus haute importance de se servir, dès le principe, des préparations et des quantités qui sont efficaces.

Lorsqu'un premier accès de fièvre parcourt ses trois stades et se termine par une crise, on peut, quoiqu'elle ne soit pas bien parfaite, administrer le quinquina immédiatement après cet accès, et souvent on en préviendra le retour. Il est vrai que, dans les cas de cette nature, on n'est nullement certain que la fièvre veuille revenir ; mais comme elle le fait le plus ordinairement, lorsqu'il reste quelques symptômes du premier stade, il vaut mieux exposer le malade au léger inconvénient de prendre une petite quantité de kina, que de courir le risque de voir la maladie revenir et continuer.

Quand le premier paroxysme est passé, quoiqu'il y ait eu une intermission considérable, et qu'on n'ait pas pris de mesures pour s'opposer à son retour, s'il en revient un second qui se termine par une crise moins parfaite que la première, on peut

encore employer l'écorce du Pérou sans désavantage pour ob
vier au troisième. Il arrive souvent cependant que ces intermissions subséquentes deviennent moins parfaites, et que la
fièvre acquiert la force de l'habitude; si l'on donne alors l'écorce
fébrifuge, il n'est pas sûr qu'elle empêche le retour de la maladie, de sorte que si on laisse passer la première intermission,
on perd souvent pour un temps l'occasion de s'en servir avec
avantage.

Lorsqu'une fièvre intermittente commence par n'avoir d'abord
que des rémissions ou des intermissions fort courtes, qui deviennent graduellement plus parfaites, et qu'on fait prendre le quinquina avant qu'elles aient acquis un degré suffisant de régularité, sa vertu préservative est alors très incertaine, ou bien
elle n'est que momentanée, la maladie revenant souvent au
bout de cinq ou six jours, malgré qu'on continue l'usage des
remèdes.

Au reste ce sujet a fourni matière à controverse aux praticiens, et il y en a quelques-uns qui insistent pour qu'on administre le quinquina aussitôt qu'il y a une crise, même imparfaite.

Dans un climat tempéré, tel que celui de ce pays, et chez
un individu d'une force passable, lorsque les intermissions
sont très incomplètes dès le principe, ou que la première et la
seconde ont été les plus parfaites, et qu'on a négligé l'emploi
du quinquina, il vaut mieux attendre, pour le donner, qu'elles
le soient devenues, quand même elles devraient tarder huit ou
dix jours. Ce remède, il est vrai, empêche souvent le retour
du paroxysme à quelque époque de la maladie qu'on le donne;
mais, d'un autre côté, souvent aussi on lui ôtera, par cet usage
imprudent, toute son efficacité, soit pour la prévenir alors,
soit pour la guérir dans la suite.

Quand l'irrégularité des intermissions contre-indique l'emploi
du fébrifuge, on peut les rendre beaucoup plus parfaites en entretenant les premières voies en bon ordre, à l'aide des émétiques et des laxatifs, et en procurant de meilleures crises par
le moyen des préparations d'antimoine, etc. Avec ces secours,
ces intermissions deviennent souvent presque complètes après

deux ou trois accès, tandis qu'elles seraient restées sans cela autant de semaines dans leur premier état. On court d'ailleurs la chance, avec ces remèdes et dans ce cas, de faire disparaître entièrement la maladie.

Lorsque la fièvre tierce a été régulière pendant deux ou trois mois, et qu'on n'a pas encore donné de quinquina ; que les crises redeviennent imparfaites, malgré qu'il y ait beaucoup d'irrégularité, l'auteur a trouvé qu'il était alors efficace.

Quant à ce qui concerne son emploi, on a déjà dit qu'il fallait le donner en poudre. Si dans le principe l'apyrexie est parfaite, on doit saisir cette occasion de l'employer sans autre médicament préliminaire quel qu'il soit, afin d'empêcher la maladie de se fixer par l'habitude.

Si les intermissions continuent d'être passablement complètes après le second paroxysme, il est toujours mieux de nettoyer les premières voies avec un émétique uni à un laxatif, tel que la rhubarbe, avant de donner le quinquina : on ne perd que fort peu temps, et le remède produit un effet bien plus assuré.

Lorsque les intermissions ont été très imparfaites dans le commencement ou qu'elles le sont devenues dans la suite, et qu'enfin elles ont regagné naturellement un certain degré de perfection, l'émétique et le laxatif doivent aussi précéder l'administration de l'écorce du Pérou.

Si elles ont été rendues parfaites par ces moyens, on peut l'employer immédiatement et sans remède préliminaire.

Quand elles redeviennent plus imparfaites, à une époque avancée de la maladie, il convient aussi d'employer des moyens propres à nettoyer les premières voies avant de faire usage du quinquina.

Lorsque, conformément aux règles précédentes, l'emploi de ce remède est jugé convenable, on doit en donner un gros réduit en poudre fine, et le répéter toutes les deux heures au moins. Le plus grand nombre des estomacs s'accommodent de cette dose ; pour ceux qui peuvent en suppporter une plus forte, on doit préférer d'en faire prendre deux drachmes toutes les quatre heures. Cette méthode doit être suivie sans interruption pendant l'intermission ; par conséquent il faut, si le malade s'endort, l'éveiller strictement à l'instant de la lui faire observer.

On continuera le quinquina jusqu'à la distance d'une heure de l'arrivée du paroxysme, c'est-à-dire une heure avant d'apercevoir les premiers phénomènes morbifiques. S'il ne s'en présente point, il faudra le discontinuer pendant le temps qu'aurait occupé l'accès ; car si le remède a eu assez d'efficacité pour préserver du retour de la maladie pendant la durée d'une intermission, il en aura certainement encore assez pour faire le même effet pendant celle qui suivra. Ceci est toujours vrai pour la fièvre tierce régulière ; on examinera, dans une dissertation particulière, jusqu'à quel point les fièvres d'un autre type s'en éloignent.

Par ce moyen, l'estomac a le temps de se débarrasser en totalité des premières doses avant d'en donner une nouvelle, et le sentiment de pesanteur et de malaise produit par celles qui sont fortes et fréquentes a le temps de se dissiper.

S'il n'y a pas eu de traces du paroxysme, ce viscère est à même de digérer les alimens pendant cet intervalle, ou bien si le sommeil d'un malade a été beaucoup dérangé, il peut alors le réparer.

Quoique l'accès d'une fièvre intermittente ait été prévenu par le quinquina, il arrive souvent que si l'on n'emploie pas de médicamens, il se manifeste quelques légers symptômes fébriles à l'époque à laquelle la maladie aurait dû reparaître.

Quand ces symptômes légers, tels que la langueur, la douleur de reins, le mal de tète, ont lieu au moment où le paroxysme qui suit celui qui a été arrêté par le quinquina aurait dû revenir, ils augmentent pendant deux ou trois périodes semblables, et à la fin l'accès revient complètement, et la maladie va son train comme si elle n'avait pas éprouvé d'obstacles.

On a employé plusieurs moyens pour obvier à cet inconvénient : le premier et le plus efficace, est de continuer l'usage du quinquina, après le paroxysme arrêté et pendant l'intermission qui aurait dû le suivre, à la même dose et à des intervalles aussi rapprochés que dans le principe ; de le discontinuer au moment du retour de l'accès suivant, et de répéter la même pratique à pareille époque, c'est-à-dire que si la fièvre tierce a commencé à midi le dimanche, et qu'elle se soit terminée à minuit, on doit donner un drachme de quinquina à une heure du matin le lundi, et ainsi de suite toutes les deux heures, jusqu'à onze heures du mardi matin. Pour lors on cessera jusqu'à une heure du mercredi matin ; on recommencera de la même manière jusqu'à onze heures du jeudi matin, cessant encore jusqu'à une heure du matin le vendredi, après quoi on le donnera de nouveau jusqu'à onze heures le samedi, et on le discontinuera tout-à-fait pour un temps.

Beaucoup de praticiens nient la nécessité de ce long usage du quinquina pris à cette quantité, parce qu'ils ont souvent guéri leurs malades dans un espace bien plus court et avec des doses beaucoup moins fortes ; mais très souvent aussi ils ont manqué leur coup. On attribue ordinairement cet accident à la mauvaise qualité du remède, à la constitution particulière du sujet, aux rechutes produites par de nouvelles causes, et à mille autre choses encore ; mais l'auteur s'est convaincu, d'après des essais fréquens et très variés, que, pour être sûr du succès, il fallait suivre la méthode indiquée plus haut ; elle ne suffit même pas pour assurer un succès parfait, et l'on doit au bout de six jours, et dans le cours de deux journées consécutives, faire prendre encore deux onces de cette écorce, et après un intervalle pareil, recommencer de la même manière.

L'auteur ne peut s'empêcher de répéter qu'il est nécessaire d'administrer le quinquina de cette façon, lui qui a si souvent été trompé lorsqu'il en a usé autrement, et qui a tant de fois éprouvé que quand on le donne dans le principe de manière à lui faire manquer ses effets, il perd généralement la plus grande partie de l'efficacité qu'il aurait eue sans cela pour prévenir le retour de la fièvre.

S'il affecte les intestins comme purgatif, on donne communément et avec raison, pour arrêter cet effet, l'opium qui doit être employé, afin d'agir constamment et efficacement sur le canal intestinal, à un tiers de grain, ou ses diverses préparations à l'équivalent, et répété toutes les six heures. On peut l'unir à une dose de kina qui coïncide avec cette période.

Quand, d'un autre côté, l'exécution du mouvement péristaltique est empêchée, il faut solliciter les évacuations naturelles à l'aide de la rhubarbe ou de quelque autre laxatif doux, et s'abstenir entièrement des purgatifs qui produiraient des selles copieuses.

Il y a une autre manière de prévenir le retour des paroxysmes, qui est d'exciter au moment de leur apparition une sueur très abondante.

On a tenté à cet effet différens moyens ; le plus efficace est de faire prendre certaines espèces d'aromates, l'opium et l'antimoine tartarisé ou toute autre préparation antimoniale active, le vin ou les spiritueux unis à l'opium, l'alcali volatil, et l'ipécacuanha ; les formules de ces remèdes sont consignées dans les Élémens de Médecine pratique de l'auteur. On doit les donner environ une heure et demie avant qu'on ait lieu d'attendre quelque phénomème sensible de l'accès. Le malade doit être au lit, dans le coton ou la flanelle, et pour ce climat sa chambre doit être chauffée à 55° en hiver, et à 73° ou 74° en été ; il faut lui faire avaler quelque boisson aqueuse chaude, comme l'eau d'orge, à la quantité de deux ou trois onces, toutes les cinq ou dix minutes et de façon qu'il ne soit pas obligé de se lever de dessous ses couvertures, avec le bec d'une théière, par exemple. La tête sera entourée d'étoffe de coton ou de flanelle, et on le couvrira davantage qu'il n'a coutume de l'être ordinairement. Si, avec ces secours, on peut provoquer une sueur copieuse au moment où la fièvre aurait dû se déclarer, il ne se manifeste aucun des symptômes qui ont lieu à son invasion, et, dans quelques cas, le paroxysme est tout-à-fait arrêté.

On ajoute à l'efficacité des ces remèdes, en les faisant précéder de dix heures environ par quelques purgatifs très actifs qui affectent tout le système, tels que la scammonée, la colo-

(492)

quinte, l'aloès et le jalap mêlés ensemble, et donnés de manière
à produire cinq ou six évacuations, et de sorte que leurs effets
purgatifs soient totalement dissipés à l'époque où l'on emploie
les sudorifiques. L'avantage de ces drastiques vient de la disposition à suer qu'ils laissent après avoir fait leur effet, quand
bien même on ne mettrait pas en usage des médicamens dia-
phorétiques, dont ils augmentent par conséquent les vertus. A
leur origine, les purgatifs étaient employés dans la vue d'évacuer les matières nuisibles; il n'y a cependant pas de raison
pour croire qu'ils remplissent cette indication.

L'action anti-fébrile des sudorifiques est aussi peu connue
que celle du quinquina et de tout autre remède qui procède
de la même manière.

On ne sait pas si cette pratique est avantageuse lorsque la
première et la seconde intermission sont parfaites, et que les
suivantes ne le sont point. Si les deux premières ont été passablement complètes, et que celles qui suivent soient imparfaites pendant quelque temps, on ne peut l'employer avec
avantage tant que ce dernier état subsiste. Quand, dans le
principe, elles sont presque parfaites et qu'elles continuent
de l'être, ou bien quand elles sont incomplètes d'abord et
qu'elles deviennent complètes ensuite ou presque telles, les
sudorifiques peuvent être avantageux. Il y a toutefois une exception à faire, c'est lorsque, vers le commencement de la
maladie, il survient des symptômes d'inflammation généraux,
tels que la dureté, la plénitude et la force du pouls, après la
fièvre; on pourrait les soupçonner d'avoir de la tendance à
produire une inflammation locale; au reste cette idée est de
pure théorie, et il n'y a pas de preuves que, dans des circonstances de cette nature, ils aient eu des effets délétères.

L'hémoptysie peut en être la suite lorsque les symptômes
inflammatoires qui affectent la poitrine continuent pendant les
temps d'intervalles, comme la difficulté de respirer considérable, la toux violente, la douleur de côté avec dureté du pouls.

Quand elles redeviennent imparfaites vers la fin de la fièvre
après avoir été parfaites ou presque telles, ces remèdes peuvent

être efficaces en plusieurs occasions : ils le sont rarement quand ils ne font pas suer au moment du retour du pa-roxysme ; ils l'arrêtent cependant encore quelquefois même dans ce cas. Ce qui montre bien que ce n'est point uniquement la sueur qui guérit, mais qu'elle n'est peut-être qu'un effet accessoire du remède, et un signe qu'il agit complètement et efficacement.

D'un autre côté, quoique la sueur ait lieu, il arrive plus d'une fois que l'accès se déclare ; alors elle cesse au moment de son invasion ou bientôt après, et pendant le stade de chaleur, qui généralement en est de beaucoup diminué ; dans bien des cas, la crise qui lui succède est plus complète, et toute la maladie se présente avec un aspect moins sévère.

On pourrait supposer qu'en répétant ce procédé curatif à la prochaine intermission, lorsqu'il n'a pas réussi d'abord, le paroxysme suivant serait arrêté ; c'est ce qui arrive quelquefois. Cependant le malade est si fort épuisé par les secousses violentes qui en sont le résultat, surtout si l'on a mis en usage le purgatif actif, qu'il ne convient point, au moins à cette seconde époque. Si l'on n'a pas donné le purgatif, on peut l'employer dans l'intermission dont il s'agit ; il produira parfois de l'effet et empêchera l'accès de revenir.

Cette manière d'administrer les sudorifiques n'est pas très usitée ; c'est un des moyens dont on se sert pour s'opposer au retour de la fièvre, qui, dans certaines occasions, réussit, mais pas assez souvent pour entrer en concurrence avec le quinquina quand il peut être placé convenablement.

Les antispasmodiques, tels que le musc, l'opium, les huiles empyreumatiques, l'éther, etc., pris précisément avant ou au moment de l'invasion du paroxysme, le coupent quelquefois sans faire l'office de sudorifiques ; au reste c'est une chose si rare qu'elle ne mérite pas une attention sérieuse.

Un autre moyen de parvenir au même but, du succès duquel on a des exemples, quoique peu nombreux, c'est d'exciter quelque forte passion de l'âme. En voici un d'un malade âgé de vingt-neuf ans, attaqué depuis trois mois d'une fièvre quarte, dont les intermissions étaient régulières, et qui avait lieu à deux heures après midi, pendant l'hiver. Son frère le mena promener sur le bord de l'écluse d'un moulin, et le jeta subitement dans l'eau, ce qui lui causa une grande frayeur, attendu qu'il ne savait pas nager. On le retira, l'accès n'eut pas lieu et la maladie ne revint plus. On la guérit encore (cette maladie) en excitant une inflammation à la peau dans quelques parties du corps, et s'arrangeant de manière que cette inflammation soit considérable au moment où le paroxysme doit reparaître. De là vient l'application, parfois heureuse, des bracelets de moutarde et d'ail aux poignets et aux malléolles. Au reste, les remèdes de cette nature sont si rarement efficaces, que les praticiens réguliers les ont rejetés ; les empiriques les emploient quelquefois, et quand ils réussissent par hasard entre leurs mains, le vulgaire leur suppose un effet miraculeux. Les sudorifiques, donnés précisément avant l'accès, ont été rangés parmi les médicamens très incertains ; ils ne le méritent nullement, et, après le quinquina et les autres substances du même genre, ils sont les plus efficaces qu'on puisse employer. Ils ne peuvent cependant pas être mis en parallèle avec le quinquina convenablement administré ; mais, supposé que les intermissions ne soient pas assez parfaites pour en permettre l'usage régulier, ou qu'on l'ait employé mal à propos, et de manière à lui avoir fait perdre son effet, les sudorifiques sont alors d'un grand poids, parce que, s'ils n'empêchent pas absolument le retour de l'accès, souvent ils rendent son intermission plus complète, et mettent le malade en état de prendre le quinquina avec avantage.

Tels sont les remèdes qui ont été opposés à la fièvre tierce régulière, c'est-à-dire qu'il faut d'abord, 1° procurer une crise si parfaite, qu'il ne reste point de symptômes du premier stade à sa suite, et souvent alors la fièvre ne revient point ; 2° employer, pendant les intermissions, l'écorce péruvienne, ou d'autres médicamens qui empêchent le retour du paroxysme sans produire d'autre effet sensible sur le système ; 3° prendre des mesures pour faire entrer le malade en une sueur copieuse qui, si elle a lieu précisément à l'époque de l'arrivée de l'accès, le prévient et guérit souvent la maladie ; 4° avoir recours aux antispasmodiques au moment de l'invasion ou pendant sa durée, ce qui l'arrête ou la diminue ; 5° exciter des inflammations qui quelquefois ont le même résultat.

Il reste maintenant à examiner les remèdes qui ne paraissent pas avoir un effet bienfaisant.

La saignée est le premier de tous : puissant moyen curatif dans beaucoup de cas, elle ne peut rien contre la fièvre tierce simple, ni pour en arrêter les paroxysmes, ni pour la rendre plus régulière, ni pour amener une crise parfaite, ou pour améliorer les intermissions.

Il paraît qu'on commet une grande erreur au sujet des remèdes employés dans la fièvre ; la plupart du temps les praticiens ne font aucune distinction entre ceux qui servent à guérir la maladie elle-même, et ceux qui sont destinés à écarter les accidens qui la compliquent, quoique de telles distinctions soient extrêmement nécessaires. Si, par exemple, il survient, dans le cours d'une tierce, une pleurésie, l'évacuation d'une certaine quantité de sang sera un puissant moyen de remédier à cette affection, dont la guérison n'empêchera pas néanmoins la fièvre intermittente d'aller son train tout comme si l'on n'avait pas tiré de sang, excepté cependant que le malade se trouvera plus faible.

Ceux qui n'ont aucune connaissance en Médecine s'attendent qu'on doit guérir les maladies par des remèdes violens et subitement. Les praticiens qui en emploient d'énergiques attirent souvent l'attention des assistans. C'est ce qui a engagé bien des fois les médecins qui sont le moins au fait de l'histoire réelle des maladies, à mettre en usage les médicamens dont les effets apparens sont les plus violens, supposant qu'ils sont aussi les plus efficaces, tandis que ceux qui sont les mieux informés trouvent qu'il est souvent beaucoup plus convenable de les abandonner à leur cours naturel, en ayant soin de ne pas laisser échapper l'occasion favorable de placer un remède qui a de l'efficacité pour les guérir.

Ce sujet sera traité plus amplement dans la Dissertation sur la fièvre continue régulière.

On a fait un fréquent usage des purgatifs dans les fièvres tierces simples, dans la vue d'expulser certaines humeurs qu'on a supposé en être les causes morbifiques. Mais on a prouvé d'un autre côté que ces évacuans reproduisaient cette maladie, après qu'elle avait été guérie par d'autres remèdes qui tendaient à allonger ses accès et à rendre ses crises moins parfaites, excepté lorsqu'ils sont nécessaires pour prévenir la constipation, ou qu'on se sert des purgatifs pour aider l'action des sudorifiques.

Les évacuations produites par la saignée ou la purgation, sont nuisibles, en tant qu'elles affaiblissent le malade et l'empêchent de soutenir aussi bien les attaques répétées des paroxysmes. Sous ce rapport, elles sont donc contraires, quoiqu'elles ne le soient pas autant que dans la fièvre continue, les intermissions laissant le temps à la digestion des alimens de se faire assez bien pour réparer le vide des vaisseaux sanguins.

La tâche qu'on s'était imposée dans cette Dissertation est achevée et passablement remplie ; les parties du sujet qui restent sont plus difficiles à traiter ; malgré cela, l'auteur est disposé à en continuer la discussion, avec toute l'habileté dont il est capable, jusqu'à ce qu'il ait complété l'histoire de la fièvre par une troisième Dissertation sur cette maladie à l'état de continue régulière ; une quatrième sur les intermittentes irrégulières et les accidens qui surviennent pendant leur cours ; enfin, par une dernière qui contiendra la description et la méthode de traitement de ceux qui ont lieu dans les fièvres continues, avec leurs irrégularités (1).

---

(1) *Voyez* la Notice en tête de ce Recueil.

FIN.

RÉFLEXIONS

RÉCIDIVE DE LA ROUGEOLE.

RÉFLEXIONS

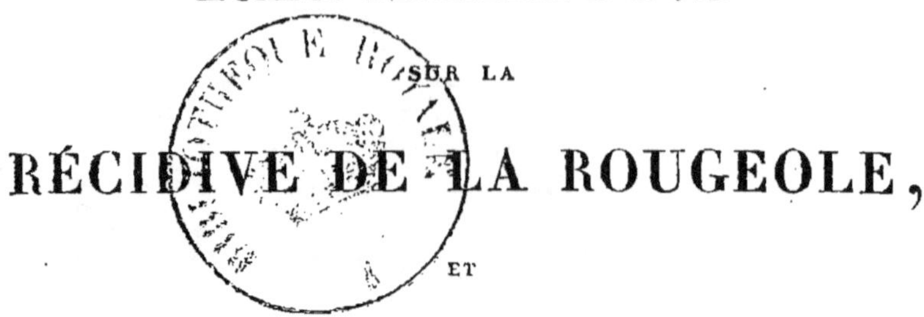

SUR LA RÉCIDIVE DE LA ROUGEOLE,

ET

SUR LES CARACTÈRES QUI PEUVENT SERVIR A FAIRE
DISTINGUER CETTE MALADIE ÉRUPTIVE DE LA
FIÈVRE SCARLATINE (1).

MALGRÉ les peines que l'on s'est données dans ces derniers
temps pour définir et classer les diverses affections cutanées,
soit aiguës, soit chroniques, il se présente encore si souvent
des anomalies dans cette partie de la pathologie, qu'il y a
tout lieu de croire qu'elle n'est pas parvenue au point de perfection auquel elle doit un jour atteindre, si l'on s'applique
à la cultiver avec les soins et l'attention qu'on lui a donnés
de nos jours.

Nous voyons souvent, dans les inflammations ou simples

---

(1) S'il faut en croire la nouvelle secte qui a rayé les fièvres du nombre des
maladies essentielles, la rougeole, la scarlatine et les autres exanthèmes cutanés ne sont que des phénomènes sympathiques d'une phlegmasie interne des
membranes muqueuses, et spécialement de la membrane muqueuse gastro-in-
testinale ; par conséquent les différences de la rougeole et de la scarlatine ne
sont au fond que des subtilités, et leurs caractères ne sont rien moins que constans. Cette nouvelle doctrine médicale, qui renverse toutes les idées reçues jusqu'à ce jour, n'étant cependant pas encore entièrement démontrée, il est permis de douter que beaucoup de pustules de différentes formes, de dartres et
de phlegmasies cutanées, soient des phénomènes sympathiques d'inflammations
internes.

éruptions cutanées, qu'une partie qui a éprouvé une action morbifique particulière, telle que celle des différentes espèces d'érythème, n'est plus excitable par le virus qui a produit cette action, et revient à l'état de santé, tandis que celle qui l'avoisine, qui jusque là était restée intacte, s'y trouve exposée. Nous observons la même chose dans un certain nombre de maladies qui attaquent le système du corps vivant en général, et spécialement dans l'ordre des fièvres exanthématiques ou éruptives, dans quelque sens que nous employions ce terme. Lorsque la constitution a une fois été soumise à leur influence, il s'opère dans notre économie un changement qui nous rend, pour une période de temps considérable, beaucoup moins susceptibles de cette influence que nous ne l'étions antérieurement; de sorte que, en s'exposant à la contagion, ceux qui n'ont pas éprouvé la maladie sont toujours plus promptement infectés que ceux qui l'ont essuyée depuis peu. Tant que cet effet ou changement produit sur la constitution subsiste, la maladie ne peut se reproduire et exercer sur nous son action; mais nous ne connaissons que fort imparfaitement la nature de ce changement, ou pour mieux dire nous ne la connaissons pas du tout, et nous ne savons pas bien l'espace de temps qu'elle doit durer. Nous nous apercevons d'une manière évidente que, dans certaines maladies, l'impression est plus durable et le terme plus reculé que dans d'autres; ainsi, par exemple, tandis que l'individu qui a été atteint de la peste n'en est exempt que pour un intervalle assez court, celui qui a eu la fièvre scarlatine l'est pour un temps beaucoup plus long, et ce temps, pour la petite-vérole, égale l'étendue entière de la vie, à quelques exceptions près; de sorte que, généralement parlant, ces affections et plusieurs autres, qui produisent une impression d'une égale durée, n'attaquent qu'une fois dans tout le cours de la vie.

Telle est la différence d'action que manifestent divers principes morbifiques. Il en est de même des constitutions ou des tempéramens. Quelques personnes sont naturellement si peu susceptibles de gagner certaines espèces de contagions, qu'elles n'en sont jamais atteintes, quoiqu'elles se trouvent souvent ou continuellement exposées à leur influence plus ou moins délétère ; d'autres n'en sont que faiblement susceptibles, et parcourent la maladie qui en est le résultat avec une incomparable facilité, même malgré un traitement mal entendu, ou d'autres circonstances défavorables ; tandis que d'autres, en vertu d'une susceptibilité naturelle très grande, en sont très maltraitées, en dépit des meilleurs conseils et du traitement le plus judicieux. C'est par cette raison que certaines gens n'ont jamais la petite-vérole, même lorsqu'on la leur inocule ou qu'ils sont directement exposés à son atmosphère miasmatique ; que d'autres n'ont qu'une éruption de dix ou vingt pustules, avec peu de fièvre, pendant cette maladie qui s'est développée naturellement, et que d'autres encore en sont cicatrisés et couturés de la tête aux pieds. C'est par cette raison, sans doute, que cette éruption et plusieurs autres affections morbifiques, qui n'attaquent jamais ordinairement qu'une fois dans le cours de la vie, se manifestent, ainsi qu'on en voit des exemples, deux ou trois fois chez le même individu ; car plus est enracinée la disposition naturelle que l'on a à à contracter une maladie, moins est durable le changement opéré et l'exemption produite par une seule invasion, et plus tôt par conséquent le système revient à sa susceptibilité naturelle et à sa prédisposition première. D'après cela, peut-être trouverait-on, sans aucune exception, si l'on en faisait la remarque, que lorsque la petite-vérole attaque pour la seconde ou troisième fois, c'est chez des personnes qui l'ont eue dans le principe avec une grande violence.

Il y a des fièvres, et c'est je crois le plus grand nombre, qui ne produisent aucune espèce de changement dans la constitution, sous le rapport de la susceptibilité générale, et qui laissent à cet égard les individus dans l'état où elles les ont pris, tandis qu'il y en a d'autres qui, par une seule attaque, en vertu de la prédisposition habituelle qu'elles font naître, rendent l'économie animale plutôt plus que moins exposée à la même maladie, et en quelque sorte ouverte à son influence. Cette remarque s'applique surtout aux fièvres intermittentes, ou à celles qui sont produites par les émanations marécageuses, auxquelles un sujet est d'autant plus spécialement et plus complètement prédisposé, au retour de la même saison, et des autres circonstances concomitantes, qu'il y a été plus souvent exposé.

Voilà à peu près tout ce que nous savons concernant les lois générales du retour des maladies. Nous observons qu'il existe entre elles une différence frappante qui s'étend à l'influence qu'elles exercent sur les diverses constitutions; mais nous ne connaissons nullement la cause de cette influence dans l'un ou l'autre cas, et ici, comme dans beaucoup d'autres circonstances, notre rôle se borne à celui de simple observateur.

J'ai publié, il y a déjà plusieurs années, dans le *Journal de Médecine, Chirurgie, Pharmacie,* etc. (1), quelques remarques sur la récidive de la rougeole, et j'ai fait un rapprochement des différentes opinions émises par certains auteurs à ce sujet. Depuis cette époque, j'ai eu plusieurs fois l'occasion de constater la récidive de cette maladie, et surtout l'année dernière (1819), pendant laquelle elle a régné épidémiquement presque dans toute la France, où elle a signalé dans certains endroits sa présence par un grand nombre de victimes (2). Dans quelques villages, elle a été si générale, qu'elle n'a épargné presque aucun individu; de sorte qu'il est impossible que, dans ce cas, elle n'ait pas attaqué, pour la deuxième ou troisième fois, plusieurs personnes adultes et même avancées en âge (3).

---

(1) Par MM. Corvisart, Leroux et Boyer, tom. XXVII, pag. 211, cahier de juillet 1813.

(2) Depuis le 1er janvier 1819 au 1er juillet même année, il est mort à Dijon, par suite de la rougeole, 82 personnes de l'âge de vingt-six ans et au-dessous. *Rapport sur le service de la vaccination dans le département de la Côte-d'Or, pour l'année 1819.*

(3) Lorsqu'elle règne épidémiquement, comme elle l'a fait en 1819, et que le caractère de l'épidémie est reconnu par le plus grand nombre des gens de l'art, le vulgaire même, il est impossible que les observateurs les moins clair-

Pendant le cours de cette épidémie, un chirurgien de campagne, qui ne croyait sans doute pas que cette maladie pouvait se manifester deux fois de suite, ainsi que M. Willan l'a constaté, et que Hufeland en a fait la remarque, m'a dit avoir observé, à peu de distance l'une de l'autre, la rougeole et la scarlatine : la manière dont il m'a rapporté ce fait et le caractère de l'épidémie m'ont porté à conclure que ce qu'il avait pris pour la scarlatine n'était très probablement que la rougeole secondaire.

Je n'ai pu, dans le court article cité plus haut, rassembler les témoignages de tous les auteurs qui ont traité cette matière, ni mettre sous les yeux des lecteurs les faits qui me sont propres, non plus que ceux qui ont été recueillis par d'autres praticiens. Il me suffisait alors de prouver ou de chercher à prouver la récidive de la rougeole, pour remplir le but que je me proposais, qui était de diriger les vues des gens de l'art de ce côté, afin de constater que la récidive de cette maladie n'est point un phénomène extraordinaire et aussi rare qu'on se l'imagine. Mon travail n'a point été tout-à-fait infructueux ; le docteur Baillie, dont le témoignage ne peut être suspect, et dont l'autorité est d'un grand poids, a publié en 1812 deux Mémoires (1), dans lesquels il est à peu près démontré que la rougeole peut revenir deux fois chez le même individu, accompagnée de symptômes fébriles et d'affection catarrhale, et le continuateur du docteur Willan, M. Bateman, est convenu, après avoir pris connaissance de ces Mémoires, qu'on ne pouvait plus douter maintenant qu'il n'y eût de temps à autre des exceptions relativement à cette maladie, ainsi qu'à la variole et autres affections contagieuses qui en général n'attaquent qu'une fois dans le cours de la vie (2). En faisant

---

voyans en méconnaissent la nature, et l'on ne peut alors se prévaloir de l'objection qu'on a pris le change, et qu'on a considéré comme identiques deux maladies réellement distinctes et différentes.

(1) Transactions for the improvement of Med. and Chirurg., Knowledje, vol. III, pag. 258.

(2) M. Fodéré, qui avait d'abord conseillé l'inoculation de la rougeole,

cette espèce de concession, qui lui a été arrachée par la force de la vérité, M. Bateman a reconnu qu'il était impossible de nier un fait bien avéré, et d'aller contre l'évidence ; mais lorsqu'il assimile la récidive de la rougeole à celle de la variole et des autres exanthèmes qu'on n'éprouve qu'une fois, il s'éloigne de la vérité, parce qu'il est constant que cette récidive est beaucoup plus commune que celle de la variole, d'ailleurs assez rare, quoiqu'elle ne soit pas sans exemples (1).

J'ai fait observer, dans l'article en question, qu'une des causes qui rendaient moins sensible et moins palpable la récidive de la rougeole, était l'espèce d'incertitude qui régnait encore dans son caractère spécifique, ou plutôt la facilité qu'il y a de la confondre, surtout pour les praticiens qui ne sont pas très exercés ou fort attentifs, avec la fièvre scarlatine, avec laquelle elle offre une certaine analogie et plusieurs symptômes communs. La preuve que le diagnostic de ces deux maladies n'est pas tellement tranché et tellement facile à établir, qu'on puisse les reconnaître et les distinguer au premier aspect, c'est que j'ai vu plusieurs fois des médecins dignes de ce nom n'être pas d'accord entre eux sur un point de pratique sur lequel il ne devrait y avoir aucune dissidence. Dernièrement encore, j'ai eu occasion de voir deux confrères qui, ayant traité un adulte d'une fièvre éruptive de cette nature, prétendaient, l'un, qu'il avait eu la rougeole, l'autre,

---

dans la croyance où il était qu'on ne pouvait pas avoir deux fois cette maladie, a dit ensuite : Aujourd'hui que, dans une épidémie que j'ai observée aux Martigues en 1806, j'ai pu remarquer plusieurs *rechutes*, et que M. Roux en cite pareillement des observations dans son *Traité de la rougeole*, je crois plus sage avec ce médecin de s'en abstenir.

Méd. lég., vol. V, pag. 146, 2e édit.

(1) La nouvelle doctrine, qui considère la rougeole comme une phlegmasie d'une seule ou de plusieurs membranes muqueuses, et l'éruption cutanée qui la caractérise, quelle qu'en soit la forme, comme un phénomène sympathique, permet d'ajouter foi aux récidives, et ne souffre aucune atteinte de la démonstration de leur possibilité. Dans cette hypothèse, on doit seulement s'étonner qu'elles ne soient pas plus fréquentes et plus communes.

qu'il avait essuyé la scarlatine. J'ai recueilli moi-même une observation où l'intensité de l'éruption était telle, que j'étais presque embarrassé pour décider à laquelle des deux espèces elle appartenait. Voulant essayer d'obvier autant que possible à cette espèce d'incertitude et de confusion, je me suis appliqué à bien observer les signes et à étudier les caractères spécifiques des deux maladies, à en faire le rapprochement, afin d'en rendre la distinction plus facile et plus assurée.

Avant de rapporter les signes qui différencient la rougeole de la scarlatine, je citerai un passage du Traité des maladies des enfans, de G. Hufeland (1), concernant la récidive de la première de ces affections. Il survenait, dit-il, des métastases internes ou externes, ou bien un phénomène qu'on trouve indiqué dans quelques auteurs sous le nom de *rougeole secondaire*, et dont je crois pouvoir expliquer la cause de la manière suivante. J'ai vu, à la vérité, plusieurs enfans très jeunes qui éprouvèrent tous les accidens de la rougeole ; il se manifestait chez eux, en temps convenable, une quantité de taches au visage, aux mains et aux pieds, mais sans offrir de rougeur vive, et sans élevation. La fièvre durait environ trois jours avec affection catarrhale, douleur de tête, mal de gorge, mais sans la toux qui est le signe caractéristique de la maladie. Ils étaient ensuite très bien, et les taches disparaissaient après qu'elles avaient duré quelques jours. Au bout de deux, trois, et même chez quelques-uns de quatre semaines, ils étaient de nouveau atteints d'une fièvre aiguë, accompagnée d'accidens soporeux, de rougeur des yeux, de larmoiement, d'oppression, symptômes auxquels se trouvait maintenant réunie la fidèle compagne de la rougeole, c'est-à-dire la toux. Le troisième jour, d'innombrables taches rouges se montraient par tout le corps, s'élevant promptement, et fréquemment entremêlées de taches de pourpre (*morbilli miliares*). Après l'éruption, la fièvre durait jusqu'à la desquammation, qui ar-

____

(1) Bemerkungen über die natürlichen und inoculirten Blattern, verschieden kinderkrankheiten, etc. 3e aufl. Berlin 1798, in-8°, s. 455.

rivait en temps convenable, et la maladie se terminait là. Il paraît évident ici que la première fièvre morbilleuse n'avait pas assez élaboré ni entièrement expulsé la matière morbifique, et qu'il était resté un levain qui, seulement après que la nature a eu recouvré ses forces, a excité une nouvelle fièvre, à l'aide de laquelle et par une réaction augmentée elle a été expulsée complètement. Le caractère de lenteur connu du virus morbilleux rend possible une telle crise incomplète ; mais cet intervalle ne pourrait-il pas être plus long, et partant, avoir produit l'idée de la récidive de la rougeole. Ne pouvons-nous pas aussi admettre, d'après l'analogie, une semblable récidive pour la variole ? Je n'ajouterai aucune réflexion à celles de l'auteur de ce passage, laissant au lecteur à en tirer les inductions qu'il jugera convenables et qui lui paraîtront les plus naturelles.

Il est très probable que lorsque les praticiens feront plus d'attention aux signes particuliers qui distinguent la rougeole de la scarlatine, on ne doutera plus de la possibilité de la récidive de la première de ces maladies, qui a déjà été bien constatée par un certain nombre de bons observateurs ; de sorte qu'il faudra, selon toute apparence, rayer cette fièvre éruptive de la liste des exanthèmes qui n'attaquent qu'une fois dans la vie.

On peut suspecter à bon droit l'exactitude de ce qu'ont avancé les écrivains qui vivaient avant la fin du dernier siècle, touchant la récidive de la rougeole avec fièvre, parce que cette éruption a été confondue avec celle de la scarlatine jusqu'à cette époque. *Tozzetti*, médecin de Florence (1), *Schacht* (2), *de Méza* (3) et *De Haën* affirment qu'ils ont vu la rougeole plus d'une fois chez le même individu, tandis que Rosenstein assure que, pendant plus de quarante ans qu'il a pratiqué la Médecine, il n'a jamais vu de récidive de cette maladie, et Morton, qu'il ne l'a vue qu'une fois pendant le même espace de

---

(1) Instit. Med. § I, lib. 1, cap. 12.
(2) Compend. Med., fascicul. I, cap. 20.
(3) De Divis. febrium, cap. vi, § VI, pag. 106.

temps ; mais Morton, ainsi que nous le dirons dans un instant, considérait la scarlatine et la rougeole comme des variétés de la même maladie, ou plutôt comme une seule et même maladie.

Sennert, vers le milieu du XVIIe siècle, a cru devoir examiner pourquoi, dans quelques constitutions, l'éruption prend la forme de la petite-vérole, et dans d'autres, celle de la rougeole (1). Cet auteur et plus de trente autres après lui ont considéré la fièvre scarlatine comme une espèce de rougeole. Dans les œuvres posthumes de Diemerbroeck, publiées en 1687, ce professeur affirme que la petite-vérole et la rougeole diffèrent seulement par le degré d'intensité : *Differunt (scilicet morbilli) à variolis accidentaliter, vel quoad magis et minus* (2). Plus tard la même assertion a été répétée par J. Ch. Lange, savant professeur de Leipsig : *Prætereà tam morbilli quam variolæ sunt eruptiones in eo duntaxat discrepantes, quod vel minus, vel magis apparent,* etc. (3). Quoique Haly Abbas ait regardé la scarlatine et la rougeole comme des espèces ou au moins des variétés distinctes, si nous voulons nous reporter au temps où ces deux maladies ont été distinguées l'une de l'autre, et ont formé des genres à part, nous sommes obligés de nous rapprocher davantage du siècle où nous vivons. Morton a prétendu que ces deux exanthèmes étaient identiques et qu'ils avaient le même rapport entre eux que la variole discrète et confluente : *Febris scarlatina quoad causas, symptomata, differentias, indicationes curativas et methodum medendi, idem ipsissimus morbus est ac mobilli* (4). Et W. Watson, son compatriote, en l'année 1769, n'avait pas encore su distinguer la rougeole de la scarlatine (5). Ce n'est qu'en 1778, époque à laquelle le docteur Withering publia son Essai sur la fièvre scarlatine, ou plutôt en 1793, que parut la seconde édition de

---

(1) Méd. prat., lib. IV, cap. 12.

(2) Tract. de Variol. et Morb, cap 14.

(3) Miscell. Med. cur., § XXXIV.

(4) De Morb. et febre scarlatinâ, exercitat. III, cap. 4 et 5.

(5) *Voyez* un Mémoire de cet auteur dans le IVe vol. des *Med. obs. and Inq.*, pag. 132.

cet Essai, que cette maladie a cessé d'être confondue avec les autres éruptions analogues, et que son diagnostic a été bien établi; ce qui prouve qu'il n'est pas aussi facile de bien voir et de bien observer qu'on le pense généralement, et que la vérité est lente à découvrir et tardive à se faire connaître (1).

M. Willan a fait remarquer avec raison qu'il était assez facile de commettre une erreur de diagnostic à ce sujet, attendu la difficulté qu'il y a parfois de bien distinguer la rougeole de la scarlatine, de la *Rosalie* et de l'efflorescence bénigne qui accompagne la dentition (*strophulus*). Cette remarque judicieuse de la part d'un auteur aussi exercé dans cette partie de la pathologie, mérite d'être prise en considération, et m'a déterminé à étudier avec un soin particulier et pour ma propre instruction, les phénomènes qui caractérisent ces deux maladies, afin de parvenir plus sûrement à démêler ceux qui leur sont propres de ceux qui leur appartiennent en commun. Il est à désirer que les jeunes praticiens, pénétrés de la justesse de cette remarque, mettent toute leur attention à reconnaître et à signaler ces affections, s'ils veulent éviter de commettre des erreurs et qu'ils n'apportent pas moins d'empressement à rendre publiques les observations intéressantes qu'ils recueilleront, soit à cet égard, soit à celui de récidive, que leurs confrères plus anciens et plus expérimentés.

On a assez généralement désigné la rougeole sous le nom de *morbilli*, qui, à en croire certains étymologistes, vient de l'espagnol, et, selon d'autres, de l'italien. Dans tous les cas, c'est un diminutif de *morbo* (maladie), dénomination sous laquelle on désignait en Italie la peste, comme étant la maladie par excellence, ainsi qu'on se servait dans le temps du mot *urbs* (ville) pour désigner la capitale de l'empire romain. D'après cela, il s'ensuivrait que *morbillo* ou *morbilli* signifierait une

---

(1) Il est assez remarquable que, dans l'histoire des découvertes de l'art de guérir, ce soit le vulgaire qui, dans beaucoup de cas, ait préparé les voies, et qui ait donné des noms distincts à plusieurs variétés de maladies, avant que les médecins philosophes aient appris à les distinguer les unes des autres.

petite maladie ou une petite peste , *quasi parvus morbus vel parva pestis* (1).

Les mots *rubeola*, *rubeoli*, *rossalia*, *roseola*, *rossania*, etc., ont été appliqués, presque indistinctement à la rougeole, à la scarlatine et à l'*eczema*, jusqu'à ce que Sauvages ait fixé l'acception du premier (2). Celui de rougeole, qui, parmi les écrivains français, est le nom vulgaire de cette maladie éruptive, a aussi été donné dans un temps à la fièvre scarlatine ; et lorsque les médecins commencèrent à sentir la différence qui existe entre ces deux maladies, et qu'il fut nécessaire d'avoir des noms distincts pour les désigner , Chesneau nous apprend que parmi les Marseillais on donna à la scarlatine le nom de rougeole , tandis que cette dernière éruption fut appelée *senepion* : *Vulgus Massiliæ distinguit rubiolam à morbillis ; hos vocantes* senepion *et illam* rougeole , *in quâ non sunt pustulæ , sed magnæ tantùm areæ in modum erysipelatis rubentes* (3).

Plusieurs auteurs qui ont écrit en latin font une distinction entre les mots *rubeola* et *morbilli* , qui sont aujourd'hui considérés comme synonymes. La raison de cette distinction est facile à sentir. Jusqu'à ce que l'on ait été d'accord sur la différence qui existe entre la scarlatine et la rougeole , et tant que l'on a confondu ces deux maladies, il a dû régner une grande incertitude et beaucoup d'obscurité à leur égard ; les uns les ont considérées comme parfaitement identiques et les autres comme des varié-

---

(1) *Voyez* Sennert, Méd. prat., lib. IV, cap. 12, et Castell. Brun. Lexic. Méd. Il paraît absurde de fonder cette dénomination sur le peu d'importance de cette maladie , puisque les dangers souvent assez graves qui accompagnent la rougeole rendent cette supposition entièrement absurde.

(2) Gruner prétend que Sauvages se trompe lourdement lorsqu'il emploie le mot générique *rubeola* pour celui de *morbilli*. Fallitur enim vehementér Sauvagesius , quod rubeolam generatim pro morbillis adhiberi vult, quia sic primitùs nominata à tradactoribus Haly Abbatis ; morbilli vero à latino-barbaris in plurali dicti sint, quasi parvi morbi, Blacciæ vero Aronis interpr., etc. Sed hæc ille citra ullam arabum medicorum fidem.

Variolarum antiquitates ab Arabibus solis repetendæ. 1773, § XVI, pag. 30.

(3) Obs. med., pag. 454.

tés ou même des espèces distinctes de la même affection. Non-
seulement la rougeole a été confondue avec la scarlatine, mais
encore avec plusieurs autres éruptions cutanées, avec lesquelles
on lui trouvait de l'analogie, ainsi qu'il serait facile d'en donner des preuves et des exemples. Or, lorsque l'on confond les
choses, il est assez difficile de distinguer les noms. Huxham s'est
servi indifféremment des mots *rubeola, morbilli, rubeoli, roseola*
et *scarlatina*, pour désigner cette maladie ou ces maladies.
D'autres ont adopté de préférence l'une de ces dénominations.
Sauvages, Cullen, Gruner ont admis une rougeole varioleuse,
rubeola variolodes (1), espèce d'affection hybride, partici-
pant en même temps de la variole et de la rougeole ; d'autres
ont cru voir une rougeole boutonnée, et d'autres enfin, des
fièvres morbilleuses sans éruption ; ce qui paraît contradictoire.

Le savant Gruner, très versé dans l'histoire de la Médecine,
en admettant deux espèces de rougeole qu'il a distinguées par
les noms de *morbilli* et de *roseola* ou *rubeola*, a évidemment
confondu la scarlatine ou l'une de ses variétés avec la rougeole,
quoiqu'il ait pourtant reconnu l'existence de la fièvre rouge
comme espèce distincte (2), ainsi qu'il est facile d'en juger
par le passage suivant : « En dissimilitudinem rubeolarum at-
» que morbillorum. Inest quidem (fatebar enim) utrique ru-
» bor, sed is in morbillis pallidior est, in rubeolis contrà in-
» tensior ac profundior, adeòque videtur perquam probabile,
» medicos non satis sibi cavisse, atque morbillos confluentis-
» simos cum rubeolis commutasse (3). »

Les personnes qui désireraient des détails plus étendus et des
éclaircissemens plus circonstanciés sur ce point de technologie

---

(1) Vogel considère cette rougeole varioleuse de Sauvages et autres, comme
une espèce de fausse variole.

(2) C. G. Selle et Ch. Th. Selle ont aussi fait à peu près la même distinction, puisque l'on trouve dans leurs ouvrages deux espèces ou variétés désignées par les noms de *morbilli* et *rubeola*, dont ils ont cherché à établir la
différence de caractères.

(3) Variol. Antiq. ab Arab. sol. repetend., § XVII, pag. 33 et 34.

médicale, peuvent consulter l'ouvrage suivant : A. J. Orlovii, *Program. de rubeolarum et morbillor. discrim.* Regiom. 1785 (1).

Il n'était pas inutile de dire un mot sur les diverses acceptions des noms, tant latins que français, sous lesquels on a désigné la rougeole et la scarlatine, afin de mettre sur la voie les jeunes praticiens qui, voulant étudier et approfondir ce point de doctrine médicale, ne se borneront pas aux auteurs modernes, et seront curieux de remonter à la source.

Il est constant, et l'on ne peut se dissimuler qu'il ne soit quelquefois assez difficile de distinguer ces deux affections morbides l'une de l'autre, et que les gens de l'art, qui ne sont pas très exercés, et qui ne s'appliquent pas avec une scrupuleuse attention et un soin particulier au diagnostic des maladies, ne se trouvent embarrassés ou même ne puissent être induits en erreur dans certains cas.

Voici les signes qui nous ont paru les plus propres à établir la distinction qui existe entre elles :

Sydenham, et après lui M. Willan, ont remarqué que la rougeole commence ordinairement en février ; qu'elle parvient à son plus haut période autour de l'équinoxe de printemps, puis décroît jusqu'au milieu de l'été, et enfin disparaît entièrement en juillet. Il n'en est pas de même de la fièvre rouge, qui se manifeste aussi dans les autres saisons de l'année.

L'espace de temps qui s'écoule depuis le moment de l'infection jusqu'à celui de l'invasion est différent dans les deux maladies. Dans la scarlatine, il est de quatre à six jours ; dans la rougeole, de douze à quatorze. Dans l'une, l'efflorescence se manifeste plus tôt, ordinairement le deuxième jour ; dans l'autre, au contraire, elle est rarement visible avant le quatrième.

L'éruption de la scarlatine paraît dès le premier jour sur

____

(1) Seiler a aussi publié plus récemment un ouvrage sur le même sujet, intitulé : *Dissertatio de Morbillas inter et Rubeolas differentiâ verâ*, in-4º, Vittembergæ, 1805.

tout le corps ; celle de la rougeole attaque d'abord les parties supérieures, et ensuite, peu à peu, les inférieures.

Dans la première, elle est beaucoup plus large, et d'une plus grande étendue que dans la seconde ; elle consiste en une multitude de points ou de taches qui ont leur siége sous l'épiderme et qui sont entremêlés de petits boutons ou pustules. Dans quelques cas, on voit des taches irrégulières qui tiennent les unes aux autres ; dans d'autres circonstances, cette éruption s'étend largement et amplement sur l'épiderme qu'elle colore d'une manière uniforme. C'est surtout dans son principe et vers sa fin qu'elle paraît sous forme de taches irrégulières, tandis que vers son milieu elle présente une couleur uniforme, ainsi que l'a très bien remarqué Sennert dans le passage suivant : *In statu vero universum corpus rubrum et quasi ignitum apparet, ac si universali erysipelate laboraret. In declinatione rubor ille imminuit et maculæ rubræ latæ, ut in principio apparent*, etc. (1). Ettmuller a aussi noté avec soin cette circonstance particulière à cette maladie. C'est principalement à ces deux époques qu'il est nécessaire de faire quelque attention pour discerner l'une de l'autre ces affections, et pour bien saisir les nuances légères qui les distinguent.

Dans la rougeole, l'éruption consiste en points circulaires un peu moins grands que les aréoles des piqûres de puces qui, tantôt sont isolés, tantôt sont réunis ou rassemblés en petits groupes, de sorte qu'en passant le doigt sur la peau, elle paraît rude au toucher. Ces taches sont rarement entremêlées les unes avec les autres, mais elles représentent un certain nombre de croissans et de segmens de cercle (2), et laissent entre elles des intervalles plus ou moins grands dans lesquels la peau conserve sa couleur naturelle et son aspect ordinaire.

---

(1) De Febrib., lib. IV, cap. 12.

(2) La manière particulière dont sont disposées les taches de la rougeole, en demi-cercles ou en croissans, est un des signes qui servent le plus à bien faire distinguer cette maladie de la scarlatine, et un de ceux peut-être auxquels les observateurs vulgaires font le moins d'attention.

Lorsque, dans la scarlatine, cette éruption tend à présenter en quelques parties du corps des taches circulaires, il arrive ordinairement que ce sont des cercles entiers dont la circonférence est parfois entrecoupée de diverses manières.

La couleur de l'exanthème est aussi différente dans les deux maladies. Dans la scarlatine, elle est d'un rouge vif semblable au têt de l'écrevisse de mer lorsqu'elle est cuite, ou avec le drap écarlate dont elle tire son nom. Dans la rougeole au contraire, cette couleur est moins brillante, moins ponceau, d'un rouge plus obscur et semblable à celui de la framboise ; les taches dont elle est formée pâlissent de temps en temps, et finissent par disparaître entièrement.

Cette dernière affection éruptive se distingue, durant son stade fébrile, par une toux rauque, opiniâtre qui, dans les accès redoublés, produit l'expectoration d'un phlegme âcre et visqueux, avec de grands efforts (1) ; par l'inflammation des yeux et des paupières, avec une grande susceptibilité pour la lumière ; par l'écoulement augmenté des larmes, par l'éternument, etc.

La scarlatine est souvent aussi accompagnée de toux et de rougeur des yeux, provenant de l'extension de l'éruption jusqu'à la tunique albuginée ; et cette circonstance rend la distinction exacte et précise de cette maladie d'avec la rougeole particulièrement difficile, lorsqu'il n'existe aucun autre symptôme décisif et caractéristique. Cependant si l'on observe avec une grande exactitude et beaucoup d'attention, on trouvera que la plupart du temps, la toux, dans la scarlatine, est courte et irritante, et qu'elle n'est accompagnée d'aucune expectoration ; qu'à la rougeur des yeux ne se joint aucune sensibilité extrême occasionée par l'impression de la lumière ; que les glandes des bords des paupières ne sont pas affectées ; que les yeux ne sont jamais atteints d'un écoulement abon-

---

(1) L'affection des membranes muqueuses, dans la rougeole, porte sur les yeux, le nez et les poumons ; celle de la scarlatine, sur la gorge et les amygdales ; celle de l'érysipèle, sur l'estomac et les intestins.

dant de larmes, qui les rende brillans et pleins d'eau. La chaleur de la peau est parfois très intense, *calor ferventissimus*.

Lorsque la rougeole a parcouru ses périodes, l'épiderme tombe par grandes écailles ; après la scarlatine, la peau paraît farineuse, souvent aussi il reste des petits points semblables à des piqûres d'épingles. La rougeole terminée laisse assez souvent à sa suite de la toux, des ophthalmies chroniques, des ulcères, un crachement de sang, des points dans la poitrine, etc. Les suites ordinaires de la scarlatine sont une tuméfaction phlegmatique particulière à cette maladie, un véritable anasarque, surtout lorsqu'on s'expose à l'air froid et humide, ou des affections des glandes parotides et des muscles du cou.

La plupart des auteurs qui ont traité ce sujet sous quelques-uns de ses rapports, remarquent encore, comme signes propres à faire distinguer la scarlatine de la rougeole, que, dans tous les cas où cette maladie est accompagnée de pourpre, il se manifeste un sentiment réel d'anxiété, d'abattement et de faiblesse.

L'éruption paraît le troisième ou le quatrième jour, en taches dispersées qui ont une couleur foncée, comme on l'observe fréquemment dans la scarlatine angineuse et maligne ; l'affection gutturale, la rigidité des muscles de la nuque, et les autres symptômes particuliers à cette maladie, servent aussi à établir son diagnostic et à en faire la différence d'avec la rougeole, avec laquelle il sera d'autant moins facile de la confondre, qu'on y apportera plus de soins, d'attention et de discernement (1).

F. Hoffmann, après avoir assez bien décrit la rougeole sous le nom de *febris morbillosa*, ajoute ce qui suit : « Hæc qui » novit, *morbillos* in facili ab aliis cutaneis efflorescentiis dis- » cernere poterit. *Petechias* enim amplitudine et elevatione » tantisper notabiliori superant, longe mitioribus etiam symp-

---

(1) On peut consulter, sur les signes propres à faire distinguer la scarlatine de la rougeole, de la roséole, du pourpre, etc., l'ouvrage suivant de Kreysig, *Abhandlung über das scharlach fieber*, II, et celui de Ziegler.

» tomatibus stipantur, et malignitatis et plurimum sunt exper-
» tes. In *purpurâ albâ*, secus ac in morbillis, ex maculis pus-
» tulæ exiguæ pellucidæ surgunt; in *rubrâ* eminentiæ miliares
» sunt duræ et asperæ. *Rubeola* et *rossalia* ad erysipelanam
» magis indolem accedunt, febrem habent irregularem et præ-
» terea in illis exanthematicæ maculæ minoris amplitudinis,
» ac morbilli, in his vero majoris, ut in statu universum cor-
» pus quasi erysipelate affectum videntur. Et *scorbuticæ ma-*
» *culæ* latiores sunt ac morbillorum, coloris obscurè rubi-
» cundi, ut plurimum sine febre (1). »

On lit, dans le Journal de Médecine de Hufeland, une dissertation dans laquelle on a prétendu caractériser la scarlatine, la rougeole et la rubiole (*scarlatina, rubeolæ, morbilli*),
par la différence de leur odeur. Celle qui appartient à la scarlatine est analogue à l'odeur de la cave de certains marchands
de vin de Berlin, où il y a du vieux fromage; la rubiole développe l'odeur des loges des animaux féroces, et la rougeole,
celle des plumes arrachées à une oie vivante. Il est inutile de
faire remarquer la futilité et la subtilité de ces distinctions,
et combien ce prétendu caractère est sujet à varier suivant
les individus et les différentes périodes de la maladie.

Je terminerai ces réflexions par l'examen de la question suivante, qui s'y rattache assez naturellement, et qui, dans le
fond, est peut-être plus curieuse qu'importante.

Les fièvres éruptives étaient-elles connues des anciens? l'ont-
elles été par les médecins de la Grèce et de Rome? ou, en
d'autres termes, sont-ce des maladies nouvelles dont la découverte et la description sont entièrement dues aux médecins
modernes?

Plusieurs auteurs, qui ont traité ce sujet, pensent que ces
maladies sont nouvelles, et ils se fondent sur ce que les ouvrages des anciens ne nous offrent point de descriptions exactes
et bien circonstanciées propres à nous les faire reconnaître. En
faut-il être étonné, lorsque les modernes eux-mêmes sont à

---

(1) Medic. Ration. System, tom. IV, sect. I, cap. 8, § III.

peine parvenus au point de les signaler complètement et d'en sentir la différence ? Et d'ailleurs si l'on argumente d'après ce principe, ne sera-t-on pas forcé de conclure que, non-seulement cette classe de maladies, mais encore beaucoup d'autres, doivent être considérées comme nouvelles? ce qui répugne à la marche de la nature et à une saine critique.

Une objection qui, au premier aspect, paraît plus spécieuse, c'est que l'on trouve dans les ouvrages des anciens la description exacte et lumineuse de plusieurs autres affections de beaucoup moins d'importance, avec lesquelles nous sommes parfaitement familiarisés aujourd'hui ; mais il y a grande apparence que, d'une part, l'on peut expliquer ce défaut, par l'espèce de dévouement absolu qu'ils avaient pour la pathologie humorale et par l'entière adoption des dogmes de leurs prédécesseurs, et que, d'une autre part, leurs ouvrages, si l'on y regarde de près, renferment des preuves suffisantes, quoique éparses et disséminées, pour décider cette question d'une manière satisfaisante. Je vais déduire les raisons qui me portent à croire que sa solution doit être entièrement affirmative.

Il est inutile d'observer que, depuis Galien, qui adopta et propagea la doctrine des quatre humeurs mentionnées par Hippocrate, tous les écrivains grecs jusqu'à Actuarius, ont suivi les mêmes erremens avec la plus grande servilité. Ils supposaient avoir atteint le suprême degré de perfection, lorsqu'ils avaient signalé les humeurs qu'ils croyaient fautives. Ils se contentaient de classer toutes les fièvres éruptives parmi les maladies pestilentielles (1) et de rapporter les diverses éruptions qui les accompagnent à différentes combinaisons des humeurs. De telles éruptions ont été souvent mentionnées par Hippocrate et Galien, sous le nom d'*érysipèles*, de *dartres*, de *phlyctènes*, de phlyzasiæ, d'ecthymata, d'*érythèmes*, d'*exan-*

---

(1) En cela ils ont été suivis et imités par les modernes presque jusqu'à ces derniers temps. Ainsi *Quatroux*, dans un *Traité de la peste*, publié à Paris en 1671, a disserté sur *la différence de la pourpre, de la petite-vérole et de la peste.*

thèmes, etc., comme concomitantes de fièvres malignes et épidémiques.

Le père de la Médecine a généralisé quelques-unes de ces
observations et en a déduit le prognostic suivant, concernant
les éruptions pustuleuses avec inflammation (*phlyzacia*) : *quibus per febres continuas* φλυζακια *toto corpore nascuntur le-
thale est, nisi supervenerit apostema, quod fiat præcipuè
circà aures* (1).

Laissant de côté les passages détachés qui ont rapport à ce
point de controverse, il suffira, je pense, de nous référer à un
chapitre remarquable d'Hérodote sur le traitement des éruptions (εξανθηματα) qui surviennent pendant les fièvres, et
qui nous a été conservé par Aëtius (2). Cet Hérodote, qui vi-
vait à Rome sous Trajan, presque un demi-siècle avant l'établissement de Galien dans cette ville, était un médecin célèbre
de la secte pneumatique. Il décrit d'abord l'éruption qui se
manifeste autour de la bouche après la crise des fièvres simples,
et ensuite les boutons de l'urticaire fébrile, les vésicules mi-
liaires, et je trouve, avec une grande précision, l'efflorescence
de la rougeole et de la scarlatine, ainsi que les pustules de la
petite-vérole. Après avoir fait mention des croûtes herpé-
tiques qui surviennent aux lèvres à la terminaison des fièvres
catarrhales et autres fièvres légères ; il dit : Mais dans les premiers stades des fièvres plus graves, et qui sont le résultat des
humeurs viciées, il se manifeste par tout le corps des taches
semblables à des piqûres de puce ; dans les maladies malignes
et pestilentielles, ces taches s'ulcèrent, et quelques-unes d'elles
présentent de l'affinité avec les charbons. Toutes ces éruptions
sont des signes de la redondance des humeurs corrompues et
corrosives, qui existent dans toute l'habitude du corps ; mais
celles qui paraissent sur la figure sont les plus malignes de
toutes. Il décrit ensuite le prognostic que l'on doit déduire
des différens aspects de ces éruptions, presque dans les mêmes

____

(1) Prænot. coac, n° 114, Epidem., l. III.
(2) Tetrabibl., II, serm. 1, cap. 129.

termes que les écrivains arabes ont employés après lui pour la variole et la rougeole, et il était bien instruit du danger de ces maladies éruptives, lorsqu'elles sont très confluentes, rouges ou livides. Il y a plus de danger, dit-il, quand elles sont nombreuses que lorsqu'elles se trouvent en petit nombre ; celles qui sont extrêmement rouges sont du plus mauvais caractère ; mais celles qui sont livides, noires et gonflées, comme de la chair corrompue, sont encore plus dangereuses ; et celles-là sont plus abondantes sur la face, la poitrine, l'abdomen, le dos et les côtés. Il considère ces cas comme tellement désespérés, qu'il avertit le praticien de ne point hasarder sa réputation par une intervention active, de peur que leur fatalité ne puisse être imputée à ses tentatives pour les guérir ; car ces éruptions, qui proviennent de l'intérieur dans un état de mortification de la surface du corps, que peuvent-elles dénoter, se demande-t-il, si ce n'est que la vie s'échappe du dedans au dehors ?

Il paraît donc indubitable que ces détails et beaucoup d'autres mieux circonstanciés, exprimés dans le langage de l'expérience, sont exclusivement applicables aux fièvres éruptives contagieuses, c'est-à-dire à la petite-vérole, à la rougeole et à la scarlatine ; car nous ne connaissons pas d'autres fièvres continues qui soient malignes et pestilentielles (1), dans les premiers stades desquelles l'éruption paraisse sur tout le corps en commençant comme des piqûres de puce, et s'ulcèrent quelquefois, c'est-à-dire suppurent, surtout sur la figure, à l'exception des maladies que nous venons de mentionner.

On pourrait supposer que, puisque l'existence de ces fièvres éruptives a été si clairement indiquée par les Arabes, leurs caractères spécifiques auraient dû être promptement déterminés, même par les observateurs ordinaires, mais le contraire est précisément arrivé, tant les observations originales sont difficiles et peu communes, même dans les circonstances les

____

(1) *Voyez* Avicenne, *De febrib. pestil. et quæ sunt eis homogenea, et variolis et morbillis*, lib. IV, pag. 434 et seq.

plus favorables! Il s'est écoulé près d'un siècle pendant lequel la variole, la rougeole et la scarlatine ont continué d'exercer leurs ravages, et les médecins de les enregistrer, s'il est permis de s'exprimer ainsi, tandis que les malades qui avaient été épargnés par l'une des maladies essuyaient successivement les attaques des autres ; et néanmoins on les voyait toujours des mêmes yeux que les Arabes, et on les considérait généralement comme des variétés d'une seule et même affection. Cette manière de voir a duré jusqu'au commencement du 18ᵉ siècle, et ce n'est que vers la fin de ce siècle éclairé que le caractère distinctif et l'origine différente de ces trois maladies contagieuses ont été universellement sentis et reconnus.

On ne peut donc rien inférer de l'imperfection des connaissances des anciens relativement à la nature de ces fièvres éruptives contre leur existence, tandis qu'au contraire les notions courtes, mais multipliées qu'ils nous ont transmises, concernant des éruptions qui ne ressemblent à rien de ce que nous connaissons, si ce n'est aux affections contagieuses en question, nous portent à conclure que les maladies de l'espèce humaine, de même que sa constitution physique et morale, n'ont point éprouvé de changemens considérables et inconcevables, et que les fièvres éruptives ont existé depuis les premiers âges du monde.

FIN.

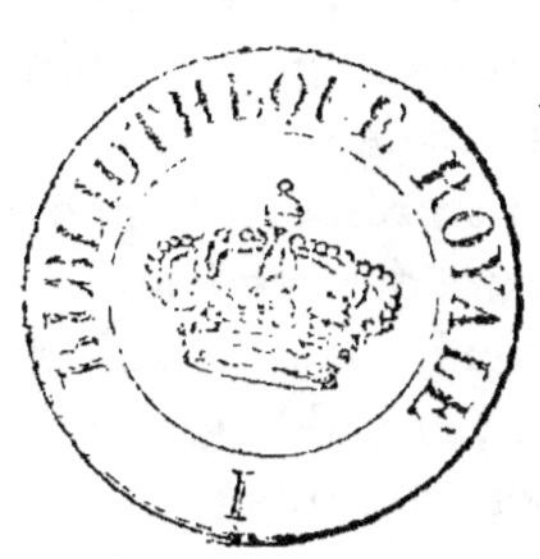

APPENDICE.

REMARQUES ET OBSERVATIONS SUR LA LÉTHALITÉ DE LA MORSURE DE LA VIPÈRE CHEZ L'HOMME; PAR BIDAULT DE VILLIERS, D. M. P.

L'opinione regina del mundo.

1°. Il est assez généralement admis et reçu aujourd'hui parmi les médecins, que la morsure de la vipère d'Europe n'est point mortelle absolument pour l'homme (1);

2°. Que les accidens qui en sont la suite, malgré la gravité apparente qu'ils présentent, peuvent se dissiper d'eux-mêmes et sans le secours des remèdes;

3°. Que le venin de ce reptile n'est pernicieux que pour les petits animaux, et qu'il agit en raison inverse de la masse chez ceux qui en sont atteints;

4°. Que la terreur que cause sa morsure, et la persuasion générale où l'on est dans le monde qu'elle est mortelle, fait qu'on applique des remèdes violens ou nuisibles, qui augmentent le danger de la maladie qui en résulte naturellement;

5°. Quelques auteurs ont bien voulu admettre que, dans les cas où cette morsure fait périr les blessés, cet évènement n'est dû qu'à la grande quantité de venin inoculé, au nombre des morsures, et à leur situation dans le voisinage des organes les plus nécessaires à la vie;

6°. D'autres, et c'est le plus grand nombre, ont avancé qu'on n'avait pas d'exemple de mort à la suite de cette morsure dans l'espèce humaine.

Telle est, si je ne me trompe, la doctrine reçue et professée par les physiciens modernes; elle est, à peu de choses près, diamétralement opposée à celle admise par les anciens, et par le vulgaire.

(1) *Voyez* Fontana.

Les recueils périodiques ou journaux scientifiques ont tout récemment encore publié des expériences propres à réduire à leur juste valeur les prétendues exagérations vulgaires sur le danger des morsures de ce reptile.

Il paraîtra sans doute assez étonnant que, dans un sujet comme celui-ci, où la solution de la question dépend entièrement des faits, on ait pris le parti de tenter des expériences sur les animaux vivans, et que l'on se soit borné à en tirer des inductions générales, au lieu de recueillir des faits et d'observer en particulier ce qui se passe dans l'économie humaine en pareil cas, seul parti qui doive être raisonnablement suivi par l'homme sage et impartial qui désire uniquement de connaître la vérité, et la recherche sans passion, sans intérêt, sans préjugé ; car les faits, comme l'a fort bien dit un auteur moderne, dont le témoignage est d'un grand poids, sont indépendans de la mode, du goût et du caprice des hommes ; ils sont peut-être même plus utiles et plus instructifs lorsqu'ils contredisent que lorsqu'ils appuient les doctrines reçues, nos théories n'étant que des approximations imparfaites de la connaissance réelle des choses ; et, dans les recherches qui sont du ressort de la Physique, le doute produisant ordinairement un excellent effet, c'est un motif principal pour entreprendre un travail nouveau : le scepticisme tend continuellement au développement de la vérité.

Observation de morsure de la vipère, communiquée par M. *Verpinet*, D. M. à *Arnay-le-Duc*.

Dans le mois d'octobre 1819, M. Carré, officier en retraite, demeurant dans les environs d'Arnay, fut mordu en chassant, par une vipère qui le saisit à la partie inférieure de la jambe et lui insinua ses dents venimeuses à travers ses vêtemens. Il y avait déjà quelque temps que cet accident était arrivé, lorsque le docteur Verpinet fut appelé. L'enflure avait gagné non-seulement les membres, mais le tronc ; les vomissemens sympathiques qui ont lieu assez ordinairement à la suite de cette morsure, étaient fréquens et violens. L'homme de l'art appelé dans cette circonstance, jugea à propos de rouvrir la plaie qui paraissait presque cicatrisée, donna de l'alcali volatil à haute dose dans de l'eau sucrée, ce qui produisit la cessation des vomissemens, excita la transpiration et fit disparaître les accidens qui s'étaient développés avec un appareil formidable. Le malade se ressentit encore long-temps des suites de cette blessure très légère en apparence, mais qui n'est pas toujours sans danger.

Observation de morsure de la vipère, par Bidault de Villiers, D. M. P.

Le fils Vizin, âgé d'environ vingt-cinq ans, élève en Pharmacie chez le sieur Finot, apothicaire, à Saulieu, étant allé à la chasse le lundi 4 septembre 1820, fut mordu à la main droite par une vipère qu'il avait saisie par la queue en fuyant, et qu'il écrasait avec une pierre. Immédiatement après cette blessure, ses deux camarades instillèrent de l'alcali volatil dans la plaie, firent brûler de la poudre à tirer à sa surface, et lièrent assez fortement le poignet ; mais ce jeune homme, persuadé que le reptile qui l'avait blessé n'était pas une vipère, détacha la ligature. Cet évènement eut lieu sur la montagne de Fétigny, éloignée de la ville d'environ deux lieues. Le malade s'y rendit aussitôt après, et pendant le trajet éprouva des maux de cœur, des défaillances, des vomissemens, et dans la nuit il eut plusieurs évacuations alvines. Son bras enfla beaucoup et même le côté. Il en souffrit considérablement, et les glandes axillaires étaient surtout très douloureuses. Je le vis le 7 septembre ; il était couché, ne pouvait se remuer, et commençait à éprouver des sueurs qui furent assez considérables, et concoururent sans doute à sa guérison. Le 13, il était debout ayant le bras en écharpe et se trouvant assez bien, ayant assez bon appétit. Le 25, j'eus occasion de le voir de nouveau ; il était délivré des souffrances qu'il avait éprouvées intérieurement, mais son bras n'était pas encore désenflé, malgré qu'il le frottât avec de l'eau-de-vie camphrée. Il le portait toujours en écharpe.

Dans le mois de juin 1818, il est mort à Couhard, village à une demi-lieue d'Autern, un jeune homme de quinze à seize ans, qui avait été mordu par une vipère. La mort arriva sept ou huit jours après la blessure, et quoique l'on eût employé divers remèdes, tant internes qu'externes ; elle avait été précédée de la jaunisse.

Paulet dit qu'un enfant âgé de sept ans et demi, mordu au-dessous de la malléole interne du pied droit, mourut au bout de dix-sept heures. Un autre enfant de deux ans expira trois jours après avoir été mordu à la joue.

Dans le mois de juin 1816, le docteur Hervez de Chegoin a vu à Entrains, départ. de la Nièvre, une femme de soixante-quatre ans, bien constituée et d'une bonne santé, succomber au milieu des accidens les plus graves, trente-sept heures après avoir été mordue à la cuisse une seule fois par une seule vipère. (*Annales du Cercle médical*, tom. I, pag. 43.)

Observation.

M. G. Ch...., jeune homme, âgé d'environ vingt-cinq ans, sans être d'un tempérament athlétique, d'une assez bonne constitution, d'une petite stature, ayant les cheveux blonds, les yeux bleus, et fort peu d'embonpoint, était allé à la chasse avec deux de ses amis, le 16 août 1811. Après avoir chassé quelque temps, ces messieurs s'arrêtèrent pour faire halte ; ils entendirent du bruit et comme une espèce de sifflement dans un petit buisson voisin du lieu où ils s'étaient arrêtés. Après avoir cherché avec le bout de leurs fusils s'ils apercevraient l'animal qui causait ce bruit, et n'ayant pu le découvrir, l'un d'eux, qui craignait beaucoup les serpens, proposa de s'éloigner. M. G. Ch., plus hardi, ou, si l'on veut, plus imprudent, se faisant d'ailleurs un mérite de ne point craindre les animaux venimeux, voulut, malgré les représentations de ses amis, essayer de saisir le reptile présumé avec sa main. Il ne l'eut pas plus tôt introduite dans le buisson, qu'il se sentit mordu aux doigts indicateur et du milieu, et qu'il en fit l'aveu en retirant précipitamment son bras. Il y avait deux petites plaies comme des piqûres d'épingle sur l'articulation des deux premières phalanges de ces doigts ; elles rendirent un peu de sang : le blessé les suça en disant que ce n'était rien ; il déjeuna ensuite avec les autres, puis se remit à chasser. Tout au plus un quart d'heure après cet accident, M. G., en ressentit l'effet à l'intérieur : il avait déjà peine à se soutenir, sa figure était changée, et il éprouva des vomissemens bilieux assez fréquens, des défaillances, une grande altération, et but beaucoup d'eau. L'enflure ne tarda pas à se manifester à la partie blessée. On fut obligé de le reconduire en voiture à sa maison qui n'était pas fort éloignée, et l'on envoya de suite chercher un chirurgien du voisinage et un médecin de la ville. Ce médecin arriva cinq heures après l'accident, dont il ne soupçonna pas toute la gravité ; il se borna à faire prendre de l'alcali volatil à la dose de huit ou dix gouttes dans un pot d'eau, et à faire pratiquer deux incisions légères à chaque côté des plaies, dans lesquelles on insinua un peu d'alcali volatil. Cependant le vomissement, qui s'était manifesté bientôt après la blessure, continua avec la même violence, et nonobstant les faibles secours qu'on lui avait opposés, l'enflure s'étendit à tout le membre et gagna même la poitrine (symptôme que le vulgaire regarde comme au-dessus de toute ressource). Le malade éprouva de l'anxiété qui devint très vive ; il se manifesta des taches violettes sur le bras, dont l'enflure allait toujours croissant ; les extrémités devinrent froides et se couvrirent d'une sueur visqueuse ; M. G., éprouva de l'oppression et des étouffemens. La nuit qui précéda la mort, il y eut un délire furieux, ensuite le vomissement diminua ; un calme trompeur succéda à cette espèce d'orage, et la mort arriva bientôt après, les assistans croyant que c'était une faiblesse. Le bras, qui était très enflé, livide et du volume de la forme d'un chapeau, creva peu de temps après la mort, qui eut lieu le 18 août, deux jours après la morsure du reptile.

Réflexions.

Cet exemple bien constaté de la morsure de la vipère, suivie de la mort chez un homme adulte, serait seul propre à faire révoquer en doute l'assertion de Fontana, qui prétend que la morsure de ce reptile n'est jamais mortelle chez l'homme, et que la guérison est toujours due aux seuls efforts de la nature. Je connais cependant encore d'autres faits qui me portent à croire que les expériences sur lesquelles Fontana s'appuie pour prouver cette assertion sont fautives. Cet illustre physicien a prétendu qu'un millième de grain du virus, introduit dans une blessure, était funeste aux moineaux, qu'une quantité cinq ou six fois plus grande suffisait pour tuer un pigeon ; il en a conclu que les quantités de ce virus devaient être proportionnelles à la masse de l'animal, et qu'il faudrait pour tuer un bœuf de sept cents livres, cent vingt-neuf grains de virus, et vingt-cinq grains pour donner la mort à un homme du poids de cent cinquante livres. Il a conclu de même que le venin de la vipère est meurtrier pour les jeunes chiens, mais que ceux qui sont gros et qui ont atteint leur terme d'accroissement ne succombent point, quoiqu'on les soumette aux morsures de trois ou quatre vipères. Cependant, tout récemment encore, il s'est présenté un fait directement contraire à cette dernière conclusion : une chienne a été mordue à la patte par une seule vipère, et elle a succombé aux suites de sa blessure, quoiqu'elle eût atteint son terme d'accroissement.

Comment expliquer ces faits contradictoires, totalement opposés aux expériences et aux raisonnemens de Fontana ? On peut le faire d'une manière assez plausible, et cela est impossible en admettant son hypothèse. Les expériences de Fontana n'ont été faites que sur de petits animaux, et ses conséquences sont déduites de ces expériences. Il paraît donc probable, pour ne pas dire certain, que la quantité de venin nécessaire pour produire la mort n'est pas toujours propor-

tionnelle à la masse de l'animal, comme l'avait cru Fontana.
D'ailleurs n'y a-t-il pas des circonstances qui font varier la
quantité de ce virus? telles que les saisons, les états de l'animal.
Il est très probable que le virus nouvellement sécrété a moins
d'action que celui qui, déposé depuis quelque temps dans la
vésicule de l'animal, a acquis plus de perfection et de consistance. Il est évident aussi qu'une vipère qui n'a point mordu
depuis quelque temps ou quelques jours, est plus dangereuse
que celle qui a fait usage de son virus et de sa dent depuis
peu. A cet égard, les expériences de Fontana ne laissent rien
à désirer, et c'est le seul côté où elles soient satisfaisantes (1).

Il nous manque donc encore une série complète d'expériences sur ce sujet; mais ces expériences sont plus aisées à
indiquer qu'à exécuter réellement. Il est évident qu'en prenant des vipères pour cet objet, on manque en partie le but
qu'on se propose. Cet animal ne mord-il pas, lorsqu'il est
excité, tous les objets qu'on lui présente, et de cette manière
n'épuise-t-il pas la partie de son venin la plus active? son état
de captivité ne contribue-t-il pas d'ailleurs à altérer la sécrétion de ce même virus, soit pour la quantité, soit pour la
qualité.

Je ne puis croire non plus avec Fontana que le venin de la
vipère agit à la manière du méphytisme; son action me paraît
analogue à celle des poisons végétaux et animaux, dont l'âcreté
détermine une espèce de fermentation dans les fluides, et une
irritation dans les solides, qu'il n'est pas facile de désigner,
mais qui a beaucoup d'analogie, à ce qu'il me semble, avec
les autres virus et la gangrène.

La dernière observation citée a déjà été publiée dans le Journal de Médecine
de MM. Leroux et Corvisart, vol. XXXIV, page 18. Les éditeurs ne l'ont reproduite que pour donner plus d'intérêt à cet Appendice.

____

(1) On prétend que le virus du serpent à sonnettes est plus actif dans le
temps de ses amours.

FIN DES OEUVRES POSTHUMES DE M. B. D. V.

ERRATA.

Page	ligne		au lieu de	lisez
2,	34 et 35,		*au lieu de* quelque tendues, *lisez*	quelque étendue
5,	21,		tresmiscunt,	tremiscunt
8,	27,		nicotianna,	nicotiana
18,	33,		mutana,	muræna
Ib.	25,		scarus,	scaras
Ib.	28,		melamerus,	melanurus
Ib.	30,		erythrimus,	erythrinus
19,	15,		scorpana,	scorpœna
Ib.	29,		prima,	pinua
Ib.	32,		phocana,	phocœna
Ib.	35,		mestulus,	mustelus
20,	35,		mugie atal,	mugil. alat.
Ib.	28,		arancus,	araneus
21,	26,		manæ,	mænæ
Ib.	35,		veterorum	veterum
Ib.	36,		rupeciola,	rupicola
23.	*Id.*		arquata,	aquata
32,	31,		Alex. de Trolles,	Alex. de Tralles
37,	11,		æsta veneres,	æstu venereo
82,	7,		cardicia,	cardiaca
Ib.	31,		exordis,	exordio
87,	16,		symopales, sypirées,	syncopales, lipy-ries
102,	25,		exthar-,	cathar-
105,	28,		Raglivi, de febr. mot. spect.,	Baglivi, de fibr. motr. speci.
Ib.	30,		labefactatis,	labefactatio
126,	35,		Bomut,	Bonnet
137,	21,		opimtia,	opuntia
139,	6,		saviit,	sæviit
232,	6,		fumé,	fumée
251,	26,		attribué de,	la salubrité de
297,	12,		precipit,	præcipit
Ib.	14,	*retranchez*	ib	
329,	31,		leshafteren,	lebhafteren
Ib.	32,		Gruude,	Grunde
Ib.	33,		Erkennt,	Erkenntniss
490,	6,		un,	une
507,	26,		mobilli,	morbilli

FIN DE L'ERRATA.

TABLE

DES

MATIÈRES CONTENUES DANS CE RECUEIL.

FIN DE LA TABLE DES MATIÈRES.